Fresenius/Niklas/Schilcher
Freiverkäufliche Arzneimittel

Freiverkäufliche Arzneimittel

Vorbereitung auf die Sachkenntnis-Prüfung
und Leitfaden für die Praxis im Einzelhandel

von
Dr. Werner Fresenius, Wiesbaden
Dr. Herbert Niklas, Stuttgart
Prof. Dr. Heinz Schilcher, Berlin

Mit einem Geleitwort von
Dr. Dr. Aribert Heilmann, Frankfurt a. M.

3., völlig neu bearbeitete und erweiterte Auflage

Wissenschaftliche Verlagsgesellschaft mbH Stuttgart 1991

CIP-Kurztitelaufnahme der Deutschen Bibliothek

Freiverkäufliche Arzneimittel : Vorbereitung auf die
Sachkenntnis-Prüfung und Leitfaden für die Praxis im
Einzelhandel / von Werner Fresenius ; Herbert Niklas ; Heinz
Schilcher. Mit einem Geleitw. von Aribert Heilmann. – 3.,
völlig neubearb. und erw. Aufl. – Stuttgart : Wiss. Verl.-Ges.,
1991
   ISBN 3-8047-1152-9
NE: Fresenius, Werner; Niklas, Herbert; Schilcher, Heinz

© 1991 Wissenschaftliche Verlagsgesellschaft mbH, Birkenwaldstr. 44, 7000 Stuttgart 1
Printed in Germany
Satz: Mitterweger Werksatz GmbH, 6831 Plankstadt bei Heidelberg
Druck: Karl Hofmann, 7060 Schorndorf
Umschlaggestaltung: Hans Hug, 7000 Stuttgart

Geleitwort

Die Novellierung der Vorschriften über den Nachweis der Sachkenntnis im Einzelhandel mit freiverkäuflichen Arzneimitteln wurde Mitte der 70er Jahre aus gesundheitspolitischen Gründen erforderlich. Nachdem ab 1. Januar 1978 in § 50 des Gesetzes zur Neuordnung des Arzneimittelrechts vom 24. August 1976 die bis dahin 20 Jahre geltenden entsprechenden Vorschriften im Gesetz über die Berufsausübung im Einzelhandel vom 5. August 1957 außer Kraft gesetzt wurden, mußte ein neuer Rahmen für diejenigen Einzelhändler geschaffen werden, die den Nachweis ihrer Sachkenntnis auf dem Gebiet der freiverkäuflichen Arzneimittel nicht anders als durch Ablegung einer speziellen Sachkenntnisprüfung vor einer staatlichen Stelle erbringen können. So hat die Verordnung über den Nachweis der Sachkenntnis im Einzelhandel mit freiverkäuflichen Arzneimitteln vom 20. Juni 1978 das Verfahren und die Prüfungsanforderungen festgelegt. Da der Einzelhandel im Rahmen der Ergänzung und der Erweiterung von Sortimentsbereichen, die dem bei den Verbrauchern stärker werdenden Bewußtsein der Erhaltung und Förderung der Gesundheit Rechnung tragen, in wachsendem Maße freiverkäufliche Arzneimittel anbot, wurden entsprechend den Bedürfnissen zur Erhaltung der Volksgesundheit die Anforderungen an die Sachkenntnisprüfungen gesetzlich festgelegt. Die Neuregelung wurde daher in Fachkreisen allgemein begrüßt.

Bereits einen Monat nach Inkrafttreten der Verordnung über den Nachweis der Sachkenntnis wurde die Industrie- und Handelskammer Frankfurt am Main vom Hessischen Sozialminister als zuständige Stelle für die Abnahme der Prüfungen bestimmt. Da im Bezirk der Kammer eine Ausbildungsstätte für Reformkaufleute besteht, die die Sachkenntnis grundsätzlich durch eine Prüfung nachweisen müssen, wurden schon am 7. September 1978 18 Kandidaten geprüft. Herr Professor Dr. Schilcher, Mitautor dieses Buches, hat bei der Industrie- und Handelskammer Frankfurt gemeinsam mit weiteren Prüfungsbeisitzern und mir diese Fachkenntnisprüfung, die als erste in der Bundesrepublik Deutschland stattfand, durchgeführt. Es mag ein Jahr oder länger gedauert haben, bis andere Kammern ebenfalls Prüfungen durchführen konnten. Die Frankfurter Prüfungskommission hatte mit Hilfe von Herrn Professor Schilcher Prüfungserfahrungen gesammelt und Maßstäbe gesetzt, die später im Rahmen des Erfahrungsaustausches allen anderen Industrie- und Handelskammern zugute kamen. Seitdem sind in Frankfurt weit über 1 500 Kandidaten geprüft worden. Professor

Schilcher, der sich im übrigen seit 1962 im Rahmen seiner beruflichen Tätigkeit in der Herstellung, in Lehre und Forschung sowie als öffentlich bestellter und vereidigter Sachverständiger mit freiverkäuflichen Arzneimitteln befaßt, hat nicht nur in Frankfurt den Vorsitz der Prüfungskommission inne, sondern gehört auch seit einigen Jahren in Stuttgart und seit 1984 in Berlin den Prüfungskommissionen an. Er hat bei der Prüfung von über 600 Kandidaten mitgewirkt. Dies hat ihm das richtige „Augenmaß" für das Prüfungsniveau vermittelt und die Sachkompetenz gegeben, vor allem die Anleitung zur Prüfung im Teil I dieses Buches darzustellen.

Teil II bringt eine „Arzneispezialitätenkunde". Der Verfasser, Dr. Niklas, Apotheker und Fachpharmakologe, ist beim Regierungspräsidium in Stuttgart u. a. für die Überwachung der Einzelhandelsgeschäfte zuständig und verfügt aus dieser Tätigkeit heraus über große Erfahrung im Bereich der freiverkäuflichen Arzneimittel.

Im Teil III sind von Dr. Fresenius, einem der bekanntesten Fachleute auf diesem Gebiet, die Rechtsfragen erläutert, wobei früher veröffentlichte Ausführungen übernommen werden konnten.

Das Buch ist ein hervorragendes Kompendium für das Fachgebiet des Einzelhandels mit freiverkäuflichen Arzneimitteln, das nicht nur zur Vorbereitung auf die Sachkenntnisprüfung unentbehrlich ist, sondern es ist auch eine wichtige Unterlage im Sinne eines Nachschlagewerkes für „altgediente Einzelhändler" und eine nützliche Orientierungshilfe für die Prüfer. Nicht zuletzt ist das Buch dazu geeignet, den Überwachungsbeamten ihre Arbeit bei Hinweisen auf die gesetzlichen Regelungen zu erleichtern.

Dr. Dr. Aribert Heilmann
Geschäftsführer der
Industrie- und Handelskammer
Frankfurt am Main

Vorwort

Nach der erheblich erweiterten 2. Auflage legen wir nunmehr die 3. Auflage des Lehrbuches zum Erwerb der Sachkenntnis im Einzelhandel mit freiverkäuflichen Arzneimitteln vor. Das vorliegende Buch ist das Ergebnis von Überarbeitungen und Aktualisierungen aller drei Autoren. Neben Anregungen aus der Praxis sind insbesondere die neuen arzneimittelrechtlichen Regelungen, so auch die Neufassung der Verordnung über apothekenpflichtige und freiverkäufliche Arzneimittel, berücksichtigt.

Die sich aus dem Einigungsvertrag ergebenden, für den Einzelhandel mit freiverkäuflichen Arzneimitteln wichtigen arzneimittelrechtlichen Regelungen sind ebenfalls eingearbeitet. Somit sind besondere Hinweise für den Einzelhandel in den fünf neuen Bundesländern gegeben.

Teil 1: Anleitung zum Erwerb der Sachkenntnis im Einzelhandel für freiverkäufliche Arzneimittel.
Schrittweise wird mit den 7 Prüfungsgebieten, die in § 4 der Verordnung über den Nachweis der Sachkenntnis im Einzelhandel mit freiverkäuflichen Arzneimitteln festgelegt sind, vertraut gemacht.

Teil 2: Arzneimittelkunde (Fertigarzneimittel)
Darreichungsformen, Zubereitungen und die wichtigsten im Einzelhandel außerhalb der Apotheken zugelassenen Arzneimittel werden besprochen. Dabei wird Wert gelegt auf häufig vorkommende wirksame Bestandteile, deren mögliche Gegenanzeigen und Nebenwirkungen.

Teil 3: Rechtliche Grundlagen (Rechtsvorschriften mit Erläuterungen)
Die rechtlichen Grundlagen werden in diesem Teil ausführlich dargestellt. Die wichtigsten Gesetzestexte werden im Anhang wörtlich wiedergegeben, wobei auch das Heilmittelwerbegesetz Berücksichtigung findet.

Das vorliegende Lehrbuch bietet sämtliche Grundlagen, die zum Erwerb der Sachkenntnis im Einzelhandel **mit freikäuflichen Arzneimitteln** nötig sind. Darüber hinaus dient es zur Vertiefung des Wissens all derjeniger, die bereits die Sachkenntnis besitzen, sich aber im Sinne einer Fortbildung näher mit der Materie befassen wollen. Dieses Buch ist zudem ein Nachschlagewerk für die tägliche Praxis.

Die Autoren bedanken sich für ggf. erforderliche weitere Anregungen auch zu dieser Auflage, um das Lehrbuch in Zukunft ebenfalls praxisgerecht und aktuell vorlegen zu können.

Mainz, Stuttgart, Berlin, im Mai 1991   Werner Fresenius
                                                               Herbert Niklas
                                                               Heinz Schilcher

Inhaltsverzeichnis

Teil I · Anleitung zum Erwerb der Sachkenntnis im Einzelhandel für freiverkäufliche Arzneimittel

von Prof. Dr. Heinz Schilcher, Berlin

Einleitung 19

Gesetzliche Grundlage für den Nachweis der Sachkenntnis im Einzelhandel mit freiverkäuflichen Arzneimitteln 20

Durchführungsbestimmung für den Nachweis der Sachkenntnis 20

1. **Wissensgebiet:** (§ 4 (2) der Prüfungsanforderungen)
   Es ist festzustellen, ob der Prüfungsteilnehmer das Sortiment freiverkäuflicher Arzneimittel übersieht 21

2. **Wissensgebiet:** (§ 4 (2) der Prüfungsanforderungen)
   Es ist festzustellen, ob der Prüfungsteilnehmer die in freiverkäuflichen Arzneimitteln üblicherweise verwendeten Pflanzen und Chemikalien sowie die Darreichungsformen kennt 24

2.1 Freiverkäufliche Pflanzen und Pflanzenteile (Drogenkunde) 24
   Begriffsdefinition 24
   Drogengewinnung-Drogenherkunft 24
   Drogenprüfung 25
   Drogenwirkstoffe und deren Eigenschaften 25
   1. Ätherische Öle 25
   2. Bitterstoffe 26
   3. Schleimstoffe 27
   4. Gerbstoffe.. 27
   5. Anthranoide 28
   6. Flavonoide 28
   7. Saponine 29
   Weitere Wirkstoffgruppen 30

2.2 Wichtige freiverkäufliche Drogen 30
  1. Abführdrogen bzw. Drogen, welche die Darmtätigkeit regulieren .. 31
    a) Physiologisch wirksame Mittel zur Anregung der Darmperistal-
       tik (= Quellmittel) 31
    b) Chemisch wirksame Mittel (= sog. „echte" Laxantien) 32
  2. Beruhigungsmittel (Tranquillantien und Sedativa) 33
  3. Gegen Erkältungskrankheiten 35
    a) Gegen Husten (Expektorantien und Antitussiva) 35
    b) Als Begleitmittel (sog. Adjuvantien) bei Erkältungskrankheiten 38
  4. Herz- und Kreislaufmittel (= Kardiaka und durchblutungsför-
     dernde Arzneipflanzen) 39
    a) Drogen zur Anwendung bei beginnender Herzleistungsschwä-
       che 39
    b) Einfluß auf das Gefäßsystem bzw. prophylaktische Anwendung
       gegen allgemeine Arteriosklerose 41
  5. Kräftigungsmittel (= Tonika) 41
  6. Magen-, Leber-, Galle-Mittel (= Stomachika und Cholagoga) 42
  7. Nieren- und Blasenmittel (Urologika und Diuretika) 48
    a) Harntreibende (= diuretisch wirksame) Mittel 48
    b) Desinfizierende Drogen (desinfizierend in den Harnwegen) 50
    c) Drogen, die das Harnlassen beeinflussen (= miktionsbeeinflus-
       sende Drogen) 51
  8. Mittel zur Wundbehandlung und bei unblutigen Verletzungen 52
  9. Bewährte Heilkräuter zur Selbstmedikation, geordnet nach An-
     wendungsgebieten 54

2.3 Pflanzenbestandteile und Zubereitungen aus Pflanzen in freiverkäuf-
    lichen Arzneimitteln 57
    a) Ätherische Öle 57
    b) Sonstige Bestandteile und Zubereitungen 61
       Weiterführende Literatur zur Vertiefung des Wissens 62

2.4 Chemikalien, die üblicherweise in freiverkäuflichen Arzneimitteln
    vorkommen 63
    Mineralstoffe 67
    Spurenelemente 68
    Vitamine 71

2.5 Darreichungsformen in freiverkäuflichen Arzneimitteln 76

3. **Wissensgebiet:** (§ 4 (2) der Prüfungsanforderungen)
   Es ist festzustellen, ob der Prüfungsteilnehmer offensichtlich verwechselte, verfälschte oder verdorbene freiverkäufliche Arzneimittel
   erkennen kann 83

a) Verwechselte Arzneimittel   83
b) Verfälschte Arzneimittel   84
c) Verdorbene Arzneimittel   84

4. **Wissensgebiet:** (§ 4 (2) der Prüfungsanforderungen)
Es ist festzustellen, ob der Prüfungsteilnehmer freiverkäufliche Arzneimittel ordnungsgemäß, insbesondere unter Berücksichtigung der
Lagertemperatur und des Verfalldatums, lagern kann   87
a) Lagerung von Arzneimitteln   87
b) Beachtung des Verfalldatums   88

5. **Wissensgebiet:** (§ 4 (2) der Prüfungsanforderungen)
Es ist festzustellen, ob der Prüfungsteilnehmer über die für das ordnungsgemäße Abfüllen, Abpacken und die Abgabe freiverkäuflicher
Arzneimittel erforderliche Kenntnisse verfügt   89
a) Abfüllen, Umfüllen, Abpacken, Kennzeichnen   89
b) Abgabe von Arzneimitteln   94

6. **Wissensgebiet:** (§ 4 (2) der Prüfungsanforderungen)
Es ist festzustellen, ob der Prüfungsteilnehmer die mit dem unsachgemäßen Umgang mit freiverkäuflichen Arzneimitteln verbundenen Gefahren kennt   95
a) Arzneimittelmißbrauch   95
b) Gefahren beim unsachgemäßen Umgang mit Arzneimitteln   95

7. **Wissensgebiet:** (§ 4 (2) der Prüfungsanforderungen)
Es ist festzustellen, ob der Prüfungsteilnehmer die für freiverkäufliche Arzneimittel geltenden Vorschriften des Arzneimittelrechts und
des Rechtes der Werbung auf dem Gebiete des Heilwesens kennt   98
a) Gesetz über den Verkehr mit Arzneimitteln (Arzneimittelgesetz)   98
b) Artikel 3 (Überleitungsvorschriften)   100
c) Gesetz über die Werbung auf dem Gebiete des Heilwesens (Heilmittelwerbegesetz)   100
1. Werbung außerhalb der Fachkreise § 4 HWG   100
2. Werbung innerhalb der Fachkreise § 4 HWG   101
3. Erinnerungswerbung   101
4. Unzulässige Werbung   101

Teil II · Arzneimittelkunde (Fertigarzneimittel)
von Dr. Herbert Niklas, Stuttgart

Einleitung 105

Allgemeine Erläuterungen zur Arzneimittelanwendung 107

1. Appetitfördernde und verdauungsanregende Mittel 112
2. Bronchien- und Hustenmittel 114
3. Leber- und Gallemittel 117
4. Blasen- und Nierenmittel 119
5. Mittel gegen Eisenmangelanämie 122
6. Mittel gegen Übersäuerung des Magens (Antazida) 124
7. Herz- und Kreislaufmittel 126
8. Beruhigungsmittel 129
9. Abführmittel (Laxantien) 132
10. Stoffwechsel- und Entschlackungsmittel 139
11. Vitaminpräparate 141
12. Tonika und Roborantien 147
13. Mittel gegen Arteriosklerose 150
14. Sexualtonika 152
15. Mund- und Rachendesinfektionsmittel 154
16. Durchblutungsfördernde Einreibemittel 156
17. Heilwässer 158
18. Empfängnisverhütende Mittel 161
19. Mittel gegen Hühneraugen und Hornhaut 164
20. Mittel zur Wundversorgung, Pflaster 166
21. Fein- und Grobdesinfektionsmittel 169
22. Tierarzneimittel 172
23. Zahnersatzmittel 176
24. Verschiedenes 178

Teil III · Rechtliche Grundlagen
Rechtsvorschriften mit Erläuterungen
von Dr. Werner Fresenius, Wiesbaden

A Arzneimittelgesetz

Einleitung   183

1	**Der Arzneimittelbegriff**	186
1.1	Abgrenzung Arzneimittelrecht/Lebensmittelrecht – Arzneimittelrecht/Futtermittelrecht	188
1.1.1	Arzneimittel/Lebensmittel	188
1.1.2	Arzneimittel/Kosmetikum	189
1.1.3	Arzneimittel/Tabakerzeugnis	189
1.1.4	Arzneimittel/Diätetikum	189
1.1.5	Arzneimittel/Futtermittel	190
2	**Anforderungen an Arzneimittel**	191
2.1	Verbot bedenklicher Arzneimittel	191
2.2	Radioaktive Arzneimittel	191
2.3	Verbote zum Schutz vor Täuschung	192
2.3.1	Qualitätsminderung	192
2.3.2	Irreführung	192
2.4	Der Verantwortliche für das Inverkehrbringen	193
2.5	Kennzeichnung	194
2.5.1	Zusätzliche Kennzeichnung für Tierarzneimittel	196
2.6	Packungsbeilage	197
2.7	Fachinformation	198
2.8	Übergangsvorschriften für die Kennzeichnung und Packungsbeilage	198
3	**Herstellung von Arzneimitteln**	201
3.1	Herstellungserlaubnis	201
3.1.1	Ausnahme für Einzelhändler	201
3.2	Sachkundige Personen für die erlaubnispflichtige Herstellung von Arzneimitteln	202
3.2.1	Ausnahmen bei begrenzten Herstellungstätigkeiten	203
3.2.2	Ausnahmen für die Herstellung bestimmter Tierarzneimittel (Heimtiere)	203
3.3	Weitere Voraussetzungen für die Herstellung von Arzneimitteln . .	203
3.4	Übergangsvorschriften	204

3.4.1   Erlaubnispflichtige Arzneimittelherstellung 204
3.4.2   Arzneimittelherstellung ohne Erlaubnis durch sachkundige Einzelhändler 205

4   Zulassung und Registrierung von Arzneimitteln 206
4.1   Ausnahme von der Zulassungspflicht 206
4.2   Antragsteller für die Zulassung 206
4.3   Zulassungsunterlagen 207
4.4   Entscheidung über die Zulassung 208
4.5   Erlöschen der Zulassung 208
4.6   Erweiterung der Zulassung und Freistellung von der Zulassung .. 209
4.7   Registrierung 210
4.8   Übergangsvorschriften 211

5   Schutz des Menschen bei der klinischen Prüfung 212

6   Abgabe von Arzneimitteln 214
6.1   Freiverkäuflichkeit 214
6.1.1   Sogenannte Vorbeugungsmittel 214
6.1.2   Weitere Ausnahmen von der Apothekenpflicht 215
6.2   Freiverkäufliche Heilmittel 219
6.2.1   Als Heilmittel freiverkäufliche Stoffe und Zubereitungen aus Stoffen 220
6.2.2   Heilmittel als Destillate 236
6.2.3   Heilmittel als Dragees oder Tabletten 237
6.2.4   Heilmittel als lösliche Teeaufgußpulver 239
6.2.5   Heilmittel gegen Husten oder Heiserkeit 241
6.2.6   Heilmittel als Abführmittel 242
6.2.7   Heilmittel gegen Hühneraugen und Hornhaut 243
6.2.8   Heilmittel zur Anwendung bei Heimtieren 243
6.2.9   Einschränkungen für die Freiverkäuflichkeit von Heilmitteln ... 244
6.2.9.1 Verbot bestimmter Darreichungsformen 244
6.2.9.2 Verbot bestimmter Anwendungsgebiete 244
6.2.9.3 Verbot bestimmterPflanzen 245
6.3   Ausschluß von der Freiverkäuflichkeit (Apothekenpflicht) 247
6.3.1   Ausnahmen von der Krankheitsliste 253
6.3.2   Apothekenpflicht bei bestimmten Arzneimittelwirkungen 254
6.3.3   Apothekenpflicht bei bestimmten Darreichungsformen 254
6.4   Sachverständige für die Abgrenzung Freiverkäuflichkeit/Apothekenpflicht 254
6.5   Vertriebswege 254
6.6   Verschreibungspflicht 256
6.7   Einzelhandel mit freiverkäuflichen Arzneimitteln (Sachkenntnis) 257
6.8   Einzelhandel mit freiverkäuflichen Arzneimitteln (ohne Sachkenntnis) 259

6.9   Abgabe im Reisegewerbe 260
6.10   Selbstbedienung mit Arzneimitteln 260
6.11   Übergangsvorschriften 261
6.11.1 Einzelhandel mit freiverkäuflichen Arzneimitteln 261
6.11.2 Anzeigepflicht 262

7   **Sicherung und Kontrolle der Qualität** 263
7.1   Betriebsordnung 263

8   **Arzneibuch** 264

9   **Sondervorschriften für Arzneimittel, die zur Anwendung bei Tie-
        ren bestimmt sind** 265
9.1   Fütterungsarzneimittel 265
9.2   Erwerb apothekenpflichtiger Arzneimittel zur Anwendung bei
        Tieren 265
9.3   Ausnahmeregelungen für Arzneimittel zur Anwendung bei
        Heimtieren 266

10   **Beobachtung, Sammlung und Auswertung von Arzneimittelrisi-
        ken** 267

11   **Überwachung** 268

12   **Anzeigepflicht** 271

13   **Einfuhr** 272

14   **Pharmaberater** 274
14.1   Übergangsvorschrift 274

15   **Preise** 275

16   **Haftung bei Arzneimittelschäden** 276
16.1   Übergangsvorschrift 277

17   **Straf- und Bußgeldvorschriften** 278

18   **Übergangsregelungen nach dem Einigungsvertrag** 280

B Heilmittelwerbegesetz

Einleitung 283
1. Geltungsbereich 284
2. Fachwerbung – Laienwerbung 285
3. Irreführende Werbung 285
4. Mindestinformation – Informationsumfang 286
5. Unzulässige Werbung 287
6. Krankheitskatalog 288
7. Residenzpflicht 288

8. Überwachung 289
9. Zuwiderhandlungen 289

Anhang

1. Gesetz zur Neuordnung des Arzneimittelrechts (Auszüge) 291
2. Verordnung über den Nachweis der Sachkenntnis im Einzelhandel mit freiverkäuflichen Arzneimitteln 323
3. Verordnung über apothekenpflichtige und freiverkäufliche Arzneimittel 331
4. Gesetz über die Werbung auf dem Gebiete des Heilwesens (Heilmittelwerbegesetz) 351
5. Empfehlung des Bundesministers für Jugend, Familie und Gesundheit über Lagerungshinweise für Fertigarzneimittel 357

Stichwortverzeichnis 359

Teil I

Anleitung zum Erwerb der Sachkenntnis im Einzelhandel für freiverkäufliche Arzneimittel

Von Prof. Dr. Heinz Schilcher, Berlin

Einleitung

Im Teil I wird der Studierende schrittweise mit den sieben Prüfungsgebieten, die in § 4 der Verordnung über den Nachweis der Sachkenntnis im Einzelhandel mit freiverkäuflichen Arzneimitteln festgelegt sind, vertraut gemacht. Dieser Teil lehnt sich somit eng an den bewährten Durchführungsmodus der Sachkundeprüfung an der Industrie- und Handelskammer Frankfurt/Main, derjenigen IHK mit der bisher größten Erfahrung bei der Abnahme dieser Prüfung, an.

Die Anordnung des Stoffes ermöglicht dem Prüfungskandidaten eine optimale Einstellung auf die Prüfung, die, im Sinne der Verordnung, sämtliche sieben Prüfungsgebiete des § 4 (siehe dazu Seite 20) der Reihe nach berücksichtigen sollte. Der Gesetzgeber legte nach langwierigen Verhandlungen mit den verschiedenen Interessenverbänden ganz bewußt in Ziffer 2 der Prüfungsanforderungen im Detail fest, was unter Sachkenntnis im Einzelhandel mit freiverkäuflichen Arzneimitteln zu verstehen ist. Es entspricht nicht der gesetzlichen Anforderung, wenn gelegentlich (bei verschiedenen Kammern) nur einzelne Schwerpunkte der sieben Sachgebiete geprüft werden.

Teil I ist aufgrund der rund 30jährigen Erfahrung des Autors im Umgang mit freiverkäuflichen Arzneimitteln betont auf die Realitäten der Praxis abgestimmt. Auf den ersten Blick mögen dem Studierenden oder auch einem Prüfer, der in der Praxis wenig mit freiverkäuflichen Arzneimitteln zu tun hat, die Ausführungen in den Kapiteln 2 – 6 zu ausführlich erscheinen. In Wirklichkeit werden hier aber viele Details behandelt, die in der täglichen Praxis ständig vorkommen. *So betrachtet stellen die Ausführungen im Teil I (ergänzt durch die Teile II und III) nicht nur eine Anleitung zum Erwerb der Sachkenntnis dar, sondern dienen gleichzeitig der Vertiefung des Wissens all derjeniger, die bereits die Sachkenntnis besitzen, sich aber im Sinne einer Fortbildung näher mit der Materie befassen wollen. Letzteres gilt besonders für die Textpassagen, die in Kleinschrift gesetzt sind.*

Die Prüfungsanforderungen 1 und 7 des § 4 werden im Teil I nur kurz und in Form von Übersichten besprochen. Sie sind im Wesentlichen Gegenstand der Teile II und III. Bezüglich der genauen Gesetzestexte und der Kommentare dazu wird im Teil I auf die entsprechenden Seiten des Teiles III (= Rechtliche Grundlagen) verwiesen. Da viele Prüfungskandidaten Schwierigkeiten bei der Auslegung und Anwendung von Gesetzestexten haben, wird im Teil I weitgehend darauf verzichtet. Der Kandidat wird somit stufenweise an die juristische Materie herangeführt, indem er zunächst mit den die tägliche Praxis betreffenden Gebieten vertraut gemacht wird.

Gesetzliche Grundlage

für den Nachweis der Sachkenntnis im Einzelhandel mit freiverkäuflichen Arzneimitteln.

Das am 1. Januar 1978 in Kraft getretene 2. Arzneimittelgesetz (– häufig nur als AMG 76 bezeichnet, da dieses Gesetz am 24. Aug. 1976 verabschiedet und am 1. Sept. 1976 im Bundesgesetzblatt verkündet wurde –) regelt im § 50 den **Einzelhandel mit freiverkäuflichen Arzneimitteln.** Die wichtigste Passage im § 50 lautet (– den Gesamttext siehe Teil III, Seite 308 –):

„Die erforderliche Sachkenntnis besitzt, wer Kenntnisse und Fertigkeiten über das ordnungsgemäße Abfüllen, Abpacken, Kennzeichnen, Lagern und Inverkehrbringen von Arzneimitteln, die zum Verkehr außerhalb der Apotheke freigegeben sind, sowie Kenntnisse über die für diese Arzneimittel geltenden Vorschriften nachweist."

Durchführungsbestimmung für den Nachweis der Sachkenntnis

Was im Detail unter der Sachkenntnis verstanden wird und wie der Nachweis der erforderlichen Sachkenntnis konkret zu erbringen ist, wird durch die „Verordnung über den Nachweis der Sachkenntnis im Einzelhandel mit freiverkäuflichen Arzneimitteln", die am 20. Juni 1978 erlassen wurde, geregelt. In § 4 dieser Rechtsverordnung wird die erforderliche Sachkenntnis im einzelnen in 7 Wissensgebiete aufgeschlüsselt. Diese lauten:

(2) Im einzelnen ist festzustellen, ob der Prüfungsteilnehmer
1. *das Sortiment freiverkäuflicher Arzneimittel übersieht,*
2. *die in freiverkäuflichen Arzneimitteln üblicherweise verwendeten Pflanzen und Chemikalien sowie die Darreichungsformen kennt,*
3. *offensichtlich verwechselte, verfälschte oder verdorbene freiverkäufliche Arzneimittel erkennen kann,*
4. *freiverkäufliche Arzneimittel ordnungsgemäß, insbesondere unter Berücksichtigung der Lagertemperatur und des Verfalldatums, lagern kann,*
5. *über die für das ordnungsgemäße Abfüllen, Abpacken und die Abgabe freiverkäuflicher Arzneimittel erforderlichen Kenntnisse verfügt,*
6. *die mit dem unsachgemäßen Umgang mit freiverkäuflichen Arzneimitteln verbundenen Gefahren kennt,*
7. *die für freiverkäufliche Arzneimittel geltenden Vorschriften des Arzneimittelrechts und des Rechts der Werbung auf dem Gebiet des Heilwesens kennt.*

1. Wissensgebiet: (§ 4 (2) der Prüfungsanforderungen)

Es ist festzustellen, ob der Prüfungsteilnehmer das Sortiment freiverkäuflicher Arzneimittel übersieht

Um das Sortiment der freiverkäuflichen Arzneimittel, das im Arzneimittelgesetz in den §§ 44, 45 und 46 festgelegt ist, verstehen zu können, muß sich der Prüfungsteilnehmer vorher mit den §§ 2, 3 und 4 des Arzneimittelgesetzes befassen. Die folgende Übersicht nennt nur schlagwortartig die **wichtigsten Begriffe**, deren Kenntnis unerläßlich ist! Der genaue Gesetzestext und der Kommentar dazu sind im Teil III nachzulesen und zu studieren (siehe Übersicht in Tabelle 1).

Das *Sortiment* freiverkäuflicher Arzneimittel, unabhängig davon ob es sich um Arzneimittel im Sinne des § 2 AMG 76 oder um Fertigarzneimittel im Sinne des § 4 (1) AMG 76 handelt, ist in den §§ 44, 45, und 46 gesetzlich verankert (siehe Übersicht in Tabelle 2).

Gemäß § 4 der VO über den Nachweis der Sachkenntnis bedarf es eines **gründlichen Studiums** der drei genannten Paragraphen nebst den Anlagen zu den Rechtsverordnungen nach §§ 45 und 46. Das zweite Arzneimittelgesetz vom 24. August 1976 hat, abgesehen von einigen Abänderungen, die Rechtsverordnungen des ersten Arzneimittelgesetzes, die am 1. Oktober 1969 in Kraft getreten sind, übernommen. Einzelheiten über das Sortiment von Fertigarzneimitteln sind im Teil II und im Teil III (Gesetzes- und Verordnungstexte, Anlagen) nachzulesen.

Beim Studium ist vor allem darauf zu achten, daß es neben den sog. **Positivlisten** einschränkende Listen, die sog. **Negativlisten**, gibt.

Tab. 1: Übersicht über wichtige Begriffe des Arzneimittelgesetzes

Arzneimittelbegriff §2 AMG 76	Stoffbegriff §3 AMG 76	Fertigarzneimittel §4 AMG 76
Arzneimittel sind Stoffe und Zubereitungen, die dazu bestimmt sind ... Krankheiten, Leiden ... zu heilen u. = Heilmittel zu lindern, = Vorbeugungsmittel zu verhüten, (= rophylaktika) zu erkennen, = Diagnostika Krankheitserreger ... **abzuwehren, zu beseitigen** = Desinfektionsmittel (näheres dazu s. Teil III, S. 291 f.) Als Arzneimittel gelten ferner **Gegenstände**, die ein Arzneimittel **enthalten** bzw. auf die ein Arzneimittel **aufgebracht** ist, sowie Verbandstoffe = sog. „fiktive" Arzneimittel (näheres dazu s. Teil III, S. 291 f.)	Stoffe im Sinne des Arzneimittelgesetzes sind: 1. chemische Elemente und chemische Verbindungen ... 2. Pflanzen, Pflanzenteile und Pflanzenbestandteile ... 3. Tierkörper ... und ... Stoffwechselprodukte von Mensch oder Tier ... 4. Mikroorganismen ... oder Stoffwechselprodukte (näheres dazu s. Teil III, S. 292)	Fertigarzneimittel sind Arzneimittel, die im **voraus hergestellt** (z. B. im voraus in Tüten abgefüllte Lindenblüten) und in einer zur **Abgabe** an den Verbraucher **bestimmten Packung** in den Verkehr gebracht werden. Zulassung beim Bundesgesundheitsamt ist notwendig (näheres dazu s. Teil III, S. 293)

Keine Arzneimittel sind:

Lebensmittel	Diätetische Lebensmittel	Kosmetikum	Futtermittel
... dienen der Ernährung und besitzen keine überwiegend arzneiliche Zweckbestimmung ...	... dienen besonderen **Ernährungserfordernissen** ...	... wird äußerlich angewendet und dient nicht zur Linderung oder Beseitigung von Krankheiten (Vorbeugende Aussagen dagegen sind erlaubt!)	... dienen überwiegend der Tierernährung

(näheres zu der Abgrenzung Arzneimittel/Lebensmittel/Kosmetikum/Futtermittel s. Teil III. S. 292)

Tab. 2: Sortiment freiverkäuflicher Arzneimittel

§ 44 Ausnahme von der Apothekenpflicht	§ 45 Ermächtigung zu weiteren Ausnahmen von der Apothekenpflicht	§ 46 Ermächtigung zur Ausweitung der Apothekenpflicht
Abs. 1: Zu anderen Zwecken als zur Beseitigung oder Linderung von Krankheiten dienend (z. B. Vorbeugungsmittel) – Abs. 2: Bestimmte Heilmittel-**Gruppen** z.B. Pflanzen und Pflanzenteile, Mischungen aus … Pflanzen und Pflanzenteilen als **Fertigarzneimittel**, Preßsäfte aus frischen Pflanzen …, Destillate aus Einzelpflanzen … natürliche und künstliche Heilwässer sowei deren Salze …, medizinische Bäder, Desinfektionsmittel zum äußeren Gebrauch sowie Mund- und Rachendesinfektionsmittel usw. (komplette Liste s. Teil III, S. 306) Charakteristisch für § 44 ist die Aufzählung von Arzneimittelgruppen (z. B. Pflanzenpreßsäfte, Teemischungen) und nicht die Auflistung einzelner konkreter Arzneimittel **Einschränkungen!** Die oben genannten Arzneimittel können durch Rechtsverordnung zu § 46 (in sog. Negativlisten) vom Verkehr außerhalb der Apotheke ausgeschlossen werden (siehe dazu § 46).	Durch Rechtsverordnung (vom 12. Nov. 1988) werden in einer sog. Positivliste (= **Anlage 1a**) Stoffe und Zubereitungen aus Stoffen **konkret** genannt, welche als „Heilmittel" außerhalb der Apotheke vertrieben werden dürfen. Hierzu zählen: Arnikatinktur zum äußeren Gebrauch, Baldriantinktur, Baldrianwein als Fertigarzneimittel, Fenchelhonig als Fertigarzneimittel, Hefe als Tabletten, Melissengeist als Fertigarzneimittel, Milchzucker, Wacholderextrakt, Zinksalbe usw. (vollständige Liste s. Teil III, S. 335 ff.) Zusätzlich sind noch folgende Arzneimittelgruppen als Heilmittel erlaubt: **Destillate**, auch aus **Mischungen** von Pflanzen, Pflanzenteilen, ätherischen Ölen … als … Fertigarzneimittel, **Dragees oder Tabletten**, aus höchstens vier **Drogen** …, **Lösliche Teeaufgußpulver** von Einzeldrogen oder Mischungen aus höchstens 7 Drogen und 4 Indikationsgebieten. Erlaubt sind ferner noch drei Anwendungsgebiete: Mittel gegen Husten oder Heiserkeit zum Lutschen. Mittel als Abführmittel, Mittel gegen Hühneraugen und Hornhaut	Durch Rechtsverordnung zu § 46, in sog. Negativlisten, können Arzneimittel im Sinne des § 44 vom Verkehr außerhalb der Apotheke ausgeschlossen werden:* Anlage 4 = Auflistung verbotener Stoffe und Zubereitungen Anlage 1b: = Auflistung verbotener Pflanzen Anlage 3: = Auflistung von Krankheiten, die weder vorbeugend noch heilend mit freiverkäuflichen Arzneimitteln behandelt werden dürfen In § 9 der Rechtsverordnung vom 12. Nov. 1988: verbotene Eigenschaften (z. B. hormonartige Wirkung) In § 3: verbotene Darreichungsformen (z. B. Injektionslösungen) (s. näheres dazu Teil III, S. 332) * Anmerkung: Die Rechtsvorschriften wurden erlassen auf Grund der §§ 30 und 32 des AMG 61 sowie der §§ 45 und 46 des AMG 76.

(zu § 45:) **Einschränkungen!** Anlage 1b = Auflistung verbotener Pflanzen (s. Teil III, S. 341 ff.)
Anlage 3 = Auflistung von Krankheiten (sog. Krankheitsliste); (s. näheres dazu Teil III, S. 348 f.)

2.

Wissensgebiet: (§ 4 (2) der Prüfungsanforderungen)

Es ist festzustellen, ob der Prüfungsteilnehmer die in freiverkäuflichen Arzneimitteln üblicherweise verwendeten Pflanzen
und Chemikalien sowie die Darreichungsformen kennt

2.1 Freiverkäufliche Pflanzen und Pflanzenteile

(= Arzneidrogen, „Heilkräuter"), von denen gemäß § 4 (2) 2 der Prüfungsanforderungen Kenntnisse vorliegen müssen („Drogenkunde").

Begriffsdefinition

Unter **pflanzlichen Drogen** (Vegetabilien) versteht man: **getrocknete** und damit
haltbar gemachte **Arzneipflanzen, getrocknete Pflanzenteile** (z.B. Blätter, Blüten, Früchte, Kraut, Rinde, Wurzel, Wurzelstock) und **Pflanzenbestandteile,** die
keine Organstruktur mehr aufweisen (z.B. ätherische Öle, fette Öle, Harz, Aloe,
Agar-Agar) bzw. **Pflanzeninhaltsstoffe** (z.B. Menthol, Azulen, Flavonoide).

Im englischen Sprachgebrauch bezeichnet das Wort „drug" Arzneimittel ganz
allgemein, also auch diejenigen synthetischer Herkunft (z.B. Acetylsalicylsäure
als Kopfschmerzmittel). Auch im deutschen Sprachgebrauch bürgert sich der
Begriff „Droge" im Sinne von „Arzneimittel" immer mehr ein. Zusätzlich entsteht
Verwirrung durch die Bezeichnung der **Rauschgifte als „Drogen".** Wir haben es in
unserem Falle ausschließlich mit „Heilkräutern" bzw. mit Arzneimitteln aus Arzneipflanzen, sog. Phytopharmaka (griech. phytón = Pflanze) zu tun.

Drogengewinnung − Drogenherkunft

Rund 60 % der etwa 240 im Drogenhandel befindlichen Drogen werden **wildge-
sammelt.** Drogen mit großem Umsatz (z.B. Kamillenblüten, Pfefferminzblätter,
Fenchelfrüchte, Baldrianwurzeln, Sennesblätter, Hibiscusblüten u.a.) werden
kultiviert. In der Regel besitzen kultivierte Arzneipflanzen, insbesondere wenn
ein integrierter Pflanzenschutz betrieben wird, eine Reihe von Vorteilen gegenüber wildgesammelten Pflanzen. Nicht selten weisen wildgesammelte Drogen
höhere Rückstände (Herbizide, Fungizide, Insektizide, Schwermetalle usw.) als
kultivierte auf! Der größte Teil der im Handel befindlichen Drogen stammt aus
dem **Ausland** (ost- und südeuropäische Länder, Ägypten, Argentinien, überseei-
sche Entwicklungsländer usw.).

Drogenprüfung

Da bei Drogen nicht nur Drogenverfälschungen (insbesondere bei wildgesammelten Drogen), sondern vor allem **minderwertige** Partien (− minderwertig z.B. bezüglich des Gehaltes an wichtigen Inhaltsstoffen −) vorkommen und in den Handel gelangen, muß jede Droge, **wenn sie als Arzneimittel abgegeben wird, geprüft** werden. Dabei ist es gleichgültig, ob sie als „Vorbeugungs"- oder als „Heilmittel" verkauft wird. Die Prüfung hat in den meisten Fällen nach einem der zur Zeit gültigen Arzneibücher (siehe näheres dazu Teil III, S. 264) zu erfolgen. Auch der Einzelhändler ist z.B. bei der Abgabe von Leinsamen als Mittel **zur Behebung einer Darmträgheit** an die Qualitätsprüfung nach dem Deutschen Arzneibuch 9. Ausgabe (= DAB 9) gebunden. Eine solche Prüfung kann vom Einzelhändler allerdings weiterdelegiert werden (z.B. an den Lieferanten, der durch die Vorlage eines Zertifikates oder eines Untersuchungsberichtes die Arzneibuchqualität bestätigt), so daß vom Einzelhändler nur noch die **Identität** überprüft werden muß.

Daß freiverkäufliche Einzeldrogen (z.B. abgefüllter Lindenblütentee usw.) auch als Vorbeugungsmittel gemäß § 55 AMG 76 an die entsprechenden Arzneibücher gebunden sind, wird häufig nicht beachtet! (Siehe dazu auch Seite 310).

Drogenwirkstoffe und deren Eigenschaften

Die Wirksamkeit einer Droge bzw. Drogenzubereitung beruht auf dem Vorhandensein einzelner oder mehrerer Inhaltsstoffe mit arzneilicher Wirkung, sog. Wirkstoffe (= pharmakologisch relevante Inhaltsstoffe). Nicht in allen Fällen kennt man die Wirkstoffe bzw. das Wirkprinzip.

In den freiverkäuflichen Drogen kommen hauptsächlich folgende Wirkstoffgruppen vor:

1. Ätherische Öle

Die ätherischen Öle sind überwiegend flüssige Pflanzeninhaltsstoffe, die einen charakteristischen, meist aromatischen Geruch besitzen und in Wasser schwer löslich sind. Wäßrige Arzneipflanzenzubereitungen (z.B. Kräutertee, Pflanzenpreßsaft) enthalten nur Spuren an ätherischem Öl. Gut löslich sind die ätherischen Öle dagegen in Alkohol (z.B. in den sog. „Geistern", wie Melissengeist etc.).

Wichtig ist zu wissen, daß diese Naturstoffklasse **leicht flüchtig ist.** Ätherisch-Öldrogen müssen daher möglichst kühl (unter 20 ° C) in aromadichten Verpackungen aufbewahrt und dürfen nur mit heißem Wasser **überbrüht** werden. Ätherische Öle sind chemisch uneinheitliche Stoffgemische und besitzen daher ein breites Wirkungsspektrum. Die wichtigsten Wirkungen sind folgende: antibakteriell, entzündungshemmend, sekretionsfördernd (d.h. appetitanregend, galletreibend usw.), blähungstreibend, krampflösend, harntreibend, auswurffördernd.

Folgende Drogen enthalten u.a. ätherische Öle: Anisfrüchte, Baldrianwurzel, Fenchelfrüchte, Johanniskraut, Kamillenblüten, Kalmus, Kümmelfrüchte, Lavendelblüten, Melissenblätter, Pfefferminzblätter, Rosmarin, Salbeiblätter, Schafgarbenblüten, Thymian, Wacholderbeeren, Wermutkraut u.a.

2. Bitterstoffe

Bitterstoffe sind Naturstoffe, die durch Erregung der Bitter-Rezeptoren in den Geschmacksknospen am Zungengrund das physiologische Merkmal „bitter" auslösen. Hierbei werden nicht nur direkt die Speicheldrüsen angeregt, sondern indirekt über den Nervus vagus (= Lungen-Magen-Nerv) auch die Magensaft- und Gallensaftsekretion. Dieser sog. reflektorische Reaktionsmechanismus und die Erregung der Geschmacksnerven machen es notwendig, daß Bitterstoffzubereitungen 20 – 30 Minuten vor den Mahlzeiten (– vor allem bei erwarteter appetitanregender Wirkung) und mit einer längeren Verweildauer im Mund eingenommen werden müssen. Wenn außer der Bitterwirkung noch weitere deutliche physiologische Wirkungen hinzukommen (z.B. die fiebersenkende Wirkung des Chinins), dann zählt man solche Naturstoffe nicht mehr zu den Bitterstoffen. Bitterstoffe können in der Regel mit Wasser gut extrahiert werden, und so ist z.B. ein Teeaufguß oder auch ein Kaltansatz aus Tausendgüldenkraut oder Wermutkraut eine sinnvolle Bitterstoffzubereitung. Die Bitterstoffe sind allerdings hitzeempfindlich und bei längerem Kochen nimmt der Bitterwert ab. Folgende Drogen enthalten u.a. Bitterstoffe: Aloe (z.B. in Schwedenbitter), Artischockenblätter und -wurzeln, Enzianwurzel, Löwenzahnkraut und -wurzeln, Salbeiblätter, Schafgarbenkraut, Tausendgüldenkraut und Wermutkraut.

3. Schleimstoffe

Schleimstoffe sind mit Wasser extrahierbare Kohlenhydrate, die mit Wasser eine zähflüssige (= viskose), kolloidale Lösung bilden. Von Schleimstoffdrogen, die neben dem Pflanzenschleim (= Heteropolysaccharide) noch Stärke und Pektine enthalten (z.B. Eibischwurzeln), müssen Kaltwasserauszüge hergestellt werden. Vor allem bei einer Abkochung entsteht aufgrund des Stärke- und Pektingehaltes ein dicker, leimartiger Schleim.

Schleimstoffe wirken aufgrund ihrer abdeckenden (= Entstehung einer Art Schutzfilmes) und einhüllenden Eigenschaften **reizmildernd**, z.B. bei entzündeter Magen- und Darmschleimhaut. Über den Nervus vagus (= Lungen-Magen-Nerv) kommt es möglicherweise zu einer indirekten reflektorischen **Linderung von Reizhusten**. Schleimstoffe, die im Verdauungstrakt entweder gar nicht (z.B. beim Leinsamenschleim) oder nur sehr langsam zu verdaulichen Kohlenhydratgrundbausteinen (= Zucker) zerlegt werden, besitzen eine **abführende** Wirkung. Diese kommt dadurch zustande, daß es durch die große Wasserbindungsfähigkeit (= Quelleffekt) der Schleimstoffe zu einer deutlichen Volumenzunahme kommt, die ihrerseits durch den Druck auf die Darmwand die Darmperistaltik (Darmbewegung) auslöst.

Folgende Drogen enthalten u.a. Schleimstoffe: Beinwellwurzel, Eibischwurzel, -blüten und -blätter, Flohsamen, Huflattichblätter und -blüten, Isländisch Moos, Kamillenblüten, Leinsamen und Lindenblüten.

4. Gerbstoffe

Gerbstoffe sind mit heißem Wasser gut extrahierbare Naturstoffe (z.B. Eichenrinde zu Fußbädern) und werden in der Hauptsache äußerlich angewendet (Bäder, Pinselungen). Die Gerbstoffe vermögen mit den Kollagenfasern der Haut zu reagieren, und es kommt dabei zu verfestigten Eiweiß-Gerbstoffverbindungen. Durch die Bildung einer Art „äußeren Schutzschicht" (= Koagulationsmembran) wirken die Gerbstoffe reizmildernd und entzündungshemmend (z.B. bei Sonnenbrand). Hinzu kommt noch die abdichtende Wirkung an den kleinsten Blutgefäßen (= Blutkapillaren), z.B. bei Zahnfleischbluten, und ein sekretionshemmender Einfluß auf Schweißdrüsen. Bei den wenigen in Pulverform eingenommenen Gerbstoffdrogen (z.B. Blutwurz) werden die Gerbstoffe erst allmählich aus dem Drogenpulver freigesetzt, so daß die erwünschte Wirkung auch in tieferen Darmabschnitten zum Tragen kommt. Eine Reihe von Arzneipflanzen mit einem Gerbstoffgehalt um rund 2 % finden wegen ihres guten Geschmacks häufig eine Anwendung als Haustees ohne arzneiliche Aufgabe (z.B. Brombeerblätter, Himbeerblätter, Erdbeerblätter, Lindenblätter u.a.). Folgende Drogen enthalten u.a. Gerbstoffe: Blutwurz, Eichenrinde, Rhabarberwurzel, Gänsefingerkraut, Brombeerblätter usw.

5. Anthranoide, früher Anthraglykoside bzw. Anthrachinone

Die Anthranoide, die in den Drogen meist als Anthrachinonglykoside (= oxidierte Form) vorliegen, sind je nach Droge mehr oder weniger gut in kaltem Wasser löslich. Mit heißem Wasser (– Vermeide Überdosierung bei einem Sennesblätteraufguß! –) oder mit Alkohol sind diese Naturstoffe gut zu extrahieren. Wäßrige Zubereitungen sind sehr instabil; es bilden sich in kurzer Zeit die freien Aglyka, die Darmreizungen verursachen können. Die optimale galenische Zubereitungsform ist ein alkoholischer Trockenextrakt (in Dragees, Tabletten, Früchtewürfeln).

Die Anthranoide sind starke, dickdarmwirksame **Abführmittel** (Laxantien) und dürfen nur kurze Zeit bei einer vorübergehenden Darmträgheit eingenommen werden. Bei chronischer Einnahme kann es nicht nur zu einem gefährlichen Elektrolytverlust (z.B. Kalium!) sondern zum Verlust der motorischen Funktion des Darmes kommen, was schon daran zu erkennen ist, daß die Dosis oft erheblich gesteigert werden muß. Während einer Schwangerschaft und bei Entzündungen im inneren Körperbereich sollen Anthranoid-Drogen nur mit ärztlicher Erlaubnis eingenommen werden. Ferner sei auf die Warnhinweise auf den Pakkungsinformationen verwiesen. Folgende Drogen enthalten u.a. Anthranoide: Aloe, Faulbaum rinde, Sennesblätter, Sennesschoten, Rhabarberwurzel, Kreuzdornfrüchte u.a.

Anm.: Durch die Verordnung vom 12. Nov. 1988 wurden die Anthranoiddrogen apothekenpflichtig und sind seit November 1990 nicht mehr freiverkäuflich.

6. Flavonoide

Flavonoide sind meist gelb gefärbte (– in vielen Blüten und Blattdrogen enthaltene –), mit heißem Wasser, besser mit Alkohol, gut extrahierbare, weit verbreitete Naturstoffe. Der Name dieser Pflanzeninhaltsstoffe leitet sich vom lateinischen flavus = gelb ab.

Wegen ihrer Eigenschaft, die Durchlässigkeit (= **Permeabilität**) der Gefäßwände zu normalisieren, werden die Flavonoide auch als **Vitamin-P-Faktoren** bezeichnet. Selbst wenn die Wirkung auf die Kapillarwände zutrifft, so ist die Bezeichnung „Vitamin" unzutreffend, da es sich bei den Flavonoiden nicht um Substanzen handelt, deren Fehlen zu Mangelerscheinungen führt. Die Flavonoide haben weiter einen präventiven (= vorbeugenden) und zum Teil auch kurativen (= heilenden) Einfluß auf die Brüchigkeit der kleinsten Blutgefäße (= Kapillarfragilität) und Kapillarelastizität. Höhere Dosen bestimmter Flavonoide wirken wassertreibend und krampflösend. Die Flavonoide der Mariendistelfrüchte besitzen eine Art Leberschutzwirkung gegenüber leberschädigenden Substanzen.

Folgende Drogen enthalten u.a. Flavonoide: Arnikablüten, Birkenblätter, Buchweizenkraut, Goldrutenkraut, Holunderblüten, Kamillenblüten, Lindenblüten, Mariendistelfrüchte, Mistelkraut, Passionsblumenkraut, Schachtelhalmkraut, Süßholzwurzel, Weißdornblüten und -blätter.

7. Saponine

Saponine sind wasserlösliche Pflanzeninhaltsstoffe, die sich in Wasser seifenähnlich (sapo = Seife) verhalten, d.h. stark schäumen. In pflanzlichen Gesamtextrakten wirken die Saponine aufgrund ihrer Emulgator- sowie Netz- und Dispergierwirkung als **Lösungsvermittler** und sie können von Fall zu Fall die biologische Verfügbarkeit schlecht resorbierbarer Naturstoffe verbessern.

In höherer Dosierung wirken Saponine **örtlich gewebereizend**. Beim Pulverisieren von Saponindrogen kommt es am Auge zu Tränenfluß und in der Nase zu Niesreiz und schnupfenartiger Sekretvermehrung. Indirekt über den Nervus vagus (also reflektorisch), aber auch durch eine direkte Einwirkung im Bereich der hinteren Rachenpartien können Saponinzubereitungen den zähen Schleim in den Atemwegen verflüssigen, so daß dieser Schleim leichter abgehustet werden kann (= expektorierende Wirkung). Eine direkte, jedoch vertretbare Reizung des Nierengewebes (der Nierenepithelien), z.B. beim Goldrutenkraut, oder ein osmotischer Reaktionsmechanismus verursachen einen wassertreibenden (= diuretischen) Effekt. Als Sonderwirkung des Saponingemisches des Roßkastaniensamens und des Mäusedornes ist die ödemhemmende und venentonisierende Wirkung zu nennen.

Folgende Drogen enthalten u.a. Saponine:
Birkenblätter, Ginsengwurzel, Eleutherokokkuswurzel, Goldrutenkraut, Primelwurzel und -blüten, Roßkastaniensamen, Mäusedorn, Süßholzwurzel u.a.

Weitere Wirkstoffgruppen

Alkaloide und die **Herzwirksamen Glykoside** spielen aufgrund der Negativliste
1 b (siehe dazu Teil III, Seite 341 ff.) bei freiverkäuflichen Drogen keine Rolle.
Sämtliche freiverkäuflichen Drogen sind den sog. MITE-PHYTOPHAR-
MAKA (= milde pflanzliche Arzneimittel) zuzuordnen, was nicht besagt, daß
nicht auch hier unerwünschte Nebenwirkungen, wie z.B. Allergien und Kontaktdermatitiden (örtliche Hautreizung z.B. bei der Anwendung von Arnikablüten-
zubereitungen) auftreten können. Auch bei unsachgemäßer Einnahme z.B. bei
einer Daueranwendung von Abführdrogen können schädigende Nebenwirkungen auftreten.

*Die vielfach in der Werbung oder von Laien geäußerte Behauptung, pflanzli-
che Arzneimittel (= Phytopharmaka) seien* **absolut** *nebenwirkungsfrei und deshalb* **stets** *(auch bei Dauergebrauch) unschädlich, ist falsch, wie z.B. die längere
Anwendung von Aloe, Sennesblättern usw. zeigt!*

2.2 Wichtige freiverkäufliche Drogen

**geordnet nach Anwendungsgebieten, die außerhalb der Apotheke eine
Bedeutung besitzen.**

Die folgende Besprechung gibt nur einen Teil der tatsächlich auf dem Markt
befindlichen und in den Einzelhandelsgeschäften anzutreffenden Drogen wieder. Die Auswahl der ausführlichen Beschreibung von 36 Drogen basiert auf
einer Analyse des Sortiments in Reformhäusern, Kräuterläden und Verbrau-
chermärkten und stellt ein **Mindestwissen** für einen Sachkundigen dar. Die nur
namentlich aufgezählten Drogen wurden nicht in allen oben genannten Betriebs-
stätten vorgefunden. Umgekehrt wurden aber in Kräuterläden eine Reihe weiterer hier nicht aufgezählter Drogen beobachtet. In einem solchen Einzelhandelsgeschäft ist neben einer erweiterten Drogenkenntnis vor allem Sorge dafür zu
tragen, daß ein **wissenschaftliches Nachschlagewerk** stets zur Verfügung steht
(siehe dazu Abschnitt „Weiterführende Literatur", Seite 62)!
    Bei der Einzeldrogen-Besprechung kommt dem Punkt „QUALITÄTSPRÜ-
FUNGEN" eine besondere Bedeutung zu! Selbst wenn der Einzelhändler die

angegebenen Qualitätsprüfungen nicht selbst durchführt, so muß er wissen, daß **minderwertige Drogen** und **Drogenverfälschungen** auf dem Drogenmarkt vorkommen, und **er** hat dafür zu sorgen, daß er eine Droge mit Arzneibuchqualität bzw. eine verkehrsfähige Droge abgibt. Die besprochenen Qualitätsprüfungen sind betont **praxisorientiert**(!) und beziehen sich nur zum Teil auf die in den einzelnen Arzneibüchern (siehe dazu Teil III) vorgeschriebenen Prüfungen.

---

1. Abführdrogen bzw. Drogen, welche die Darmtätigkeit regulieren

a) Physiologisch wirksame Mittel zur Anregung der Darmperistaltik (= Quellmittel):

LEINSAMEN

Volkstümliche Bezeichnung: *Haarlinsen, Leinbollen*

Latinisierte Arzneibuchbezeichnung: *Lini semen DAB 9*

Verwendeter Pflanzenteil: die reifen, mikrobiologisch einwandfreien, braunen oder gelben Samen des Ölleines.

Qualitätsprüfungen: das DAB 9 verlangt eine Mindestquellzahl von 4, fremde Bestandteile (z.B. Unkrautsamen) dürfen nur bis zu 1,5 % vorhanden sein. Aus mikrobiologischer Sicht sollte der Samen nicht vom Faserlein stammen, der zur Flachsgewinnung angebaut wird, wobei hygienische Maßnahmen kaum Beachtung finden.

Hauptinhaltsstoffe: bis 25 % Ballaststoffe, darunter etwa 12 % Schleimstoffe; etwa 40 % fettes Öl, davon etwa 70 % Linol- und Linolensäure: etwa 25 % Eiweiß; 8 – 35 mg % Linustatin, ein cyanogenes (= blausäureabspaltendes) Glykosid, das allerdings bei normalen Magensaftverhältnissen **keine gesundheitsschädigenden** Nebenwirkungen verursacht.

Anwendung: Innerlich als **ganzer** oder nur als leicht gequetschter (nicht geschroteter!) Samen bei chronischer Darmträgheit in einer Dosierung von 2 – 3 mal täglich 1 – 2 Eßlöffel zusammen mit viel Flüssigkeit (15 g Leinsamen mit 150 ml Flüssigkeit). Als **geschroteter** Leinsamen zur Herstellung einer **Schleim**abkochung bei Entzündungen der Magen- und Darmschleimhaut.

Äußerlich als geschroteter Leinsamen oder das Pulver des Preßrückstandes nach der Leinölgewinnung als heiße Packungen bei Entzündungen, Schmerz- und Krampfzuständen sowie bei Abszessen und Furunkeln. Das kaltgepreßte Öl als Speiseöl und wegen seines hohen Anteiles an mehrfach ungesättigten Fettsäuren als Diätöl in der Herz- und Kreislaufdiät.

Weitere verwendete Quellmittel sind:

Flohsamen (latinisierte Bezeichnung: Psyllii semen DAC)
Tragant (latinisierte Bezeichnung: Tragacantha Ph. Eur. III)
Guar-Mehl aus der Guarbohne
Agar-Agar (getrocknete Gallertstücke gewonnen aus Rotalgen)
Weizenkleie, welche allerdings eine relativ niedrige Quellzahl besitzt.

b) Chemisch (d. h. durch Hemmung verschiedener aktiver Transportmechanismen in der Darmschleimhaut) wirkende Drogen, sog. „echte" Laxantien zur kurzfristigen Anwendung:

SENNESBLÄTTER UND -FRÜCHTE

Volkstümliche Bezeichnung der Früchte: *Sennesbälge, Sennesschoten, Mutterblätter, Muttersennesblätter*

Latinisierte Arzneibuchbezeichnung: *Sennae folium* DAB 9 (Sennesblätter) und *Sennae fructus acutifoliae* sowie *Sennae fructus angustifoliae* DAB 9 (Früchte der 2 verschiedenen im Arzneibuch erlaubten Sennesarten).

Verwendete Pflanzenteile: die getrockneten Fiederblättchen und die Früchte (= Schoten) des Sennastrauches.

Qualitätsprüfungen: das Europäische Arzneibuch schreibt einen Mindestgehalt von 2,5 % Anthracenderivaten (siehe dazu Seite 28, Kapitel Anthranoide) vor, Sennesblätter sollten ferner auf den Gehalt an Vorratsschutzmitteln (vor allem auf Insektizide), geprüft sein.

Hauptinhaltsstoffe: 1,5 – 3 % abführende Inhaltsstoffe, darunter die Sennoside A, B. C und D; ferner Flavonoide, die einem Sennesblättertee die gelbe Farbe geben.

Anwendung: zum kurzfristigen Gebrauch bei Verstopfungen, die z. B. durch Bettlägerigkeit, Kostumstellung, Reisen, Streßsituationen u. a. verursacht worden sind. Um die Gefahr einer Überdosierung zu vermeiden, wird am besten ein **Teekaltansatz** zubereitet (1 – 2 Teelöffel auf 1/4 Liter kaltes Wasser). Zur Vermeidung einer unerwünschten Keimvermehrung während der mehrstündigen (– meist über Nacht –) Kaltmazeration soll der Auszug möglichst kühl aufbewahrt werden. Ferner kann man nach dem Abseihen der Sennesblätter oder Sennesfrüchte den Auszug aus mikrobiologischen Gründen kurz aufkochen.

Anm.: Sennesblätter und -früchte sind seit November 1990 nicht mehr freiverkäuflich.

FAULBAUMRINDE

Volkstümliche Bezeichnung: *Glatter Wegdorn, Brechwegdorn, Spillbaum, Amselbaum, Gichtholt, Schusterholz, Sprickel.*

Latinisierte Arzneibuchbezeichnung: *Frangulae cortex DAB 9*

Verwendeter Pflanzenteil: Die im Frühjahr geerntete Rinde jüngerer Faulbaum-sträucher, die vor der Anwendung mindestens 1 Jahr gelagert sein muß.

Qualitätsprüfungen: Im Handel sind Drogenpartien anzutreffen, bei denen die vorge-schriebene einjährige Lagerzeit nicht eingehalten wurde, und die somit die darmreizen-den, noch nicht durch Luftsauerstoff oxidierten Verbindungen (Anthrone bzw. Anthra-nole) enthalten. Ferner gibt es Partien, die einen zu geringen Wirkstoffgehalt (unter 6 %) aufweisen oder die von nicht offizinellen Faulbaumarten stammen. Nicht nur die gesetzlichen Forderungen, sondern vor allem die Realitäten des Drogenmarktes machen die Vorlage eines Prüfungszertifikates dringend notwendig!

Hauptinhaltsstoffe: Bis 8 % Anthracenderivate (= Anthrachinone), darunter haupt-sächlich Glukofrangulin A und B sowie Frangulin A und B.

Anwendung: Kurzfristig bei Verstopfung (etwas milder wirksam als Aloe oder Sennesblätter). Zur Daueranwendung bei chronischer Darmsträgheit nicht geeignet. Als Einzeldosis 0,5 – 3 g zerkleinerte Faulbaumrinde auf 1/4 Liter Wasser (als Kaltansatz oder als Heißaufguß).

Anm.: Faulbaumrinde ist seit November 1990 nicht mehr freiverkäuflich.

Weitere Anthrachinon-Drogen sind:

Amerikanische Faulbaumrinde (Arzneibuchbez. = Rhamni purshianae cortex DAB 9)
Rhabarberwurzel (Arzneibuchbez. = Rhei radix DAB 9)
Aloe (Arzneibuchbez. = Caraçao-Aloe und Kap-Aloe)
Kreuzdornbeeren (Arzneibuchbez. = Rhamni catharticae fructus)

---

2. Beruhigungsmittel (Tranquillantien und Sedativa)

BALDRIANWURZEL

Volkstümliche Bezeichnungen: Katzenkraut, Mondwurzel, Stinkwurz, Balder-bracken, Balderjahn

Latinisierte Arzneibuchbezeichnung: Valerianae radix DAB 9

Verwendeter Pflanzenteil: die gesamten unterirdischen Pflanzenteile (= Wur-zeln und Wurzelstock) des Echten Baldrians.

Qualitätsprüfungen: Prüfungen auf den Gehalt an ätherischem Öl, der zwischen 0,2 und 1,5 % liegen kann und bei einer wirksamen Droge mindestens 0,5 % betragen muß. Neu-erdings wird noch auf Valepotriate geprüft. Diese Naturstoffe sind in den offizinellen europäischen Baldrian-Arten in geringerer Konzentration als in den überseeischen Bal-drian-Arten (Mexiko, Pakistan, Indien) vorhanden. Daher sollten die **nicht-offizinellen Baldrian-Arten** als solche auch deklariert werden.

Hauptinhaltsstoffe: 0,2 – 1,5 % ätherisches Öl, darunter als charakteristische Verbindung die Valerensäure; 0,3 – 1,0 % Valepotriate in der Frischdroge (in der mexikanischen Baldrianwurzel bis 9 %).

Anwendung: Als Teeaufguß (2 Teelöffel auf 1 Tasse Wasser), Pflanzenpreßsaft (§ 44,3.d, AMG 76), Baldrianwein oder Baldriantinktur (Positivliste Anlage 1 a zu § 45 AMG 76) als Beruhigungsmittel bei Angst- und Spannungszuständen und bei nervösen Erschöpfungszuständen.

HOPFEN

Volkstümliche Bezeichnungen: Zaunhopfen, Bierhopfen, Hupfen

Latinisierte Arzneibuchbezeichnung: Strobuli Lupuli Erg. B. 6 = *Hopfenzapfen* und *Glandulae Lupuli* Erg. B. 6 = *Hopfendrüsenschuppen*

Verwendete Pflanzenteile: a) Die getrockneten Fruchtstände (= Hopfenzapfen) der weiblichen Pflanze, die im Herbst gesammelt werden. Der „Pharma-Hopfen" kann im Unterschied zum „Brauerei-Hopfen" auch länger als 1 Jahr gelagert sein. b) Die von den Fruchtständen abgeklopften und abgesiebten gelblichen Drüsenschuppen.

Qualitätsprüfungen: Prüfung auf „Hopfenaroma", bestehend aus autoxidierten flüchtigen Hopfenbittersäuren, und auf ätherisches Öl, die beide bei zu heiß getrocknetem Hopfen verloren gehen.

Hauptinhaltsstoffe: 0,05 – 1,7 % ätherisches Öl mit Myrcen und Humulen; 10 – 20 % Harze, darunter das sedativ wirksame, flüchtige und durch Autoxidation aus Bittersäuren entstandene 2-Methyl-3-buten-2-ol

Anwendung: Als Hopfentee, Hopfenkissen (– vor allem bei Kleinkindern –) und Hopfenbäder bei Unruhezuständen und Schlafstörungen; ferner appetitanregend.

JOHANNISKRAUT

Volkstümliche Bezeichnung: Hartheu, Tüpfelhartheu, Sonnwendkraut, Konradskraut, Hexenkraut, Herrgottsblut, Johannisblut, Walpurgiskraut

Latinisierte Arzneibuchbezeichnung: Hyperici herba DAC 1986

Verwendeter Pflanzenteil: die getrockneten, während der Blütezeit gesammelten, oberirdischen Pflanzenteile oder besser nur die blühenden Zweigspitzen ohne Stengelteile.

Qualitätsprüfung: Prüfung auf den Stengelanteil, da die Stengel keine arzneilich relevanten Inhaltsstoffe enthalten. Prüfung auf den Gehalt an Hypericin.

Hauptinhaltsstoffe: Bis 1 % ätherisches Öl; Hypericin, (bewirkt Rotfärbung der Ölauszüge = „Rotöl")

Anwendung: Innerlich als Johanniskrauttee (2 Teelöffel auf 1/4 Liter Wasser, 5 Minuten ziehen lassen) mehrmals täglich bei nervöser Unruhe im Klimakterium und gegen Depressionen. Äußerlich in Form eines Ölauszuges (= Johanniskrautrotöl) bei Durchblutungsstörungen und zur Wundbehandlung.

Weitere Drogen, die zur Beruhigung verwendet werden, sind:

Melissenblätter (Arzneibuchbez. = Melissae folium DAB 9) mit geringer sedierender Wirkung! –
Passionsblumenkraut (Arzneibuchbez. = Herba Passiflorae)
Herzgespannkraut (Arzneibuchbez. = Herba Leonuri cardiacae) speziell bei nervösen Herzstörungen (funktionelle Störungen!)
Pomeranzenblüten (Arzneibuchbez. = Flores Aurantii)

---

3. Gegen Erkältungskrankheiten

a) Gegen Husten (Expektorantien und Antitussiva)

THYMIAN

Volkstümliche Bezeichnungen: Gemeiner Thymian, Hühnerkohl, Kuttelkraut, Römischer Quendel, Demut, Immenkraut.

Latinisierte Arzneibuchbezeichnung: Thymi herba DAB 9

Verwendeter Pflanzenteil: Die während der Blütezeit abgestreiften Blätter und Blüten, sog. „gerebelte" Ware, des Echten Thymians.

Qualitätsprüfungen: Prüfung auf den Stengelanteil, der dann relativ hoch ist, wenn das ganze Kraut geerntet wird. Bestimmung des Gehaltes an ätherischem Öl, der mindestens 1,2 % betragen muß und sehr starken Schwankungen unterworfen ist.

Hauptinhaltsstoffe: 0,4 – 5,4 % (!) ätherisches Öl, mit Thymol und Carvacrol als Hauptbestandteile. Das Mengenverhältnis beider isomerer Verbindungen hängt nicht nur von der Thymianart, sondern auch von den Standortbedingungen ab. Die Arzneibücher unterscheiden bei den Wertbestimmungen nicht zwischen den beiden isomeren Verbindungen. „Thymiankenner" nehmen die Unterschiede allerdings organoleptisch, also am Geruch und Geschmack wahr. In wäßrigen Zubereitungen ist vor allem Rosmarinsäure vorhanden.

Anwendung: Als Teeaufguß (1 gehäufter Teelöffel und 1/4 Liter Wasser) oder als Thymianöl (siehe dazu Anlage 1 a zu § 45 AMG 76) z.B. in Zuckersirup gegeben, bei Husten (speziell Krampfhusten) und Bronchitis; ferner gegen Blähungen und Appetitlosigkeit. Thymian ist daher auch ein beliebtes Gewürz, besonders in der italienischen Küche.

SÜSSHOLZWURZEL

Volkstümliche Bezeichnungen für den Extrakt: Lakritze, Bärendreck

Latinisierte Arzneibuchbezeichnungen: Liquiritae radix DAB 9 (im Handel auch als Radix Liquiritiae naturalis oder cruda bezeichnet) und Liquiritiae radix sine cortice DAB 8 (im Handel auch als Radix Liquiritiae russica mundata bezeichnet).

Verwendeter Pflanzenteil: Die **ungeschälten** und die **geschälten** Wurzeln und Ausläufer; der eingedickte und zu Stangen geformte wäßrige Extrakt (= Lakritze) aus den Wurzeln des Süßholzstrauches.

Qualitätsprüfungen: Prüfung auf Drogenteilchen, die von Insekten angefressen sind, ferner auf Teile, die nicht süß bzw. nicht bittersüß schmecken. Das Indische sowie das Jamaikasüßholz sind zwei nicht süß schmeckende Drogenverfälschungen mit gesundheitsschädigenden Nebenwirkungen.

Hauptinhaltsstoffe: Saponine, darunter als charakteristische Verbindung das sehr süß schmeckende Glycyrrhizin, das in Mengen von 2,5 – 15 % (!) in den Handelsdrogen vorkommt; Flavonoide, die für die gelbe Farbe verantwortlich sind.

Anwendung: Als Tee-Zubereitung (etwa 2 g geschnittene Droge mit 1/4 Liter heißem Wasser übergießen und 15 Minuten ziehen lassen oder mit kaltem Wasser ansetzen und nach 30 – 40 Minuten abseihen) bei Husten mit starker Verschleimung. Die Verwendung von Süßholzzubereitungen, z.B. von Lakritze zur Behandlung von Magengeschwüren (Ulcustherapie) muß unter ärztlicher Aufsicht erfolgen, und eine derartige Empfehlung ist aufgrund der Krankheitsliste verboten (siehe dazu Teil III, Seite 348). Eine Dauereinnahme von 20 – 45 g Lakritze pro Tag mit hohem Gehalt an Glycyrrhizin kann zu Wasseransammlungen im Gewebe (= Ödembildung) und zu einem Kaliummangel (= Hypokaliämie) führen.

EIBISCHWURZEL, -BLÜTEN UND -BLÄTTER

Volkstümliche Bezeichnungen: Samtpappel, Heilwurz, Weißwurzel, Schleimwurzel, Weiße Malve

Latinisierte Arzneibuchbezeichnungen: Althaeae radix DAB 9, Folia Althaeae DAB 6, Flores Althaeae DAB 6

Verwendeter Pflanzenteil: Die im Herbst gegrabenen und vorsichtig bei etwa 35 °C getrockneten Wurzeln des Eibisch. Die Blätter werden vor oder während der Blütezeit gesammelt, und die Blüten erntet man, wenn sie voll geöffnet sind.

Qualitätsprüfungen: Prüfung auf „geschönte" Wurzeln, die entweder mit Sulfitlauge oder mit Kalk bzw. Gips behandelt worden sind, um schön weiß auszusehen. Prüfung auf die vom Arzneibuch vorgeschriebene Mindestquellzahl 10. Prüfung der Blätter auf Befall mit dem Rostpilz Puccinia malvacearum.

Hauptinhaltsstoffe: Wurzeln bis zu 15 % Schleim, etwa 35 % Stärke und etwa 11 % Pektine; **Blätter** 6 – 9 % Schleim und etwas ätherisches Öl; **Blüten** 5 – 9 % Schleim und Blütenfarbstoffe (Anthocyane).

Anwendung: Als wäßriger Kaltsatz von den Wurzeln (wegen des Gehaltes an Stärke und Pektinen) oder als heißer Teeaufguß von den Blättern und Blüten bei Reizhusten und entzündlichen Reizzuständen des Rachenraumes.

SPITZWEGERICHKRAUT

Volkstümliche Bezeichnungen: Spitz-Wegeblatt, Spitzfederich, Spießkraut, Schafzungenkraut, Rippenkraut, Heufressra.

Latinisierte Arzneibuchbezeichnung: Herba Plantaginis lanceolatae Erg. B. 6.

Verwendete Pflanzenteile: Die zur Blütezeit geernteten oberirdischen Teile (Blätter, Blütenstände, Stengel) des Spitz-Wegerichs.

Qualitätsprüfungen: Prüfung auf übermäßig hohen Stengelanteil, auf unsachgemäß getrocknete und dann dunkel verfärbte Blätter sowie auf Beimengungen von Blättern des Breit-Wegerichs.

Hauptinhaltsstoffe: Bis zu 2 % Aucubin, ein antibakteriell wirksamer Naturstoff (= Iridoidglykosid), ferner Schleim und Gerbstoffe.

Anwendung: Als Teeaufguß, als Spitzwegerich-Frisch-Pflanzenpreßsaft (siehe Teil III, § 44) oder als Spitzwegerichsirup als Fertigarzneimittel (siehe Teil III Anlage 1 a zu § 45 AMG 76) bei Husten und Katarrhen der Atmungsorgane. Der Spitzwegerichsirup eignet sich besonders für Kinder.

PRIMELWURZEL UND -BLÜTEN

Volkstümliche Bezeichnungen: Schlüsselblume, Himmelsschlüssel, Primel, Petersblume, Fastenblume

Latinisierte Arzneibuchbezeichnungen: Primulae radix DAB 9, Flores Primulae Erg. B. 6 und Flores Primulae sine calycibus Erg. B. 6.

Verwendete Pflanzenteile: Die im Spätherbst geernteten Wurzeln, samt Wurzelstock. Die voll aufgeblühten Blüten mit bzw. ohne Kelch (= sine calycibus) der Hohen Primel und der Wiesen-Primel.

Qualitätsprüfungen: Bei den Wurzeln ist auf Beimengungen bzw. auf Verwechslungen mit den sehr ähnlich aussehenden Wurzeln der giftigen (!) Schwalbenwurz (= Cynanchum hirundinaria syn. vincetoxicum) zu achten. Bei den Blüten trifft man neben anderen Primelarten vor allem dunkelgrüne oder bräunlich verfärbte minderwertige Blüten an.

Hauptinhaltsstoffe: Saponine (in den Wurzeln 5 – 10 %, in den Blüten nur bis 3 %), darunter als Hauptsaponin die Primulasäure A. In den Blüten sind noch Flavonoide und wenig ätherisches Öl enthalten.

Anwendung: Als Teeaufguß oder als Kaltansatz bei Husten mit starker Verschleimung sowie bei Bronchitis.

Weitere Drogen, die bei Husten und Bronchitis angewendet werden, sind:

Huflattichblätter und -blüten (Arzneibuchbez. = Farfarae folium DAB 9 und Flores Farfarae DAB 6)
Anisfrüchte (Arzneibuchbez. = Anisi fructus DAB 9)
Fenchelfrüchte (Arzneibuchbez. = Foeniculi fructus DAB 9)
Kümmelfrüchte (Arzneibuchbez. = Carvi fructus DAB 9)

b) Als Begleitmittel (sog. Adjuvantien) bei Erkältungskrankheiten

LINDENBLÜTEN

Volkstümliche Bezeichnungen: Sommerlinde, Winterlinde, Steinlinde, Spätlinde, Waldlinde, Bastbaum

Latinisierte Arzneibuchbezeichnungen: Tiliae flos DAB 9

Verwendeter Pflanzenteil: Die vollentwickelten ganzen Blütenstände mit dem Hochblatt der Sommer- und Winterlinde.

Qualitätsprüfungen: Im Handel sind häufig die billigeren Blüten der Silberlinde (ein Alleebaum) anzutreffen. Die Silberlindenblüten, die auch als Lebensmittel gehandelt werden, besitzen eine geringere arzneiliche Wirkung. Minderwertig sind auch Drogen, die vom Rußtaupilz befallen sind.

Hauptinhaltsstoffe: Schleim mit der hohen Quellungszahl 12; bis 2 % Flavonoide; etwas ätherisches Öl.

Anwendung: Als Teeaufguß (es sollte etwa 1/2 Liter heiß getrunken werden), als schweißtreibendes Mittel bei fieberhaften Erkrankungen und bei hartnäckigem Husten.

HOLUNDERBLÜTEN

Volkstümliche Bezeichnungen: Fliedertee, Holder, Schwarzer Holunder

Latinisierte Arzneibuchbezeichnung: Flores Sambuci DAC 1986

Verwendeter Pflanzenteil: Die im Juni/Juli gesammelten, in einer Trugdolde angeordneten Blüten des schwarzen Holunders.

Qualitätsprüfungen: Prüfung auf einen zu hohen Anteil (über 10 %) an „Blütenstengeln" (Blütenstandsachsen) und Prüfung auf Drogenverfälschungen, wie z.B. auf Blüten des Mädesüß (Filipendula ulmaria).

Hauptinhaltsstoffe: Über 1 % Flavonoide; ätherisches Öl und Gerbstoffe.

Anwendung: Als schweißtreibendes Mittel in Form eines Teeaufgusses bei Erkältungskrankheiten. Es sollte eine reichliche Menge möglichst heiß getrunken werden.

SONNENHUTWURZEL

Volkstümliche Bezeichnungen: Kegelblume, Kleine Sonnenblume

Latinisierte Arzneibuchbezeichnungen: Echinaceae radix purpureae DAC und Echinaceae radix angustifoliae DAB 9 (1989 ersatzlos aus dem Arzneibuch gestrichen).

Verwendete Pflanzenteile: Die Wurzeln und der gesamte Wurzelstock des purpurfarbenen und des schmalblättrigen Sonnenhutes. In der Homöopathie wird das blühende Kraut beider Echinacea-Arten verwendet.

Qualitätsprüfungen: Prüfung auf Beimengungen von Rudbeckia-Arten, einer engverwandten Zierpflanzengattung. Prüfung auf den Gehalt an Echinacosid und Heteroxylanen.

Hauptinhaltsstoffe: Bis 0,2 % Echinacosid (= Verbindung zwischen Kaffeesäureestern und Zuckern); immunstimulierende Polysaccharide (Heteroxylane und Arabinorhamnogalaktane) sog. „Paramunitätsinducer"; im Kraut über 1 % ätherisches Öl und in den frischen Blättern etwa 215 mg % Vitamin C.

Anwendung: Alkoholische Auszüge als Fertigarzneimittel prophylaktisch zur Steigerung der körpereigenen Abwehrsysteme (= unspezifische Reizkörpertherapie) bei viralen und bakteriellen Infekten, somit auch als unterstützendes Mittel (= Adjuvans) bei Erkältungskrankheiten. Wichtig ist die Anwendung in der Präventivphase (= vorbeugend).

---

4. Herz- und Kreislaufmittel
(= Kardiaka und durchblutungsfördernde Arzneipflanzen)

---

a) Drogen zur Anwendung bei beginnender Herzleistungsschwäche

WEISSDORNBLÄTTER, -BLÜTEN, -FRÜCHTE

Volkstümliche Bezeichnungen: Hagedorn, Haakäsen, Heckendorn, Mehlbeere, Zaundorn

Latinisierte Arzneibuchbezeichnungen: Crataegi folium cum flore DAB 9 und Crataegi fructus DAC

Verwendete Pflanzenteile: Die zur Blütezeit gesammelten Blüten und Laubblätter von fünf Weißdorn-Arten. Die im Herbst geernteten roten Weißdornbeeren (= Scheinfrüchte).

Qualitätsprüfungen: Bei den Weißdornblättern mit Blüten ist eine Prüfung auf einen zu hohen Anteil an Zweigteilen dringend notwendig. Ferner kommen Beimengungen vom Rotdorn, der Zwergmispel und vom Schlehdorn vor. Die Früchte werden vor allem mit Ebereschenfrüchte (= Vogelbeeren) verfälscht.

Hauptinhaltsstoffe: wasserlösliche Flavonoide und Catechingerbstoffe; alkohollösliche oligomere Procyanidine und Triterpensäuren.

Anwendung: Als wäßrige Zubereitungen (Teeabkochung, Teeaufguß, Pflanzen-preßsaft) oder als alkoholische Auszüge (Weine, Tinkturen, Trockenextrakte) zur Kräftigung der Herztätigkeit, insbesondere beim sog. „Altersherz". Weiß-dorn ist nicht zur Blutdrucksenkung geeignet! Die Behandlung der Hypertonie (= Bluthochdruck) ist im übrigen gemäß Krankheitsliste (siehe Teil III, Seite 348) bei freiverkäuflichen Arzneimitteln nicht gestattet.

ROSMARIN

Volkstümliche Bezeichnungen: Kranzenkraut, Weihrauchkraut, Anthoskraut, Brautkleid, Kid, Meertau, Hochzeitsbleaml.

Latinisierte Arzneibuchbezeichnungen: Rosmarini folium DAC 1986 und Rosmarini aetheroleum DAB 9 (= ätherisches Rosmarinöl)

Verwendeter Pflanzenteil: Die Blätter und das mittels Wasserdampfdestillation daraus gewonne ätherische Öl (= enthalten in Anlage 1 a zu § 45 AMG 76, siehe Teil III, Seite 234).

Qualitätsprüfungen: Prüfung auf Verwechslungen bzw. Beimengungen mit den Blättern von Sumpfporst, Lavendelheide und Berg-Gamander. Prüfung auf den Gehalt an ätherischem Öl, der über 1 % liegen sollte.

Hauptinhaltsstoffe: 0,8 – 2,5 % ätherisches Öl mit Cineol, Camphen, Borneol und Bornylacetat als wichtigste Bestandteile; Rosmarinsäure als charakteristischer Inhaltsstoff (= sog. Leitsubstanz) und Flavonoide.

Anwendung: In Form eines Rosmarinaufgusses (1 geh. Teelöffel mit 1/4 Liter Wasser überbrühen, 5 Minuten ziehen lassen), eines Rosmarin-Weines oder des Rosmarin-Bades (handelsübliche Badeextrakte s. § 44 AMG 76 oder etwa 1 g ätherisches Rosmarinöl auf eine Badewanne) zur Anregung von Herz- und Kreislauf, insbesondere bei allgemeinen Erschöpfungszuständen. Als Gewürz zur Stimulierung der Magensaft- und Galleproduktion.

Äußerlich vor allem in Form des Rosmarinspiritus (siehe dazu Anlage 1 a zu § 45 AMG 76, Teil III) als schmerzstillende Einreibung bei Muskel- und Gelenkschmerzen.

Weitere Drogen zur Anwendung funktionell bedingter Herz- und Kreislaufstörungen und beginnender Herzleistungsschwäche:

Herzgespannkraut (Arzneibuchbez. = Herba Leonuri cardiacae)
Melissenblätter (Arzneibuchbez. = Melissae folium DAB 9)

b) Einfluß auf das Gefäßsystem bzw. prophylaktische Anwendung gegen allgemeine Arteriosklerose (siehe dazu Krankheitsliste Teil III, Seite 244, 252 und 348)

MISTELKRAUT

Volkstümliche Bezeichnungen: Donarbesen, Drudenfuß, Hexenbesen, Hexennest, Immergrün, Klüster, Knisterholz, Nistel, Vogelleimholz, Wintergrün

Latinisierte Arzneibuchbezeichnungen: Herba Visci albi Erg. B. 6, DAC 1986

Verwendete Pflanzenteile: Die getrockneten jüngeren Zweige des kugeligen Strauches, der als Halbschmarotzer auf den verschiedensten Wirtsbäumen vorkommt (Nadelholz- und Laubholzmistel). Für die Homöopathie die frischen Beeren und nur die frischen Blätter.

Qualitätsprüfungen: Prüfung auf verholzte Teile und auf Beimengungen der Riemenblume (= Loranthus europaeus)

Hauptinhaltsstoffe: Flavonoide; Viscotoxine, ein Gemisch von Peptidtoxinen mit ausgesprochen örtlich reizender bis nektrotisierender Wirkung (z.B. Viscotoxin A_2, A_3 und B); Cholin und Acetylcholin.

Anwendung: Als Kaltansatz, zur Behandlung der allgemeinen Arteriosklerose. Ganz abgesehen davon, daß die Erfolgsquote bei Bluthochdruck unbefriedigend ist, ist es verboten, mit freiverkäuflichen Mistelpräparaten einen hohen Blutdruck behandeln zu wollen (siehe dazu Krankheitsliste, Teil III, Seite 244, 252 und 348)!

Weitere Drogen, die einen positiven Einfluß auf das Gefäßsystem besitzen:

Buchweizenkraut (Latinisierte Bezeichnung = Fagopyri herba)
Ginkgoblätter (Latinisierte Bezeichnung = Ginkgo folium)
Mäusedornwurzelstock (Latinisierte Bezeichnung: Rusci aculeati rhizoma)
Goldrutenkraut (Arneibuchbez. = Solidaginis herba DAC)
Roßkastaniensamen (Arzneibuchbez. = Hippocastani semen DAB 9

---

5. Kräftigungsmittel
(= Tonika) − siehe dazu auch Teil II)

GINSENGWURZEL

Volkstümliche Bezeichnungen: Asiatischer Ginseng, Korea Ginseng.

Latinisierte Bezeichnung: Ginseng radix DAB 9

Verwendeter Pflanzenteil: Die möhrenförmige Wurzel von Panax Ginseng C.A. Meyer, die je nach Alter eine mehr oder minder starke Verzweigung aufweist. Je älter die Wurzel ist, desto größer ist die Wurzelmasse, wobei der prozentuale Gehalt an Wirkstoff nicht höher ist als in jungen 1- oder 2jährigen Pflanzen. Der Hinweis auf „mindestens 7jährige Pflanzen" ist lediglich ein Werbeslogan.

Qualitätsprüfungen: Prüfung auf vornehmlich in Kanada und Japan kultivierte Ginseng-Arten, wie z.B. Panax quinquefolius (= amerikanischer Ginseng), P. japonicus (= japanischer Ginseng), P. trifolius, P. pseudoginseng u.a. Die Deklaration: „echter koreanischer Ginseng" ist keine Gewähr dafür, daß die Wurzeln auch tatsächlich von dem in Korea bzw. in Tibet heimischen Panax ginseng C.A. Meyer stammen.

Hauptinhaltsstoffe: 0,5 – 3,4 % (!) Triterpensaponine, die sog. Ginsenoside (über 10 Einzelverbindungen).

Anwendung: Als wäßrige Zubereitungen (Teeabkochung, wäßriger Trockenextrakt) bzw. als weinige oder alkoholische Fertigarzneimittel zur allgemeinen Kräftigung (Immunstimulierung), insbesondere in der Rekonvaleszenz, bei nervöser Erschöpfung und Antriebslosigkeit. Häufig werden die Indikationen überzogen (z.B. als Potenzmittel).

Weitere tonisierende Drogen:

Eleutherococcuswurzel, Taigawurzel, Russischer Ginseng (Latinisierte Bezeichnung = Eleutherococci radix),
Potenzholz (Latinisierte Bezeichnung = Lignum Muira puama).

---

6. Magen-, Leber-, Galle-Mittel
(= Stomachika und Cholagoga)

ENZIANWURZEL

Volkstümliche Bezeichnungen: Bitterwurzel, Fieberwurzel, Bergfieberwurzel, Hochwurzel, Zinzallwurzel

Latinisierte Arzneibuchbezeichnung: Gentianae radix DAB 9

Verwendeter Pflanzenteil: Die ohne Fermentation schnell aber schonend getrockneten gesamten unterirdischen Pflanzenteile (= Wurzelstock, Wurzeln) des gelben Enzians, die in der Regel alle 15 Jahre – in Kulturen häufiger – gegraben werden.

Qualitätsprüfungen: Es ist auf den Bitterwert zu prüfen, der bei unsachgemäßer Trocknung oder bei feuchter Lagerung unter dem Mindestbitterwert von 10 000 liegt (eine gute Droge hat einen Bitterwert über 20 000).

Hauptinhaltsstoffe: 2 – 3,5 % Bitterstoffe, darunter das Gentiopikrosid (= Gentiopikrin) und das Amarogentin als Hauptverbindungen; vergärbare Zucker und gelb gefärbte Xanthone.

Anwendung: Als Teeaufguß (bei längerem Kochen nimmt der Bitterwert ab!) oder als Enzian-Tinktur (siehe Anlage 1 a zu § 45 AMG 76, Teil III, Seite 224) zur Appetitanregung 1/4 bis 1/2 Stunde vor den Mahlzeiten von Magersüchtigen, von Personen mit gestörter Verdauung, während der Rekonvaleszenz und bei fiebrigen Erkältungskrankheiten anzuwenden.

KAMILLENBLÜTEN

Volkstümliche Bezeichnungen: Deutsche Kamille, Garmille, Magdeblume, Marienmagdalenenchrut

Latinisierte Arzneibuchbezeichnung: Matricariae flos DAB 9

Verwendeter Pflanzenteil: Die voll aufgeblühten Blütenköpfchen (= Blütenstand) der echten Kamille mit hohlem Blütenstandsboden, gelben Röhrenblüten und weißen Zungenblüten.

Qualitätsprüfungen: Zu prüfen ist auf einen übermäßig hohen Stengelanteil, der bei unsachgemäßer Ernte vorhanden ist, und vor allem auf den Mindestgehalt an 0,4 % ätherischem Öl, das kräftig blau gefärbt sein muß. Drogenverfälschungen, wie z.b. die Hundskamille oder die Strahlenlose Kamille erkennt man an dem gefüllten Blütenstandsboden.

Hauptinhaltsstoffe: 0,2 – 0,8 % ätherisches Öl, mit dem blau gefärbten Chamazulen bzw. der farblosen Vorstufe Matricin, dem Bisabolol und den Bisabololoxiden als Hauptinhaltsstoffe; ferner Flavonoide und Schleimstoffe.

Anwendung: In Form wäßriger Zubereitungen (Teeaufguß, Pflanzenpreßsaft) bei Magen-Darmstörungen, vor allem solchen, die mit Krämpfen verbunden sind sowie bei Durchfällen, Blähungen und Brechreiz. Alkoholische Zubereitungen und Kamillenextrakte (siehe Anlage 1 a zu § 45 AMG 76, Teil III) werden sowohl innerlich (z.B. als Tropfen) als auch äußerlich (z.B. als Salben, Tropfen, Bäder) bei Entzündungen angewendet. Kamillendämpfe bringen Linderung bei Erkältungskrankheiten sowie bei Erkrankungen der Atemwege.

FENCHELFRÜCHTE

Volkstümliche Bezeichnungen: Fennel, Finkel, Springel, Brotanis, Brotsamen, Femis, Frauenfenchel.

Latinisierte Arzneibuchbezeichnung: Foeniculi fructus DAB 9

Verwendeter Pflanzenteil: Die getrockneten reifen Früchte und das durch Wasserdampfdestillation daraus gewonnene ätherische Öl des Arznei-Fenchels.

Qualitätsprüfungen: Prüfung auf Beimengungen dunkel gefärbter und scharf schmeckender Früchte des im Mittelmeergebiet wildwachsenden Esels-Fenchels, Prüfung auf den vom Arzneibuch vorgeschriebenen Mindestgehalt von 4 % ätherischem Öl, der häufig von den Handelsdrogen nicht erreicht wird.

Hauptinhaltsstoffe: 2 – 5 % ätherisches Öl, mit Anethol und Fenchon als charakteristische Inhaltsstoffe; bis 28 % fettes Öl und etwa 20 % Eiweiß.

Anwendung: Als Teeaufguß (wobei die Früchte vor dem Überbrühen gequetscht werden müssen), als blähungstreibendes Mittel, insbesondere bei Säuglingen und Kleinkindern. Alkoholische Auszüge sind zusammen mit anderen Drogenauszügen häufig in Hustenmitteln (Fertigarzneimittel) enthalten. Im Fenchelhonig, einem Fertigarzneimittel der Anlage 1 a zu § 45 AMG 76 (siehe Teil III), ist das ätherische Fenchelöl der Hauptinhaltsstoff.

Weitere Ätherische Öldrogen mit ähnlicher Wirkung und Anwendung wie Fenchelfrüchte:

Anisfrüchte (Arzneibuchbez. = Anisi fructus DAB 9)
Kümmelfrüchte (Arzneibuchbez. = Carvi fructus DAB 9)

SALBEIBLÄTTER

Volkstümliche Bezeichnungen: Königs-Salbei, Edel-Salbei, Scharlei, Sachsedenkraut, Gardensage, Salver, Salbine.

Latinisierte Arzneibuchbezeichnungen: Salviae folium DAB 9 (= der sog. „dalmatinische" Salbei) und Salviae trilobae folium DAB 9 (= der sog. „griechische" Salbei)

Verwendeter Pflanzenteil: Die kurz vor der Blüte geernteten Blätter und das daraus durch Wasserdampfdestillation gewonnene ätherische Öl (siehe Anlage 1 a zu § 45 AMG 76, Teil III).

Qualitätsprüfungen: Der vom Aroma her wertvollere dalmatinische Salbei (Stammpflanze = Salvia officinalis) wird in der Regel teurer gehandelt und daher häufig mit dem billigeren griechischen Salbei (Stammpflanze = Salvia triloba) verfälscht. Der Drogenfachmann erkennt den griechischen Salbei nicht nur an der stärkeren Behaarung, sondern vor allem an dem Eukalyptus-ähnlichen Geruch (= Geruch nach dem Hauptinhaltsstoff Cineol). Beide Drogen sind im DAB 9 aufgenommen, dürfen aber nicht gegeneinander ausgetauscht oder miteinander vermengt werden. Häufig kommt auch Droge in den Handel, die den Mindestgehalt an ätherischem Öl nicht besitzt (dalmatinischer Salbei muß 1,5 %, griechischer Salbei 1,8 % ätherisches Öl enthalten).

Hauptinhaltsstoffe: 0,5 – 2,5 % ätherisches Öl mit Thujon als Hauptinhaltsstoff in Salvia officinalis und Cineol als Hauptinhaltsstoff in Salvia triloba; Bitterstoffe, darunter in beiden Salbeiarten Pikrosalvin.

Anwendung: Als Teeaufguß oder als Frischpflanzenpreßsaft als appetitanregendes Magenmittel sowie als Leber- und Gallemittel. Als Teeaufguß oder besser als alkoholischer Auszug mit Wasser verdünnt zum Gurgeln bei Entzündungen des Mund-und Rachenraumes. Das ätherische Öl dient zur Inhalation bei Husten und Erkältungskrankheiten.

Eine Sonderanwendung stellt die innerliche Einnahme wäßriger oder alkoholischer Zubereitungen gegen übermäßigen Nachtschweiß dar. Die schweißhemmenden Wirkstoffe sind noch nicht aufgeklärt worden.

PFEFFERMINZBLÄTTER

Volkstümliche Bezeichnungen: Englische Minze, Gartenminze, Teeminze, Aderminze

Latinisierte Arzneibuchbezeichnungen: Menthae piperitae folium DAB 9

Verwendeter Pflanzenteil: Das kurz vor und/oder während der Blütezeit geerntete Kraut, bei dem nach dem Schneiden maschinell die Stengelanteile weitgehend entfernt werden. In Feinschnitten, zur Verwendung für Filteraufgußbeutel, werden sehr häufig jedoch die minderwertigen Stengel mitverarbeitet!

Qualitätsprüfungen: Prüfung auf einen erhöhten Stengelanteil und auf Blätter, die einen massiven Befall mit Minzenrost (= Puccinia menthae) aufweisen. Neuerdings ist auf Verfälschungen mit einer kultivierten Ackerminze (Mentha arvensis var. piperascens), die zur Mentholgewinnung angebaut wird, zu achten. Überlagerte oder unsachgemäß getrocknete Drogen weisen nicht mehr den vom Arzneibuch geforderten Mindestgehalt von 1,2 % ätherischem Öl auf.

Hauptinhaltsstoffe: Bis 1,9 % ätherisches Öl, mit Menthol und Mentholestern als wichtigste Bestandteile. Für das unterschiedliche Aroma in den verschiedenen Pfefferminzkultivars sind Inhaltsstoffe verantwortlich, die mengenmäßig untergeordnet sind, so z. B. der Gehalt an Jasmon und Menthofuranen.

Anwendungen: Als Teeaufguß bei Magenbeschwerden und Galleleiden, vor allem solchen, die von krampfartigen Schmerzen begleitet sind. Der Pfefferminztee besitzt auch eine leichte blähungstreibende (karminative) Wirkung und wird daher gerne zusammen mit angestoßenem Fenchel Säuglingen gegeben. Ätherisches Pfefferminzöl bzw. natürliches oder synthetisches Menthol sind häufig Bestandteil von Hustenbonbons und Mundwässern. Alkoholisch-wäßrige Destillate oder in Alkohol gelöstes Pfefferminzöl (z.B. Pfefferminzspiritus nach Anlage 1 a zu § 45 AMG 76) zur äußerlichen Anwendung bei Nervenschmerzen, nichtblutenden, stumpfen Sportverletzungen und zur Kühlung und leichten Anästhesie bei Kopfschmerzen und Migräne. Meistens sind die sog. Migränestifte nichts anderes als Mentholstifte (siehe dazu Anlage 1 a zu § 45 AMG 76, Teil III, Seite 231).

MELISSENBLÄTTER

Volkstümliche Bezeichnungen: Zitronenmelisse, Citronelle, Herzkraut, Zitronenkraut, Frauenkraut, Bienenkraut, Immenblatt.

Latinisierte Arzneibuchbezeichnung: Melissae folium DAB 9

Verwendeter Pflanzenteil: Das vor der Blütezeit geerntete Kraut, wobei erst nachträglich in besonderen Schneide- und Reinigungsanlagen die Blätter von den Stengeln getrennt werden.

Qualitätsprüfungen: Prüfung auf Beimengungen von Katzenmelisse oder Türkischer Melisse, die geruchlich wahrzunehmen sind. Prüfung auf den ohnehin schon niedrigen Mindestgehalt von 0,05 % ätherischem Öl.

Hauptinhaltsstoffe: Bis 0,2 % ätherisches Öl, mit den Hauptinhaltsstoffen Citronellal und Citral; Labiatengerbstoffe.

Anwendung: Als Teeaufguß bei Magen- und Darmbeschwerden, insbesondere nervöser Art. Die sog. „Melissengeister" des Handels (siehe dazu Anlage 1 a zu § 45 AMG 76, Teil II, Seite 76 und Teil III, Seite 231) sind in der Regel Destillate aus mehreren ätherischen Ölen (siehe dazu Verordnung „Destillate" zu § 45 AMG 76, Teil III, Seite 236), wobei in der Regel der Anteil an Melissenblättern bzw. Melissenöl untergeordnet ist (höchstens 30 %!). Die bei den betreffenden Fertigarzneimitteln genannten Wirkungen und Anwendungsgebiete dürfen daher nicht auf reine Melissenzubereitungen übertragen werden!

TAUSENDGÜLDENKRAUT

Volkstümliche Bezeichnungen: Magenkraut, Fieberkraut, Centorelle, Laurinkraut, Piferkraut

Latinisierte Arzneibuchbezeichnung: Cenaurii herba DAB 9

Verwendete Pflanzenteile: Die während der Blütezeit gesammelten oberirdischen Pflanzenteile

Qualitätsprüfungen: Prüfung auf den Mindest-Bitterwert 2000, der von falsch getrockneter oder feucht gelagerter oder von Droge mit hohem Stengelanteil nicht erreicht wird.

Hauptinhaltsstoffe: Bitterstoffe mit ähnlicher chemischer Zusammensetzung wie die „Enzianbitterstoffe", also Gentiopikrosid und Amarogentin als wichtigste Verbindungen.

Anwendung: Als Teeaufguß oder als alkoholische bzw. weinige Auszüge in Fertigarzneimitteln bei Appetitlosigkeit und bei mangelnder Produktion an Magensaft und Galleflüssigkeit.

WERMUTKRAUT

Volkstümliche Bezeichnungen: Bitterer Beifuß, Absinth, Alsam, Alsei, Eltzkraut, Magenkraut, Eberreis, Heilbitter, Artenheil, Ölde, Schweizertee.

Latinisierte Arzneibuchbezeichnung: Absinthii herba DAB 9

Verwendeter Pflanzenteil: Die während der Blütezeit gesammelten oberirdischen Teile. Eine gute Arzneibuchware stammt allerdings nur von den blütenbesetzten Zweigspitzen.

Qualitätsprüfung: Prüfung auf einen überhöhten Stengelanteil, vor allem auf markige Stengelbestandteile. Als Verfälschungen sind Beifuß und andere nicht bitterschmeckende Artemisia-Arten anzutreffen. Erhöhter Stengelanteil, Beimengungen von Drogenverfälschungen und/oder feuchte Lagerung sind in der Hauptsache dafür verantwortlich, wenn der vom DAB 9 geforderte Mindestbitterwert von 15 000 nicht erreicht wird.

Hauptinhaltsstoffe: 0,15 – 0,3 % Bitterstoffe, die sich im Unterschied zu den meisten Bitterstoffdrogen im ätherischen Öl befinden (genau gesagt: die Bitterstoffe befinden sich zusammen mit dem ätherischen Öl in den gleichen Lokalisationsorten, nämlich in den Drüsenhaaren). Die beiden Hauptbitterstoffe, das Absinthin und das isomere Anabsinthin sind in den Blättern zu etwa 0,3 % und in den Blüten zu 0,15 % enthalten. Das ätherische Öl kommt in Mengen von 0,3 – 1,3 % vor und enthält neben 25 – 75 % Thujylalkohol noch 3 – 10 % Thujon, das bei Dauergebrauch gesundheitsschädigende Nebenwirkungen verursachen kann.

Anwendung: Als Teeaufguß ist die Wermutzubereitung in erster Linie ein Bittermittel zur Anwendung bei Appetitlosigkeit, verminderter Magensäureproduktion und bei Blähungen und kann auch längere Zeit eingenommen werden. Die alkoholische Zubereitung ist ein Amarum-Aromatikum (= aromatisches Bittermittel) und wirkt zusätzlich bei gestörter Galleproduktion in der Leber und bei gestörter Galleausscheidung aus der Gallenblase (Choleretikum). Alkoholische Zubereitungen dürfen nicht längere Zeit eingenommen werden, da der Thujongehalt hier wesentlich höher ist als im Teeaufguß.

LÖWENZAHNWURZELN MIT KRAUT

Volkstümliche Bezeichungen: Ackerzichorie, Butterblume, Kuhblume, Pusteblume, Wiesenlattich.

Latinisierte Arzneibuchbezeichnung: Taraxaci radix DAC 1986

Verwendete Pflanzenteile: Der dickfleischige, milchsaftführende Wurzelstock samt den Nebenwurzeln, zusammen mit dem oberirdischen noch nicht blühenden Kraut.

Qualitätsprüfungen: Prüfung auf Verfälschungen mit Wegwarte und Rauhem Löwenzahn sowie auf stark verschmutzte und von Drogenschädlingen zerfressene Drogenbestandteile.

Hauptinhaltsstoffe: Bitterstoffe, darunter das Taraxerol; bis 40 % Inulin in der Wurzel; Terpenoide, Sterole u.a.

Anwendung: Als Teekaltansatz oder als Frischpflanzenpreßsaft (siehe § 44 AMG 76, Teil III, Seite 218) bei Erkrankungen der Leber und Galle, insbesondere als Leber-Stärkungsmittel sowie als harntreibendes Mittel.

> **7. Nieren- und Blasenmittel**
> (Urologika und Diuretika)

a) Harntreibende (= diuretisch wirksame) Mittel

BIRKENBLÄTTER

Volkstümliche Bezeichnungen: Besenbaum, Frühlingsbaum, Maibaum

Latinisierte Arzneibuchbezeichnungen: Betulae folium DAB 9

Verwendeter Pflanzenteil: Die im Frühjahr abgestreiften Laubblätter von Hängebirken und Moorbirken.

Qualitätsprüfungen: Prüfung auf wertmindernde Zweigstückchen und Teile weiblicher Kätzchen, die beim Sammeln in die Droge gelangen und deren Anteil nicht mehr als 3 % betragen darf. Schließlich muß ein Mindestgehalt von 1,5 % Flavonoiden vorliegen.

Hauptinhaltsstoffe: 1,2 – 2,5 % Flavonoide, darunter das Hyperosid als Hauptflavonoid; Saponine und Gerbstoffe.

Anwendung: Als Teeaufguß oder auch als Teeabkochung sowie als Frischpflanzenpreßsaft (nicht zu verwechseln mit dem „Birkensaft", der durch das Anbohren junger Birkenstämme gewonnen wird!) als harntreibendes Mittel zur sog. „Frühjahrs-Blutreinigungskur". Für die Indikationsgebiete Wassersucht und Gicht sind Birkenblätter-Zubereitungen nicht freiverkäuflich (siehe dazu Krankheitsliste Teil III, Seite 245). Birkenblätter-Zubereitungen sind in erster Linie zur sogenannten Durchspülungstherapie geeignet.

SCHACHTELHALMKRAUT

Volkstümliche Bezeichnungen: Zinnkraut, Fegekraut, Katzenschwanz, Pferdeschwanz, Schaftheu, Scheuergras.

Latinisierte Arzneibuchbezeichnung: Equiseti herba DAB 9

Verwendeter Pflanzenteil: Die in den Sommermonaten gesammelten sterilen grünen Sproßstengel des Ackerschachtelhalms.

Qualitätsprüfungen: Da der Ackerschachtelhalm häufig mit anderen, z.T. giftigen Schachtelhalmarten vergesellschaftet ist (z.B. mit Sumpf- oder Teichschachtelhalm) muß auf die Abwesenheit solcher Verfälschungen geachtet werden. Nur der sachkundige Sammler wird den giftigen Sumpfschachtelhalm von dem Ackerschachtelhalm unterscheiden können.

Hauptinhaltsstoffe: Bis 10 % Kieselsäure, etwa 1/10 davon ist wasserlöslich; Flavonoide und Saponine.

Anwendung: Als Teeabkochung oder als Frischpflanzenpreßsaft zur Ausschwemmung von Ödemen und als harntreibender Bestandteil in sog. „Blutreinigungsmitteln". Unter **„Blutreinigung"** im volksmedizinischen Sinne versteht man eine vermehrte Harnausscheidung (= diuretische W.), eine gesteigerte bzw. zumindest geregelte Darmtätigkeit (= laxierende W.), eine Stoffwechselschlakkenauscheidung durch die Haut (= diaphoretische W.) und schließlich eine vermehrte bzw. normalisierte enzymatische Verdauung (Magen, Leber, Galle, Bauchspeicheldrüse). Wegen des hohen Kieselsäuregehaltes werden Schachtelhalm-Zubereitungen noch bei brüchigen Fingernägeln und Haaren angewendet.

WACHOLDERBEEREN

Volkstümliche Bezeichnungen: Macholder, Machangel, Queckholder, Feuerbaum, Krammetsbeeren, Kranawitten, Weihrauchbaum

Latinisierte Arzneibuchbezeichnungen: Juniperi fructus DAB 9 und Oleum Juniperi DAB 7

Verwendeter Pflanzenteil: die reifen, blauen Beeren (= botanisch Beerenzapfen) und das daraus hergestellte ätherische Öl des gemeinen Wacholders.

Qualitätsprüfungen: Prüfung auf unreife grüne bzw. graue Beeren, auf arzneilich nicht nutzbare Wacholder-Arten z.B. auf Juniperus oxycedrus u.a. und auf Drogen mit einem Gehalt an ätherischem Öl unter 1 %.

Hauptinhaltsstoffe: 0,5 – 2,5 % ätherisches Öl mit 40 – 70 % Terpenen (z.B. α- und β-Pinen, Terpinen-4-ol) als Hauptbestandteile; etwa 30 % Invertzucker.

Anwendung: Als ganze Beeren, von denen man etwa 10 g am Tage kaut (nicht über längere Zeit), oder als Wacholderextrakt, Wacholdermus und Wacholdersirup (alle drei Zubereitungen sind in der Anlage 1 a zu § 45 AMG 76 enthalten, siehe dazu Teil II, und Teil III) als harntreibendes Mittel, insbesondere zur sog. „Frühjahrskur". Reines ätherisches Wacholderöl, als Fertigarzneimittel abgefüllt in Gelatinekapseln, besitzt gegenüber den anderen Formen bzw. Zubereitungen (z.B. Wacholderextrakt, Beeren) die stärkste diuretische Wirkung und darf wegen seiner nierenreizenden Wirkung nicht länger als 4 Wochen eingenommen werden. Bei akuten Nierenerkrankungen und auch während der Schwangerschaft dürfen Wacholderprodukte nicht eingenommen werden.

BRENNESSELKRAUT

Volkstümliche Bezeichnungen: Donnernessel, Hanfnessel, Nettel, Saunessel, Senznessel

Latinisierte Arzneibuchbezeichnung: Urticae herba DAC 1986

Verwendeter Pflanzenteil: Die oberirdischen Pflanzenteile der großen und kleinen Brennessel, die unmittelbar vor der Blüte mittels Sicheln oder Sensen geerntet werden.

Qualitätsprüfungen: Es ist darauf zu achten, daß die Pflanzen nicht auf Flächen geerntet werden, die mit Klärschlamm berieselt worden sind oder in der Nähe von Industrieanlagen und stark befahrenen Straßen liegen. Untersuchungen von Handelsdrogen zeigen leider, daß rund 40 % der Drogen überhöhte Mengen an Schwermetallen aufweisen.

Hauptinhaltsstoffe: Histamin, Acetylcholin, Serotonin; Ameisen-, Essig- und Buttersäure; ätherisches Öl mit Acetophenon und n-Methylheptenon; Mineralsalz, darunter vor allem Kaliumsalze und Kieselsäure.

Anwendung: Als Teeaufguß oder als Frischpflanzenpreßsaft zur Anregung des gesamten Körperstoffwechsels, insbesondere zur vermehrten Harnausscheidung; ferner als **begleitende** Maßnahme bei Rheuma (siehe Indikationen der Krankheitsliste, Teil III) sowie bei Erkrankungen der Harnwege (z.B. Nieren- und Harngrieß)

Weitere harntreibende (diuretisch wirksame) Drogen:

Bruchkraut (Arzneibuchbez. = Herniariae herba DAC 1986)
Goldrutenkraut (Arzneibuchbez. = Solidaginis herba DAC)
Hauhechelwurzel (Arzneibuchbez. = Radix Ononidis DAB 6)
Indischer Nierentee (Arzneibuchbez. = Orthosiphonis folium DAB 9)
Liebstöckelwurzel (Arzneibuchbez. = Levistici radix DAC 1986)
Petersiliewurzel, -kraut, -früchte (Arzneibuchbez. = Petroseleni radix, herba, fructus Erg. B. 6)

b) Desinfizierende Drogen (desinfizierend in den Harnwegen)

BÄRENTRAUBENBLÄTTER

Volkstümliche Bezeichnungen: Wilder Buchs, Steinbeere, Sandbeere
Latinisierte Arzneibuchbezeichnung: Uvae ursi folium DAB 9

Verwendeter Pflanzenteil: Die im Mai bis Juli gesammelten Blätter der Bärentraube.

Qualitätsprüfungen: Prüfung auf Beimengungen mitgesammelter Preiselbeerblätter und auf bewußte Verfälschungen mit den Blättern des Buchsstrauches. Der Stengelanteil darf nicht über 8 % liegen, und unsachgemäß getrocknete Blätter sind braun verfärbt. Der vom Arzneibuch vorgeschriebene Mindestgehalt an desinfizierenden Inhaltsstoffen (darunter das Arbutin) muß 6 % betragen und wird häufig nicht erreicht.

Hauptinhaltsstoffe: Phenolglykoside, darunter das Arbutin und Methylarbutin als wichtigste Verbindungen; 10 – 20 % (!) Gerbstoffe und 1 – 2 % Flavonoide.

Anwendung: Als Kaltansatz (etwa 2 Teelöffel auf 1 Tasse und 8 – 12 Stunden ziehen lassen) oder als Teeaufguß als Harndesinfiziens bei bakteriellen Entzündungen der ableitenden Harnwege. Die desinfizierende Wirkung entfaltet sich nur in einem alkalisch reagierenden Harn bei genügend hoher Dosierung und mehrmaliger (= 4 – 6 mal) täglicher Einnahme. Die Alkalisierung des Harns erfolgt in der Regel durch die Verabreichung von Natriumbikarbonat. Wegen des hohen Gerbstoffgehaltes, der bei längerer Einnahme zu Magenreizungen führen kann, ist eine Teeabkochung nicht geeignet, da diese Zubereitung einen höheren Gerbstoffgehalt aufweist als ein Kaltansatz.

Weitere Harnweg-desinfizierende Drogen:

Preiselbeerblätter (Arzneibuchbez. = Folia Vitis idaeae Erg. B. 6) = Phenolglykosiddroge

Heidekraut (Arzneibuchbez. = Herba Ericae Erg. B. 6) = Gerbstoff- und Phenolglykosiddroge

Birnenblätter (in keinem Arzneibuch aufgenommen) = Gerbstoff- und Phenolglykosiddroge

c) Drogen, die das Harnlassen beeinflussen (= Miktionsbeeinflussende Drogen)

KÜRBISSAMEN

Volkstümlich Bezeichnungen: Babenkern, Herkulessamen, Kürbschsamen, Kürwessam, Peponensamen

Latinisierte Arzneibuchbezeichnung: Semen Cucurbitae Erg. B. 6

Verwendeter Pflanzenteil: Die reifen, dunkelgrünen, weichschaligen (im Handel als „schalenlos" bezeichneten) Samen speziell gezüchteter Arzneikürbisse, die sich botanisch vom Ölkürbis ableiten.

Qualitätsprüfungenen: Von den meisten im Handel befindlichen sehr unterschiedlichen Kürbissamen gibt es keine medizinischen Wirksamkeitsprüfungen. Dies gilt in besonderem Maße für die hartschaligen Kürbiskerne bzw. für die geschälten, d.h. von der harten Samenschale befreiten, hellgrünen sog. „Spitzkerne". Diejenigen Kürbissamen, die in klinischen Studien auf Wirksamkeit geprüft worden sind, leiten sich von dem weichschaligen, dunkelgrünen steirischen Ölkürbis ab und werden auf den Gehalt an Sterinen und Tocopherolen (= Vitamin-E-Verbindungen) geprüft.

Hauptinhaltsstoffe: Phytosterine, darunter delta 7-Sterine; etwa 50 % fettes Öl, mit hohem Anteil an mehrfach ungesättigten Fettsäuren; etwa 32 % Eiweiß und freie Aminosäuren, darunter vor allem das Cucurbitin; Farbstoffe (Carotinoide, Chlorophylle).

Anwendung: In Form der ganzen oder zerkleinerten Samen, auch als haltbar gemachte Granulate als Fertigarzneimittel im Verkehr, zur Kräftigung und Funktionsanregung der Blase, insbesondere bei Funktionsstörungen, die in Verbindung mit einem Prostata-Adenom I auftreten können (z.B. häufiges nächtliches Wasserlassen).

Weitere miktionsbeeinflussende Drogen:

Kleinblütiges Weidenröschen (latinisiert = Herba Epilobii) = Wirkstoffgruppe ist noch unbekannt!

Zwergpalmenfrüchte bzw. Sabalfrüchte (latinisiert) = Fructus Sabal serrulatae)

---

8. Mittel zur Wundbehandlung und bei unblutigen Verletzungen

RINGELBLUMEN

Volkstümliche Bezeichnungen: Calendula, Goldblume, Studentenblume, Feminell, Magdalensblume, Regenblume, Warzenblume.

Latinisierte Arzneibuchbezeichnung: Calendulae flos DAC 1985

Verwendete Pflanzenteile: Die ganzen Blütenköpfchen mit dem grünen Hüllkelch (= Flores Calendulae cum Calycibus) oder die ausgezupften orangegelben Zungenblüten (= sine Calycibus) der Ringelblume.

Qualitätsprüfungen: Prüfung auf mißfarbene, z. T. hellgelbe bis weißliche Einzelblüten und auf Drogenpartien, die von Drogenschädlingen zerfressen sind.

Hauptinhaltsstoffe: Carotinoid-Farbstoffe, Flavonoide und Triterpen-Saponine.

Anwendung: Als alkoholischer Auszug (Tinktur), verdünnt mit Wasser (1 Eßlöffel Tinktur mit 1/4 Liter abgekochtem Wasser verdünnen), zu Umschlägen zur Behandlung schlecht heilender und eitriger Wunden. Dieses Anwendungsgebiet gilt nicht für die als Fertigarzneimittel im Verkehr befindlichen freiverkäuflichen Calendula-Salben. Die apothekenpflichtige Salbe eignet sich besonders bei wundgelegenen Säuglingen und Bettlägerigen sowie zur Behandlung von Amputationsstümpfen. Den überzogenen Empfehlungen von Frau Maria Treben, u. a. zur Anwendung bei verschiedenen Krebserkrankungen, ist entschieden zu widersprechen. Ganz abgesehen davon, daß derartige Anwendungsgebiete für freiverkäufliche Arzneimittel durch die Krankheitsliste (= Verbotsliste Anlage 3 der Rechtsverordnung zu § 46) untersagt sind! Freiverkäufliche Calendula-Salben dürfen nur mit vorbeugenden Indikationen versehen sein.

ARNIKABLÜTEN

Volkstümliche Bezeichnungen: Bergwohlverleih, Bergwurzkraut, Bergdotterblume, Johannisblume, Fallkraut, Gamskraut

Latinisierte Arzneibuchbezeichnung: Arnicae flos DAB 9

Verwendete Pflanzenteile: Gemäß DAB 9 die getrockneten, köpfchenförmigen Blütenstände (= Röhrenblüten, Zungenblüten, Hüllkelchblätter, Blütenstandsboden) von Arnika; nach DAB 6 sind es nur die ausgezupften Röhren- und Zungenblüten und eine solche Droge wird nach wie vor unter der Bezeichnung Arnicae flos sine receptaculis (oder sine calycibus) gehandelt.

Qualitätsprüfungen: Prüfungen auf Verfälschungen mit sog. „mexikanischer" oder „portugiesischer" Arnika, die beide keine Arnikaarten sind, ferner auf die schnellwüchsige und in der DDR kultivierte nordamerikanische Arnika (siehe dazu weiteres unter

„Drogenverfälschungen" Seite 84). Im Blütenboden dürfen keine schwarzen Larven der Fliege Trypteta arnicivora (syn. Tephritis arnicae) vorkommen.

Hauptinhaltsstoffe: 0,2 – 0,5 % ätherisches Öl; Sesquiterpenlactone vom Typ des Helenalins. Letztere sind nicht nur für die entzündungshemmende Wirkung im wesentlichen verantwortlich, sondern rufen bei bestimmten, empfindlichen Personen auch Kontaktdermatitiden (Blasenbildung, Rötung der Haut) hervor; Carotinoide und Flavonoide.

Anwendung: Als Teeaufguß (1 gehäufter Eßlöffel Arnikablüten wird mit 1 Tasse kochendem Wasser überbrüht) zu Umschlägen und Kompressen bei Schwellungen infolge von Verstauchungen und Quetschungen, bei Blutergüssen, Furunkeln, Insektenstichen, Muskelzerrungen und rheumatischen Beschwerden. Wirksamer als eine wäßrige Zubereitung ist die Arnikatinktur (siehe Anlage 1 a, Verordnung nach § 45 AMG 76, Teil III, Seite 222). In der Regel wird für die äußerliche Anwendung 1 Teelöffel Arnikatinktur mit 1 Tasse Wasser verdünnt oder mit 2 Teilen essigweinsaurer Tonerde versetzt (= ebenfalls in der Anlage 1 a enthalten). Bei „Arnika-empfindlichen" Personen können nach Arnikaumschlägen starke Rötungen mit Blasenbildung (= Kontaktdermatitiden) auftreten.

Die Einnahme von Arnikazubereitungen, die stark verdünnt erfolgen muß (z.B. 0,2 g Arnikablüten auf 200 ml Wasser als Teeaufguß), kann mit Reizerscheinungen im Magen-Darm-Kanal begleitet sein. Innerlich wird Arnika gegen Herz-Kreislaufstörungen verwendet. Bei Überdosierung Vergiftungserscheinungen! Die Tinktur ist zur innerlichen Einnahme nicht freiverkäuflich. Bei der Anwendung alkoholischer Zubereitungen können Allergien auftreten!

BEINWELLWURZELN UND -BLÄTTER

Volkstümliche Bezeichnungen: Beinwurz, Wallwurz, Milchwurz, Schmeerwurz, Schwarzwurz, Speckwurz, Wottel, Hassenlaub, Honigblum, Comfrey.

Latinisierte Arzneibuchbezeichnungen: Symphyti radix DAC, Radix Consolidae (= alte Handelsbezeichnung)

Verwendete Pflanzenteile: Die im März und April oder im September und Oktober gegrabenen rübenförmigen Wurzeln des Beinwell sowie das Kraut, das entweder vor der Blüte oder während der Blüte geschnitten wird.

Qualitätsprüfungen: Zu prüfen ist auf schlecht getrocknete und dann meist verschimmelte Wurzelteile. Falsch aufbereitete Blätter sind dunkel verfärbt.

Hauptinhaltsstoffe: Etwa 20 % Schleim in den Wurzeln und etwa 7 % Schleim in den Blättern; bis 1 % Allantoin, eine entzündungshemmende Verbindung; etwa 5 % Gerbstoffe; Pyrrolizidin-Alkaloide, die sich je nach Erntezeitpunkt, Pflanzenstandort, Beinwellart bzw. Beinwell-Kulturorte in Mengen von nicht nachweisbar bis maximal 0,05 % bewegen.

Anwendung: Äußerliche Anwendung des grob pulverisierten Wurzelpulvers, aufgeschlämmt in einem Beinwellblätteraufguß, oder in Form von apothekenpflichtigen Pasten und Salben als Fertigarzneimittel zu Umschlägen bei unblutigen, stumpfen Verletzungen, Verstauchungen, Verrenkungen, Zerrungen, Prellungen, Quetschungen, Blut- und Reizergüsse sowie bei schlecht heilenden Wunden und lokalen Entzündungen (z. B. Nagelbettentzündungen). Die Indikation für freiverkäufliche Beinwellsalben ist „zur Pflege der Beine". Der Gehalt an Pyrrolizidin-alkaloiden kann bei äußerlicher Anwendung vernachlässigt werden.

Bei den besprochenen Drogenbeispielen handelt es sich nicht nur um Drogen der Anlagen 1 c, 1 d und 1 e zur Verordnung nach § 45 AMG 76 (siehe dazu Teil III, Seite 343 – 346, sondern auch um Drogen, die eine große Bedeutung als Monodrogen besitzen und die darüberhinaus in sehr vielen freiverkäuflichen Fertigarzneimitteln vorkommen. Der Prüfungsteilnehmer sollte sich von diesen Drogen eine Drogensammlung anlegen!

Bewährte Heilkräuter zur Selbstmedikation, geordnet nach Anwendungsgebieten

In diesem Kapitel werden die betreffenden Heilkräuter (Arzneipflanzen bzw. Drogen) nur kurz angesprochen. Detaillierte Ausführungen dazu sind in den jeweiligen Drogenbeschreibungen nachzulesen (S. 31 bis 53).

1. Arzneipflanzen gegen Beschwerden im Magen- und Darmtrakt

a) Appetitfördernd und verdauungsanregend:
   Enzianwurzel, Kalmuswurzel, Salbeiblätter, Schafgarbenkraut, Tausendgüldenkraut, Wermutkraut.

b) Bei zu wenig Magensäure:
   Bitterstoffdrogen wie unter a) aufgezählt oder Ätherischöldrogen wie Anis, Kümmel, Fenchel, Pomeranzenschalen u.a. bzw. am besten eine Kombination aus Ätherischöldrogen zusammen mit Bitterstoffdrogen (= aromatisches Bittermittel).

c) Bei zu viel Magensäure:
   Kamillenblüten, Leinsamenschleim.

d) Bei nervösem Magen:
   Kalmuswurzel, Kamillenblüten, Pfefferminzblätter, Schafgarbenkraut.

e) Bei Blähungen:
   Anis-, Kümmel-, Fenchel-, Korianderfrüchte, Kamillenblüten, Pfefferminzblätter, Schafgarbenkraut.

f) Bei Durchfall:
   Blutwurz (Tormentillwurzel), Heidelbeeren, Gänsefingerkraut, Schwarzer Tee.

g) Bei Verstopfung (apothekenpflichtig):
   Aloe, Sennesblätter, Sennesfrüchte, Faulbaumrinde, Rhabarberwurzel.

h) Bei chronischer Darmträgheit:
   Leinsamen, Flohsamen, Manna-Feigensirup, Tamarindenmus.

2. Arzneipflanzen gegen Leber- und Gallebeschwerden

a) Lebermittel:
   Mariendistelfrüchte (u.a. Beschleunigung der Zellregeneration), Artischokkenblätter und -wurzeln (u.a. Unterstützung der Entgiftungstätigkeit in der Leber).

b) Gallemittel:
   Artischockenpreßsaft, Gelbwurz (Curcuma), Löwenzahnkraut, Lavendelblüten, Schafgarbenkraut, Wermutkraut.

3. Arzneipflanzen gegen Beschwerden im Urogenitaltrakt (= Nieren- und Blasenmittel)

a) Harntreibend:
   Birkenblätter, Goldrutenkraut, Brennesselkraut, Indischer Nierentee (= Orthosiphonblätter), Bohnenschalen, Wacholderbeeren, Petersilienfrüchte und -wurzeln.

b) Harndesinfizierend (antibakteriell):
   Bärentraubenblätter.

c) Zur Stärkung der Blasenfunktion, insbesondere bei der Reizblase und beim Prostata-Adenom im Stadium I:
   weichschaliger Kürbissamen, kleinblütiges und schmalblättriges Weidenröschen.

4. Arzneipflanzen gegen Erkältungskrankheiten (= Bronchien- und Hustenmittel)

a) Zur vorbeugenden Steigerung der unspezifischen Abwehr-Funktion:
   Sonnenhutwurzel (= Echinacea), Lindenblüten, Vitamin C, heißer Holundersaft.

b) Gegen Reizhusten:
   Eibischwurzel, Huflattichblätter, Isländisches Moos, Malvenblätter und -blüten.

c) Auswurffördernd (= Erleichterung des Abhustens):
   Primelwurzel, Süßholzwurzel, Wollblumen.

d) Desinfizierend (= keimhemmend) bei Husten:
   Anis, Fenchel, Eukalyptusblätter, Thymiankraut, Spitzwegerichkraut.

e) Desinfizierend und entzündungshemmend bei Halsschmerzen und Heiserkeit:
   Salbeiblätter, Baumflechte (in Dragées), Isländisch Moos (in Pastillen), Ätherische Öle in Bonbons (z.B. Eukalyptus oder Thymianöl).

f) Gegen Fieber:
   Lindenblüten oder Holunderblüten als sog. »Schwitztee«.

5. Arzneipflanzen gegen Herz- und Kreislaufbeschwerden

a) Herzkräftigend: Weißdornblätter, -blüten und -früchte.

b) Kreislaufanregend: Rosmarin.

6. Arzneipflanzen gegen Beschwerden des Gefäßsystems (Venen- und Arterienmittel)

a) Bei Funktionsstörungen der Venen:

Buchweizenkraut, Mäusedornwurzel (Ruscus), Steinkleekraut, Roßkastaniensamen.

b) Bei Durchblutungsstörungen der Gehirnarterien:

Auszug aus den Blättern von Ginkgo biloba.

c) Vorbeugend gegen frühzeitig auftretende allgemeine Arteriosklerose durch die Beeinflussung gewisser Risikofaktoren:

Knoblauch, Mistelkraut, Buchweizenkraut bzw. Rutin.

7. Arzneipflanzen gegen Beschwerden und zur Stärkung des Nervensystems (Beruhigungsmittel)

a) Zur allgemeinen Dämpfung nervöser Erscheinungen:

Baldrianwurzel, Hopfenzapfen, Melissenblätter, Passionsblumenkraut.

b) Bei depressiven Zuständen:

Johanniskraut.

c) Bei Streß:

Ginsengwurzel, Eleutherokokkuswurzel.

d) Bei Einschlafstörungen:

Baldrianwurzel, Hopfenzapfen, Passionsblumenkraut.

8. Arzneipflanzen und Kombinationen zur allgemeinen Kräftigung (Tonika und Roborantien)

Ginsengwurzel, Eleutherokokkuswurzel, Vitaminpräparate allein bzw. kombiniert mit Eisensalzen und anderen Spurenelementen, Lecithin-Vitaminkombinationen.

9. Arzneipflanzen zur Wundbehandlung und bei unblutigen Verletzungen

Arnikablüten, Beinwellwurzel und -blätter, Ringelblumen.

2.3 Pflanzenbestandteile und Zubereitung aus Pflanzen in freiverkäuflichen Arzneimitteln

a) Ätherische Öle (im DAB 9 als **aetherolea** = Mehrz. bezeichnet):
Ätherische Öle kann man durch Wasserdampf-Destillation, durch Auspressen, durch Extraktion mit Lösungsmitteln oder Fett gewinnen.

Angelikaöl, ätherisches

wird aus der Engelwurz gewonnen; besitzt einen würzig-aromatischen Geruch und einen scharf-würzigen Geschmack.

Verwendung: äußerlich zu Einreibungen bei rheumatischen Beschwerden und Muskelschmerzen; innerlich als Aromatikum in Magenmitteln, viel verwendet in der Likörindustrie (Magenbitterliköre).

Anisöl, ätherisches (im DAB 9 als *Anisi aetheroleum)*

wird aus den reifen Anisfrüchten gewonnen; typischer „Anisgeruch" (= Geruch nach Anethol), würziger Geschmack.

Verwendung: als schleimlösender Bestandteil in Hustenmitteln (z.B. in Hustenpastillen laut Anlage 2a, VO nach § 45 AMG 76) und als blähungstreibende Komponente in Magen- und Darmmitteln.

Bergamottöl, ätherisches

wird aus den Fruchtschalen einer speziellen Citrusart, der Bergamotte, gewonnen; gelbliches Öl mit angenehmem cumarinartigem Geruch.

Verwendung: äußerlich in Einreibungen und vor allem im Kölnisch Wasser enthalten.

Eucalyptusöl, ätherisches (im DAB 9 als *Eucalypti aetheroleum)*

wird aus den frischen Blättern oder frischen Zweigspitzen verschiedener Eucalyptusarten gewonnen; farbloses oder schwach gelb gefärbtes Öl, mit aromatischem und campherartigem Geruch, brennendem und danach kühlendem Geschmack.

Verwendung: äußerlich unverdünnt zur Inhalation und als Bestandteil von Salben, Gelen und Bädern zur Anwendung bei Erkältungskrankheiten; innerlich als Zusatz von Heilmitteln gegen Husten und Heiserkeit zum Lutschen (z.B. Eucalyptusbonbons).

Fenchelöl, ätherisches (im DAB 9 als *Foeniculi aetheroleum)*

wird aus den reifen Fenchelfrüchten gewonnen; farbloses bis schwach gelbliches Öl mit würzigem Geruch und zuerst süßem, dann bitterem campherartigem Geschmack.

Verwendung: Bestandteil des Fenchelhonigs (Anlage 1 a), der vor allem bei Kindern als Hustenmittel verwendet wird; Zusatz zu Kampfersalbe (Anlage 1 a) zur äußerlichen Anwendung bei Erkältungskrankheiten und Zusatz zu medizinischen Bädern.

Fichtennadelöle, ätherische

wird aus den frischen Nadeln und Zweigspitzen verschiedener Picea-Arten gewonnen; gelblich gefärbtes Öl mit starkem aromatischem Geruch („Fichtennadelduft").

Verwendung: zur Inhalation und als Badezusatz bei Erkältungskrankheiten; als Bestandteil des Fichtennadelspiritus (Anlage 1 a) und als Zusatz zur Kampfersalbe (Anlage 1 a) zu Einreibungen bei rheumatischen Beschwerden.

Kalmusöl, ätherisches

wird aus dem Rhizom (= Wurzelstock) des nordamerikanischen und in Europa kultivierten diploiden Kalmus gewonnen; gelblich gefärbtes Öl mit aromatischem Geruch und bitterem, brennendem Geschmack.

Verwendung: 1 – 4 Tropfen auf 1 Stück Zucker zur Anregung der Magenverdauung, als Zusatz in Magenmitteln; äußerlich unverdünnt oder als Zusatz in Bädern bei Durchblutungsstörungen der Unterarme und Unterschenkel.

Kiefernnadelöle, ätherische

ähnlich den Fichtennadelölen, gleiche Verwendung.

Korianderöl, ätherisches

wird aus den Korianderfrüchten hergestellt; meist farbloses Öl mit eigenartigem, wanzenartigem Geruch.

Verwendung: Bestandteil von festen (Tabletten, Dragees) und flüssigen (Tropfen, Destillate, Tonika) Magen- und Darmmitteln; Bestandteil von „Kräuterlikören".

Krauseminzöl, ätherisches

wird aus den Blättern der Krauseminze gewonnen; farbloses Öl mit „kümmelartigem" Geruch („Spearmint"-Kaugummi).

Verwendung: 5 – 10 Tropfen auf 1 Stück Zucker gegen Übelkeit und Erbrechen; zur Aromatisierung von Zahnpasten, Mundwässern und Kaugummis.

Japanisches Minzöl, ätherisches

wird aus den Blättern einer mentholreichen Kultur-Ackerminze hergestellt; farbloses Öl mit sehr erfrischendem Geruch und scharfem, kühlendem Geschmack.

Verwendung: zur Inhalation und zum direkten Einreiben (nur wenige Tropfen) bei Erkrankungen des Hals-, Nasen- und Rachenraumes; zum Betupfen der Stirn und der Schläfen bei Kopfschmerzen; innerlich verdünnt in einem Magen- oder Lebertee oder wenige Tropfen auf 1 Stück Zucker bei Verdauungsbeschwerden.

(Anmerkung: Das in der Werbung angepriesene „Allheilmittel" ist das japanische Minzöl nicht!)

Lavendelöl, ätherisches (im DAB 9 als Lavandulae aetheroleum)

wird aus den frischen Lavendelblüten gewonnen; farbloses bis schwach gelbliches Öl mit charakterischem aromatischen Geruch und brennendem, schwach bitterem Geschmack.

Verwendung: als Zusatz zum Badewasser oder als Bestandteil von medizinischen Bädern zur Durchblutungsförderung; als Geruchsstoff in Seifen und „Kräuterduftkissen".

Macisöl, ätherisches

wird aus dem dunkelroten Arillus (= Samenmantel) der „Muskatnuß" gewonnen; gelbliches Öl mit würzigem, aromatischen Geruch und scharfem Geschmack.

Verwendung: Bestandteil von Stomachika (= Magenmittel) und enthalten in Melissengeistern.

Muskatöl, ätherisches

wird aus dem vom dunkelroten Samenmantel (= Arillus) befreiten Muskatsamen (= „Muskatnuß") gewonnen; gelbliches Öl mit sehr würzigem, aromatischem Geruch und brennendem Geschmack.

Verwendung: wie Macisöl und zum Würzen.

Achtung: In höheren Dosen kann es zu Vergiftungserscheinungen kommen!

Nelkenöl, ätherisches (im DAB 9 als *Caryophylli aetheroleum*)

wird aus den ganzen oder zerkleinerten Nelken-Blütenknospen und Nelken-Blütenstielen gewonnen; farbloses, an der Luft sich bräunendes Öl mit würzigem Geruch und brennendem Geschmack.

Verwendung: zur örtlichen, schmerzlindernden Anwendung bei Zahnschmerzen; als Bestandteil in Zahnpulvern und Zahnpasten; äußerlich zur Abwehr von Insekten, insbesondere von Mücken.

Pfefferminzöl, ätherisches (im DAB 9 als *Menthae piperitae aetheroleum)*

wird aus den frisch geernteten, blühenden Pfefferminz-Zweigspitzen gewonnen; gelblichgrünes Öl mit typischem Mentholgeruch und erfrischendem Geschmack (Kältegefühl).

Verwendung: als Mundwasserzusatz, Bestandteil von Zahnpasten, Zahnpulvern, Mundwässern und Kaugummi; innerlich tropfenweise entweder verdünnt oder auf 1 Stück Zucker bei Übelkeit, Erbrechen und schlechtem Mundgeruch; als Geschmackskorrigens in Tonika.

Pomeranzenblütenöl, ätherisches

wird aus frischen Orangenblüten gewonnen; gelbliches Öl mit feiner Duftnote.

Verwendung: Bestandteil in Beruhigungsmitteln.

Pomeranzenschalenöl, ätherisches

wird aus frischen und getrockneten Orangenschalen gewonnen; gelbliches Öl mit angenehmem aromatischem Geruch und leicht bitterem Geschmack.

Verwendung: Bestandteil von Magenmitteln, zur Aromatisierung (= Geschmacksverbesserung) schlecht schmeckender Arzneimittel.

Rosmarinöl, ätherisches (im DAB 9 als *Rosmarini aetheroleum*)

wird aus den Rosmarinblättern bzw. aus den beblätterten Stengeln gewonnen; meist farbloses Öl mit kräftigem, kampferartigem Geruch und anfangs mildem, später leicht kratzendem Geschmack.

Verwendung: Bestandteil von Einreibungen (z.B. Rosmarinspiritus, Anlage 1 a) gegen rheumatische Beschwerden, Bestandteil von medizinischen Badekonzentraten.

Salbeiöl, ätherisches

wird aus den getrockneten Blättern des „dalmatinischen" Salbeis gewonnen; farbloses bis gelbliches Öl mit herbem Geruch und aromatischem Geschmack.

Verwendung: verdünnt zum Gurgeln bei Mund-, Rachen und Halsentzündungen; zum Inhalieren bei Entzündungen im Rachenraum und bei Erkältungskrankheiten.

Thymianöl, ätherisches

wird aus dem frischen oder getrockneten Thymiankraut gewonnen; farbloses Öl mit typischem „Thymolgeruch" und leicht brennendem Geschmack.

Verwendung: Bestandteil vieler „Hustensäfte" (z.B. Thymiansirup); zur Inhalation bei chronischen Bronchitiden; zur Spülung verdünnt bei Entzündungen in der Mundhöhle.

Zimtöl, ätherisches (im DAB 7 als *Oleum Cinnamomi*)

wird aus der Zimtrinde gewonnen; hellgelbes Öl mit angenehmem Geruch nach Zimt und anfangs süß-aromatischem, dann brennend scharfem Geschmack.

Verwendung: als Geschmackskorrigens in mehreren Tonika enthalten, insbesondere in aromatischen Bittermitteln (Amara-Aromatica); Bestandteil des Zimtsirups (Anlage 1 a).

Zitronenöl, ätherisches (im DAB 9 als *Limonis aetheroleum*)

wird durch Auspressen der frischen Fruchtschalen der Zitrone gewonnen; hellgelbes bis schwach grüngelbes Öl mit kräftigem Zitronengeruch und mildem, später bitterem Geschmack; das Öl wird bei tieferen Lagertemperaturen trüb. Es handelt sich um ein sog. „Agrumenöl" (ausgepreßtes Öl).

Verwendung: innerlich als Geschmackskorrigens; äußerlich als Duftkomponente in Badekonzentraten, Duschlotionen, Seifen, Feuchtigkeits- bzw. Reinigungstüchlein, Salben usw.

b) Sonstige Bestandteile und Zubereitungen

Holzteer (Pix liquida DAB 6)

wird durch trockene Destillation des Holzes verschiedener Bäume aus der Familie der Pinaceae, vornehmlich aus dem Holz der Waldkiefer (Pinus silvestris) gewonnen; braunschwarze, durchscheinende, dicke Flüssigkeit, mit eigentümlichem Geruch.

Verwendung: äußerlich als Hautmittel in der Tiermedizin; die Verwendung als Hautmittel beim Menschen sollte unterbleiben (Arzneimittelrisiko und beachte „Krankheitsliste" Anlage 3, Ziffer 15).

Kamillenöl

wird durch *Extraktion* mit fettem Öl aus Kamillenblüten gewonnen und ist nicht mit dem durch *Destillation* gewonnenen blauen Kamillenöl zu verwechseln; gelbes bis bräunliches fettes Öl mit Geruch nach Kamille.

Verwendung: äußerlich bei Entzündungen und Verletzungen als entzündungshemmendes und wundheilendes Mittel.

Lärchenterpentin (Terebinthina laricina Erg. B. 6)

ist der Harzsaft der Europäischen Lärche (Larix decidua); gelblicher bis bräunlicher, klarer dick- bis zähflüssiger Balsam, mit eigentümlich würzigem Geruch und wenig bitterem Geschmack.

Verwendung: in der Humanmedizin als Arzneimittel nicht mehr gebräuchlich; in der Tiermedizin als Wundverschluß gelegentlich noch verwendet.

Leinkuchen (Placenta Seminis Lini DAB 6)

ist der Preßrückstand nach der Gewinnung des Leinöles; bräunlichgraues Pulver, in frischem Zustande geruchsneutral, mit schleimigem und nichtbitterem Geschmack (Anmerkung: länger oder feucht gelagertes Leinkuchenmehl schmeckt bitter und riecht ranzig!).

Verwendung: äußerlich als heißer Brei bei Hautentzündungen und vor allem bei Furunkeln und Abszessen.

Leinöl (Oleum Lini DAB 6)

ist das aus Leinsamen ohne Anwendung von Wärme gepreßte fette Öl; gelbes, eigenartig riechendes (– riecht ranzig nach längerer Lagerung –), in dünner Schicht leicht trocknendes Öl; frisches Leinöl ist geschmacksneutral, überlagertes Leinöl schmeckt bitter und riecht firnisartig.

Verwendung: wegen seines hohen Gehaltes an mehrfach ungesättigten Fettsäuren als Adjuvans bei Hyperlipidämie und bei Arteriosklerose.

Lorbeeröl (Oleum Lauri DAB 6)

ist das aus den Lorbeerfrüchten unter Anwendung von Wärme gepreßte oder durch Auskochen gewonnene fette Öl zusammen mit ätherischem Öl; salbenartige Masse mit grüner Farbe und würzigem Geruch.

Verwendung: äußerlich als Einreibung bei rheumatischen Beschwerden und zur Abwehr von Mücken; in der Tiermedizin bei „lahmenden" Tieren.

Rizinusöl (Ricini oleum DAB 9)

ist das aus den Rizinussamen durch Pressen ohne Wärmezufuhr erhaltene fette Öl; klare, dickflüssige, fast farblose oder schwach gelb gefärbte Flüssigkeit; fast geruchlos, milder, später kratzender Geschmack.

Verwendung: innerlich als Abführmittel (Anmerkung: Es muß absolut sicher sein, daß kaltgepreßtes und dem Arzneibuch entsprechendes Rizinusöl abgegeben wird, andernfalls kann es zu Vergiftungen mit Koliken und blutigen Durchfällen kommen!); äußerlich zur Herstellung von Haarbrillantinen, Haarwässern usw.

Süßholzsaft (Succus Liquiritiae DAB 6)

ist der eingedickte, wäßrige Extrakt aus der Süßholzwurzel; durch weitere Reinigung erhält man Succus Liquiritiae depuratus und daraus wird durch Guß die Lakritze hergestellt; harte, glänzende, schwarze, in der Wärme etwas erweichende Stangen, die in scharfkantigen Stücken brechen und süß schmecken.

Verwendung: Lakritze (z.B. in Pastillenform) als Heilmittel gegen Husten und Heiserkeit (siehe Anlage 2 a, VO nach § 45 AMG 76); als Geschmackskorrigens, besonders in Hustenmitteln.

Weiterführende Literatur zur Vertiefung des Wissens über Arzneipflanzen, Drogen, Drogeninhaltsstoffen und Drogenzubereitungen

1. Sammeln und Trocknen von Arzneipflanzen

A. Poletti, H. Schilcher und A. Müller: „Heilkräftige Pflanzen – erkennen, sammeln und anwenden.", Walter Hädecke Verlag, Weil der Stadt, 2. Auflage 1990.

M. Pahlow: „Das große Buch der Heilpflanzen.", Gräfe und Unzer Verlag, München.

K. Ebert: „Arznei- und Gewürzpflanzen – Ein Leitfaden für Anbau und Sammlung.", Wissenschaftliche Verlagsgesellschaft mbH, Stuttgart 1982.

M. Wichtl (Hrsg.): „Teedrogen", Wissenschaftliche Verlagsgesellschaft mbH Stuttgart, 2. Auflage 1989.

2. Arzneiliche Anwendung

H. Schilcher: „Kleines Heilkräuter-Lexikon", Diaita Verlag, Bad Homburg 1985.

R. F. Weiß: „Lehrbuch der Phytotherapie", Hippokrates Verlag, Stuttgart 7. Auflage 1991.

G. Madaus: „Lehrbuch der Biologischen Heilmittel", III Bände, Georg Olms Verlag, Hildesheim.

R. Hänsel und H. Haas: „Therapie mit Phytopharmaka", Springer-Verlag, Berlin – Heidelberg – New York – Tokyo 1991.

3. Pflanzeninhaltsstoffe

E. Steinegger und R. Hänsel: „Lehrbuch der Pharmakognosie", Springer-Verlag, Berlin – Heidelberg – New York 1988. 4. Auflage 1988.

H. Wagner: „Pharmazeutische Biologie – Drogen und ihre Inhaltsstoffe." Gustav Fischer Verlag, Stuttgart – New York, 4. Auflage 1988.

2.4 Chemikalien, die üblicherweise in freiverkäuflichen Arzneimitteln vorkommen

Bei der folgenden alphabetischen Auflistung handelt es sich im wesentlichen um Chemikalien und arzneiliche Stoffe, die in der Positivliste 1 a der Verordnung zu § 45 AMG 76 stehen. Die „Chemikalienliste" wird von den einzelnen Prüfungskommissionen mit recht unterschiedlicher Intensität abgefragt.

Äthanol (Alkohol, Spiritus, Weingeist, Ethanol, Äthylalkohol, Ethylalkohol)

● klare, farblose Flüssigkeit, feuergefährlich (!)
● typischer Geruch nach Alkohol –
● mischbar in jedem Verhältnis

mit Wasser   = Äthanol-Wasser-Gemische
mit Äther   = Ätheräthanolgemisch (= sog. *Hoffmannstropfen*)
mit ätherischen
Ölen   = Destillate, Tropfen etc.

Verwendung: zur Reinigung und Desinfektion der Haut, zur Herstellung von Tinkturen, Extrakten, Fluidextrakten und Destillaten.

Äthanolamin (= 2-Aminoethanol)

basische, flüssige Komponente in Zubereitungen gegen Hühneraugen und Hornhaut (siehe Anlage 2 c VO nach § 45 AMG 76, Teil III, Seite 243).

Äthylglykolsäurementhylester (= Menglytat)

Komponente in Zubereitungen gegen Husten und Heiserkeit (siehe Anlage 2a)

p-Aminobenzoesäureäthylester (Anaesthesin, Benzocain)

Lokalanaesthetikum (= örtliches Schmerzmittel) gegen Hühneraugen und Hornhaut, keine Reizerscheinungen (siehe Anlage 2 c, VO nach § 45 AMG 76, Teil III).

Alaun (Alumen, Kaliumalaun, Aluminiumkaliumsulfat)

● farblose Kristalle oder weißes, kristallines Pulver
● süßlich adstringierender (= zusammenziehender) Geschmack.

Verwendung: äußerlich in Form von Stiften oder „Steinen" als Ätzmittel z.B. zur Blutstillung („Rasierstein").

Ammoniaklösung (= verdünnte Ammoniaklösung nach DAB 9)/(**Ammoniak-flüssigkeit, Salmiakgeist, Hirschhorngeist**)

● klare, farblose Flüssigkeit mit einem Gehalt von etwa 10 % Ammoniak (= NH_3).

● stechender Geruch, wirkt auf die Schleimhäute stark ätzend.

Verwendung: zum Betupfen von Insektenstichen und zu Einreibungen, früher als Riechmittel bei Ohnmachten.

Vorsicht: 20 bis 30 ml können bei oraler (= innerlicher) Aufnahme tödlich wirken! Daher zur Abfüllung keine „Lebensmittelflaschen" verwenden!

Ammoniumchlorid (Salmiak, Sal ammoniacum, Ammonium chloratum)

● weißes, kristallines Pulver, leicht löslich in Wasser
● typischer salziger Geschmack (*Salmiakpastillen)*

Verwendung: innerlich als schleimlösendes, auswurfförderndes Hustenmittel in Form von Fertigarzneimitteln zum Lutschen, z.B. Salmiakpastillen (siehe Anlage 2a, VO nach § 45 AMG 76).

Benzalkoniumchlorid (quartäres Ammoniumsalz)

Desinfektionsmittel in Zubereitungen gegen Hühneraugen und Hornhaut (siehe Anlage 2 c, VO nach § 45 AMG 76).

Benzylalkohol

● farblose, ölige Flüssigkeit
● aromatischer Geruch

Verwendung: in Zubereitungen zum Lutschen gegen Husten und Heiserkeit (siehe Anlage 2 a, VO nach § 45 AMG 76, Teil III).

Benzylbenzoat

● farblose, ölige Flüssigkeit
● fast geruchlos

Verwendung: Bestandteil von Zubereitungen gegen Hühneraugen und Hornhaut (siehe Anlage 2 c, VO nach § 45 AMG 76, Teil III).

Bittersalz, (Magnesiumsulfat, Schwefelsaures Magnesium, Epsom-Salz, Seydlitz-Salz, Englisches Salz)

● farblose Kristalle, leicht löslich in Wasser
   (verwendet werden muß Magnesiumsulfat mit 7 Mol. Wasser = $MgSO_4 \cdot 7\,H_2O$ und es darf nicht verwechselt werden mit wasserfreiem Magnesiumsulfat, das in gleicher Dosierung, wie wasserhaltiges Bittersalz, schädlich wirken kann!)
● bitter-salziger Geschmack

Verwendung: bekanntestes salinisches Abführmittel, in einer Dosis von 5 bis 20 g gelöst in Wasser, morgens vor dem Frühstück; wird auch bei Tieren angewendet.

Bromelain

Konzentrat proteolytisch wirkender (= eiweißspaltender) Enzyme, aus der Frucht und den Stengeln der Ananaspflanze gewonnen.

Verwendung: in einer Reihe von Verdauungspräparaten, bei mangelnder Eiweißverdauung.

Calciumcarbonat (Kohlensaures Calcium, Calcium carbonicum)

● weißes Pulver, unlöslich in Wasser
● geschmacklos

Verwendung: in Form von Tabletten gegen Magenübersäuerung, früher als „Schlämmkreide" zum Zähneputzen.

Cetylpyridiniumchlorid (quartäres Ammoniumsalz)

Verwendung: als Desinfektionsmittel in Zubereitungen zum Lutschen gegen Husten und Heiserkeit (siehe Anlage 2 a, VO nach § 45 AMG 76, Teil III).

Dihydroxybenzoesäure

Verwendung: in Mitteln gegen Hühneraugen und Hornhaut (siehe Anlage 2 c. VO nach § 45 AMG 76, Teil III).

Fructose (Fruchtzucker, Lävulose)

● weißes, kristallines Pulver, leicht wasserlöslich, süß
● auch als Fructose-Lösung bzw. Fructose-Sirup (enthält zwischen 70 und 80 % Fructose) im Handel –

Verwendung: als Süßungsmittel für Diabetiker, da der Abbau nicht insulinabhängig ist. Trotzdem kann der Diabetiker nicht unbegrenzte Mengen an Fructose einnehmen. Als Nahrungsergänzung bei Lebererkrankungen, da Fructose in der Leber schneller abgebaut wird als Traubenzucker (Glukose).

Glaubersalz (Natriumsulfat-Dekahydrat, Schwefelsaures Natrium)

● farblose Kristalle, leicht wasserlöslich; an der Luft werden die Kristalle durch Verwitterung weiß
● salzig, bitterer Geschmack

Verwendung: Als salinisches Abführmittel (ähnlich dem Bittersalz), in einer Dosis von 10 – 30 g für Erwachsene, gelöst in 1 Glas Wasser, morgens vor dem Frühstück. Glaubersalz wird sehr häufig als Abführmittel bei Tieren verwendet. Glaubersalz ist auch Bestandteil einiger Mineralwässer (z.B. in der Karlsbader-Quelle).

Glycerin (Glycerol)

● farblose, sirupartige Flüssigkeit
● süß schmeckend, mit schwachem eigenen Geruch

Verwendung: äußerlich in Salben und Lotionen (entzieht der Haut Wasser!) Als Klistier oder Zäpfchen in den Darm gebracht wirkt Glycerin mild abführend (Beachte: Beide genannten Darreichungsformen sind außerhalb der Apotheke verboten!).

Bemerkungen: Glycerin ist ein dreiwertiger Alkohol und ist kein fettes Öl. Es löst sich zu gewissen Anteilen in Wasser und Alkohol; Glycerin ist aber unlöslich in Äther und fetten Ölen.

Kaliumcitrat (Zitronensaures Kalium, Kalium citricum)

- farblose Kristalle oder kristallines Pulver
- leicht löslich in Wasser

Verwendung: enthalten in Mineralsalzmischungen und Mineralsalztabletten zur vorbeugenden Anwendung gegen Kaliummangel (z.B. nach starkem Schwitzen oder bei der Einnahme von Elektrolyt-ausscheidenden Diuretika).

Kaliumnatriumtartrat (Weinsaures Kalium-Natrium, Seignettesalz)

- farblose Kristalle, leicht löslich in Wasser

Verwendung: als salinisches Abführmittel, in einer Dosierung von 10 – 30 g für Erwachsene, gelöst in 1 Glas Wasser.

Magnesia, gebrannte (Magnesiumoxid, Magnesia usta)

- sehr leichtes (1 Teelöffel wiegt nur ca. 0,4 g), weißes Pulver
- unlöslich in Wasser (schwimmt zunächst auf dem Wasser).

Verwendung: teelöffelweise als Mittel gegen Magenübersäurerung; die Verwendung ist wesentlich geeigneter als die von doppeltkohlensaurem Natron.

Milchzucker (Lactose, Laktobiose, Saccharum Lactis)

- weißes, kristallines Pulver, leicht wasserlöslich
- schwach süßer Geschmack

Verwendung: als sehr mildes Abführmittel für Säuglinge, allerdings erst wirksam in einer Mindestdosis von 10 bis 20 g. Zur Verbesserung der Darmflora durch pH-Verschiebung (Milchzucker wird durch Mikroorgansimen zu Milchsäure abgebaut); als Hilfsstoff in Tabletten, Dragees, Pulver u.a. galenischen Zubereitungen.

Milchsäure (Oxipropionsäure, Acidum lacticum = Gemisch aus rechts- und links drehender Milchsäure, sog. „Gärungsmilchsäure")

- farblose, sirupartige Flüssigkeit, leicht löslich in Wasser
- geruchslos, schmeckt säuerlich und ist hygroskopisch

Verwendung: äußerlich in Zubereitungen gegen Hühneraugen und Hornhaut (siehe Anlage 2 c VO nach § 45 AMG 76). Innerlich zur Konservierung und Stabilisierung von Molkegetränken und alkoholfreien Tonika. In „Reformhausprodukten" wird vornehmlich die rechtsdrehende L (+) Milchsäure verwendet, weil diese stoffwechselaktiver und die physiologische Form ist. Enthalten in Tabletten, Granulaten und flüssigen Arzneimitteln zur Regeneration einer desolaten Darmflora.

Mineralstoffe

Erforderlich für bestimmte Körperfunktionen (z.B. Stoffwechselvorgänge, Muskeltätigkeit usw.) oder notwendig als Bausteine des Körpers.

Natrium

Aufgaben: Regulierung des osmotischen Druckes der **extrazellulären** Flüssigkeit, Aktivierung von Enzymen.

Vorkommen: in Meeresprodukten (z.B. Algen), in vielen Nahrungsmitteln, vor allem Wurst und Käse.

Das Überangebot an Natriumchlorid (= Kochsalz) ist ein Verursachungsfaktor für hohen Blutdruck.

Kalium

Aufgaben: Regulierung des osmotischen Druckes der **intrazellulären** Flüssigkeit, Aktivierung von Enzymen, wichtige Beteiligung an Muskelfunktionen.

Vorkommen: Feldspat, Granit, Glimmer, Steinsalz, Landpflanzen, Zitrusfrüchte, Banane, Feige, Gemüse, Hefe, Soja u.a.

Der mittlere Tagesbedarf des Erwachsenen ist 2 bis 3 g.

Calcium

Aufgaben: Baustein des Skeletts und der Zähne, Aktivierung von Nerven und Muskeln, notwendig für die Blutgerinnung.

Vorkommen: Marmor, Kalkstein, Kreide, Milch und Milchprodukte, Nüsse, Sesamsamen, Eierschalen u.a.

Der mittlere Tagesbedarf des Erwachsenen ist 800 mg, bei Kindern liegt der Tagesbedarf zwischen 1000 und 1200 mg Calcium.

Eisen

Funktion: Baustein des Blutfarbstoffes (= Hämoglobin), demjenigen Bestandteil in den roten Blutkörperchen (= Erythrozyten), der für den Sauerstofftransport verantwortlich ist; ferner wichtiger Baustein in einigen Enzymen!

Mangel: Eisenmangelanämie (eine Art „Blutarmut") (siehe Krankheitsliste, Anlage 3 zur VO nach § 46 AMG 76, Teil III).

Vorkommen: Fleisch, Leber, Zuckermelasse, Petersilien, Kresse, Brennessel, Sauerampfer, Vollkornbrot, Sojabohnen, Sesamsamen (Merke: Spinat ist mit ca. 10 mg % Eisen kein eisenreiches Gemüse!)

Der mittlere Tagesbedarf für den Mann ist 10 mg, für die Frau 18 bis 20 mg und für Schwangere und Stillende 25 bis 30 mg Eisen.

Magnesium

Aufgaben: Aktivierung von Enzymen, die am Energiestoffwechsel beteiligt sind. Beteiligung bei der Muskelkontraktion und bei der Übertragung der Erregung von den Nerven auf die Muskel.

Vorkommen: Magnesit, Dolomit, Bestandteil des Chlorophylls grüner Pflanzen, Getreide, Sojabohnen, Milchprodukte.

Der mittlere Tagesbedarf des Erwachsenen ist 250 mg.

Phosphor

Aufgaben: Skelettbaustein, Baustein von Zellen, zur Energiegewinnung und Energieverwertung in Form energiereicher Phosphate.

Vorkommen: Eigelb (im Lecithin), Käse, Sojabohnen, Weizenkeime, Nüsse, Hefe, Kakaopulver u.a.

Der mittlere Tagesbedarf des Erwachsenen ist 800 mg.

Spurenelemente

sind Stoffe, die im Körper nur in geringen Konzentrationen vorkommen und vom Körper auch nur in geringen Mengen benötigt werden. Sie erfüllen aber wichtige spezifische biochemische Funktionen und sind für die Gesundheit des Menschen unentbehrlich.

die wichtigsten Spurenelemente sind Kupfer, Zink, Kobalt, Fluor, Jod, Selen und Silicium

Kupfer

Funktion: Wichtig für die Aktivierung von Enzymen, ist u.a. an der Blutbildung mitbeteiligt.

Mangel: Bestimmte Formen der Anämie, Herabsetzung von Abwehrmechanismen.

Zink

Funktion: Bestandteil von Enzymen (z.B. im Insulin enthalten)

Mangel: Wachstumsstörungen, verzögerte Wundheilung (daher Anwendung von Zinksalbe), Haarausfall.

Kobalt

Funktion: Bestandteil des Vitamin B_{12}, an der Bildung der roten Blutkörperchen mitbeteiligt.

Mangel: Bestimmte Formen der Blutarmut.

Fluor

Funktion: Wichtig zur Verhütung von Karies und notwendig für den Aufbau des Zahnschmelzes.

Mangel: Karies

Jod

Funktion: Bestandteil der Schilddrüsenhormone

Mangel: Kropf

Überschuß an Jod: Schilddrüsenüberfunktion

Selen

Funktion: Bestandteil von Enzymen, entgiftet Schwermetalle, wirkt als Antioxidans

Mangel: Mangelsymptome beim Menschen noch nicht bekannt. Bei Schafen verursacht Selenmangel die „weiße Muskelkrankheit".

Silicium

Funktion: Beteiligt am Wachstum von Haaren und Nägeln, notwendig zur Bindegewebsfestigung, aktiviert die sog. „Freßzellen".

Mangel: Haarausfall, sprödes und brüchiges Haar, Brechen der Fingernägel, Erschlaffung des Stützgewebes.

Mangan, Molybdän, Vanadium, Nickel und *Chrom* sind weitere Spurenelemente, von denen im Moment sichere Mangelerscheinungen erst bei Pflanzen bekannt sind.

Natriummonohydrogenphosphat (Sekundäres Natriumphosphat, Natrium phosphoricum)

● farblose Kristalle, leicht wasserlöslich
● schwach salziger Geschmack

Verwendung: als mildes, salinisches Abführmittel, in einer Dosierung von 10 – 20 g für Erwachsene auf 1 Glas Wasser.

Papain (proteolytisches (= eiweißabbauendes) Enzym aus den Früchten des Melonenbaumes = Papaya-Früchte)

Verwendung: anstelle von Pepsin als „pflanzliches Magenverdauungsenzym" zur Unterstützung der Eiweißverdauung bei sog. „Magenschwäche".

Paraffin, hartes

unter Paraffine versteht man gereinigte, gesättigte Kohlenwasserstoffe

Hartparaffin (= zu Blöcken und Tafeln verarbeitetes Paraffin)

Verwendung: in der Hauptsache als Salbengrundlage, ferner äußerlich verwendet zur Wärmebehandlung chronisch entzündlicher Erkrankungen der Muskeln, Gelenke und Nerven (auch mit Zusatz von Heilerden, Bademoore und anderen Peloiden).

Flüssiges Paraffin

● im Gebrauch sind dick- und dünnflüssiges Paraffin
● farblose, ölige Flüssigkeit, geruch- und geschmacklos

Verwendung: bis zu einem Gehalt von 10 % in nichtflüssigen Zubereitungen als Abführmittel (siehe Anlage 2 b, VO nach § 45, Teil III); ferner in Nasenölen, Lotionen und Salben. 100 %iges Paraffinöl ist apothekenpflichtig!

Paraformaldehyd (polymerisierter Formaldehyd)

● weißes kristallines Pulver, kaum wasserlöslich

Verwendung: zu Munddesinfektionstabletten (siehe Anlage 2 a, VO nach § 45, Teil III).

Salicylsäure (Salizylsäure, Acidum salicylicum)

● weiße, nadelförmige Kristalle, geruchlos
● süßlich-saurer, kratzender Geschmack
● schwer löslich in Wasser, leicht löslich in Weingeist u. Äther

Verwendung: äußerlich als Antiseptikum und bis 40 % in Mitteln gegen Hühneraugen und Hornhaut (siehe Anlage 2 c, VO nach § 45, Teil III).

Merke: Zur innerlichen Anwendung, z.B. zum Konservieren von Marmelade, ist Salicylsäure **nicht** freiverkäuflich!

Salicylsäureabkömmlinge und deren Salze

nur zum äußeren Gebrauch außerhalb der Apotheke zugelassen (siehe Anlage 4 zur VO nach § 46, Teil III, Seite 234).

Salicylsäureester

außerhalb der Apotheke nur mehr in Mund und Rachendesinfektionsmitteln zugelassen. Zum inneren Gebrauch, z.B. als **Kopfschmerzmittel** (z.B. Acidum acetylosalicylicum = Aspirin®) **nicht** mehr freiverkäuflich (siehe Anlage 4 zur Verordnung nach § 46, Teil III, Seite 250).

Schwefel, gereinigter

● feines, gelbes Pulver
● geruch- und geschmacklos

Verwendung: äußerlich bei Hauterkrankungen (z.B. Schwefelseife), die innerliche Anwendung als Abführmittel ist obsolet und sollte auch nicht mehr empfohlen werden.

Stangenschwefel

gereinigter Rohschwefel, der in dicken Stäben und Bändern in den Handel kommt.

Verwendung: zum „Schwefeln" (= desinfizieren) von Wein-, Bier- und Obstfässern.

Saccharin (Benzoesäuresulfimid, Süßstoff)

Süßkraft beträgt etwa das 550-fache des Rohrzuckers.

Verwendung: als Zuckerersatz für Diabetiker; Saccharin ist in Normdosen unschädlich und wird im Harn unverändert ausgeschieden.

Sionon® (siehe Sorbit)

Sorbit (Sorbitol, d-Sorbit, 6wertiger Alkohol)

● farblose Kristallnadeln, leicht wasserlöslich
● süßer Geschmack

Verwendung: als Süßungsmittel für Diabetiker (z. B. Handelsprodukt Sionon®), weil für die Verstoffwechselung kein Insulin benötigt wird. Als Hilfsstoff in Lotionen und Salben enthalten.

Vorkommen: Sorbit ist im Pflanzenreich weit verbreitet, z. B. enthalten die Früchte der Vogelbeeren bis zu 10 % Sorbit.

Talk (Talcum (= natürliches Magnesiumpolysilikat)

● weißes, fettig anzufühlendes Pulver, unlöslich in Wasser

Verwendung: Bestandteil von Hautpudern (Nicht als Wunderpuder zu verwenden!)

Ton, weißer (Kaolin, Bolus alba (= natürlicher, gereinigter Ton))

● weißlichgraues, Pulver, das sich fettig anfühlt

Verwendung: innerlich wie Kohle bei Darmerkrankungen, insbesondere bei Durchfällen in einer Dosierung von 50 – 150 g, angerührt in Wasser; äußerlich als warme Packungen bei rheumatischen Beschwerden und als Streupulver.

Vaselin (ein aus den Rückständen der Erdöldestillation gewonnenes, gereinigtes Produkt; fester Anteil ab 270 °C, der nach dem Abtrennen von Schmieröl verbleibt).

Weißes Vaselin (= gebleichtes Vaselin): weiße, höchstens grünlich durchscheinende, salbenartige Masse (= Mineralfett) – geruchsneutral.

Gelbes Vaselin (= ungebleichtes Mineralfett): gelbe, durchscheinende, salbenartige Masse – geruchsneutral

Verwendung: Beide Vaselintypen als Hautschutzsalbe (besitzen keine penetrierende, d. h. in die Haut eindringende Wirkung), als Salbengrundlage.

Vitamine

sind Stoffe, die für den tierischen und menschlichen Organismus unentbehrlich (= essentiell) sind und die der Körper neben Eiweiß, Fetten, Kohlenhydraten, Mineralstoffen und Spurenelementen für den Aufbau und den „Betriebsstoffwechsel" benötigt, wenn auch meist nur in sehr kleinen Mengen (= sog. „Biokatalysatoren").

Die Vitamine teilt man ein in:

1. Fettlösliche Vitamine, deren Hauptvertreter in freiverkäuflichen Arzneimitteln die Vitamine A, D und E sind. Eine Überdosierung oder eine Langzeiteinnahme mit Mengen, die über dem üblichen Tagesbedarf liegen, können bei den Vitaminen A und D zu schweren Gesundheitsstörungen führen (siehe Anlage 4 zur VO nach § 46)!

2. Wasserlösliche Vitamine, deren wichtigste Vertreter in freiverkäuflichen Arzneimitteln die Vitamine B_1, B_2, Nicotinsäureamid, Pantothensäure, B_6, Folsäure, B_{12} und C sind. Die Überdosierung wasserlöslicher Vitamine ist im allgemeinen unbedenklich, weil sie nicht gespeichert und relativ schnell aus dem Körper ausgeschieden werden.

Vitamin A (Retinol)

Funktion: Wichtig für den Ablauf des Sehvorganges, ferner für Haut- und Schleimhautfunktionen und für das Wachstum.

Mangel: Nacht- und Farbblindheit, Blendempfindlichkeit, Haut- und Schleimhautverhornung, Hautschuppen, Ausfallen der Haare.

Tagesbedarf: 2000 – 5000 I.E. (0,6 – 1,5 mg) für Erwachsene; bei Magersucht, Infektionen, Schleimhauterkrankungen, Verdauungsstörungen und während der Schwangerschaft und Stillzeit liegt ein erhöhter Bedarf vor.

Überdosierung: Da Überdosierungen zu Gesundheitsstörungen führen, ist in freiverkäuflichen Arzneimitteln eine Höchsttagesdosierung von nur 6000 I.E. Vitamin A gestattet (siehe Anklage 4 zur VO nach § 46, Teil III, Seite 250); die für Tiere erlaubte Tagesdosis ist 4000 I.E.

Vorkommen: In der Leber von Dorsch und Heilbutt (liefern den Lebertran), ferner in Butter, Milch, Eigelb und als Vorstufe, dem sog. Provitamin A (= β-Carotin) in Karotten, Pfirsich, Aprikosen, Palmöl, Kressen, Spinat u.a.

Vitamin D (D_3 = Cholecalciferol und D_2 = Ergocalciferol)

Funktion: Fördert die Aufnahme von Calcium und Phosphat aus dem Darm und ist somit wichtig für den Aufbau von Knochen und Zähnen.

Mangel: Rachitis (Störung des Knochenaufbaues, Knochenerweichung), Wachstumsstörungen. Zu den Vitamin-D-Mangelerscheinungen kann es auch mangels Sonnenlicht kommen.

Tagesbedarf: Der Tagesbedarf wird beim gesunden Erwachsenen durch eine in der Haut vorkommende Vorstufe, die bei Sonnenbestrahlung in Vitamin D_3 umgewandelt wird, gedeckt. Für Säuglinge, Kleinkinder und Schwangere ist der Tagesbedarf 400 I.E. Vitamin D_3 oder D_2 (= 10 Mikrogramm). Ein erhöhter Bedarf liegt bei schlecht heilenden Knochenbrüchen, in der Schwangerschaft und Stillzeit vor.

Überdosierung: Eine Überdosierung führt zur „Entkalkung" der Knochen und daher ist in freiverkäuflichen Arzneimitteln die maximale Tagesdosis auf 400 I.E. für den Menschen und 250 I.E. für Tiere festgelegt (siehe Anlage 4 zur VO nach § 46 AMG 76, Teil III, Seite 250).

Vorkommen: In Fischleberölen, Eigelb, Butter, tierischen Fetten allgemein, und als Vorstufe (als Ergosterin) in der Hefe, woraus durch UV-Bestrahlung Vitamin D_2 gebildet wird (Vitamin D_2 ist vornehmlich in Reformhausprodukten enthalten).

Vitamin E, Tocopherole

Funktion: Schutzfunktion (als Antioxidans) an den Biomembranen der Zellen, Mitwirkung beim Fettstoffwechsel, Verbesserung der Leistungsfähigkeit der Muskelzellen.

Mangel: Beim Menschen ist ein solcher noch nicht exakt erkannt, da der vielseitige Wirkungsmechanismus des Vitamin E noch ungenügend erforscht ist. Bei Ratten kommt es zu Störungen in der Fortpflanzung.

Tagesbedarf: Beim Erwachsenen 15 – 30 I.E (= 15 – 30 mg Tocopherolacetat); erhöhter Bedarf liegt bei Leistungssportlern, Schwangeren und Stillenden, bei fettreicher Ernährung, in Streß-Situationen und bei erhöhter Belastung durch Umweltgifte (z.B. Smog) vor.

Überdosierungen: Gesundheitsstörungen bei hohen Dosierungen (z.B. über 1000 mg Vitamin E pro Tag) und bei Langzeiteinnahmen (z.B. täglich 800 mg Vitamin E) konnten bislang nicht beobachtet werden. In den USA sind tägliche Dosen zwischen 100 und 400 mg (= I.E.) üblich.

Vitamin B$_1$ (Thiamin, Aneurin)

Funktion: Wichtig für den Kohlenhydratstoffwechsel.

Mangel: Nervenentzündungen, Verdauungsstörungen, Müdigkeit, Unlust, Appetitlosigkeit, Kopfschmerzen, Kurzatmigkeit bei geringsten Anstrengungen.

Tagesbedarf: Für Erwachsene ist der mittlere Tagesbedarf 1,5 mg; erhöhter Bedarf liegt vor während der Schwangerschaft und Stillzeit, bei Nervenentzündungen, Zuckerkrankheit, Leberleiden, bei Fieber, Magen- und Darmerkrankungen, bei geistigen und körperlichen Hochleistungen. Die Gefahr der Überdosierung besteht nicht.

Vorkommen: Hefe, Weizenkeime, ungeschälter Reis, Vollkornbrot, Haferflokken, Erbsen, Walnüsse, Soja, Schweineleber u.a.

Vitamin B$_2$ (Riboflavin, Lactoflavin)

Funktion: Wichtig für Oxidationsvorgänge in den Geweben.

Mangel: Reiner Vitamin B$_2$-Mangel ist selten und ist zu erkennen an Mundwinkeleinrissen, Mundschleimhautentzündungen, rissiger Zunge, rissiger Haut.

Tagesbedarf: Für Erwachsene ist der mittlere Tagesbedarf 1,8 bis 2 mg; ein erhöhter Bedarf liegt während der Schwangerschaft und Stillzeit vor, sowie bei Leistungssportlern und Schwerarbeitenden. Eine Überdosierungsgefahr besteht nicht.

Vorkommen: Hefe, Getreidekeime, Blattgemüse, Erbsen, Bohnen, Rindsleber, Milch, Molke, Käse.

Nicotinsäureamid (Niacinamid)

Funktion: Wichtig für den Zuckerabbau und Kohlenhydratstoffwechsel ganz allgemein.

Mangel: Allgemeine Schwäche, nässende und pigmentierte Veränderungen der dem Sonnenlicht ausgesetzten Haut, Verdauungs- und schließlich nervliche Störungen = Symptome der sog. „Pellagra"-Erkrankung, die bei einseitiger Ernährung mit Mais auftritt. Entzündungen der Schleimhaut des Mundes, krankhaft abnorme Empfindlichkeit (Kribbeln, Taubsein).

Tagesbedarf: Für Erwachsene ist der mittlere Tagesbedarf 15 mg; ein erhöhter Bedarf liegt während der Schwangerschaft und Stillzeit vor, sowie bei körperlicher Schwerstarbeit, nervlicher und seelischer Überlastung, Nervenschmerzen und beim Alkoholismus. Überdosierungsreaktionen sind nicht bekannt.

Pantothensäure (Dexpanthenol)

Funktion: Bestandteil des Coenzym A, das für viele Stoffwechselfunktionen, u.a. für den Abbau von Fetten und Kohlenhydraten unentbehrlich ist.

Mangelerscheinungen: Da Pantothensäure in den Nahrungsmitteln sehr verbreitet ist, sind Mangelerscheinungen bei Menschen kaum bekannt. Bei Versuchstieren kommt es zu Wachstumsstillstand und Depigmentierung der Haare. Mangelerscheinungen beim Menschen sind Muskelschwäche und Infektionsanfälligkeit.

Tagesbedarf: Für Erwachsene ist der mittlere Tagesbedarf 8 mg; ein erhöhter Bedarf liegt während der Schwangerschaft und Stillzeit vor, sowie bei Nervenstörungen und Schleimhautentzündungen. Überdosierungsreaktionen sind nicht bekannt.

Vorkommen: Hefe, Leber, Erdnüsse, Champignons, Eigelb u.a.

Vitamin B_6 (Pyridoxin, Adermin)

Funktion: Bestandteil mehrerer Enzyme, die im Eiweißstoffwechsel eine große Rolle spielen.

Mangelerscheinungen: Störungen des Nervensystemes, Nervenentzündungen, depressive Stimmungslage, Haut- und Schleimhautveränderungen, Kinetosen (= Reisekrankheit).

Tagesbedarf: Für Erwachsene ist der mittlere Tagesbedarf 2 mg; ein erhöhter Bedarf liegt bei Infektionen, Vergiftungen, Streß, auf Reisen, bei Alkoholismus und während der Schwangerschaft und Stillzeit vor. Überdosierungsreaktionen sind nicht bekannt.

Folsäure (Pteroylglutaminsäure)

Funktion: Wichtig für die Synthese der roten Blutkörperchen bzw. wichtig für die gesamte Blutbildung (d.h. für das gesamte hämatopoetische System).

Mangelerscheinungen: Bestimmte, Blutkrankheiten (hyperchrome Anämie) mit Appetitlosigkeit, Mattigkeit, Schwindelgefühl, Leistungsminderung und Beschwerden im Gastrointestinaltrakt.

Tagesbedarf: Für Erwachsene ist der mittlere Tagesbedarf 0,4 mg; ein erhöhter Bedarf liegt während der Schwangerschaft und Stillzeit vor, sowie nach Gebrauch von Sulfonamiden und Antibiotika, ferner bei Absorptionsstörungen während einer schweren Gastritis oder bei Sprue. Bei nicht eindeutig diagnostizierten Bluterkrankungen ist es falsch, Folsäure über längere Zeit in Polyvitaminpräparaten zu nehmen, da die Diagnose einer perniziösen Anämie erschwert und u.U. die perniziöse Anämie begünstigt werden kann. Folsäure kann den Vitamin B_{12}-Spiegel im Blut u.U. senken.

Vorkommen: Hefe, Eigelb, Leber, Blattgemüse (z.B. Spinat), Weizenkeime.

Vitamin B_{12} (Cyanocobalamin)

Funktion: Wichtig für die Blutbildung (= Erythropoese) und für die Nukleinsäuresynthese der Zellkernsubstanz.

Mangelerscheinungen: Perniziöse Anämie (= hyperchrome Anämie) mit ähnlichem klinischen Bild wie beim Folsäurenmangel, beginnend mit Appetitlosigkeit, Zungenbrennen usw.

Tagesbedarf: Für Erwachsene ist der mittlere Tagesbedarf 0,004 mg; ein erhöhter Bedarf liegt während der Schwangerschaft und Stillzeit, bei Blutarmut und zurückgebliebenem Wachstum vor.

Bei Perniziosa-Kranken wird oral zugeführtes Vitamin B_{12} im Stuhl wieder ausgeschieden. B_{12} muß in diesem Falle injiziert oder zusammen mit Magenschleimhautextrakten oral gegeben werden.

Eine Therapie mit Vitamin B_{12} sollte man dem Arzt überlassen.

Vorkommen: Leber, Niere, Fleisch, Milch, Hefe, Eigelb.

Vitamin C (Ascorbinsäure)

Funktion: Wichtig für eine Reihe von Stoffwechselvorgängen (Reduktions-Oxydations-Prozesse); besonders viel Ascorbinsäure findet man in innersekretorischen Organen wie dem Hypophysenvorderlappen und den Nebennieren.

Mangelerscheinungen: Herabsetzung der Resistenz gegen Infektionskrankheiten und der Leistungsfähigkeit, Zahnfleischbluten (Skorbut), schlechte Wundheilung, mangelhafte Dentinbildung der Zähne.

Tagesbedarf: Für Erwachsene ist der mittlere Tagesbedarf 50 mg; ein erhöhter Bedarf liegt während der Schwangerschaft und der Stillzeit, bei Infektionen, in der Genesungszeit, bei körperlichen Hochleistungen und bei Rauchern vor. Bei hohen Dosen von Vitamin C (1000 g und mehr) wird das im Körper nicht umgesetzte, überschüssige Vitamin C rasch über die Niere ausgeschieden. Nach Absetzen einer längeren Zufuhr von hohen Vitamin C-Dosen kann infolge einer erworbenen erhöhten Abbaugeschwindigkeit ein vorübergehender Ascorbinsäuremangel auftreten.

Vorkommen: In frischen Früchten, vor allem in Sanddorn- und Hagebuttenfrüchten (einen sehr hohen Vitamin-C-Gehalt besitzt die Acerolakirsche und Jaboticafrüchte), ferner in Kartoffeln, Salaten und Gemüse.

Weinsäure (Acidum tartaricum DAB 9)
● farblose, durchscheinende Kristalle oder weißes kristallines Pulver
● saurer Geschmack

Verwendung: innerlich als leichtes Abführmittel, zum Ansäuern von Pflanzen-preßsäften, um diese haltbarer zu machen, zum Ansäuern von Säuglingsmilch, zur Herstellung von Brauselimonaden zusammen mit Natriumbikarbonat.

Zinkoxid

● weißes Pulver

Verwendung: äußerlich als trocknende, antiseptische Puderzubereitung.

2.5 Darreichungsformen in freiverkäuflichen Arzneimitteln

Im folgenden wird nur eine knappe Übersicht gegeben. Eine ausführlichere Erklärung und Einzelheiten zu den Darreichungsformen, die außerhalb der Apotheke eine Bedeutung besitzen, finden Sie im Teil II dieses Buches.

I. Darreichungsformen, die aus frischen Arzneipflanzen hergestellt werden:

1. Frischpflanzen-Preßsäfte, die laut § 44 AMG 76 ohne Lösungsmittel mit Ausnahme von Wasser hergestellt werden müssen.
2. Destillate aus Frischpflanzen, z.B. Meerrettich-Destillat.
3. Ätherische Öle aus Frischpflanzen, die durch Wasserdampfdestillation gewonnen werden, z.B. Eucalyptusöl, Fichtennadelöle, Pomeranzenblüten-öl, Pfefferminzöl etc. (siehe Positivliste 1 a zu VO nach § 45 AMG 76).

II. Darreichungsformen, die aus getrockneten Arzneipflanzen hergestellt werden:

1. Kräutertees
   a) Ganzdroge   z.B. Leinsamen
   b) Grobschnitt   z.B. Kürbissamen, Kräuterteemischungen
   c) Feinschnitt   z.B. Pfefferminze, Kamillenblüten
   Bei den Zubereitungen unterscheidet man zwischen einem **Teeaufguß** (= Infus), z.B. bei Drogen mit ätherischem Öl, einer **Teeabkochung** (= **Dekokt**), z.B. bei Wurzel-, Rinden- und Holzdrogen, und einem **Kaltansatz** (= **Kaltmazerat**), z.B. bei Sennesblättern, Mistelkraut und Bärentrau-benblättern.
2. Pulverisierte Drogen oder Drogentrockenextrakte (= siccum Extr.) können zu **Tabletten** verarbeitet werden.
3. Pulverisierte Drogen oder Drogentrockenextrakte können zu **Dragees** verarbeitet werden.

4. Pulverisierte Drogen oder Drogentrockenextrakte können in **Hartgelatine-kapseln** abgefüllt werden.
5. Zähflüssige Drogenextrakte (= spissum Extr.) können in **Weichgelatinekapseln** abgefüllt werden.
6. Zähflüssige Drogenextrakte oder flüssige Auszüge (z.B. Tinkturen) können in **Emulsionen** und in **Sirupe** eingearbeitet werden.
7. Zähflüssige Extrakte und ätherische Öle können in **medizinische Bäder (Badekonzentrate)** eingearbeitet werden.
8. Zähflüssige Extrakte und ätherische Öle können in **Bonbons** und in **Pastillen** eingearbeitet werden.
9 Zähflüssige Extrakte, flüssige Auszüge, ätherische Öle und verschiedene einzelne Drogeninhaltsstoffe können zu **Salben, Pasten** und **Gelen** verarbeitet werden.
10. Drogen können mit verschiedenen Lösungsmitteln extrahiert werden, wobei direkt das Fertigarzneimittel entstehen kann, z.B. mit Wein ergibt einen **Medizinischen (Arznei-) Wein** oder mit einem Alkohol-Wassergemisch ergibt die sog. **Tinktur.**
11. Drogen können mit Wasser extrahiert, vorsichtig konzentriert und zusammen mit Trägersubstanzen (z.B. Stärkehydrolysate) zur Trockene versprüht werden (**lösliche Teeaufgußpulver, sog. „Instanttees"**).

III. Darreichungsformen, die aus Mineralstoffen, Spurenelementen, Vitaminen, Chemikalien der verschiedenen Positivlisten usw. hergestellt werden:

Tabletten, Dragees, Lösungen, Emulsionen, Kapseln, Bonbons, Pastillen, Pulver, Salben, Sirupe.

Darreichungsformen und ihre Herstellung

Badezubereitungen, medizinische

Medizinische Badezubereitungen können z.B. als Emulsionen, Badeöle, Badesalz, Sprudeltabletten in den Verkehr gebracht werden. In medizinischen Bädern finden z.B. Extrakte aus Kamille, Rosmarin, Melisse, Baldrian, Fichtennadeln oder deren ätherische Öle Verwendung.

Bonbons, Pastillen

Bonbons werden aus einer Zuckermasse geformt und enthalten, sofern sie einem arzneilichen Zweck dienen sollen, entsprechende arzneiliche Zusätze. Bonbons sind für Diabetiker ungeeignet, es sei denn, daß „Diabetiker-Bonbons" eingenommen werden. Pastillen sind Zubereitungen zum Lutschen, deren Form meist von der normalen Tablettenform abweicht (Plätzchen, Täfelchen, Zeltchen, Rauten usw.). Bekannt sind Quellsalzpastillen, Salmiakpastillen.

Für Mittel gegen Husten oder Heiserkeit ist laut Anlage 2a der Verordnung nach § 45 nur die Darreichungsform zum Lutschen gestattet. Hier kommen Bonbons, Pastillen oder Lutschtabletten in Frage).

Destillate

Destillate werden aus Ätherischöldrogen durch Destillation mit verdünntem Alkohol gewonnen. Die Ätherischöldrogen werden dabei in der sog. Destillationsblase (einem Glaskolben) mit einem Wasser-Alkoholgemisch zusammen erhitzt. Der Dampf, bestehend aus den ätherischen Ölen und dem Alkohol-Wasserdampf wird an einem Kühler abgekühlt und tropft als flüssige Mischung ab. Damit die ätherischen Öle klar gelöst bleiben, muß die Alkoholkonzentration recht hoch sein (meist über 40 %). Ist der Alkoholgehalt zu niedrig, wird das Destillat trübe. Auf die gleiche Weise kann man auch Destillate gewinnen, die neben Ätherischölpflanzen noch bestimmte Zusätze (Menthol, Balsame, Harze usw.) enthalten oder aus Mischungen von ätherischen Ölen hergestellt werden.

Ein Destillat enthält die flüchtigen Bestandteile (ätherische Öle) von Ätherischölpflanzen, gelöst in verdünntem Alkohol (meist über 40 Vol.-%). Destillate müssen immer unter Zusatz einer Flüssigkeit (Alkohol, Wasser) hergestellt werden. **Trockendestillate** sind nicht freiverkäuflich.

Dragees

Dragees sind überzogene Tabletten. Sie bestehen aus dem Drageekern, der die Wirkstoffe und Hilfsstoffe enthält und aus einem Überzug aus Zucker oder Lack. Sie sind entweder magensaft- oder dünndarmlöslich.

Emulsionen

Emulsionen sind milchähnliche Arzneizubereitungen, bei denen Fette oder Öle in einer wäßrigen Flüssigkeit sehr fein verteilt sind (Öl-in-Wasser-Emulsionen). Die bekannteste dieser Emulsionen ist die Milch. Es gibt aber auch umgekehrt Wasser-in-Öl-Emulsionen; die bekannteste ist die Butter. Auch „Cremes" sind Öl-in-Wasser-Emulsionen. Zu einer Emulsion gehört immer ein „Emulgator", der das Brechen der Emulsion (das Auftrennen der wäßrigen und öligen Anteile) verhindert.

Extrakte (zähflüssige; Trockenextrakte)

Ein „zähflüssiger Extrakt" wird hergestellt, indem man einen flüssigen Drogenauszug (z.B. eine alkoholische Tinktur oder einen „Tee") bis zur Zähflüssigkeit eindampft. Wird die gesamte Auszugsflüssigkeit verdampft, erhält man einen trockenen Rückstand, den sogenannten „Trockenextrakt". Trockenextrakte werden für die Herstellung von Pflanzendragees, -tabletten und -kapseln verwendet. (Zur Verwendung von zähflüssigen Extrakten s.S. 112 ff.).

Instanttees (lösliche Teeaufgußpulver)

Ein **Instanttee** wird folgendermaßen hergestellt: Von den zu verwendenden Pflanzen wird zunächst ein wäßriger Auszug (Tee) bereitet, dieser etwas eingedickt und dann zusammen mit Trägersubstanzen mittels Walzentrocknung schonend getrocknet. Zunehmend wird auch das Sprühtrocknungsverfahren eingesetzt, das einen höheren Extraktgehalt ermöglicht.

Die beim Eindampfen verlorengegangenen ätherischen Öle werden zum Teil in Pulverform (mikroverkapselt) wieder zugesetzt. Ein Instanttee ist in heißem oder kaltem Wasser sofort löslich.

Es ist darauf zu achten, daß ein Instanttee ausreichend viel Pflanzenextrakt enthält (20 – 50 g auf 100 g) und ggf. die verlorengegangenen ätherischen Öle wieder zugesetzt sind. Es gibt leider Instanttees, die bestenfalls als aromatisiertes Zuckerwasser bezeichnet werden können.

Für „Husten-Instanttees" dürfen z.B. Eibischwurzeln. Fenchelfrüchte, Huflattichblätter und -blüten, Isländisches Moos, Spitzwegerichkraut, Eukalyptusblätter, Anisfrüchte, Primelwurzel (= Schlüsselblumenwurzel) verwendet werden (Anlagen 1 d + 1 e).

Drogen, die für freiverkäufliche Magen-Darm-Instanttees verwendet werden dürfen, sind z.B. Fenchelfrüchte, Kamillenblüten, Pfefferminzblätter, Schafgarbenkraut, Tausendgüldenkraut, Angelikawurzel, Anisfrüchte, Enzianwurzel, Gänsefingerkraut, Kalmuswurzelstock, Kümmelfrüchte.

Drogen, die für freiverkäufliche harntreibende Instanttees verwendet werden dürfen, sind z.B. Birkenblätter, Orthosiphonblätter, Schachtelhalmkraut, Brennnesselkraut, Goldrutenkraut, Hauhechelwurzel, Liebstöckelwurzel (Anlagen 1 d + 1 e).

Drogen, die für freiverkäufliche Beruhigungs-Instanttees verwendet werden dürfen, sind z.B. Baldrianwurzel, Hopfenzapfen, Melissenblätter, Fenchelfrüchte (Anlagen 1 d + 1 e).

Frischpflanzenpreßsäfte

Frischpflanzenpreßsäfte werden durch Auspressen frischer Pflanzen hergestellt. Es darf kein anderes Lösungsmittel als Wasser verwendet werden. Als Heilmittel sind nur Preßsäfte aus **einer** Pflanzenart freiverkäuflich (keine Mischungen). Sie müssen mit dem verkehrsüblichen deutschen Namen gekennzeichnet sein.

Ganzdroge, Grobschnitt, Feinschnitt

Eine **Ganzdroge** besteht aus den unzerkleinerten Drogenteilen (z.B. Leinsamen), bei **Grobschnitt** wird die Droge nur grob zerkleinert (z.B. Quadratschnitt 5 mm × 5 mm), beim **Feinschnitt** erhält man sehr fein zerkleinerte Drogen. Die Art der Zerkleinerung kann einen großen Einfluß auf die Qualität der Droge haben. So geht z.B. bei ätherischen Öl-Drogen bei jedem Zerkleinerungsvorgang sehr viel Wirkstoff verloren, da die Behälter, in denen das ätherische Öl in den Pflanzen abgelagert ist, zerstört werden. Ein Feinschnitt von ätherischen Öl-Drogen (Filterbeutel) enthält wesentlich weniger Wirkstoffe als die Ganzdroge oder ein Grobschnitt und ist auch nicht lagerfähig.

Drogen mit nicht flüchtigen Inhaltsstoffen sind dagegen in der Regel weniger empfindlich.

Gelatinekapseln

Gelatinekapseln eignen sich zur Aufnahme schlecht schmeckender oder riechender Arzneistoffe (z.B. Knoblauchöl). Weichgelatinekapseln lösen sich im Magensaft auf. Hartgelatinekapseln sind gehärtet und für den Magensaft unangreifbar. Sie werden erst im Darm aufgelöst und sind damit für Arzneimittel geeignet, die durch Magensaft zerstört werden. In Weichgelatinekapseln werden ölige Lösungen oder ölige Suspensionen, in Hartgelatinekapseln dagegen Pulver bzw. Granulate abgefüllt.

Medizinalweine

Medizinalweine sind Arzneizubereitungen, die durch Lösen oder Mischen von Arzneistoffen mit Wein (in der Regel verwendet man Südwein mit einem Alkoholgehalt von rund 16 Vol.-%) hergestellt werden, z.B. Pepsinwein. Auch ein mit Wein hergestellter Drogenauszug wird als Medizinalwein bezeichnet.

Öle (ätherische, fette)

Der Unterschied zwischen **fettem** und **ätherischem Öl** ist deutlich zu sehen, wenn man ein Filterpapier damit betropft: Ein fettes Öl hinterläßt einen Fettfleck. Ein ätherisches Öl ist flüchtig, und der Fleck verschwindet mit der Zeit. Ätherische Öle besitzen im Gegensatz zu fetten Ölen einen aromatischen Duft. Man kann sie durch Wasserdampfdestillation, durch Auspressen, durch Extraktion mit Lösungsmittel oder Fett gewinnen. Fette Öle werden in der Regel durch Auspressen von ölreichen Samen gewonnen. Fette Öle besitzen in erster Linie diätetische Bedeutung, die ätherischen Öle dagegen eine arzneiliche.

Puder

Puder bestehen aus feinstverteilten Arzneistoffen und Grundstoffen. Letztere sind z.B. Talcum, Stärke, Zinkoxid, Kieselsäure und weißer Ton. Man kennt Kinderpuder, Fußpuder, juckreizstillende Puder, Puder zur Verhütung von Wundsein.

Salben, Kühlsalbe, Pasten, Cremes

Salben sind streichbare Zubereitungen zum Auftragen auf die Haut oder Einreiben. Die Arzneistoffe sind entweder feste oder flüssige Substanzen (Campher, Menthol, Salicylsäure, ätherische Öle), die sehr fein in bestimmten Salbengrundlagen verteilt werden. Als Salbengrundlagen werden verwendet: Vaseline, Lanolin, Schweineschmalz, Wachse, Polyethylenglykole, fette Öle usw. Salben können entweder Wasser-in-Öl-Emulsionen sein oder Öl-in-Wasser-Emulsionen.

Kühlsalbe besitzt auf der Haut eine kühlende Wirkung, die dadurch zustandekommt, daß das enthaltene Wasser verdunstet. Es handelt sich um eine Öl-in-Wasser-Emulsion, bei der sich das Wasser in der äußeren Phase befindet (im Arzneibuch als „Unguentum leniens" bezeichnet).

Pasten sind Salben, in die ein hoher Anteil fester Stoffe (z. B. Zinkoxid, Schwefel, Beinwellwurzelpulver) eingearbeitet ist.

Cremes sind wasserhaltige Salben, die leicht in die Haut einziehen und nicht fetten.

Sirupe

Sirupe sind konzentrierte Zuckerlösungen, die Arzneistoffe oder Pflanzenauszüge enthalten (z. B. Eibisch-, Feigen-, Spitzwegerich-, Hustensirupe).

Tabletten

Eine **Tablette** besteht aus einem **Wirkstoffanteil** und einem Anteil an **Hilfsstoffen.** Der Wirkstoffanteil kann aus gepulverten Drogen, Mineralsalzen, chemischen Stoffen usw. bestehen. Als Hilfsstoffe werden Stärke, Milchzucker, Talkum, Agar. Magnesiumstearat und andere Stoffe verwendet. Die Hilfsstoffe haben die Aufgabe, die Tablette zusammenzuhalten und sorgen dafür, daß sie im Verdauungstrakt wieder zerfällt (Füllmittel, Bindemittel, Sprengmittel).

Tinkturen

Unter einer „Tinktur" versteht man dünnflüssige, gefärbte Flüssigkeiten, die durch Ausziehen einer Droge mit Hilfe von Alkohol oder Wein gewonnen werden. (Die Alkoholkonzentration ist im Arzneibuch vorgeschrieben).

Das Ausziehen einer Droge kann auf verschiedene Weise geschehen:
1. Durch **Perkolation:** in einer geeigneten Apparatur wird die Droge ständig mit frischem Lösungsmittel versetzt. Auf diese Weise werden die in der Flüssigkeit löslichen Inhaltsstoffe vollständig ausgezogen. Die erhaltene Flüssigkeit wird bis zur gewünschten Konzentration wieder eingedampft. Der durch Perkolation gewonnene Drogenauszug heißt **Perkolat.**
2. Durch **Mazeration:** in einem Gefäß wird die Droge mit der vorgeschriebenen Flüssigkeit übergossen, 10 Tage lang unter täglichem Schütteln stehengelassen und anschließend abgepreßt. Der auf diese Weise erhaltene Drogenauszug heißt **Mazerat.** Bekannte Beispiele der Anlage 1 a sind Arnikatinktur, Baldriantinktur, Enziantinktur, Myrrhentinktur.

Tonika

Unter „Tonika" versteht man in der Regel flüssige Kräftigungs- oder Stärkungsmittel, die die körperliche oder geistige Leistungsfähigkeit verbessern sollen. Sie enthalten in unterschiedlichen Kombinationen Vitamine, Mineralstoffe, Lecithin, Pflanzenauszüge (z. B. aus Ginseng, Weißdorn usw.). Tonika sind Arzneimittel, aber als solche nur mit **vorbeugenden** Aussagen (stützend, kräftigend, pflegend, Wohlbefinden erhaltend bzw. fördernd) freiverkäuflich.

Beispiele für apothekenpflichtige Darreichungsformen

Grundsätzlich apothekenpflichtig sind **Injektionen, Infusionen, Zäpfchen** (rektal), **Implantate,** Darreichungsformen zur Anwendung in der Brust von Tieren (Euter), im Uterus, **Aerosole** mit Teilchengrößen unter $5\,\mu$.

Infusionen und **Injektionen** (Spritzen) sind Zubereitungsformen, die in die Blutbahn oder in das Gewebe mittels einer Kanüle verabreicht werden. Bei Infusionen werden größere Flüssigkeitsmengen verabreicht. Beide Darreichungsformen sind nicht freiverkäuflich.

Aerosole sind Darreichungsformen, bei denen der Wirkstoff fein versprüht und eingeatmet wird. Sind die versprühten Teilchen kleiner als 5 μ, ist da Aerosol apothekenpflichtig.

3.

Wissensgebiet: (§ 4 (2) der Prüfungsanforderungen)

Es ist festzuhalten, ob der Prüfungsteilnehmer offensichtlich verwechselte, verfälschte oder verdorbene freiverkäufliche Arzneimittel erkennen kann

a) Verwechselte Arzneimittel

Bei Fertigarzneimitteln kommt es gelegentlich vor, daß beim Konfektionieren die Etiketten oder die Faltschachteln verwechselt werden. In einem solchen Falle ist der Pharmazeutische Unternehmer für die Verwechslung verantwortlich (siehe dazu § 4 AMG 76, Teil III). Bei der Entdeckung einer solchen Verwechslung ist unverzüglich der Pharmazeutische Unternehmer und die Aufsichtsbehörde zu verständigen.

Die Verantwortung liegt dagegen beim Einzelhändler, wenn er verwechselte **Tinkturen** oder **Drogen** aus Großgebinden in eine zur Abgabe an den Verbraucher bestimmte Packung abfüllt. Es ist in jedem Falle vor der Abfüllung eine **Identitätsprüfung** durchzuführen! In aller Regel erfolgt eine solche Prüfung organoleptisch (d.h. nach Geruch, Geschmack, Farbe). Der Prüfungsteilnehmer sollte daher die in der Anlage 1 a der VO zu § 45 aufgeführten **Tinkturen, Pulver** und **Salze** (siehe dazu Seiten 220 bis 236) von Verwechslungen unterscheiden können.

Folgende **flüssige Arzneimittel** der Anlage 1 a kommen in der Praxis als lose Gebinde vor: Hoffmannstropfen, Arnikatinktur, Baldriantinktur, Ätherische Baldriantinktur, Enziantinktur, Franzbranntwein, Myrrhentinktur, Ratanhiatinktur, Seifenspiritus und Wacholderspiritus.

Drogen werden in erster Linie mit ähnlich aussehenden Drogen verwechselt wie z.B. dalmatinischer Salbei und griechischer Salbei, Huflattich- und Eibischblätter, Melissen- und Krauseminzeblätter, Bärentrauben- und Preiselbeerblätter, Odermennig- und Gänsefingerkraut, Faulbaumrinde und Cascararinde (= amerikanische Faulbaumrinde), Pomeranzen- und Zitronenschalen, Thymian und Quendel, Holunder-, Schlehdorn- und Spierblüten, geschälte und ungeschälte Süßholzwurzeln u.a.

In den letzten Jahren wurden in einigen wenigen Fällen auch sehr bedenkliche Verwechslungen festgestellt, so z.B. von Klettenwurzeln (Radix Bardanae) mit den Wurzeln der Tollkirsche (Radix Belladonnae) oder von Teufelskrallenwurzeln mit einer nicht näher definierten giftigen Alkaloiddroge.

Wenn der Einzelhändler keine gute Drogenkenntnis besitzt, sollte er sich zumindest um einen sehr zuverlässigen Drogenlieferanten kümmern. **Allerdings muß darauf hingewiesen werden, daß die Vorlage eines Drogenzertifikates den Einzelhändler juristisch nicht von der Identitätsprüfung entbindet!**

b) Verfälschte Arzneimittel

Bei den Drogen gibt es **Drogenverfälschungen**, die ständig auf dem Drogenmarkt zu beobachten sind und die zum Teil bewußt und zum Teil unbewußt (– mangelnde Kenntnis der Sammler –) vorkommen. Gängige Drogenverfälschungen sind:

	verfälscht mit	
Arnikablüten	→	mexikanischer Arnika (= Heterotheca inuloides)
Huflattichblätter	→	Blättern der Pestwurz
Dalmatinischer Salbei	→	Dreilappigem Salbei (= griechischer)
Lindenblüten (Winter- und Sommerlinde)	→	Blüten der Silberlinde
Primelwurzel	→	Wurzeln der Schwalbenwurz
Weißdornfrüchte	→	Früchten des Rotdornes und der Eberesche
Schachtelhalmkraut	→	giftigem (!) Sumpfschachtelhalm
Safran	→	Färberdistelblüten, Ringelblumenblüten

Weitere Drogenverfälschungen werden in den einzelnen Drogenmonographien genannt. Wer nicht über gute Drogenkenntnisse verfügt, sollte sich jeweils vom Drogenlieferanten bestätigen lassen, daß es sich um die offizielle Arzneibuchdroge handelt.

Der Prüfungsteilnehmer muß auf jeden Fall wissen, daß es Drogenverfälschungen gibt und er muß wissen, wie man sich davor schützen kann!

c) Verdorbene Arzneimittel

Verdorbene Arzneimittel sind in aller Regel durch eine einfache Sinnesprüfung festzustellen. Im einzelnen kann es sich um folgende Verderberscheinungen handeln:
Einzeldrogen und Kräuterteemischungen: Befall mit Ungeziefer bzw. das Vorhandensein der einzelnen Entwicklungsstadien der Drogenschädlinge (Gespinste, Maden, Motten, Käfer); ferner Schimmelbefall.

Merke: Bei einer Lagerung von Kräutertees und Drogen neben Lebensmitteln wie Südfrüchte und Getreideprodukte, kann u.U. der Befall mit Ungeziefer erst im Einzelhandelsgeschäft erfolgen (= sog. Sekundärkontamination außerhalb des Verantwortungsbereiches des Pharmazeutischen Herstellers) und ebenso kann sich die Schimmelbildung erst bei zu feuchter Lagerung im Einzelhandelsgeschäft entwickeln!

Pulverpräparate: Verfestigung, Verklumpen infolge undichter oder ungeeigneter Verpackung, insbesondere bei feuchter Lagerung.

Tabletten: Fleckenhafte Verfärbung (insbesondere bei überlagerten Tabletten); Bruch bzw. Risse infolge ungenügender Festigkeit; Zerfallen oder Verklebung bei zu feuchter oder auch zu warmer Lagerung.

Dragees: Gerissene Drageedecke bei längerer Lagerung oder bedingt durch Herstellungsmängel; Verfärbung bzw. punkt- oder fleckenhafte Veränderung der Drageehülle bei längerer oder zu feuchter Lagerung oder entstanden durch „Durchbluten" von Inhaltsstoffen des Drageekernes (z.B. gelbe Verfärbung einer weißen Drageedecke, wenn der Drageekern gelb gefärbten Curcumaextrakt enthält); Platzen der Drageedecke in zwei Hälften, sog. Deckeln bei Dragees, deren Kern aus Drogenextrakten besteht, wobei diese zu feucht dragiert wurden; Ablösen der Drageedecken durch Herstellungsmängel oder unsachgemäße Lagerung.

Weichgelatine Kapseln: Formveränderung und Zusammenkleben bei zu hoher Lagerungstemperatur; Undichtigkeiten an der „Verschweißnaht" durch Herstellungsmängel: Härtung durch Überlagerung.

Pflanzenpreßsäfte: Schimmel im Flaschenhals, Ausflocken, übermäßige Trübung, Gärungserscheinungen durch Herstellungsmängel (z.B. undichte Flaschen) oder falsche Lagerung (z.B. in Regalen, die dem Sonnenlicht ausgesetzt sind) bzw. Überlagerung.

Liquida (Tonika etc.): Gärungserscheinungen, vor allem bei alkoholfreien Liquida mit undichten Verschlüssen; übermäßiger Bodensatz und Trübung der gesamten Flüssigkeit durch Herstellungsmängel (z.B. ungenügende Filtration), aber auch bei falscher Lagerung und bei Überlagerung; Phasentrennung bei Emulsionen und Klumpenbildung bei Suspensionen infolge unzureichender Lagerstabilität; Auskristallisation bzw. Ausfällung von Wirkstoffen und Hilfsstoffen (z.B. Zuckerkristallisation in Sirup).

Salben und Gele: Phasentrennung, d.h. Entmischung und Verflüssigung infolge zu warmer Lagerung: mikrobielle Zersetzung infolge zu warmer Lagerung oder bedingt durch Herstellungsfehler; Ranzigwerden infolge zu warmer Lagerung und unzureichender Lagerstabilität; Austritt von Salbe, bedingt durch Verpackungsfehler.

Wie die einzelnen Beispiele zeigen, müssen Herstellungs- und Verpackungsmängel nicht die einzige Ursache für verdorbene Arzneimittel sein. Qualitätsmängel können häufiger als angenommen bei **unsachgemäßer** oder **sehr langer Lagerung** auftreten, wobei nicht immer äußerlich erkennbare Veränderungen sichtbar werden müssen. **Daher ist auch gemäß §8 AMG 76 (= Verbote zum**

Schutz vor Täuschung) streng auf die vom Hersteller angegebenen Verfalldaten zu achten!*) Ferner muß der Einzelhändler sorgfältig die öfters vom Hersteller angegebenen **Lagerhinweise** beachten (siehe dazu Seite 357).

Das besprochene „3. Wissensgebiet" der Prüfungsanforderungen unterliegt dem § 8 AMG 76 (= Verbote zum Schutz vor Täuschung).

---

*) Ein sehr nützliches Nachschlagewerk, in dem die Chargenschlüssel und die Kennzeichnung der Verfalldaten vieler Arzneimittelhersteller nachgesehen werden können, ist das Loseblattwerk von Schwendinger/Schaaf/Marschall, Haltbarkeits- und Herstellungsdaten deutscher Arzneimittel, erschienen im Deutschen Apotheker Verlag Stuttgart.

4.

Wissensgebiet: (§ 4 (2) der Prüfungsanforderungen)

Es ist festzustellen, ob der Prüfungsteilnehmer freiverkäufliche Arzneimitteln ordnungsgemäß, insbesondere unter Berücksichtigung der Lagertemperatur und des Verfalldatums, lagern kann.

a) Lagerung von Arzneimitteln

Als erstes hat der Einzelhändler streng darauf zu achten, daß Arzneimittel **deutlich getrennt** von anderen Waren (z.B. Lebensmittel, Diätetika, Kindernährmittel, Kosmetika, Futtermittel, Pflanzenschutzmittel, Schädlingsbekämpfungsmittel, usw.) gelagert werden. Für die Überwachung des Einzelhandelsgeschäftes sind zwei verschiedene Behörden zuständig: für die **Arzneimittel** in der Regel (– mit Aussnahme der Stadtstaaten –) das Regierungspräsidium und für die **übrigen Waren** der Wirtschaftskontrolldienst. Zweitens hat der Einzelhändler bei Fertigarzneimitteln auf die vom Hersteller angegebenen **Lagerhinweise** zu achten (siehe dazu auch Teil III, Seite 196 und 357) und er muß wissen, daß bestimmte Arzneimittel **kühl und/oder trocken** aufbewahrt werden müssen.

Bei vielen Fertigarzneimitteln fehlen Lagerhinweise; diese Arzneimittel sind dann bei **üblicher Raumtemperatur** (d.h. nicht im Schaufenster oder in der Nähe eines Heizkörpers usw.) lagerungsfähig. Ansonsten gibt es gemäß einer Empfehlung des Bundesministers für Jugend, Familie und Gesundheit die folgenden 3 Lagerhinweise:

1. **„Nicht über 25 °C lagern!"**, z.B. Kräuterteemischungen mit Drogen, die ätherisches Öl enthalten (häufig Husten-, Leber- und Galle-, Magentees usw.), Ätherische-Öl-Drogen offen oder abgepackt, flüssige Vitamin-Präparate, bestimmte Tonika, Weichgelatinekapseln, Salben und Gele –

2. **„Nicht über 20 °C lagern!"**, z.B. Kräutertee-Feinschnitte mit Ätherische-Öl-Drogen (z.B. Pfefferminzfeinschnitt), Pflanzenpreßsäfte, bestimmte Tonika (vor allem alkoholfreie bzw. alkoholarme Fertigarzneimittel), Drogen mit fettem Öl (z.B. Leinsamen), Kühlsalbe, Leinöl, Lebertran u.a. –

3. **„Nicht über 8 °C lagern!"**, in der Regel für Arzneimittel und Zubereitungsformen, die **apothekenpflichtig** sind (z.B. Impfstoffe), jedoch wäre für Frischpflanzenpreßsäfte eine Temperatur unter oder um 10 °C bei längerer Lagerungszeit (z.B. bei Einlagerung des Jahresumsatzes) optimal.

Bei der **Lagerung von Drogen** ist nicht nur auf die **Temperatur** zu achten, sondern gleichzeitig auch auf die **relative Feuchtigkeit,** um insbesondere nachträgliche Schimmelbildung auszuschließen. Abgesehen von der besonders sorgfältigen Lagerung **ätherischer Öldrogen,** sollten Drogen ganz allgemein nicht wesentlich über 25 °C und bei einer Luftfeuchtigkeit um 40 % – 50 % gelagert werden. In der Regel liegt die relative Luftfeuchtigkeit in den Räumen über 50 %. Für die Drogenlagerung ist auf alle Fälle ein Raum, in dem täglich mehrmals Tee bzw. Kaffee gekocht wird, **nicht** geeignet!

Ungeeignet für Einzeldrogen und/oder Fertigarzneimittel, die Drogen enthalten, sind Standorte in den Verkaufsräumen, die dem direkten Sonnenlicht ausgesetzt sind oder die sich in der Nähe von Schaufenstern oder Heizkörpern befinden.

Klarsichtpackungen (Cellophanbeutel) sind für Drogen nicht geeignet, wobei die Verwendung grüner Klarsichtpackungen bei bestimmten Drogen (z.B. bei Pfefferminz- oder Melissenblättern) als Verstoß gegen § 8 AMG 76 (= irreführende Aufmachung) angesehen werden kann.

b) Beachtung des Verfalldatums

Das Arzneimittelgesetz regelt in § 10 Abs. 7 (siehe auch Teil III, Seite 195 und 295) die Verfalldaten wie folgt:

1. Bei Arzneimitteln, die **länger als 3 Jahre haltbar sind** (z.B. viele Tabletten, Dragees, Kapseln u.a. Fertigarzneimittel), kann die Angabe eines Verfalldatums **zur Zeit noch** bis zum Ablauf einer Übergangsfrist **entfallen.** Danach ist das Verfalldatum wie unter Punkt 2. anzugeben. Bei Tierarzneimittel wird die „3-Jahres-Regelung" allerdings auch weiterhin bestehen.
2. Bei Arzneimitteln, deren Haltbarkeit **über 1 Jahr liegt,** ist der **30. Juni** oder **31. Dezember** des betreffenden „Verfalljahres" anzugeben.
3. Bei Arzneimitteln, deren Haltbarkeit **weniger als 1 Jahr beträgt,** ist das Haltbarkeitsdatum auf den Tag genau anzugeben.

Beachtet der Einzelhändler ein Verfalldatum nicht, hält er verfallene Arzneimittel vorrätig oder gibt sie ab, begeht er eine Ordnungswidrigkeit.

Zur Überwachung der Verfalldaten im Einzelhandelsgeschäft gibt es verschiedene Kontrollsysteme (z.B. Listen, Kärtchen, wöchentliche Durchsicht, farbige Kennzeichnung u.a. mehr), und der Prüfungsteilnehmer sollte wissen, wie er **konkret** die Überwachung der Verfalldaten durchführen will.

Folgende Arzneimittel sind häufig mit Verfalldaten versehen: Flüssige Vitaminpräparate, weil sie in der Regel nach rund 1 Jahr nicht mehr den deklarierten Vitamingehalt aufweisen; Leinöl, das nach 6 Monaten ranzig wird; Leinsamen, Kürbissamen sowie andere fettreiche Samen und Früchte sind aufgrund oxidativer und enzymatischer Veränderungen des fetten Öles bei unsachgemäßer Lagerung weniger als 1 Jahr, bei kühler und trockener Lagerung bis zu 2 Jahren haltbar; Kräuterteemischungen mit hohem Anteil an Ätherischen-Öl-Drogen, insbesondere Feinschnitte (= Filterbeutel), da sich die Wirkstoffe hier sehr schnell verflüchtigen.

5.

Wissensgebiet: (§ 4 (2) der Prüfungsanforderungen)

Es ist festzustellen, ob der Prüfungsteilnehmer über die für das ordnungsgemäße Abfüllen, Abpacken und die Abgabe freiverkäuflicher Arzneimittel erforderlichen Kenntnisse verfügt.

a) Abfüllen, Umfüllen, Abpacken, Kennzeichnen

Von besonderer Bedeutung ist zu wissen, daß das AMG 76 gemäß § 4 Abs. 14 unter „abfüllen, umfüllen, abpacken, kennzeichnen" (d.h. beschriften bzw. etikettieren) eine Arzneimittel-**Herstellung** versteht. Das **Abfüllen** von Lindenblüten aus einem größeren Gebinde in kleinere Tüten, die zur Abgabe an den Verbraucher bestimmt sind, ist im Sinne des AMG 76 also bereits ein **Herstellen** von Arzneimitteln. Die Herstellung von Arzneimitteln ganz allgemein bedarf einer **Herstellungserlaubnis,** die in den §§ 13 bis 20 AMG 76 geregelt (siehe dazu Teil III, Seite 201 und 298 bis 299) und von den Regierungspräsidien bzw. Bezirksregierungen erteilt wird. Von diesen Paragraphen ist in aller Regel nur der § 13, Abs. 2, Ziffer 5 für den Einzelhändler von Bedeutung (= Ausnahme-Regelung!). Das Gesetz sieht nämlich für den Einzelhändler, der die Sachkenntnis nach § 50 besitzt, eine Sonderregelung (d.h. eine „Herstellung" ohne Herstellungserlaubnis) vor, wenn er Arzneimittel in **unveränderter Form(!)** lediglich **umfüllt, abpackt und kennzeichnet.**

Das besonders Wichtige an dieser Ausnahmeregelung ist also das Umfüllen usw. in unveränderter Form! Das **Zerkleinern** von Drogen, z.B. das Schroten von Leinsamen, der zur Beseitigung einer Darmträgheit angeboten wird, ist dem sachkundigen Einzelhändler **nicht gestattet.** Ebensowenig ist ihm das **Mischen** verschiedener Drogen (z.B. die Herstellung eines Hustentees) gestattet!

Die Sonderregelung im § 13 Abs. 2, Ziffer 5 besagt ferner, daß das Umfüllen usw. nur zur Abgabe **„unmittelbar an den Verbraucher",** also nicht an Zwischenhändler, gestattet ist.

Für das **Abfüllen im voraus** gibt es durch den § 36 (= Standardzulassung) eine **Erleichterung,** d.h. eine Genehmigung ohne Zulassungsformalitäten. Im Artikel 3 § 1 Abs. 3 (= Überleitungsvorschriften zum Arzneimittelgesetz) gab es eine **Besitzstandsklausel.** Letztere besagte, daß Personen Arzneimittel im voraus abfüllen durften (z.B. Schafgarbenkraut aus größeren Gebinden), wenn sie diese Tätigkeit am 1. Januar 1978, also beim Inkrafttreten des AMG 76 seit mindestens drei Jahren befugt ausgeübt und diese „Herstellungstätigkeit" bis zum 30. Juni 1978 der zuständigen Landesbehörde (d.h. den Regierungspräsidien bzw. der zuständigen Senatsstelle) angezeigt hatten. Diese **„Besitzstandsregelung"** war somit an Personen und nicht an ein Geschäft gebunden! Mit anderen Worten ausgedrückt: „wenn z. B. der Geschäftsinhaber seit 1974 oder schon länger befugterweise Schafgarbenkraut aus Großgebinden im voraus abgefüllt hat, dann durfte er dies auch noch weiterhin tun, **sofern er bis zum 30. Juni 1978 Schafgarbenkraut als Fertigarzneimittel dem BGA** und seine Tätigkeit des **Abfüllens bis zum 30. Juni 1978 seiner Landesbehörde** angezeigt hat. Die Zulassung ist am 1. Jan. 1990 erloschen.

Die Möglichkeit des Im-voraus-Abfüllens wird in § 36 AMG 76 geregelt. Dabei dürfen allerdings nur solche Arzneimittel im voraus abgefüllt werden, die durch Rechtsverordnung von der Pflicht der Zulassung freigestellt werden, die sog. **Standard-Zulassungen.** Beim Abfüllen dieser Arzneimittel hat man sich streng an die jeweilige Vorschrift der betreffenden Standardmonographie zu halten. In diesen Monographien sind nicht nur die Bezeichnung des Fertigarzneimittels, die Kennzeichnung, die Anwendungsgebiete usw. festgelegt, sondern auch die **Behältnisse,** in die das betreffende Fertigarzneimittel abgefüllt werden **muß.** So z. B. ist in den ersten Monographien für die Abfüllung von Drogen vorgeschrieben: „geklebte Blockbodenbeutel bzw. Seitenfaltbeutel aus einseitig glattem, gebleichtem Natronkraftpapier 50 g/m², gefüttert mit gebleichtem Pergamyn 40 g/m²". Zur Abfüllung von Drogen, die der Standard-Zulassung unterliegen, können also nicht beliebig irgendwelche Tüten verwendet werden!*)

Für den Einzelhandel sind folgende bereits erlassene **(Stand 16. Dezember 1988)** Standardzulassungen von Interesse*:

Angelikawurzel	Eichenrinde
Anis	Enzianwurzel
Arnikablüten	Erdrauchkraut
Bärentraubenblätter	Erkältungstees I bis V
Baldriantinktur	Eucalyptusblätter
Baldrianwurzel	Eucalyptusöl
Basilikumkraut	Färberginsterkraut
Beruhigungstees I bis VIII	Fenchel
Birkenblätter	Flohsamen
Blasen- und Nierentee I bis VII	Franzbranntwein
Brennesselkraut	Franzbranntwein mit ätherischem Öl
Brombeerblätter	Frauenmantelkraut
Brusttee	Gänsefingerkraut
Campherspiritus	Gallentees I und II
Eibischblätter	Gartenbohnenhülsen, samenfreie
Eibischwurzel	Goldrutenkraut

---

*) Nähere Informationen und laufende Aktualisierung sind enthalten in: „Braun, Standardzulassungen für Fertigarzneimittel, Text und Kommentar", Deutscher Apotheker Verlag, Stuttgart

Hamamelisblätter
Hamamelisrinde
Hauhechelwurzel
Heidelbeeren
Hirtentäschelkraut
Holunderblüten
Hopfenzapfen
Huflattichblätter
Hustentee
Husten- und Bronchialtees I und II
Indische Flohsamen
Isländisches Moos
Johanniskraut
Kamillenblüten
Kamille, Römische
Korianderfrüchte
Kümmel
Kürbissamen
Lactose (Milchzucker)
Lavendelblüten
Leinsamen
Liebstöckelwurzel
Lindenblüten
Löwenzahn
Magentees I bis VI
Magen- und Darmtees I bis XII
Magnesiumsulfat (Bittersalz)
Malvenblätter
Mariendistelfrüchte
Melissenblätter
Myrrhentinktur

Natriumsulfat (Glaubersalz)
Orthosiphonblätter
Passionsblumenkraut
Pfefferminzblätter
Pfefferminzöl
Pomeranzenschalen
Queckenwurzelstock
Ratanhiatinktur
Ringelblumenblüten
Riesengoldrutenkraut
Rizinusöl, raffiniertes
Rosmarinblätter
Ruhrkrautblüten
Salbeiblätter
Schachtelhalmkraut
Schafgarbenkraut
Schlüsselblumenblüten
Schwarze Johannisbeerblätter
Sonnenhutwurzel
Spitzwegerichkraut
Stiefmütterchenkraut
Süßholzwurzel
Taubnesselkraut, weißes
Tausendgüldenkraut
Thymian
Tormentillwurzelstock
Wacholderbeeren
Wasserstoffperoxid-Lösung 3 %
Weißdornblätter mit Blüten
Wermutkraut
Zimtrinde

Was muß im einzelnen beim Abfüllen, Umfüllen und Abpacken beachtet werden?

1. Der sachkundige Einzelhändler hat als erstes auf die **persönliche Hygiene** zu achten (z.B. Kopfschutz bei langen Haaren, saubere Arbeitskleidung, gründliche Reinigung der Hände usw.) und darf das Abfüllen usw. nicht während eines krankhaften Zustandes ausüben (z.B. während einer Erkältungskrankheit oder bei Schnupfen).

2. Die hygienische Sorgfalt gilt gleichermaßen auch **für den Arbeitsplatz.** Dieser muß ausreichend **groß** und **sauber** sowie mit einer **geeichten Waage ausgestattet sein.**

3. Die Arbeitsgeräte (z.B. Löffel, Schaufel, Trichter) müssen sauber sein und staubgeschützt aufbewahrt werden.

4. Wegen der Gefahr der sog. „**Cross-Contamination**" (= Verunreinigung mit feinen Partikeln, z. B. mit Drogenstaub) dürfen mehrere Arzneimittel nicht gleichzeitig abgefüllt werden. So können z. B. bei der gleichzeitigen Abfüllung von Pfefferminze neben Arnikablüten Bestandteile der Arnika (Pollen, Blütenstaub) in die Pfefferminzblätter gelangen und eine Arnikaallergie auslösen.

5. Ebensowenig darf während einer Abfüllung **geraucht** oder **gegessen** werden (z. B. Frühstückspause am Arbeitsplatz). Bei dem Ab- und Umfüllen von Weingeist und insbesondere von Hoffmannstropfen (= Äther-Äthanol-Gemisch) ist sehr sorgfältig zu achten, daß sich **kein offenes Feuer** im Raum befindet.

6. Beim Abwiegen ist die Tara (z. B. Gewicht der Tüten) zu beachten, und bei der Ab- und Umfüllung von Fertigarzneimitteln ist in gewissen Abständen das Gewicht, das Volumen und die Stückzahl zu kontrollieren.

7. Die zur Abgabe an den Verbraucher bestimmten **Packungen** müssen für den vorgesehenen Verwendungszweck geeignet sein. Z. B. zur Abgabe von **Leinsamen sind Papierbeutel aus nichtdurchfettenden Papiermaterial** oder für Drogen sind Beutel aus **aromadichtem** Material (= beschichtetes Material, wie z. T. in den Standardzulassungen gemäß § 36 AMG 76 vom BGA vorgeschrieben) zu verwenden. **Tinkturen** (z. B. Arnika- oder Baldriantinktur) und insbesondere Wasserstoffperoxidlösung sind in **Flaschen aus braunem Glas** abzufüllen. Die Abgabe von **ätzenden Flüssigkeiten** (z. B. Salmiakgeist) und **äußerlich anzuwendenden** Arzneimitteln (z. B. Kampferspiritus, Kampferliniment, Seifenspiritus, Wacholderspiritus) ist nie in „Lebensmittelflaschen" abzufüllen und abzugeben!

8. Bei der **Kennzeichnung** (Beschriftung) gelten die Kennzeichnungsvorschriften der §§ 10 und 11 AMG 76 (siehe dazu auch Teil III, Seite 194 bis 197 und 294), lediglich für **Fertigarzneimittel**, also wenn im **voraus** einige Tüten Arzneidrogen abgefüllt werden. Wird eine Droge oder eine Tinktur erst auf Verlangen eines Kunden abgefüllt, so muß der Einzelhändler gemäß § 9 AMG 76 neben der Bezeichnung des Arzneimittels (z. B. Kamillenblüten) lediglich seinen Namen oder den Namen seines Geschäftes angeben. Aus Gründen der Arzneimittelsicherheit ist es jedoch zweckmäßig, Arzneimittel generell nach §§ 10 und 11 AMG 76 zu kennzeichnen.

1. Mindestangaben beim Abfüllen auf Verlangen eines Kunden

KAMILLENBLÜTEN

Datum: 1. 4. 1991   Menge: 50,0 g

Preis:

Kräuterhaus „Kräuter-Max"

003 Behördhausen, Gesundheitsstraße 9

---

2. Text gemäß der Standardzulassung (beim Abfüllen im voraus)

Kamillenblüten

Tee

zur Bereitung von Teeaufgüssen und Dampfbädern

Zul.-Nr. 7999.99.99

Kamillenblüten

Anwendungsgebiete

Magen-Darm-Beschwerden; Reizung der Mund- und Rachenschleimhaut sowie der oberen Atemwege.

Art der Anwendung und Dosierungsanleitung

Ein Eßlöffel voll Kamillenblüten wird mit heißem Wasser (ca. 150 ml) übergossen und nach 5 bis 10 Minuten durch ein Teesieb filtriert. Zur Bereitung eines Dampfbades werden 1 bis 2 Eßlöffel voll Kamillenblüten mit heißem Wasser übergossen.

Soweit nicht anders verordnet, wird bei Erkrankungen im Magen-Darm-Bereich 3- bis 4mal täglich eine Tasse frisch bereiteter Teeaufguß warm zwischen den Mahlzeiten getrunken. Bei Entzündungen der Schleimhaut im Mund- und Rachenbereich wird mit dem frisch bereiteten Teeaufguß mehrmals täglich gespült oder gegurgelt. Bei Entzündungen der oberen Atemwege werden die Dämpfe des frisch bereiteten Teeaufgusses eingeatmet.

Hinweis

Der Teeaufguß darf nicht im Bereich des Auges angewendet werden.

Nach Ablauf des Verfalldatums nicht mehr anwenden.

Arzneimittel unzugänglich für Kinder, vor Licht und Feuchtigkeit geschützt aufbewahren.

Zu verwenden bis: 31. 12. 1992

Datum: 1. 4. 1991	Menge: 50,0 g
Ch.-B. 289*)	Preis:
Kräuterhaus „Kräuter-Max"	
003 Behördhausen, Gesundheitsstr. 9	
*) Chargenbezeichnung	

Folgende Angaben sollte ein Arzneimittel bzw. **muß ein Fertigarzneimittel aufweisen,** siehe dazu obiges Beispiel: (§§ 10 und 11 AMG 76)

1. Name oder Firma und Anschrift des Einzelhändlers –
2. Bezeichnung des Arzneimittels (– bei Pflanzen, Destillaten und Preßsäften mit ihren verkehrsüblichen deutschen Namen –)
3. die Zulassungsnummer (Abkürzung = „Zul.-Nr.")
4. die Chargenbezeichnung (Abkürzung = „Ch.-B."), falls Arzneimittel in Chargen in den Verkehr gebracht wird. Wird ein Arzneimittel nicht in Chargen in Verkehr gebracht, so kann/muß das Herstellungsdatum (= Datum der Abfüllung) vermerkt werden.

Eine Charge ist die jeweils in einem einheitlichen Herstellungsgang erzeugte Menge eines Arzneimittels. Wenn z.B. aus einem 5 kg Großgebinde zunächst nur 50 Tüten zu je 50 g abgefüllt werden, dann ist dies die 1. Charge und die später abgefüllten restlichen 50 Tüten sind die 2. Charge.

In der Praxis bietet sich für das Einzelhandelsgeschäft an, die auf den Groß-gebinden angegebenen Chargen-Nummern zusätzlich mitzuübernehmen.

 5. die Darreichungsform (z.B als Kamillentee)
 6. der Inhalt nach Gewicht (z.B. 50 g Kamillentee), Rauminhalt (z.B. 50 ml Baldriantinktur) oder Stückzahl (z.B. 50 Hefe-Tabletten) –
 7. die Art der Anwendung (z.B. als Kamillentee – siehe dazu oben)
 8. die **wirksamen** Bestandteile nach Art und Menge (z.B. Kamillenblüten) –
 9. das Verfalldatum (z.B. bei Kamillenblüten mit 2-jähriger Haltbarkeit 30. Juni oder 31. Dezember des betreffenden Jahres) –
10. Hinweise, wie **Warnhinweise** (z.B. nicht im Bereich des Auges verwenden) oder **Lagerhinweise** für die Fachkreise (z.B. „nicht über 20 °C und vor Licht geschützt lagern").
11. Arzneimittel, die nur in Apotheken an Verbraucher abgegeben werden dür-fen, müssen den Hinweis „Apothekenpflichtig" tragen.
12. die Anwendungsgebiete
13. die Gegenanzeigen, Nebenwirkungen und Wechselwirkungen mit anderen Mitteln (sofern bekannt)
14. Hinweise wie: nach Ablauf des Verfalldatums nicht mehr anwenden; unzu-gänglich für Kinder aufbewahren.
15. Aufbewahrungshinweise und Angabe der Haltbarkeit nach Öffnung des Behältnisses (soweit erforderlich)

Wird ein Arzneimittel mit äußerer Umhüllung und Packungsbeilage in den Ver-kehr gebracht, sind die Punkte gemäß §§ 10 und 11 getrennt aufzuführen (siehe Teil III).

b) Abgabe von Arzneimitteln

Der sachkundige Einzelhändler hat darauf zu achten, daß er keine verwechsel-ten, verfälschten, verdorbenen oder verfallenen bzw. überlagerten Arzneimittel abgibt. Er hat Sorge dafür zu tragen, daß ätzende und äußerlich anzuwendende Arzneimittel nicht in „Genußmittelflaschen" (Bier-, Limoflaschen usw.) abgege-ben werden. Er hat ferner darauf zu achten, daß Fertigarzneimittel und Arznei-mittel ordnungsgemäß gekennzeichnet sind und keine irreführenden Bezeich-nungen (siehe dazu § 8 AMG 76, Teil III, Seite 192) führen.

6. Wissensgebiet: (§ 4 (2) der Prüfungsanforderungen)

Es ist festzustellen, ob der Prüfungsteilnehmer die mit dem unsachgemäßen Umgang mit freiverkäuflichen Arzneimitteln verbundenen Gefahren kennt

Der sachkundige Einzelhändler muß wissen, daß auch mit freiverkäuflichen Arzneimitteln **Arzneimittelmißbrauch** betrieben werden kann und daß bei **unsachgemäßem Umgang**, insbesondere bei **nicht bestimmungsgemäßer Einnahme bzw. Verabreichung**, gesundheitliche Gefahren für Mensch und Tier auftreten können.

a) Arzneimittelmißbrauch

Der **Abführmittelmißbrauch** (= Laxantienabusus) mit sog. „natürlichen" Abführmitteln, wie Aloe, Sennesblätter, Faulbaumrinde und Rhabarberwurzeln ist stark verbreitet. Es muß darauf hingewiesen werden, daß auch bei einer Daueranwendung von Naturprodukten wie Anthranoiddrogen schwerwiegende Gesundheitsschädigungen auftreten können. Aus diesem Grund wurden Anthranoiddrogen der Apothekenpflicht unterstellt. Von **Alkoholsüchtigen** werden hochprozentige alkoholische Arzneimittel, wie z. B. Melissengeister, die bis zu 79 % Alkohol enthalten, aber auch weinige Zubereitungen (Tonika, Medizinalweine), die in der Regel 16 – 18 % Alkohol enthalten, mißbräuchlich verwendet, d. h. diese Arzneimittel werden nur wegen ihres Alkoholgehaltes eingenommen.

Bei chronischer **Magenübersäuerung** wird durch die ständige Einnahme von Natriumhydrogencarbonat (= Natron, Bullrichsalz), das Grundleiden eher verschlimmert. Fertigarzneimittel, die gegen Magenübersäuerung empfohlen werden, sind daher auf ihre Zusammensetzung zu überprüfen.

b) Gefahren beim unsachgemäßen Umgang mit Arzneimitteln:

Der sachkundige Einzelhändler sollte sich nicht nicht nur mit der Zusammensetzung und dem Anwendungsgebiet, sondern auch mit der Gebrauchsanweisung (!) und den möglichen Wechselwirkungen (!) jedes Präparates seines Arzneimittelsortimentes vertraut machen.

Beispiele:

Beim Verkauf eines **Frischpflanzenpreßsaftes** oder eines **alkoholfreien Tonikums**, die beide in der Regel durch Pasteurisation haltbar gemacht worden sind und die häufig auch keine Konservierungsmittel enthalten, sollte darauf aufmerksam gemacht werden, daß bei derartigen Arzneimitteln sehr streng auf die vorgegebenen Einnahme- und Aufbewahrungsvorschriften geachtet werden muß. Diese lauten in dem speziellen Falle etwa wie folgt: „Nicht aus der Flasche trinken" (Grund ist die Gefahr einer mikrobiellen Sekundärkontamination d.h. eines Befalls mit Mikroorganismen nach der Haltbarmachung) und „Nach dem Öffnen Flasche sofort wieder verschließen. Angebrochene Flasche im Kühlschrank aufbewahren". Haltbarkeit auch dann nur 4–5 Tage.

Bei **alkoholhaltigen Arzneimitteln** sollten Leberkranke, Diabetiker, Nierenkranke und Schwangere auf den Alkoholgehalt hingewiesen werden (muß auf der Packung angegeben sein). Autofahrern ist der Rat zu geben, das betreffende Arzneimittel erst nach Beendigung ihrer Fahrt einzunehmen. Schließlich sollte man wissen, daß eine Reihe von Arzneimitteln **Wechselwirkungen mit Alkohol** eingehen, die u.a. zur Fahruntüchtigkeit führen können (Schmerzmittel, Beruhigungsmittel, Schnupfenmittel u.a.). Zuletzt ist noch darauf zu achten, daß an Kinder und Jugendliche keine alkoholhaltigen Arzneimittel, die zu Mißbrauch geeignet sind (Melissengeist, Tonika, Medizinalweine), abgegeben werden.

Diabetiker, sofern bekannt, sind auf den **Zuckergehalt** in Hustensäften, Lutschtabletten, einigen Instant-Tees und Tonika aufmerksam zu machen. Ab und zu werden Arzneimittel, die als „für Diabetiker geeignet" gekennzeichnet sind, weil sie einen Zuckeraustauschstoff enthalten, als Arzneimittel gegen die Zuckerkrankheit angesehen. Hier ist es zwingend notwendig, Aufklärung zu betreiben!

Nierenkranke sollen ohne Erlaubnis ihres Arztes keine Wacholder- und Aloepräparate einnehmen.

Das **Absetzen eines vom Arzt** verordneten Arzneimittels zugunsten eines freiverkäuflichen Arzneimittels kann mit schlimmen Folgen einhergehen. Es muß daher dringend davor gewarnt werden, z.B.
Bohneschalen- oder Heidelbeerblättertee anstelle von Diabetikertabletten,
Mistel anstelle eines blutdrucksenkenden Mittels,
Weißdorn anstelle eines verordneten Herzmittels,
Bärentraubenblätter anstelle eines Antibiotikums,
Brennesselkraut anstelle eines verordneten Eisenpräparates usw. einzunehmen.

Von der **gleichzeitigen Einnahme** von freiverkäuflichen Arzneimitteln zusammen mit verordneten Arzneimitteln ist abzuraten, da zwischen den Arzneimitteln **Wechselwirkungen** (= Interaktionen) auftreten können, wobei die Wirkung des verordneten Arzneimittels verringert bzw. gehemmt oder auch gesteigert werden kann. Verbraucher, die ein Herzmittel (z.B. ein Digitalispräparat) vom Arzt verordnet bekommen, müssen ganz besonders auf die Wechselwirkungen, auch mit Lebensmitteln (!), achten. Die zusätzliche Einnahme eines Weißdornpräparates ist bei **zeitversetzter Applikation** zwar möglich, sie sollte aber mit Einverständnis des behandelnden Arztes erfolgen. Bei Herzkranken, die vom Arzt ein Herzmittel verordnet bekommen, sollte die Empfehlung eines hochdosierten **Calciumpräparates** dem Arzt überlassen werden. Abführmittel können die Wirkung von Digitalispräparaten (= Herzmittel) und Hormonpräparaten (z. B. „Pille") stark beeinträchtigen. Sie sind ab Nov. 1990 apothekenpflichtig.

Die **Nichtbeachtung der Krankheitsliste** oder irreführende Aussagen aufgrund unwissenschaftlicher bzw. unseriöser Kräuterbücher ist ebenfalls ein unsachgemäßer Umgang mit freiverkäuflichen Arzneimitteln.

7.

Wissensgebiet: (§ 4 (2) der Prüfungsanforderungen)

Es ist festzustellen, ob der Prüfungsteilnehmer die für freiverkäufliche Arzneimittel geltenden Vorschriften des Arzneimittelrechtes und des Rechtes der Werbung auf dem Gebiete des Heilwesens kennt.

a) Gesetz über den Verkehr mit Arzneimitteln (Arzneimittelgesetz)

Folgende Paragraphen des AMG 76 sind für Arzneimittel außerhalb der Apotheke (sog. freiverkäufliche Arzneimittel) von Bedeutung. Der Prüfungsteilnehmer muß den Inhalt – nicht den wörtlichen Gesetzestext – dieser gesetzlichen Bestimmungen wissen und anwenden können:

§ **2** (= Arzneimittelbegriff)
§ **3** (= Stoffbegriff)
§ **4** (= Sonstige Begriffsbestimmungen, darunter Fertigarzneimittel)

näheres darüber ist im 1. Kapitel (= 1. Wissensgebiet) und im Teil III nachzulesen.

Im § 4 ist auch der Begriff des **Herstellens** verankert (näheres darüber ist im 5. Kapitel (= 5. Wissensgebiet Seite 89 nachzulesen).

Im § 4 ist ferner der Begriff der **Charge** definiert: „Eine Charge ist die jeweils in einem einheitlichen Herstellungsgang erzeugte Menge eines Arzneimittels" (näheres darüber ist im 5. Kapitel (= 5. Wissensgebiet Seite 89 nachzulesen).

Im § 4 ist schließlich auch noch der **„Pharmazeutische Unternehmer"** wie folgt definiert: **„Pharmazeutischer Unternehmer ist, wer Arzneimittel unter seinem Namen in den Verkehr bringt."** Der Einzelhändler ist immer dann „Pharmazeutischer Unternehmer", wenn er z.B. Drogen, Baldriantinktur, Glaubersalz usw. aus größeren Gebinden abfüllt und diese unter seinem Namen in den Verkehr bringt. Der Pharmazeutische Unternehmer, d.h. der Einzelhändler bzw. der Inhaber der betreffenden „Arzneimittelabgabestelle", ist nicht nur für eine **einwandfreie Qualität** und für die **ordnungsgemäße Kennzeichnung** des von ihm „hergestellten" und in den Verkehr gebrachten Arzneimittels voll verantwortlich, sondern er muß gemäß

§ **84** (= Gefährdungshaftung) eine Haftpflichtversicherung abschließen* (siehe dazu auch Teil III, Seite 276 und 318. (* nur für Fertigarzneimittel).

§ **8** (= Verbote zum Schutz vor Täuschung), näheres dazu ist im 3. Kapitel (= 3. Wissensgebiet) und im Teil III, Seite 192 und 294 nachzulesen.

§ **10** (= Kennzeichnung der **Fertigarzneimittel**), näheres dazu ist im 5. Kapitel (= 5. Wissensgebiet) Seite 92 und im Teil III, Seite 193 nachzulesen.

§ **11** (= Packungsbeilage), näheres dazu ist im Teil III, Seite 197 nachzulesen.

§ 13, Abs. 2, Ziffer 5 (Herstellungserlaubnis; Sonderregelung für den Einzelhändler, der die Sachkenntnis nach § 50 AMG 76 besitzt), näheres dazu ist im 5. Kapitel (= 5. Wissensgebiet) Seite 89 und im Teil III, Seite 201 nachzulesen.

§ 36 (= Ermächtigung für Standardzulassungen), näheres dazu ist im 5. Kapitel (= 5. Wissensgebiet) Seite 90 und Teil III, Seite 304 nachzulesen.

§ 44 (= Ausnahme von der Apothekenpflicht), näheres dazu ist im 1. Kapitel (= 1. Wissensgebiet) Seite 21 und 22, im Teil III, Seite 306 und 307 nachzulesen.

§ 45 (= Ermächtigung zu weiteren Ausnahmen von der Apothekenpflicht), näheres dazu ist im 1. Kapitel (= 1. Wissensgebiet) Seite 23, im Teil III Seite 215 bis 219 nachzulesen.

§ 46 (= Ermächtigung zur Ausweitung der Apothekenpflicht), näheres dazu ist im 1. Kapitel (= 1. Wissensgebiet) Seite 23, im Teil III, Seite 247 bis 254 nachzulesen.

§ 50 (= Einzelhandel mit freiverkäuflichen Arzneimitteln; erforderliche Sachkenntnis), näheres dazu ist im Teil I, Seite 20 und im Teil III, Seite 257 bis 259 nachzulesen.

§ 51 (= Abgabe im Reisegewerbe), näheres dazu ist im Teil III, Seite 260 nachzulesen.

§ 52 (= Verbot der Selbstbedienung), näheres dazu ist im Teil III, Seite 260 und 309 nachzulesen.

§ 55 (= Arzneibuch), näheres dazu ist im 2. Kapitel (= 2. Wissensgebiet) Seite 24 bis 82 und im Teil III, Seite 264 und 310 nachzulesen.

§ 64 (= Durchführung der Überwachung), näheres dazu ist im Teil III, Seite 268 nachzulesen.

§ 65 (= Probenahme bei Überwachung), näheres dazu ist im Teil III, Seite 268 nachzulesen.

§ 67 (= Allgemeine Anzeigepflicht): eine Geschäftseröffnung ist nicht nur der zuständigen Gewerbeaufsicht usw. zu melden, sondern sie ist auch der pharmazeutischen Landesüberwachungsbehörde (z.B. dem Regierungspräsidium) anzuzeigen. Näheres dazu ist im Teil III, Seite 271 nachzulesen.

§ 69 (= Maßnahmen der zuständigen Behörde; Rückruf von Arzneimitteln). Neben den Maßnahmen der zuständigen Gesundheitsbehörden (siehe dazu Gesetztext im Teil III, Seite 303) gibt es noch das Rückrufsystem der Landesapothekerkammern und das „refo-Arzneimittel-Sicherheitssystem" vom Bundesverband Deutscher Reformhäuser.

§§ 95, 96 und 97 (= Straf- und Bußgeldvorschriften), näheres dazu ist im Teil III, Seite 278, 279 und 320 nachzulesen.

b) Artikel 3 (= Überleitungsvorschriften zum Arzneimittelgesetz)

§ 1 (= Herstellungserlaubnis; Ziffer 2 und 3 = „Besitzstandsklausel"), näheres dazu ist im 5. Kapitel (= 5. Wissensgebiet) Seite 89 und im Teil III, Seite 261 und 320 nachzulesen.

§ 7 (= Zulassung von Fertigarzneimitteln, die sich am Tage der Verkündigung dieses Gesetzes im Verkehr befanden), näheres dazu ist im 5. Kapitel (= 5. Wissensgebiet) Seite 89, im Teil II, Seite 63 und im Teil III, Seite 211 und 321 nachzulesen.

> **Merke:** Die Frist für die Möglichkeit der Anzeige von Fertigarzneimitteln an das BGA ist längst abgelaufen; der Termin war der 30. Juni 1978. Wichtig für Geschäftsneueröffnungen! Die dem BGA rechtzeitig angezeigten Fertigarzneimittel (z.B. im voraus abgefüllte Drogen) gelten für 12 Jahre als zugelassen. Die Zulassung ist am 1. Januar 1990 erloschen, wenn bis zu diesem Zeitpunkt kein Antrag auf Verlängerung der Zulassung bei BGA gestellt worden ist (= sog. Nachzulassung).

c) Gesetz über die Werbung auf dem Gebiete des Heilwesens (Heilmittelwerbegesetz)

§ 1 (= Anwendung des Gesetzes), näheres dazu ist im Teil III, Seite 283 und 351 nachzulesen.

§ 3 (= unzulässige irreführende Werbung), z.B. wenn Anthranoid-haltige Abführmittel als sog. „Darmpflegemittel" angepriesen werden oder wenn von „reinen Naturprodukten" gesprochen wird, obwohl diese synthetische Bestandteile enthalten oder wenn fälschlicherweise behauptet wird, daß ein Erfolg mit Sicherheit zu erwarten ist und/oder keinerlei Nebenwirkungen auftreten. Der Gesetzestext ist im Teil III, Seite 352 nachzulesen.

§ 4 (= Mindestinformation einer Werbung) siehe auch Teil III, Seite 286.

1. Werbung **außerhalb** der Fachkreise (z.B. Plakate, Zeitungsanzeigen, Werbeprospekte für Verbraucher) sog. Publikumswerbung:

TISUNIL-GOLD	= Bezeichnung des Arzneimittels
von Knif GmbH, 7039 Frauenberg	= Name oder Firma mit Sitz des Pharmaz. Unternehmens
Hausmittel gegen Darmträgheit und bei Entzündungen im Magen und Darm	Anwendungsgebiete
Gegenanzeigen: Nicht anwenden bei Darmverschluß	Gegenanzeigen

Wenn **Nebenwirkungen** bekannt sind oder **Warnhinweise** vorgeschrieben werden, dann **müssen** (!) diese ebenfalls in der „Mindestinformation" z.B. in einer Zeitungsanzeige oder auf dem Plakat genannt werden.

2. Werbung **innerhalb** der Fachkreise (z.B. Informationsschrift zur Einführung eines Arzneimittels im Einzelhandelsgeschäft): In diesem Falle kommt zu den oben beschriebenen „Pflichtmindestangaben" noch hinzu: die **Zusammensetzung des Arzneimittels nach Art und Menge der wirksamen Bestandteile (= Analyse).**

3. **Erinnerungswerbung.** In diesem Falle darf **nur mit der Bezeichnung** des Arzneimittels und zusätzlich mit den **Namen bzw. der Firma** bzw. mit dem Warenzeichen des Pharmazeutischen Unternehmens geworben werden. Beispiel: Tisunil-Gold von Knif/Frauenberg. Zusätzliche Preisangabe ist erlaubt. Die Pflichtangaben müssen deutlich abgesetzt und abgegrenzt von den übrigen Werbeaussagen angebracht werden. Dies ist z.B. durch räumliche Trennung, graphische Gestaltung, andere Schrifttypen usw. erreichbar.

§ 6 (= unzulässige Werbung) mit **Gutachten** oder **Zeugnissen** von nicht wissenschaftlich oder fachlich berufenen Personen oder die Bezugnahme auf **wissenschaftliche Veröffentlichungen,** ohne dabei die genaue Literaturfundstelle zu nennen. Werbung mit Gutachten, Zeugnissen, Wiss. Veröffentlichungen ist nur innerhalb der Fachkreise erlaubt. (= vollständiger Gesetzestext ist im Teil III, Seite 353 nachzulesen).

§ 10 (= Verbot der Publikumswerbung für Schlafmittel). Bei den freiverkäuflichen Beruhigungsmitteln, wie Baldrian-, Hopfen-, Johanniskraut- und Passionsblumenkrautpräparaten darf in der Werbung das Wort „Schlaflosigkeit" nicht benutzt werden. Der Gesetztestext ist im Teil III, Seite 353 nachzulesen.

§ 11 (= Verbotsliste für Werbung **außerhalb** der Fachkreise) z.B. ist verboten zu werben mit Gutachten, Zeugnissen und wissenschaftlichen Veröffentlichungen – mit der Wiedergabe von Krankengeschichten – mit der bildlichen Darstellung von Personen im weißen Berufskittel u.ä. – mit der bildlichen Darstellung eines veränderten Krankheitszustandes – mit fremd- oder fachsprachlichen Bezeichnungen – mit Aussagen, die Angstgefühle hervorrufen – usw.

§ 12 (= **Krankheitsliste).** In einer Anlage zu § 12 (siehe Text der Anlage im Teil III, Seite 354 sind Krankheiten und Leiden beim Menschen und Krankheiten und Leiden beim Tier aufgeführt, für die keine Publikumswerbung betrieben werden darf (auch nicht **vorbeugender** Natur!). Diese Krankheitsliste stimmt in vielen Punkten mit der Krankheitsliste Anlage 3 zur VO nach § 46 AMG 76 überein. Für freiverkäufliche Arzneimittel gilt: die Anwendungsgebiete müssen mit denen der Packungsbeilage übereinstimmen.

§ 15 (= Ordnungswidrigkeiten). Verstöße gegen das HWG können mit Geldbußen bis zu 50 000, − geahndet werden. Werbematerial, das gegen das HWG verstößt, kann eingezogen werden. Der Gesetzestext ist im Teil III, Seite 355 nachzulesen.

Teil II

Arzneimittelkunde (Fertigarzneimittel)

Von Dr. Herbert Niklas, Stuttgart

Einleitung

Der Teil II gibt eine kurze Übersicht über einen Teil jener Arzneimittel, die im Einzelhandel außerhalb der Apotheken in Drogerien, Reformhäusern, Supermärkten, Zoohandlungen und im Lebensmitteleinzelhandel in den Verkehr gebracht werden.

Nach allgemeinen Erläuterungen und einer Übersicht der Darreichungsformen und Zubereitungen folgt die Besprechung der Arzneimittel für die wichtigsten Anwendungsgebiete. Am Anfang eines jeden Kapitels steht eine Erläuterung zum Verständnis der Wirkungen dieser Arzneimittel. Daran anschließend folgt die Nennung der jeweils wichtigsten wirksamen Bestandteile. Am Ende werden einige Fertigarzneimittel vorgestellt; diese Auflistung stellt *keinerlei Wertung oder Empfehlung* dar.

Es würde den Rahmen sprengen, wollten alle vorkommenden wirksamen Bestandteile jeweils erläutert und bei den Fertigarzneimitteln angeführt werden. Die Kenntnis der *vollständigen* Zusammensetzung freiverkäuflicher Arzneimittel ist im Einzelhandel außerhalb der Apotheke nicht notwendig; doch sollen die *wichtigsten* wirksamen Bestandteile und mögliche Gegenanzeigen (Kontraindikationen) und Nebenwirkungen bekannt sein. Da Arzneimittel Waren besonderer Art sind, muß sich der Einzelhändler über die wichtigsten Eigenschaften seiner Arzneimittel informieren, damit er den Kunden Hinweise geben kann.

Durch die Bestimmungen des Arzneimittelgesetzes (insbesondere der sogenannten Nachzulassung) sind die Zusammensetzungen auch der freiverkäuflichen Arzneimittel derzeit einer wissenschaftlichen Prüfung zu unterziehen. Dies hat zur Folge, daß die Unternehmer die wirksamen Bestandteile an den aktuellen Kenntnisstand anzupassen haben. Demnach ist es möglich, daß hier Änderungen eintreten, die bei Redaktionsschluß natürlich nicht bekannt waren.

Bitte vergewissern Sie sich daher immer anhand der Ihnen im Geschäft vorliegenden Arzneimittel, ob sich etwas geändert hat. Die wirksamen Bestandteile sind auf der Packung angegeben.

Freiverkäufliche Arzneimittel dienen in erster Linie der Selbstbehandlung bei einfachen Befindlichkeitsstörungen. Der Gesetzgeber hat bewußt stärker wirksame Mittel der Apothekenpflicht unterstellt und nur solche Arzneimittel für den Einzelhandel außerhalb der Apotheke freigegeben, die überwiegend aus dem Erfahrungsschatz der Volksmedizin kommen. Dennoch sind freiverkäufliche

Arzneimittel nicht immer frei von Nebenwirkungen. Über die bedeutsamsten gibt der Teil II dieses Buches jeweils Auskunft.

Es muß darauf hingewiesen werden, daß bei andauernden Störungen des Wohlbefindens aus allseits bekannten Gründen ärztlicher Rat einzuholen ist. Denn es versteht sich von selbst, daß eine genaue Kenntnis der Arzneimittel ein wissenschaftliches Studium voraussetzt. Dennoch kann durch kritisches und verantwortungsbewußtes Denken und Handeln auch im Verkehr mit Arzneimitteln außerhalb der Apotheken ein Beitrag zur Arzneimittelsicherheit geleistet werden.

Allgemeine Erläuterungen zur Arzneimittelanwendung

In Fertigarzneimitteln liegen die arzneilich wirksamen Stoffe in der Regel in Form von Zubereitungen vor. Das bedeutet – wenn man von Teemischungen absieht –, daß neben einem oder mehreren Wirkstoffen auch Hilfsstoffe enthalten sind, die selbst keine arzneiliche Wirkung entfalten. Solche Hilfsstoffe sind bei festen Darreichungsformen, wie Tabletten oder Dragees, Stoffe, die die abgeteilte Form auf das gewünschte Gewicht bringen und wesentlich dazu beitragen, daß die Wirkstoffe im Körper freigesetzt werden können. Ähnliches gilt auch für flüssige Formen; hier ist das Lösungsmittel der Träger der Wirkstoffe. Bei anderen Darreichungsformen, beispielsweise Salben, gilt gleiches.

Man erwartet von Arzneimitteln, daß sie wirken. Sie können jedoch nur dann eine Wirkung entfalten, wenn der Wirkstoff am sogenannten Erfolgsorgan – also da, wo die Wirkung erwartet wird – auch ankommt. Das bedeutet, daß der Wirkstoff auf einem Weg, in der Regel ist das der Blutweg, transportiert werden muß. Voraussetzung hierfür ist, daß das Arzneimittel im Körper den Wirkstoff freigibt und dieser dann ins Blut geht oder lokal die Wirksamkeit entfaltet.

Das Zuführen eines Arzneimittels nennt man die Applikation. Dies kann auf verschiedenen Wegen geschehen: Man kann das Arzneimittel auf Schleimhäute aufbringen, wie etwa den Nasenspray auf die Schleimhäute der Nase. Hier wirkt der Arzneistoff lokal, d.h. dort, wo er aufgesprüht wird, nämlich auf den Schleimhäuten – unter Umgehung des Blutweges. Nimmt man dagegen Kapseln gegen Schnupfen ein, so gelangen die Wirkstoffe in den Magen und Darm, werden dort ins Blut abgegeben und gelangen über den Blutweg an die Nasenschleimhäute, aber natürlich auch überall sonst hin im Körper und können somit an bestimmten Organen unerwünschte Begleitwirkungen auslösen, z.B. Herzjagen.

Den Vorgang des Übergangs eines Arzneistoffs in den Körper nennt man Resorption.

Verfolgen wir den Weg einer Tablette, welche oral appliziert, also durch den Mund eingenommen wurde: Durch Schlucken gelangt sie nach dem Passieren der Speiseröhre in den Magen. Dort trifft sie auf saure Flüssigkeit – den Magensaft. Hier oder im sich am Magen anschließenden Zwölf-Finger-Darm löst sie sich auf und der Wirkstoff tritt in Kontakt mit der Magen- bzw. Darmschleimhaut. Durch komplizierte Vorgänge gelangt der Arzneistoff ins Blut, passiert die Leber (über den Pfortaderkreislauf) und verteilt sich dann im Körper und trifft auch an das „Erfolgsorgan", also jene Stelle, an der eine Wirkung ausgelöst werden soll. Nun resorbiert der Körper nicht immer alles an Arzneistoff. Meist wird nur ein Teil aufgenommen; dies hängt von der Resorptionsquote ab. Diese wird z.B. beeinflußt vom Füllungszustand des Magens (vor oder nach dem Essen), von der Menge an Magensäure und von der Zerfallsgeschwindigkeit der Arzneiform.

Alle diese Einflüsse auf die Resorption können ausgeschaltet werden, wenn man das Arzneimittel direkt ins Blut, z.B. intravenös, injiziert. Hier ist die Resorptionsquote 100 %. Solche Arzneimittel sind Apotheken vorbehalten.

Ist ein Arzneistoff resorbiert worden, beginnt dessen chemische Umwandlung im Körper. Dies nennt man Biotransformation. Diese geschieht fast ausnahmslos in der Leber. Das Pharmakon wird also chemisch verändert, meist zu wenig wirksamen oder unwirksamen Stoffen. Der nächste Schritt ist dann die Ausscheidung des Arzneistoffs bzw. dessen Umwandlungsprodukte. Meist geschieht dies über die Nieren. Grob vereinfacht kann man feststellen, daß die Leber das Arzneimittel wasserlöslich macht, damit es über die Nieren ausgeschieden werden kann. In diesem Zusammenhang ist auf folgendes hinzuweisen (siehe Abb. II.1): Um eine Wirkung zu entfalten, muß ein Arzneimittel einen bestimmten Blutspiegel erreichen, das heißt, in ausreichend hoher Konzentration im Blut verteilt sein. Ein zu geringer Blutspiegel bewirkt, daß das Arzneimittel keine Wirkung zeigt; erst bei ausreichend hohem Blutspiegel wird ein wahrnehmbarer therapeutischer Effekt zu sehen sein. Erhöht man die Konzentration noch weiter, so werden bei vielen Arzneistoffen unerwünschte Wirkungen auftreten (toxischer Bereich).

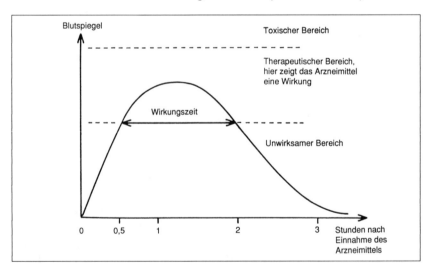

Abb. II.1: Die Abhängigkeit der Wirkung der Arzneimittel von der Konzentration im Blut

Die Vorgänge der Umwandlung (= Biotransformation) und der Ausscheidung faßt man unter dem Begriff Elimination zusammen.

Ein arzneilich wirksamer Stoff im Sinne § 3 AMG 1976, also auch eine chemische Verbindung oder geschnittene Pflanzenteile, liegt in der Form eines Arzneimittels meist be- oder verarbeitet vor (Ausnahmen sind z.B. Glaubersalz, Teedrogen). Zur Anwendung werden die Stoffe in eine Arzneiform (Darreichungsform) gebracht, die für die Anwendung geeignet ist. Eine häufig verwendete Arzneiform ist die **Tablette**. Zu ihrer Herstellung werden die gepulverten oder granulierten wirksamen Stoffe mit sogenannten Tablettierhilfsmitteln vermischt, evtl. nochmals granuliert und dann zu der bekannten Tablettenform gepreßt. Die Tablettierhilfsmittel sind nötig, um der Tablette das nötige Gewicht und ihr einen ausreichenden Schutz vor Beschädigung bei mechanischer Einwirkung zu geben. Tabletten müssen aber auch so beschaffen sein, daß sie bei Kontakt mit den Verdauungssäften zerfallen, um so die Wirkstoffe freizugeben und diese resorptionsfähig zu machen. Tablettierhilfsstoffe sind zum Beispiel

● Füllmittel, wie Stärke, Milchzucker, um Tablettenmasse zu bilden,
● Bindemittel, wie Aerosil, Stärkekleister, um den Zusammenhalt der Tabletten zu gewährleisten,
● Gleitmittel, wie Talkum, Calciumstearat, um ein Kleben an dem Stempel der Tablettenpresse zu verhindern,
● Sprengmittel, wir Agar-Agar, Natriumhydrogencarbonat, um ein Auseinanderfallen (Sprengen) der Tablette bei Kontakt mit den Verdauungssäften zu bewirken.

Tabletten werden heute mit modernen Maschinen gepreßt, indem auf eine gefüllte Matritze ein Stempel drückt und so die pulverisierten Bestandteile zur gewünschten Form preßt. Tabletten sind dann nicht verkehrsfähig, wenn sie zerbröselt oder fleckig sind oder einen untypischen Geruch haben.

Tabletten, deren Inhaltsstoffe luft- oder feuchtigkeitsempfindlich sind, oder solche, die schlecht schmecken, werden häufig zum **Dragee** verarbeitet. Man überzieht hierbei den meist abgerundeten Tablettenpressling (Drageekern) mit einer festen Schicht von Zucker, Carbonaten, Talk und anderen Stoffen und erhält somit eine Ummantelung der Tablette. Man kann auch noch eine gefärbte Lackschicht auftragen. Die Farbstoffe müssen arzneimittelrechtlich zugelassen sein. Zur Herstellung bedient man sich des Dragierkessels. Dragees dürfen keine Risse aufweisen oder ungleichmäßig gefärbt sein.

Tropfen sind Arzneilösungen, die tropfenweise aus Tropfflaschen dosiert werden und meist mit Wasser oder auf Zucker eingenommen werden. Die Konzentration resp. die Tropfengröße wird so gewählt, daß eine genaue Dosierung möglich ist.

Elixiere sind Auszüge von Drogen oder deren Mischungen mit ethanolhaltigen Flüssigkeiten (z.B. Südwein) oder Lösungen von Drogenextrakten in solchen Flüssigkeiten. Meist werden Elixieren Aromastoffe, Zucker, Salze usw. beigefügt, um die Haltbarkeit und den Geschmack zu verbessern.

Eine **Emulsion** ist definiert als eine homogene Verteilung kleinster Tröpfchen einer Flüssigkeit in einer anderen, mit ihr normalerweise nicht mischbaren Flüssigkeit. Eine allseits bekannte Emulsion ist die Milch. Hier ist das „Butterfett" in feinsten Tropfen in der wäßrigen Phase feinst verteilt, d.h. emulgiert. Es gibt somit zwei Phasen, meist eine wäßrige Phase und eine Fettphase. Damit die beiden Phasen sich nicht trennen, werden meist Emulgatoren zugesetzt, die eine Verbindung zwischen den Wasser- und den Fetteilchen bewirken. Emulsionen, bei denen sich die Phasen z.B. wegen Überlagerung getrennt haben, sind nicht verkehrsfähig.

Preßsäfte werden gewonnen durch Auspressen frisch geernteter und gewaschener Pflanzen oder Pflanzenteile (Frischpflanzenpreßsäfte). Um die Freiverkäuflichkeit zu erhalten, darf kein anderes Lösungsmittel außer Wasser verwendet werden (siehe § 44 Abs. 2 AMG). Die Säfte enthalten die Pflanzeninhaltsstoffe in natürlicher Mischung und werden ohne Konservierungsstoffe hergestellt. Daher sind sie von Natur aus trübe und bilden nach einiger Zeit einen Bodensatz, der vor der Einnahme des Preßsaftes aufgeschüttelt werden muß. Preßsäfte sind überlagert und nicht verkehrsfähig, wenn sich der Bodensatz nicht mehr in feiner Form verteilen läßt. Nach Anbruch müssen diese Säfte im Kühlschrank aufbewahrt werden und alsbald verbraucht werden.

Destillate gewinnt man durch Erhitzen von Drogen mit einem Lösungsmittel (meist Alkohol-Wasser-Gemisch) und anschließender Kondensation des Dampfes. Die flüchtigen Drogenbestandteile (z.B. ätherische Öle) können so aus dem Drogengut herausgeholt werden. Ein besonders schonendes Verfahren ist die Vakuumdestillation, die bei einigen freiverkäuflichen Destillaten angewandt wird. Destillate enthalten mehr oder weniger Alkohol; dies ist bei der Einnahme von Destillaten, beispielsweise beim Melissengeist, zu beachten, da der Alkohol das Reaktionsvermögen herabsetzt und zudem bei einigen Erkrankungen, wie Leberschaden, Epilepsie, kontraindiziert ist. Destillate sind klar.

Sirupe sind zuckerhaltige Lösungen, denen Pflanzenauszüge oder andere Stoffe zugesetzt werden. Durch den hohen Zuckergehalt sind Sirupe für Zuckerkranke kontraindiziert. Der Zuckergehalt dient auch der Konservierung.

Zäpfchen (lat. Suppositorien) sind im Verkehr außerhalb der Apotheken nicht zugelassen. Sogar ohne Sachkenntnis dürfen jedoch Vaginal-Ovula in den Verkehr gebracht werden, die zur Verhütung der Schwangerschaft bestimmt sind. Sie bestehen aus einer Grundmasse, die bei Körpertemperatur schmilzt und den darin enthaltenden Arzneistoff freigibt. Ovula sind daher nicht über Zimmertemperatur zu lagern. Einmal geschmolzene und wieder erkaltete Ovula nicht mehr verwenden.

Die freiverkäuflichen Arzneimittel dienen alle der Selbstbehandlung bei leichten Gesundheitsstörungen oder zur Vorbeugung. In aller Regel werden diese Arzneimittel nicht vom Arzt empfohlen oder verschrieben. Obwohl es sich überwiegend um nicht stark wirksame Arzneimittel und um Mittel der Volksmedizin handelt, sind es eben doch Arzneimittel und keine Lebensmittel, die der Ernährung oder dem Genuß dienen. Arzneimittel sollen unkontrolliert nicht über einen längeren Zeitraum eingenommen werden. Es muß an dieser Stelle vor der falschen Folgerung gewarnt werden, daß „natürliche" Mittel, z.B. Teedrogen, keine Nebenwirkungen haben können. Die Medizin kennt genügend starke Gifte und auch Vergiftungen durch pflanzliche Stoffe. Selbst die als harmlos angesehenen Arzneitees sind dann nicht mehr als harmlos anzusehen, wenn sie falsch angewendet oder zu lange eingenommen werden. Daher muß bei einer Reihe von Arzneimitteln bei andauernder Einnahme der Kunde auf den Sachverhalt hingewiesen werden. Ergibt sich der geringste Verdacht, daß ernsthafte Gesundheitsstörungen mit freiverkäuflichen Arzneimitteln behandelt werden sollen, muß zu einem Arztbesuch geraten werden.

1. Appetitfördernde und verdauungsanregende Mittel

Mit diesen Arzneimitteln soll eine Steigerung des Appetits und eine Anregung der Magensaft- und der übrigen Verdauungssaftproduktion erreicht werden. Hier kommen vorwiegend pflanzliche Wirkstoffe zum Einsatz.

Bittermittel

Verwendet werden Extrakte, Tinkturen oder Drogenabkochungen. Man gibt sie etwa 15 Min. vor dem Essen. Durch die bittere Geschmacksempfindung der Zunge wird reflektorisch die Speichel- und Magensaftsekretion angeregt. Sind die Bitterstoffe dann im Magen, wird Pepsin und Salzsäure vermehrt produziert.

Verwendet werden vor allem folgende Drogen oder Zubereitungen aus diesen Drogen:

Chinarinde, Kondurangorinde, Enzianwurzel, Wermut, Pomeranzenschalen, Schafgarbenkraut, Tausendgüldenkraut.

Durch den Bitterstoffgehalt soll reflektorisch auch der Appetit angeregt werden. Die Reizung der Geschmacks- und Geruchsnerven soll zusammen mit einer Sekretionssteigerung der Verdauungssäfte die Lust am Essen steigern.

Ätherische Öle mit aromatischem Geschmack

Auch diese regen den Appetit und die Sekretion von Verdauungssäften an.

Verwendung finden Anis, Kümmel, Fenchel, Pomeranzenschale, Pfefferminze, Kamille.

Diese ätherisches Öl enthaltenden Drogen werden auch wegen ihres beruhigenden und krampflösenden Effekt im Verdauungsbereich geschätzt (carminative Wirkung). Schmerzhafte Blähungen können dadurch vermieden werden.

Enzympräparate

Verdauungsenzyme werden häufig benutzt, um eine mangelhafte Sekretion im Organismus auszugleichen. Man muß sich jedoch bewußt sein, daß die zugeführte Menge meist ungenügend ist.

Pepsin

Pepsin ist ein Enzym aus der Magenschleimhaut und braucht zu einer Wirkung ausreichend Salzsäure, die ebenso im Magen produziert wird. Üblich ist eine Lösung von Pepsin in Wein: der Pepsinwein. Die durch ein Likörglas Pepsinwein zugeführte Menge Pepsin kann einen Pepsinmangel in keiner Weise ausgleichen. Eher wird hier der Alkohol wirken, der die Säuresekretion des Magens anregt. Alternativ können Aperitifs verwendet werden, die meist noch besser schmecken. Aperitifs sind keine Arzneimittel.

Alkoholhaltige Getränke und alkoholhaltige Arzneimittel dürfen bei Magenschleimhautentzündung (Gastritis) und Magengeschwür nicht gegeben werden.

Papain

Die verdauungsfördernde Wirkung von Papain ist der von Pepsin ähnlich. Papain ist ein Enzym pflanzlicher Herkunft.

Bromelain

Bromelain, auch als Bromelin bezeichnet, ist ein Enzym aus der Ananas. Man sagt diesem Enzym milde eiweißspaltende Wirkung nach.

Präparatebeispiele

ergos Magen- und Darmtee	Kamillenblüten, Kümmel, Pfefferminzblätter, Tausendgüldenkraut u.a.
Gallexier	Drogendekokt aus Artischockenblättern, Löwenzahnblättern, Enzianwurzel, Wermutkraut, Fenchel u.a.
Kneipp Magentrost	Auszug aus Tausendgüldenkraut, Schafgarbenkraut, Wermutkraut, Enzianwurzel u.a. (Alkoholgehalt 33 %)
Magentropfen	Kümmelöl, Eucalyptusöl, Lorbeeröl, Nelkenöl, Fenchelöl, Ceylonzimtöl, Anisöl, Kampfer, Menthol (Alkoholgehalt 56,9 %)
Multipretten	Trockenextrakt aus Kümmel, Anis, Koriander, Wermutkraut, Scharfgabenkraut, Kümmelöl, Fenchelöl, Anisöl, Bromelin
Papaya Tabl.	Papain, Papayablätter
Pepsin-Wein Blücher-Schering	Pepsin in weiniger Lösung
Schoenenberger Wermut Pflanzensaft	Preßsaft aus Wermutkraut

2. Bronchien- und Hustenmittel

Der Husten ist ein Schutzreflex des Organismus und wird durch Reizung der Schleimhäute der Atemwege ausgelöst. Er hat die Aufgabe, Fremdkörper (z.B. Staubteilchen) aus dem Bronchialraum zu entfernen.

Die Atemwege sind mit einer Schleimhaut ausgekleidet, an der Staub gebunden wird. Die Schleimhäute reinigen sich normalerweise selbst, da der Schleim durch kleine Flimmerhaare im Atemtrakt kontinuierlich nach oben befördert und verschluckt wird. Zigarettenrauch hemmt diese natürliche Reinigung.

Bei trockenem Reizhusten ist die Hustenreizschwelle durch einen vorausgegangenen Entzündungsvorgang stark erniedrigt: Es genügt schon der kleinste Reiz, um den Hustenvorgang auszulösen. Hier werden schleimstoffhaltige Drogen als Arzneimittel eingesetzt, die reizmildernd wirken und die Schleimhaut der oberen Luftwege mit einer Schutzschicht überziehen und so schleimhautberuhigend und hustenreizmildernd wirken sollen. Pflanzenschleime werden nicht oder nur wenig resorbiert; sie wirken örtlich bzw. indirekt auf den Nervus vagus (siehe Teil I S. 26).

Bei Husten, der mit zu starker Schleimabsonderung einhergeht, werden auswurffördernde Arzneimittel verwendet. Man nennt sie Expektorantien. Sie verflüssigen das zähe Sekret, erleichtern das notwendige Abhusten des Schleims und den Abtransport durch die Flimmerhaare. Für die Verflüssigung des Sekrets muß auf genügend Flüssigkeitszufuhr geachtet (etwa 3 l pro Tag) und zu trockene Atemluft vermieden werden. In hartnäckigen Fällen empfiehlt sich eine Dampfinhalation mit lösenden und krampfmildernden Kamillendämpfen bzw. mit Fenchel-, Anis-, Eukalyptusöl. Die Wirkung der Expektorantien beruht zum Teil auf einer Reizung von Nerven in der Magenschleimhaut, wodurch die Bronchialdrüsen reflektorisch vermehrt dünnflüssigeres Sekret bilden. Dies ist insbesondere bei Ammoniumchlorid der Fall.

Saponindrogen führen zu einer Verringerung der Oberflächenspannung des Sekrets. Dadurch wird der Schleim dünnflüssiger und kann leichter abgehustet werden (siehe Teil I S. 29).

Auch ätherische Öle wirken expektorierend durch Verflüssigung des Schleims und ihre milde desinfizierende Wirkung. Im Handel sind Tees aus geschnittenen Drogen und Instant-Tees. Bei den letztgenannten handelt es sich meist um Sprühtrockenextrakte von Arzneidrogen. Die ätherischen Öle gehen bei dieser

Herstellungstechnik teilweise verloren; sie werden dem Erzeugnis, wenn nötig, nachträglich wieder zugesetzt.

Die aus Drogen durch Destillation gewonnenen ätherischen Öle sind teilweise Bestandteile von Hustentropfen, Hustensäften, Inhalationsmitteln, Einreibungen und Badeölen.

Sprühtrockenextrakte und Destillate sind als Heilmittel aufgrund der Rechtsverordnung freiverkäuflich.

Bei Einreibungen will man damit eine milde, längerdauernde Inhalation erreichen, da die Öle aus der Zubereitung in die Atemluft übergehen. Gleiches gilt für Badeöle.

Zur Anwendung kommen auch Menthol und Kampfer. Die beiden Stoffe rufen an den Schleimhäuten ein Kältegefühl hervor und sollen die Sekretbildung einschränken.

Die im Handel befindlichen Hustenbonbons sind überwiegend keine Arzneimittel. Man macht sich hier die Eigenschaft zunutze, daß Bonbons schon alleine wegen des Lutschens zu gesteigerter Speichelsekretion führen und so Hustenreiz lindern können. Meist sind Hustenbonbons zuckerhaltig, was bei Diabetikern berücksichtigt werden muß. Was in Hustenbonbons enthalten ist, ist aus dem aufgedruckten Zutatenverzeichnis zu entnehmen.

Verwendet werden:

Als hustenreizmildernde Mittel vor allem **schleimstoffhaltige Drogen** wie: Eibischwurzel, Isländisches Moos, Spitzwegerich, Huflattichblätter, Wollblumen.

Als auswurffördernde Mittel vor allem **saponinhaltige Drogen** wie: Primelwurzel, Senegawurzel, Wollblumen, Efeublätter, Süßholzwurzel, Lungenkraut, Huflattichblätter.

Ätherisches Öl enthaltende Pflanzen wie: Anis, Fenchel, Thymian, Eukalyptus, Pfefferminze, Kamille.

Reine ätherische Öle wie: Anisöl, Eukalyptusöl, Terpentinöl, Latschenkiefernöl und die aus Drogen gewinnbaren Stoffe Menthol und Kampfer.

Zucker oder Honig findet man in vielen Hustensäften. Wahrscheinlich wird hierdurch reflektorisch über die Mundschleimhaut eine Sekretverflüssigung erreicht.

Honighaltige Arzneimittel wendet man vor allem bei Kindern an.

Merke: Zwischen trockenem Reizhusten und Husten durch Verschleimung unterscheiden. Bei länger andauerndem Husten muß der Arzt befragt werden.

Präparatebeispiele

Broncholind Erkältungs-Balsam	Campfer, Eukalyptusöl, Menthol
Broncholind Hustentropfen	Destillat aus Anis, Eukalyptusblättern, Fenchel, Kamillenblüten, Pfefferminzblättern, Salbeiblättern, Thymian
Broncholind-K Husten- und Brusttee	Extrakt aus Anis, Bibernellwurzel, Eibischwurzel, Fenchel, Süßholzwurzel, Thymian
ergos Bronchial-Tee	Eibischwurzel, Isländ. Moos, Thymian, Spitzwegerich, Pfefferminzblätter u.a.
Fenchelhonig	Fenchelöl, Fenchelsirup
Galama Bronchial- und Hustentee Nr. 7	Huflattichblätter, Thymian, Eibischwurzel, Isländ. Moos u.a.
Japanisches Heilpflanzenöl	Minzöl
Kneipp Huflattich Pflanzensaft	Preßsaft aus Huflattichblättern
Kneipp Spitzwegerichtee	Spitzwegerichkraut
Salus Brust-Husten-Tee Nr. 9 a	Eucalyptusblätter, Fenchel, Isländ. Moos, Latschenkiefernsprossen, Salbeiblätter, Wollblumen u.a.
Schoenenberger Spitzwegerich-Pflanzensaft	Preßsaft aus Spitzwegerichkraut
Schoenenberger Thymian-Pflanzensaft	Preßsaft aus Thymiankraut
Tannenblut Balsam N	verschiedene äther. Öle Kampfer, Menthol
Tetesept Erkältungsbad	Rosmarinöl, Eukalyptusöl, Latschenkiefernöl, gereinigtes Terpentin, Thymianöl, Kampfer
Tannenkraft Erkältungsbad	Eukalyptusöl, Pfefferminzöl, Rosmarinöl, Thymianöl, Terpentin, Kampfer
Tetesept Erkältungsbalsam	verschiedene äther. Öle Kampfer, Menthol
Tetesept-Hustensaft	Spitzwegerich-Fluidextrakt, Sirup (Alkoholgehalt 3 %)
Tannenblut	Destillat und Restfiltrat aus Ätherisch-Öl-Drogen, Schleimdrogen, Saponindrogen

3. Leber- und Gallemittel

Die Leber ist das wichtigste Stoffwechselorgan des Körpers. Nahezu alle wichtigen chemischen Reaktionen im Organismus laufen in der Leber ab, einschließlich des Abbaus („Entgiftung") von Arzneimitteln. Die Leber läßt sich in ihrer Funktion im Sinne einer Verbesserung nicht beeinflussen.

Die Galle, die zur Verdauung von Fetten wichtig ist, wird in der Leber gebildet. Sie gelangt von dort zunächst in die Gallenblase, wo sie gespeichert wird, und von dort durch die Gallengänge in den Zwölffingerdarm. Die Entleerung der Gallenblase wird durch komplizierte Mechanismen gesteuert. Störungen zeigen sich unter anderem in Verdauungsbeschwerden. Die tägliche Galleproduktion liegt bei ca. 800 – 1100 ml.

Man unterscheidet
- Mittel, welche die Galleproduktion durch die Leber fördern (Choleretica)
- Mittel, welche einen vermehrten Abfluß bereits vorgebildeter Galle verursachen (Cholekinetica).

Da organische Krankheiten der Leber bei den infrage kommenden Arzneimitteln außerhalb der Apotheken als Indikation verboten sind, stehen Indikationen mit vorbeugender Aussage oder Funktionsbeeinflussung im Vordergrund.

An Drogen werden eine Vielzahl in sog. Leber-Galle-Tees eingesetzt.

Eine strenge Differenzierung in Choleretika und Cholekinetika ist bei pflanzlichen Arzneimitteln nicht möglich.

Patienten mit Gallenstörungen müssen bestimmte Nahrungsmittel meiden, so etwa Eigelb oder fette Fleischbrühe, da es sonst zu äußerst schmerzhaften Verkrampfungen im Gallensystem kommen kann (Kolik).

Verwendet werden unter anderem:

Javanische Gelbwurz
Sie soll bei Erkrankungen der Gallenwege und der Gallenblase hilfreich sein.

Bitterstoffdrogen (siehe Teil I S. 26)

Artischocke (Blätter, Wurzel)
mit gleichzeitiger wassertreibender Wirkung

Sauerdorn (Berberis)
enthält Vitamin C

Boldoblätter
sollen vorwiegend choleretisch wirken
Ätherisches Öl enthaltende Drogen (siehe Teil I S. 25)
hier vor allem Pfefferminzblätter, Anis, Fenchel, Kümmel.

Präparatebeispiele

Galama Leber- und Gallen-Tee N	Pfefferminze, Löwenzahnwurzel- und kraut, Wacholderbeeren, Fenchel, Wermutkraut, Kümmel u. a.
Schoenenberger Löwenzahn-Pflanzensaft	Preßsaft aus Löwenzahnkraut und -wurzeln
Schoenenberger Schwarz-rettich-Pflanzensaft	Preßsaft aus Schwarzrettichwurzeln
Gallexier	Drogendekokt aus Artischockenblättern, Löwenzahnblättern, Enzianwurzeln, Wermutkraut, Fenchel u. a.
Gallexier Dragees	Extr. aus Javan. Gelbwurz, Artischockenblättern, Mariendistel, Löwenzahn, Kamillenblüten, Pfefferminzblättern
Kneipp Galle- und Leber-Tee N	Pfefferminzblätter, javan. Gelbwurz, Löwenzahnkraut mit Wurzel
Salus Leber-Galle-Tee Nr. 18	Artischockenblätter, Fenchel, Kamillenblüten, Löwenzahnblätter u. a.
Schoenenberger Artischockensaft	Preßsaft aus Artischocken-Blütenköpfen und -blättern
Somara N flüssig	Extrakt aus Benediktenkraut, Löwenzahnwurzel und -kraut, Pfefferminzblätter, Mariendistelsamen, javan. Gelbwurz, Wermutkraut u. a. (Alkoholgehalt 15 %)
Somara N Kapseln	Extrakt aus: Mariendistelfrüchten, Artischocken, javan. Gelbwurz, Löwenzahnblättern, Kamillenblüten

4. Blasen- und Nierenmittel

Die Nieren zählen neben Darmkanal, Lungen und Schweißdrüsen zu den wichtigsten Ausscheidungsorganen. Das Ausscheidungsprodukt ist der Harn. Durch die Nieren werden lebenswichtige Vorgänge gesteuert:

1. Ausscheidung der Stoffwechselprodukte, vornehmlich Abbauprodukte des Eiweißstoffwechsels,
2. Aufrechterhaltung des Säure-Basen-Gleichgewichts des Körpers durch Ausscheidung saurer bzw. alkalischer Substanzen,
3. Regulation des Wasser- und Salzhaushalts des Körpers,
4. Entgiftung des Organismus durch Ausscheidung von entweder im Körper selbst gebildeten oder ihm zugeführten Substanzen (z.B. Arzneimittel). Hier leistet die Leber wichtige Vorarbeit, in dem sie Stoffe wasserlöslich macht.

Während eines Tages passieren rund 1500 l Blut die Nieren. In dieser Zeit werden im Normalfall etwa 1,5 l Harn abgesondert. Er ist normalerweise steril.

Die Blase ist ein muskulöses Hohlorgan und kann sich an verschiedene Volumina anpassen. In ihr wird der von den Nieren kommende Harn bis zum Harnlassen gespeichert.

Freiverkäufliche Blasen- und Nierenmittel sollen die Nierentätigkeit anregen oder den Harn desinfizieren. Auch Kombinationen kommen vor.

Es kommen hier außerhalb der Apotheken ausschließlich pflanzliche Arzneistoffe zum Einsatz.

Der wesentliche Effekt von Blasen- und Nierentees beruht hauptsächlich auf der Ausscheidung der durch diese Tees zugeführten Flüssigkeit. Will man die Nieren „spülen", – wovor bei einigen Erkrankungen ohne ärztliche Empfehlung abgeraten wird –, muß man viel Flüssigkeit zuführen. An Drogeninhaltsstoffen, die eine wassertreibende Wirkung besitzen, sind vor allem Kaliumsalze, Saponine, Flavonoide und ätherisches Öl zu erwähnen. In diesem Zusammenhang ist wichtig, zu wissen, daß durch die Nieren nur die im Überfluß zugeführte Flüssigkeitsmenge abgesondert wird, krankhafte Wasseransammlungen, z.B. Ödeme, werden nicht oder nur unwesentlich beeinflußt.

An dieser Stelle ist zu bemerken, daß Personen mit „Wasser in den Beinen", also Ödemen im Bereich des Fußes, besonders an den Knöcheln, nicht ohne ärztlichen Rat wassertreibende Tees trinken dürfen. Meist handelt es sich um ein Symptom bei Herzmuskelschwäche, das unbedingt vom Arzt behandelt werden muß.

Wassertreibende Tees werden angewendet, wenn durch eine gesteigerte Flüssigkeitszufuhr Krankheitserreger ausgeschwemmt werden sollen. Nieren- und Blasentees können hier durch milde Desinfektion unterstützend auf den Heilprozeß wirken. Durch die Spülwirkung sind diese Tees auch nützlich während einer vom Arzt eingeleiteten Behandlung einer Harnwegsinfektion – ärztliches Einverständnis vorausgesetzt. Harnwegsinfektionen sind Infektionen, die nicht durch Bakterien des Blutes hervorgerufen werden, sondern von außen in den Harntrakt verschleppt wurden.

Frauen sind wegen der gegenüber Männern kürzeren Harnröhre besonders in höherem Alter anfälliger gegen Harnwegsinfektionen.

Verwendet werden mit vorwiegend wassertreibender Wirkung:
Wacholderbeeren: Wegen der vorhandenen Reizwirkung des ätherischen Öles dürfen Zubereitungen als Wacholderbeeren nicht über einen längeren Zeitraum eingenommen werden. Bei Schwangeren und Nierenleidenden dürfen Wacholderbeerzubereitungen und größere Mengen Wacholderbeeren nicht gegeben werden.
  Weiterhin Birkenblätter, Schachtelhalmkraut, Goldrutenkraut, Hauhechelwurzel, Zinnkraut, Orthosiphonblätter. (Siehe dazu auch Teil I S. 48)
Als harnwegsdesinfizierende Drogen werden verwendet:

Bärentraubenblätter

Die Wirkung beruht vor allem auf dem Gehalt an Arbutin. Arbutin selbst wirkt nicht antibakteriell; es wirkt vielmehr erst durch das sich bei schwach alkalischem Harn daraus bildende Hydrochinon. Der Harn kann alkalisiert werden mit etwas Natron (Natriumhydrogencarbonat, Natriumbicarbonat), das man zum Tee einnimmt.

Kürbissamen
Verwendet werden die reifen getrockneten Samen des Gartenkürbisses. Sie wirken besonders bei Störungen beim Wasserlassen, wenn eine vergrößerte Prostata Ursache hierfür ist.

Merke: Die Blasen- und Nierenfunktion läßt sich mit den Wirkstoffen freiverkäuflicher Arzneimittel kaum beeinflussen. Wichtiger ist die erhöhte Zufuhr von Flüssigkeit, also die „Spülwirkung". Bei Blasen- oder Nierenbeschwerden auf warme Kleidung achten!

Präparatebeispiele

Blasen- und Nieren-Tee Uro-K	Trockenextrakt aus Hauhechelwurzel, Orthosiphonblättern, Schachtelhalmkraut u. a.
Galama Nieren- und Blasentee	Bärentraubenblätter, Birkenblätter, Wacholderbeeren, Zinnkraut, Rosmarin, Hauhechelwurzel u. a.
Kneipp Nieren- und Blasen-Tee	Bärentraubenblätter, Birkenblätter, Zinnkraut, Krappwurzel
Kneipp Wacholderbeer Pflanzensaft	Preßsaft aus Wacholderbeeren
Koemis Koetjing Indischer Nierentee	Orthosiphonblätter
Salus Entwässerungskapseln	Trockenextrakt aus Birkenblättern, Wacholderbeeröl
Salus Kürbis-Kapseln comp.	Kürbissamen, -öl, Sabalfrüchtetrockenextrakt, Pappelknospentrockenextrakt, Buccoblättertrockenextrakt, Echinaceawurzeltrockenextrakt, Vit. E.
Salus Kürbis-Tonikum comp.	wässriger Extrakt aus Kürbissamen, Brennesselkraut und -wurzeln, Pappelknospen u. a.
Salus Nieren-Blasen-Kräutertropfen	alkohol. Destillat aus Buccoblättern, Orthosiphonblätter, Wacholderbeeren u. a.
Schoenenberger Pflanzensaft Birke	Preßsaft aus Birkenblättern
Schoenenberger Selleriesaft	Preßsaft aus Sellerieknollen
Vollmers grüner Hafertee	grüner Hafer, Brennessel, Johanniskraut, Bergfrauenmantelkraut

5. Mittel gegen Eisenmangelanämie

Arzneimittel, die gegen Eisenmangel und zu dessen Verhütung im Handel sind, sind aufgrund der Anlage zur Rechtsverordnung zum Verkehr außerhalb der Apotheken zugelassen.

Eisen ist ein wichtiger Bestandteil des roten Blutfarbstoffes (Hämoglobin) und einer Reihe von Enzymen im Körper.

Unter Eisenmangelanämie versteht man den Mangel an Eisen im Hämoglobin des Blutes bzw. in den roten Blutkörperchen.

Die wichtigste Aufgabe des Eisens im Körper ist der Transport und die Speicherung von Sauerstoff am Farbstoff der roten Blutkörperchen (Hämoglobin). Steht zuwenig Eisen zur Verfügung, leidet die Sauerstoffversorgung des Organismus darunter, was sich z.B. in Blässe, Antriebsarmut äußern kann.

Der volkstümliche Begriff „Blutarmut", der das gleiche meint, ist falsch, da darunter kein Mangel an Blut verstanden wird.

Symptome eines Eisenmangels können Zungenbrennen, Risse an den Mundwinkeln, trockene blaße Haut, Müdigkeit und Leistungsschwäche sein.

Der erwachsene Mensch braucht täglich etwa 1 mg Eisen, Frauen im gebärfähigen Alter etwa das doppelte. Während der Menstruation verlieren Frauen durch den Blutverlust etwa 30 mg Eisen.

Aus einer ausgewogenen Nahrung werden pro Tag 1 bis 2 mg Eisen resorbiert und verwertet. Eisen aus pflanzlicher Nahrung wird jedoch schlechter aufgenommen als tierisches Eisen (z.B. in Fleisch, Wurst). Somit ist die Ernährung – nach mitteleuropäischen Maßstäben – gerade noch ausreichend. Da der Körper Eisen speichern kann, können Verluste weitgehend ausgeglichen werden.

Während der Menstruation, der Schwangerschaft und auch nach fieberhaften Infekten steigt der Eisenbedarf an. Hier ist die Gabe eines eisenhaltigen Arzneimittels sinnvoll.

Resorbierbar ist nur zweiwertiges Eisen (Eisen-II-Salze). Wird dreiwertiges Eisen gegeben, kann es zwar im Körper zu zweiwertigem umgewandelt werden, die Effizienz der Therapie ist jedoch generell schlechter.

Zusätze von Kobalt, Kupfer, Mangan und anderen Spurenelementen sollen die Eisenwirkung verstärken.

Sehr häufig sind auch Eisensalze in Tonika enthalten.

Verwendet werden:

Eisen-II-sulfat, Natrium-Eisen-III-citrat, Eisen-II-gluconat

An Nebenwirkungen werden bei Eisenpräparaten vor allem Magen-Darm-Störungen beobachtet. Bei höherer Dosierung kann sich der Stuhl dunkel färben. Mittel gegen Übersäuerung des Magens sollen nicht zusammen mit eisenhaltigen Präparaten eingenommen werden, da dadurch die Eisenresorption gehemmt wird.

Präparatebeispiele

Biovital Dragees N	Eisen(II)-sulfat, (entspr. 16 mg Eisen), Natrium-Eisen-citrat-Komplex (entspr. 16,5 mg Eisen), mehrere Vitamine, Trockenextrakt aus Weißdornblättern, -blüten, -beeren, Herzgespannkraut
Biovital Dragee 33	Eisen-II und -III-Salze, Vit. B_1, B_2, C, Nicotinamid
Biovital N (flüssig)	Natrium-Eisen-citrat-Komplex (entspr. 60 mg Eisen), mehrere Vitamine, alkohol. Auszug aus Weißdornbeeren, -blättern, -blüten, Herzgespannkraut (Alkoholgehalt 15 %)
Floradix Kräuterblut-Dragees	Eisen-II-gluconat, Trockenextrakt aus verschiedenen Drogen, Vitamin C, Vitamin B_1, B_2, B_6, Folsäure, kobalthaltige Trockenhefe
Floradix Kräuterblut-S-Saft	wässr. Auszug aus Braunalgen, Brennesselkraut u.a., Hefeauszug aus Eisen-Vitamin-B-Hefe, Eisen (II)-glukonat, B-Vitaminen, Vit. C u.a.
Grandelat eisen	Eisen-II-Komplex
Multi-Sanosvit mit Eisen	Eisen-II-glukonat, verschiedene Vitamine, Calciumsalze
Sanhelios Eisen-Kapseln + 5	Eisen(II)-sulfat, Vit. B_1, B_2, B_6, B_{12}, C
Twardy Eisen in Melasse Kapseln	Melassepulver, Eisen(II)-glukonat

6. Mittel gegen Übersäuerung des Magens (Antazida)

Die Produktion von Magensaft kann willentlich nicht gesteuert werden, sie geschieht bei Bedarf über spezielle Regelkreise des Organismus. Bildet die Magenschleimhaut über längere Zeit zuviel Säure, besteht die Gefahr der Bildung einer Magenschleimhautentzündung oder gar eines Magengeschwürs. Die Säure, die im Magen produziert wird, ist Salzsäure.

Zuviel Magensäure äußert sich in Sodbrennen und saurem Aufstoßen. Die Therapie besteht darin, die Magensäure zu binden oder chemisch zu neutralisieren. Solche Mittel nennt man Antazida.

Therapeutisch sind Hydroxide und Silikate den Karbonaten vorzuziehen. Während die Erstgenannten die Säure binden und eine Schutzschicht auf der Magenschleimhaut ausbilden, reagieren Karbonate – insbesondere Natron – unter Gasentwicklung. Diese ist im Magen unerwünscht. Oxide dagegen binden Säure ohne Gasentwicklung.

Antazida hemmen aber auch die Resorption von Eisensalzen und Tetracyclinen (antibiotisch wirksame Substanzen). Sie dürfen daher gleichzeitig mit diesen Arzneimitteln nicht gegeben werden.

Säurebindende Arzneimittel sollen nicht längerdauernd eingenommen werden. Dauern die Beschwerden an, ist ein Arzt um Rat zu fragen, denn das Gefühl der Übersäuerung kann u.a. auch Symptom eines Magengeschwürs sein.

Bei Fertigarzneimitteln pflanzlicher Herkunft findet man manchmal auch die Indikation „Sodbrennen". Hier beruht die Wirkung nicht auf einer chemischen Reaktion im Sinne einer Neutralisierung, sondern auf der allgemein „beruhigenden" und carminativen Wirkung der enthaltenden ätherischen Öle, insbesondere aus Anis, Fenchel und Kümmel. Auch der Süßholzwurzel kommt durch den in ihr enthaltenen Inhaltsstoff Glycyrrhizin hier Bedeutung zu.

Der Preßsaft aus frischen Kartoffelknollen soll die Magensäure unspezifisch binden (im Volksmund: aufsaugen) und eine überreaktive Säureproduktion vermeiden. Er ist daher vor den Mahlzeiten einzunehmen.

Auch Leinsamenschleim bewirkt einen beruhigenden Effekt auf der Magenschleimhaut.

Die verwendeten Inhaltsstoffe sind aufgrund einer Anlage der Rechtsverordnung in Heilmitteln erlaubt.

Verwendet werden:

Aluminiumhydroxid und Magnesiumhydroxid

Damit wird die Magensäure neutralisiert und teilweise adsorbiert. Sie sind zuverlässig wirksam.

Natriumhydrogencarbonat (= Natriumcarbonat, Natron)

Die Substanz reagiert sehr schnell mit der Salzsäure des Magens unter Entwicklung von Kohlendioxid (CO_2). Dieses entstehende Gas kann störend wirken und Blähungen verursachen. Wird zuviel eingenommen, kommt es wegen der zu starken Neutralisation zu einer erneuten Säureproduktion, da der Magen den so entstandenen starken Säuremangel wieder versucht durch Säureproduktion auszugleichen (reaktive Säureproduktion).

Zu beachten ist weiterhin, daß Natriumionen resorbiert werden, was insbesondere bei Bluthochdruckkranken auch in Arzneimitteln vermieden werden sollte.

Zur Therapie ist Natron daher weniger geeignet.

Calciumcarbonat und andere Carbonate

Die Kohlendioxidentwicklung ist geringer als bei Natron, jedoch ist auch hier mit einer reaktiven Säureproduktion zu rechnen.

Leinsamenschleim

Dieser eignet sich auch zur längeren Anwendung.

Aluminiumsilikat und Magnesiumsilikat

Der Wirkungseintritt ist langsamer als bei den oben genannten Verbindungen. Silikate bauen neben der Neutralisation der Säure einen Schutzfilm im Magen auf, eine reaktive Säurestimulation wird nicht ausgelöst.

Merke: Säurebindende Arzneimittel nicht längerdauernd einnehmen. Bei Nierenerkrankungen ist vorher der Arzt zu befragen.

Präparatebeispiele

Bullrich Salz	Natriumhydrogencarbonat
Bullrich Tabletten	Natriumhydrogencarbonat
Gastrobin	Magnesiumtrisilikat
Gastrobin Magen- und Darm-Tee	Trockenextrakt aus Fenchel, Kamillenblüten, Korianderfrüchte, Kümmel, Pfefferminzblätter, Schafgarbenkraut, Süßholzwurzel
Linusit gold	gelber Leinsamen, aufgebrochen
Sanhelios Magen-Gel-Kaukapseln S	Aluminiumhydroxid
Schoenenberger Pflanzensaft Kartoffel	Preßsaft aus Kartoffeln
Sod-frei	Magnesium-Aluminium-Trisilikat

7. Herz- und Kreislaufmittel

Indikationen, die auf Linderung oder Verhütung organischer Krankheiten des Herzens und der Gefäße hinzielen, sind bei freiverkäuflichen Arzneimitteln verboten.

Erlaubt sind dagegen Anwendungsgebiete, die auf die Herzfunktion ausgerichtet sind: z.B. „kräftigend für das Herz", „bei nervösem Herz", „pflegend fürs Altersherz" und so weiter. Man muß sich darüber im klaren sein, daß jene Arzneimittel keine durchgreifende Wirkung am Herzen haben und haben können. Sehr wohl kennt aber die sog. Volksmedizin Drogen, die unspezifische Beschwerden am Herzen lindern und beseitigen können.

Bedeutung haben pflanzliche herzwirksame Drogen in freiverkäuflichen Fertigarzneimitteln – allen voran Weißdorn – bei der Vorbeugung von Beklemmungsgefühl und ähnlichen auf eine nachlassende Herzleistung hindeutenden Erscheinungen. Eine ärztlich festgestellte nachlassende Herzleistung (Herzinsuffizienz), unter der sehr viele ältere Leute leiden, muß jedoch vom Arzt behandelt werden.

Es kommen vorwiegend Drogen oder pflanzliche Inhaltsstoffe zum Einsatz.

Verwendet werden (näheres dazu siehe Teil I S. 39):

Weißdornblätter, -blüten und -früchte

Weißdorn und seinen Inhaltsstoffen wird eine spezifische Herzwirkung zugeschrieben. Er wirkt bei nachlassender Herzleistung, wenn stark wirksame Arzneimittel (z.B. Digitalis) noch nicht indiziert sind. Weiterhin soll Weißdorn Beklemmungsgefühl in der Herzgegend mildern.

Ammi-visnaga-Früchte (= Zahnstocherammeifrüchte)

Ihr werden Linderung bei Herzbeklemmung nachgesagt. Hauptwirkstoff dürfte das darin enthaltene krampflösende Khellin sein.

Hopfen und Baldrian

Durch die allgemein beruhigende Wirkung soll auch ein ausgleichender Effekt auf das Herz- und Kreislaufsystem bewirkt werden.

Rosmarin

Dem ätherischen Öl der Rosmarinblätter sagt man eine kreislauf- und herzleistungsanregende Wirkung nach.

Melisse

Melisse besitzt bei nervösen Herzbeschwerden eine schwach beruhigende Wirkung.

> **Merke:** Die Behandlung von Erkrankungen des Herzens gehören in die Hand des Arztes, anhaltende Störungen des Kreislaufsystems ebenso.

Präparatebeispiele

Bleib jünger forte	Knoblauchzwiebelpulver, Mistelkraut-Extrakt, Rutosid, Weißdornbeeren-Extrakt
Coronator	Extrakt aus Weißdornfrüchten, Mariendistelfrüchten, Fenchel, Orthosiphonblättern u.a. (Alkoholgehalt 20 %)
Doppelherz Herz-Kreislauf-Tee	Weißdornfrüchte, Ammi-visnaga-Früchte, Herzgespannkraut, Rosmarinblätter, Weißdornblätter und -früchte
Galama Blutkreislauftee N	Rosmarinblätter, Weißdornfrüchte, Melissenkraut, Kümmel u.a.
Galama Tonikum	Mazerat aus Weißdornfrüchten, Melissenkraut, Baldrianwurzel, Rosmarinblätter, Kamillenblüten u.a.
Dr. Grandels Cardalept	Fluidextrakt aus Weißdornblüten und -beeren, Mistelkraut, Melissenblättern, Rosmarinblättern u.a. (Alkoholgehalt 17,7 %)
Herz- und Kreislauf-Tee Arterio K	Extrakt aus Weißdornblättern
Herz-Wein Blücher-Schering	Extrakt aus Weißdornblüten und -blättern
Kneipp Herz- und Kreislauftee	Weißdornbeeren, Herzgespannkraut, Rosmarinblätter u.a.
Misteltonikum	weiniger Auszug aus Mistelkraut (Alkoholgehalt 16 %)
Regivital	Misteltinktur
Salus Herz-Schutz-Kapseln	Vit. E, Magnesiumsalz, Weißdornextrakt
Salus Herz-Tropfen	alkohol. Destillat aus Pfefferminzblättern, Baldrianwurzel, Melissenblättern, Lavendelblüten, Rosmarinblättern, Kampfer (Alkoholgehalt 50 %)
Salus Herzstärkungs-Tee Nr. 16	Mistelkraut, Weißdornblätter, Ammi-visnaga-Früchte u.a.

Salus Weißdorn-Frischpflanzentropfen	Preßsaft aus Weißdornblättern mit Blüten (Alkoholgehalt ca. 17 %)
Schoenenberger Pflanzensaft Weißdorn	Preßsaft aus Weißdornblättern, -blüten, -früchten
Twardy Knoblauch-Mistel-Weißdorn-Kapseln	Ölmazerat aus Knoblauch, Mistel, Weißdorn
Weißdorn-Kräutertabletten	Extrakt und Pulver aus Weißdornblüten, -blättern, -früchten

8. Beruhigungsmittel

Die im Einzelhandel außerhalb der Apotheke verfügbaren Arzneimitteln, die unter dem Begriff „Beruhigungsmittel" zusammengefaßt werden, sind keine chemisch definierten Substanzen, sondern Drogen mit milder, beruhigender Wirkung. Mit diesen Arzneimitteln läßt sich nicht Schlaf erzwingen, vielmehr soll eine allgemeine Dämpfung nervöser Erscheinungen erzielt werden, was sich positiv bei Aufregungen (z.B. vor Prüfungen) oder sogenannten vegetativen Störungen (erhöhte Reflexerregbarkeit, „nervöser Magen") auswirkt.

Wie jeder weiß, ist eine Beeinflussung der psychischen Stimmungslage vor allem durch äußere Einflüsse bedingt. Reizüberflutung (z.B. fernsehen bis zum Schlafengehen), Lärm, Alltagsstreß, lassen sich mit eigenem Willen nicht immer vermeiden. Der Griff zum Arzneimittel kann eine Änderung des eigenen Verhaltens zu Gegebenheiten der Umwelt nicht ersetzen. Dies ist jedoch öfters leichter gesagt als getan. Auf jeden Fall sollte aber versucht werden, daran zu arbeiten und besonders abends auf aufregende Situationen zu verzichten oder diese mindestens zu vermeiden.

Menschen mit „schwachem Nervenkostüm", die unbedingt zur Beruhigung ein Arzneimittel kaufen wollen, sind mit pflanzlichen Mitteln gut bedient. Diesen fehlt die Gefahr der Bildung einer Abhängigkeit oder der schweren Nebenwirkungen — bestimmungsgemäße Anwendung vorausgesetzt.

Verwendet werden:

Baldrianwurzel

Als Inhaltsstoffe dürften ätherisches Öl, Valerianate sowie Valepotriate an der beruhigenden Wirkung beteiligt sein.

Baldriantropfen (alkoholhaltiges Perkolat aus Baldrianwurzel) ist ein klassisches Mittel bei nervöser Erschöpfung, Aufgeregtheit und verminderter Schlafbereitschaft. Im Handel sind Baldriantropfen als Fertigarzneimittel; sie dürfen auch bei Bedarf mit Sachkenntnis aufgrund § 13 Abs. 2 AMG 1976 abgefüllt werden. Dosierung: 20 bis 50 Tropfen nach Bedarf.

Baldrianwein ist ein weiniger Auszug aus der Baldrianwurzel. Indikationen siehe Baldriantropfen. An der beruhigenden Wirkung dürfte zum Teil auch der Alkoholanteil dieser Zubereitung beteiligt sein.

Hopfen

Verwendet werden Hopfenzapfen und Hopfendrüsen. Neben dem Baldrian wird besonders dem Hopfen eine beruhigende Wirkung auf das vegetative (vom Willen nicht beeinflußbare) Nervensystem zugeschrieben.

Melissenblätter

Das ätherische Öl soll beruhigend wirken. Auch eine krampflösende Eigenschaft scheint vorhanden zu sein.

Passionsblumenkraut

Dieser Droge werden beruhigende und krampflösende Eigenschaften nachgesagt.

Anis, Fenchel

Diese Ätherische-Öl-Drogen finden vielfältig Verwendung.

Lecithin

Lecithin gehört zur Gruppe der sogenannten Phospholipide. Es kommt im Eigelb, einigen Gemüsen und auch in der Sojabohne vor. Auch das menschliche Nervengewebe enthält Lecithin. Eine beruhigende Wirkung des Lecithins ist wissenschaftlich noch nicht belegt.

Präparatebeispiele

Bad Heilbrunner Schlaf- und Nerventee	Birkenblätter, Baldrianwurzel, Angelikawurzel, Süßholzwurzel, Pfefferminzkraut, Schafgarbenkraut, Fenchel, Hopfenzapfen
Bakanasan Baldrian-Perlen + Hopfen	Baldrianwurzel-Extrakt, Hopfenzapfenextrakt
Buerlecithin flüssig	Soja-Lecithin
Galama Nerven- und Beruhigungstee	Hopfenzapfen, Baldrianwurzel, Melissenkraut, Pfefferminzkraut u.a.
Jukunda Baldrian-Elixier	Alkohol. Auszug aus: Baldrianwurzel, Hopfenblüten, Angelikawurzel, Lavendelblüten, Melissenblätter, Johanniskraut u.a. (Alkoholgehalt 15 %)
Jukunda Hopfen-Elixier	Weiniger Auszug aus: Hopfenzapfen, Melissenblättern, Baldrianwurzel, Passionsblumenkraut, Johanniskraut, Lavendelblüten, (Alkoholgehalt 15 %)
Nervenruh forte Dragees	Extrakt aus Baldrianwurzeln, Hopfenzapfen
Phytogran	Hopfendrüsen, Johanniskraut

Dr. Ritter's Schlafgut	Auszug aus Baldrianwurzel, Melisse, Hopfen, Weißdorn, Mistel, Kamillenblüten u. a.
Salus Gutnacht-Kräuter-tonikum	wässriger Auszug aus Baldrianwurzeln, Melissenblätter, Kamillenblüten, Pfefferminz-kraut u. a.
Schoenenberger Pflanzensaft Baldrian	Preßsaft aus Baldrianwurzeln
Seda-Kneipp	Baldrianextrakt, Hopfenextrakt

9. Abführmittel (Laxantien)

Laxantien beschleunigen die Passage des Darminhaltes und führen über die Anregung der Darmbewegung (Darmperistaltik) zu einer Stuhlentleerung. Leider ist in den letzten Jahren ein weit verbreiteter Mißbrauch mit Abführmitteln festgestellt worden, daher kommt dem Gespräch mit dem Kunden, auch im Einzelhandel außerhalb der Apotheken, eine wichtige Funktion zu. Zum Themenkreis Laxantien ist besonders zu bemerken, daß es eine echte medizinische Indikation nur selten gibt. Für die sogenannten Stuhlbeschwerden sind zumeist Unkenntnis oder Uneinsichtigkeit die Ursache. Stuhlverstopfung – auch Obstipation genannt – wird hauptsächlich hervorgerufen durch Bewegungsmangel (sitzende Tätigkeit, keine oder geringe körperliche Betätigung), schlackenarme Kost (Essen an Imbißstuben, zuwenig Gemüse, Obst und Vollkornbrot) und Hast schon am frühen Morgen. Dies bewirkt, daß der Darm „träge" wird. Es ist ein weitverbreiteter Irrtum, jeden Tag Stuhlgang haben zu müssen. Selbst drei Tage ohne Stuhlentleerung (Defäkation) sind noch kein Grund, ein Abführmittel einzunehmen. Die Defäkation ist ein ganz normaler physiologischer Vorgang und unterliegt einer gewissen Schwankung. Eine unregelmäßige Darmentleerung ist als solche kein Grund, zum Abführmittel zu greifen.

Nach der Aufnahme von Speisen und Getränken kommt der Speisebrei nach dem Passieren des Magens in den Zwölffingerdarm (das ist der obere Teil des Dünndarms). In diesen hinein münden zwei Ausführungsgänge von Organen, die für die Verdauung wichtig sind: der Pankreasgang von der Bauchspeicheldrüse und der Gallengang von der Gallenblase. Dem Zwölffingerdarm schließt sich der Rest des Dünndarms an. Hat der Speisebrei diesen Weg hinter sich, sind die Nahrungsbestandteile (z.B. Zucker, Kohlenhydrate, Fett) durch die Verdauungssäfte – an unterschiedlichen Abschnitten – gespalten, in das Blut aufgenommen und in den Stoffwechsel eingeschleust worden. Während der Darminhalt im Dünndarm noch dünnflüssig ist, erfolgt die entscheidende Wasserresorption im Dickdarm, der sich dem Dünndarm anschließt. Hier werden die „Abfallprodukte" der Verdauung allmählich zu Kot geformt und gelangen durch den Enddarm (Rektum) als letzten Abschnitt des Verdauungskanals aus dem Körper.

Der Drang zur Stuhlentleerung ist auf den sogenannten Defäkationsreiz zurückzuführen. Dieser tritt auf, wenn der untere Darmabschnitt ausreichend gefüllt ist. Er führt zur Muskelkontraktion des Darmes (Darmmotorik) und somit zum Ausstoßen des Stuhls.

Laxantien sind keine Mittel zur Förderung der Verdauungsleistung. Sie haben mit der Verdauung nichts zu tun, sondern beschleunigen nur die Entleerung des bereits verdauten, zum Darminhalt abgebauten Speisebreis.

Daher ist die Anpreisung eines Abführmittels als „Schlankheitstee" oder „zur Förderung der Verdauung" zweifelhaft und kann somit irreführend sein.

Die Häufigkeit der Darmentleerung ist weitgehend abhängig von der Art der zugeführten Nahrung. Überwiegen Nahrungsbestandteile, die nahezu rückstandsfrei vom Körper aufgenommen werden, z.B. Zucker, Fett, Weißbrot, so bleiben auch keine nennenswerten Reste übrig. Ballaststoffreiche Kost, wie Gemüse, Salate, Vollkornbrot und anderes mehr, füllt den Darm und verhilft zum gewünschten Dehnungsreiz. Daher kommt der Ernährung bei Obstipation eine entscheidende Bedeutung zu.

Die im Handel befindlichen „Blutreinigungstees" können das Blut nicht reinigen. Dies wäre allenfalls mit einer Blutreinigung durch Dialyse („Blutwäsche") möglich, wie sie bei schwerst Nierenkranken in besonderen Kliniken durchgeführt wird. Die in der Volksmedizin gebräuchlichen Begriffe der „Blutreinigung" und auch der „Frühjahrskur" sind wissenschaftlich nicht begründet und umschreiben lediglich eine abführende, entwässernde Wirkung.

Bei den angebotenen Erzeugnissen handelt es sich demnach auch meist um Zubereitungen aus abführenden und/oder wassertreibenden Drogen.

Abführmittel sind sowohl als „Vorbeugungsmittel" als auch als „Heilmittel" im Verkehr. Vor allem bei pflanzlichen Abführmitteln dürfen Heilangaben gemacht werden.

Die Änderung der gesetzlichen Regelung zur Freiverkäuflichkeit im November 1988 hat für das Sortiment nicht apothekenpflichtiger Abführmittel einschneidende Änderungen gebracht. Aufgrund der Überleitungsbestimmungen galt die alte Rechtslage bis November 1990. Bis dahin durften anthrachinonhaltige Drogen und − neben anderen − Bisacodyl in Abführmitteln noch enthalten sein. Der Gesetzgeber hat hier Konsequenzen aus dem beobachteten Mißbrauch solcher Laxantien gezogen, der zu gefährlichen Nebenwirkungen führen kann. Die Abführmittel mit solchen Inhaltsstoffen waren bislang sowohl als Heilmittel, als auch als Vorbeugungsmittel im Verkehr.

Aus medizinischer Sicht ist eine Vorbeugung gegen Stuhlverstopfung mit Abführmitteln nicht vertretbar, da diese Mittel nicht vorbeugend, sondern im Sinne eines Heilmittels eben zum „Erfolg" führen.

Mit Heilangaben wurden ab November 1990 somit Mittel apothekenpflichtig, die Rhabarbersirup oder Rhabarberwurzelstock enthielten. Auch wurde der Rhabarberwurzelstock aus der Liste 1c der Verordnung gestrichen. Noch bedeutsamer ist jedoch die Apothekenpflicht ab genanntem Zeitpunkt für Aloe, Faulbaumrinde, Rhabarberwurzel, Sagradarinde (= Cascararinde), Sennesblätter, Sennesschoten und Senneszubereitungen. Diese Drogen durften bislang in Abführmitteln mit Heilangaben enthalten sein.

An chemischen Wirkstoffen hat in der Vergangenheit Bisacodyl große Bedeutung erlangt, das als wirksamer Bestandteil in Abführmitteln nur in Form von Vorbeugungsmitteln freiverkäuflich war. Zusammen mit Dantron, Natriumpicosulfat und phenolphthaleinhaltigen Arzneimitteln sind Arzneimittel mit diesen wirksamen Bestandteilen seit November 1990 apothekenpflichtig.

Zum genaueren Verständnis und wegen der bestimmt anhaltenden Nachfrage trotz der Apothekenpflicht sollen diese Stoffe hier besprochen werden.

Abführmittel müssen

- den Stuhl aufweichen und schmiegsam machen
- die Darmmotorik in Gang setzen.

Wirkung: Hinsichtlich des Wirkungsmechanismus unterscheidet man bei Abführmitteln mehrere Gruppen:

1. Gleitmittel
2. Füllmittel (auch Quellmittel genannt)
3. antiabsorptiv und hydragog wirkende Mittel

Gleitmittel

Durch Gleitmittel wird ein gewisser Gleiteffekt erzielt, der zur erwünschten Wirkung führt. Verwendete Stoffe sind Paraffinöl (apothekenpflichtig) oder Glycerin. Gleitmittel sind für den Einzelhandel außerhalb der Apotheken, mit Ausnahme des Leinsamens, ohne Bedeutung.

Verwendung finden:

Leinsamen

Leinsamen ist nahezu geruchlos. Zerkleinerter Leinsamen riecht typisch und hat einen öligen, schleimigen Geschmack. Er quillt mit Wasser auf fast das Dreifache seines Volumens auf.

Dosierung: 1 – 2 Teelöffel mit einer halben Tasse Wasser 2 – 4 Stunden quellen lassen und entweder nur den Schleim, oder aber den Schleim mit den ganzen Samen einnehmen. Dies macht man am besten morgens und abends. Leinsamen ist sehr kalorienreich.

Füllmittel

Sie quellen unter Aufnahme von Wasser und vergrößern so das Volumen des Darminhaltes; dies führt zur Defäkation. Füllmittel erfreuen sich in sogenannten Schlankheitsmitteln auf Abführmittelbasis großer Beliebtheit. Alle Füllmittel sind mit reichlich Flüssigkeit zu nehmen.

Tamarindenmus

Es besteht aus Invertzucker, Pektinen und organischen Säuren.

Manna

Manna ist der durch Einschnitte in die Rinde von mindestens achtjährigen Manna-Eschen gewonnene, an der Luft getrocknete Saft. Als mildes Abführmittel ist Manna in Form des Sirups besonders bei Kindern angezeigt.

Feigen

Feigen enthalten etwa 50 % Invertzucker, Pektine Äpfel-, Wein- und Zitronensäure.

Agar-Agar

Agar-Agar ist eine aus Rotalgen gewonnene gereinigte Gallerte, die in kaltem Wasser bis zum 15fachen ihres Volumens aufquillt.
Dosierung: 1 – 2 Teelöffel, Wirkungseintritt 8 – 12 Stunden.

Flohsamen (Plantago ovata)

Flohsamen sind Samen eines hauptsächlich im Mittelmeergebiet vorkommenden Wegerichgewächses. Meist ist heute jedoch indischer Flohsamen im Handel. Der Schleim daraus wird nicht verdaut. Mit Flüssigkeit eingenommen wird nach 6 – 12 Stunden weichgeformter Stuhl ausgeschieden. Die Einnahme von 5 – 10 g Flohsamen ist auch länger unbedenklich, wenn ausreichend Flüssigkeit zugeführt wird.

Auch die Schleim enthaltenden Samenschalen werden verwendet.

Glaubersalz (= Natriumsulfat) und Bittersalz (= Magnesiumsulfat)

Dosierung 10 – 20 g (1 – 2 Eßlöffel) in Wasser, Wirkungseintritt unter 6 Stunden, je nach Konzentration der Lösung. Diese Salze wirken sehr sicher. Sie binden erhebliche Mengen Wasser und halten dieses somit der Resorption fern. Dies bewirkt eine Dehnung des Darmes. Es ist darauf zu achten, daß insbesondere diese Salze mit viel Wasser eingenommen werden. Ist die Wassermenge zu gering, muß das Wasser erst aus der Darmwand abgegeben werden, wodurch eine verzögerte Wirkung eintritt.

Antiabsorptiv und hydragog wirkende Stoffe

Hierunter werden Stoffe verstanden, die die Resorption von Natriumionen und Wasser hemmen (antiabsorptive Wirkung). Gleichzeitig fördern sie den Einstrom von Wasser von der Darmwand in den Darminhalt (hydragoge Wirkung).

Ricinusöl

Die Wirkung beruht auf dem Wirkstoff Ricinolsäure, der im Dünndarm aus dem Ricinusöl freigesetzt wird. Die Wirkung ist sehr zuverlässig. Der schlechte Geschmack verhindert eine weite Verbreitung. Rizinusöl wirkt auf den Dünndarm.
Dosierung: 10 – 30 g (1 – 2 Eßlöffel), Wirkungseintritt: etwa 2 – 4 Stunden.

Anthrachinone* (siehe auch Teil I S. 28)

Dies sind Inhaltsstoffe einer Reihe von Drogen, wie Aloe, Faulbaumrinde, Kreuzdornbeeren, Sennesblätter, Cascararinde, Rhabarber. In diesen Drogen liegen die Anthrachinone zum großen Teil an Zucker gebunden als sog. Glykoside vor, die im Darm gespalten werden. Den zuckerfreien Rest nennt man Emodine. Emodine hemmen u.a. die Resorption von Wasser im Dickdarm und führen so zur Füllung dieses Darmabschnittes und schließlich zur Auslösung des Defäkationsreizes.

Anthrachinondrogen werden im allgemeinen als Trockenextrakte eingesetzt, die auf einen bestimmten Gehalt, z.B. an Sennosiden, eingestellt werden.

Bis 13.11.1990 durften freiverkäufliche Abführmittel höchstens 40 mg Hydroxyanthracenderivate enthalten, bei Aloe war die Einzeldosis mit 100 mg, die Tagesdosis mit 200 mg begrenzt.

Die Dosierung hängt vom Wirkstoffgehalt der Droge ab. Wirkungseintritt: 8–12 Stunden.

Der Hinweis auf den „rein pflanzlichen" Charakter darf nicht hinwegtäuschen, daß diese Drogen auch Nebenwirkungen haben können.

Bisacodyl*

Wirkt vorwiegend im Dickdarm. Dosierung: 5 mg, Wirkungseintritt: ca. 8 Stunden.

Nebenwirkungen

Laxantien verursachen besonders bei länger dauerndem Gebrauch und bei Mißbrauch Störungen des Wasser- und Elektrolythaushaltes. Besonders hervorzuheben ist der Kaliumverlust, der seinerseits wieder die Fähigkeit des Darms zur Kontraktion einschränkt. Es ergibt sich also ein Teufelskreis: Bei Darmträgheit werden Abführmittel genommen, diese führen zum Kaliumverlust, der seinerseits den Darm lähmt. Daraufhin werden wieder Abführmittel, vielleicht in höherer Dosierung genommen. Die Folge sind schwerwiegende Störungen. Aus diesem Teufelskreis ist nur schwer wieder herauszukommen. Daran ist unbedingt zu denken, wenn Kunden regelmäßig Abführmittel kaufen. Besondere Vorsicht ist auch geboten bei älteren Personen, die Herzmittel einnehmen, da Verschiebungen im Elektrolythaushalt zu Herzleistungsstörungen führen können.

Pflanzliche Füll- und Quellmittel sind von diesen Nebenwirkungen weitgehend ausgenommen.

Wie Tabelle II.1 zeigt, sind Nebenwirkungen bei Laxantien teilweise schwerwiegend. Daher: Wenn überhaupt, dann Abführmittel nur über einen kurzen Zeitraum einnehmen. Dauergebrauch führt mit Sicherheit zu gesundheitlichen Schäden. Der Gesetzgeber hat dem Rechnung getragen und antiabsorptiv und hydragog wirkende Stoffe ab November 1990 der Apothekenpflicht unterstellt und ist dabei davon ausgegangen, daß eine Beratung in der Apotheke erforderlich ist.

---

* Seit 13.11.1990 sind anthrachinonhaltige und bisacodylhaltige Arzneimittel apothekenpflichtig.

Tab. II. 1 Nebenwirkungen und Kontraindikationen von Laxantien

	Wichtige mögliche Nebenwirkungen	Kontraindikationen
Alle Laxantien	Gefahr der Gewöhnung	Ileus (= Darmverschluß)
Leinsamen	selten: Blähungen	
Agar-Agar	selten: Blähungen	
Glaubersalz	Gefahr der Ödembildung Herzfunktionsstörungen	Bluthochdruck
Bittersalz	Gefahr der Ödembildung Herzfunktionsstörungen	Nierenfunktionsstörung
Ricinusöl	Bauchschmerzen	
Anthrachinone*	Bauchschmerzen	besonders Aloe: Schwangerschaft. Durch Übergang in die Muttermilch: Stillzeit
Bisacodyl*	gelegentlich Magenschmerzen bei gleichzeitiger Einnahme von Milch oder Antazida	

Bei der Beratung des Kunden sollten daher Gleit- und Füllmittel im Vordergrund stehen. Es erscheint hier zweckdienlich, bei Kaufwunsch z.B. senneshaltiger Arzneimittel ihn auf die geänderte Rechtslage hinzuweisen und ihm dies zu begründen.

Bei Verstopfung im Säuglingsalter empfiehlt es sich auf jeden Fall, den Kinderarzt zu befragen: dieser wird gegebenenfalls Milchzucker empfehlen. Bei kleinen Kindern und Kindern bis 12 Jahren empfiehlt sich die Einnahme von Leinsamen; bei anhaltenden Störungen ist ärztlicher Rat einzuholen.

Merke: Abführmittel sind meist entbehrlich. Nicht selten werden sie unbegründet, unbewußt sogar mißbräuchlich angewendet. Durch ballaststoffreiche Kost, genügend Flüssigkeit, Bewegung und vernünftige Lebensweise kann einer Obstipation begegnet werden. Abführmittel nie über längeren Zeitraum einnehmen. In der Schwangerschaft dürfen anthrachinonhaltige Arzneimittel nur auf ärztlichen Rat hin eingenommen werden.
Alle Laxantien sind bei Darmverschluß (Ileus) kontraindiziert.

Präparatebeispiele

Abführmittel mit Aloe, Faulbaumrinde, Rhabarerwurzel, Cascararinde, Sennesblättern, Sennesschoten und Zubereitungen daraus unterliegen seit Mitte November 1990 der Apothekenpflicht.

Bekunis leicht	Plantago ovata
Bekunis Plantago	Plantago ovata-Samenschalen
Frugeletten	Feigenpaste, Tamarindenmus
Heilulax Schweizer Abführkapsel	Rizinusöl
Linusit Gold	gelber Leinsamen, aufgeschlossen
NatuPur	Indischer Flohsamen
Ramend Lactose	Milchzucker
Ramend Quell-Regulans	Plantago ovata-Samenschalen
Schoenenberger Manna-Feigen-Sirup N	Manna, wasserlösl. Bestandteile aus Feigen

10. Stoffwechsel- und Entschlackungsmittel

Unter dem Begriff Stoffwechsel versteht man die gesamten Vorgänge des Abbaues, der Umwandlung und Verwertung von Substraten wie Nahrung, Sauerstoff und andere mehr.

Die den Stoffwechsel fördernden Arzneimittel, die außerhalb der Apotheken verkauft werden, sollen Funktionen der Organe stärken, die für die Verstoffwechselung von Substraten besonders bedeutsam sind. Man will den Körper „entschlacken" und dadurch zum körperlichen Wohlbefinden beitragen. In den eigentlichen Stoffwechsel im biochemischen Sinne können freiverkäufliche Arzneimittel jedoch funktionsbeeinflussend nicht eingreifen.

Man findet in Stoffwechsel- und Entschlackungsmitteln all jene Drogen oder Drogenzubereitungen, denen eine anregende Wirkung auf Magen, Leber, Galle, Nieren, Darm und Verdauung zugesprochen wird.

Im Zusammenhang mit Entschlackung wird oftmals die Ausschwemmung „giftiger Stoffwechselrückstände" genannt, was fälschlicherweise mit Rheuma in Verbindung gebracht wird. Rheuma ist jedoch nach derzeitigem Wissen keine Stoffwechselerkrankung, sondern eine Erkrankung des Bindegewebes mit dem Leitsymtom Gelenkschmerz. Die Ursachen des Rheumas sind vielfältig und teilweise unbekannt.

Ob wassertreibenden Drogen bei der ihnen häufig zugeschriebenen Vorbeugung gegen Rheuma eine Bedeutung zukommt, ist wissenschaftlich nicht gesichert.

Verwendet werden vor allem
wassertreibende Drogen (siehe S. 119 und Teil I S. 48), abführend wirkende Drogen (siehe S. 132) und bei flüssigen Präparaten auch Vitamine (siehe S. 143).

Präparatebeispiele

Bakanasan Teufelskralle Kapseln	Extr. Harpagophyti procumbens
Bohnenschalen, Kräutertabletten	Bohnenschalenpulver, -trockenextrakt
ergos Rheuma-Arthritistee	Birkenblätter, Brennesselblätter, Hauhechelwurzel, Weidenrinde u.a.

Galama Birkenheide	Mazerat aus Birkenblättern, Heidekraut, Vitamin B_1, B_2, B_6 Nicotinamid
Schoenenberger Pflanzensaft Brennessel	Preßsaft aus Brennesselkraut
Spargeltabletten	Spargelpulver
Teufelskralle-Extrakt-Kapseln	Trockenextrakt aus der Teufelskralle
Vollmers präparierter Grüner Hafertee	grüner Hafer, Brennesselkraut, Johanniskraut u.a.

11. Vitaminpräparate

Vitamine sind Stoffe, die im Stoffwechsel eine Schlüsselrolle einnehmen. Sie sind lebensnotwendige Bestandteile der Nahrung, die in relativ kleinen Mengen darin enthalten sind. Der menschliche Organismus kann sie nicht oder nur unter bestimmten Bedingungen (z.B. UV-Licht bei Vit. D) selbst bilden. Vitamine müssen daher als solche oder in Form von Vorstufen, den sog. Provitaminen, zugeführt werden.

Eine ausgewogene Nahrung enthält in der Regel ausreichende Vitaminmengen. Beim gesunden Erwachsenen tritt ein Vitaminmangel daher selten auf. Dies beruht teilweise darauf, daß der Körper Vitamine in gewissem Umfang speichern und sie bei Bedarf wieder abgeben kann. Zusätzliche Vitamingaben sind folglich nur erforderlich bei

a) einseitiger oder nicht ausreichender Ernährung
b) erhöhtem Vitaminbedarf, z.B. während der Schwangerschaft und Stillzeit
c) bei verminderter Resorption der Vitamien.

Die Bezeichnung der Vitamine ist historisch bedingt. Sie werden mit Buchstaben bezeichnet, bei einigen werden noch Ziffern hinzugefügt (z.B. B_{12}, sprich B zwölf).

Heute werden die Vitamine meist eingeteilt in wasserlösliche und fettlösliche. Während wasserlösöiche Vitamine (z.B. Vit. C) auch bei Überdosierung keine nachteiligen Folgen haben, da sie der Körper leicht ausscheiden kann, rufen die fettlöslichen Vitamine (insbesondere A und D) bei Überdosierungen Gesundheitsschäden hervor.

Da eine ausreichende Fettresorption von genügend Galle abhängig ist, können fettlösliche Vitamine bei ungenügender Gallebildung oder -sekretion zu wenig resorbiert werden.

Die Verabreichung besonders der Vitamine A und D in hoher Dosierung ist daher problematisch. Während Multivitaminpräparate, die mehrere Vitamine enthalten, in der Regel unschädlich sind, da die Vitamine meist in geringer Dosierung vorliegen, ist bei Einzel-Vitaminpräparaten Vorsicht am Platze. Einer gezielten Gabe eines fettlöslichen Vitamins sollte eine ärztliche Diagnose vorangehen und die Behandlung unter ärztlicher Aufsicht erfolgen.

Die Dosierung von Vitamin A und D in freiverkäuflichen Fertigarzneimitteln ist daher vom Gesetzgeber wie folgt begrenzt worden:

Vitamin A: Tagesdosis höchstens 6000 IE
Vitamin D: Tagesdosis höchstens 400 IE
(IE = Internationale Einheiten)

Es muß an dieser Stelle nochmals erwähnt werden, daß die Verabreichung von Vitaminen durch Arzneimittel im Regelfall nicht erforderlich ist, da in westlichen Ländern eine ausgewogene Ernährung den Vitaminbedarf ausreichend deckt. Vielen Hauptnahrungsmitteln, wie z.B. Brot und Milch, werden heute bereits Vitamine hinzugefügt. Mangelzustände treten nur selten auf und sollten vom Arzt behandelt werden.

Dennoch erfreuen sich besonders Multivitaminpräparate großer Beliebtheit, da ihnen eine allgemein stärkende und tonisierende Wirkung zugesprochen wird.

Tab. II. 2: Tagesbedarf und Vorkommen der Vitamine

Buchstaben-bezeichnung	Name (internationale Bezeichnung)	Ungefährer mittlerer Tagesbedarf eines Erwachsenen	Vorkommen in Lebensmitteln
I. Fettlösliche Vitamine			
A	Retinol	5000 IE	gelbes Gemüse, Früchte
D_2	Ergocalciferol	400 IE	Hefe
D_3	Cholecalciferol	400 IE	Fischleber
E	Tocopherol	30 mg	Milch, Eier, Blattgemüse
K	für den Einzelhandel außerhalb der Apotheken keine Bedeutung		
II. Wasserlösliche Vitamine			
B_1	Thiamin, Aneurin	1 – 2 mg	Leber, unbehandelte Getreidekörner, Hefe
B_2	Lactoflavin Riboflavin	2 mg	Milch, Leber, Hefe
B_6	Pyridoxin	2 – 3 mg	Hefe, Weizen, Mais, Leber
B_{12}	Cyanocobalamin	0,005 mg	Eier, Milch, Fleisch, Leber
C	Ascorbinsäure	75 mg	Zitrusfrüchte, Kartoffeln, grünes Blattgemüse, Paprika
H	Biotin	(0,1 mg?)	Eigelb, Leber, Tomaten
	Nicotinsäureamid Nicotinamid Niacinamid	15 mg	Hefe, mageres Fleisch Leber, Hülsenfrüchte
IE bedeutet Internationale Einheiten			

Eine Übersicht über den mittleren Tagesbedarf an Vitaminen und deren Vorkommen in Lebensmitteln gibt Tabelle II. 2. Hier sind auch die wissenschaftlichen Namen der Vitamine zu finden, wie sie gelegentlich auf Arzneimitteln angegeben werden. Es sind hier nur beispielhaft Lebensmittel aufgeführt, in denen die angegebenen Vitamine besonders reichlich enthalten sind. In anderen Lebensmitteln kommen sie teilweise in geringerer Menge vor.

Aus Tabelle II.3 kann entnommen werden, daß Vitaminen eine vielfältige Bedeutung im Organismus zukommt, d.h. sie wirken an vielen Stellen des Stoffwechsels entscheidend mit.

Tab. II.3: Bedeutung und Mangelerscheinungen der Vitamine

Vitamin	Bedeutung des Vitamins im Körper vor allem für (siehe auch Teil I des Buches)	Wichtige Mangelerscheinungen
A	Wachstum, Haut- und Schleimhautfunktionen, Sexualfunktion, Sehvorgang u.a. biochem. Vorgänge	Nachtblindheit
D_3	Aufbau der Knochensubstanz	Rachitis (engl. Krankheit), Störungen im Stoffwechsel der Knochen und Zähne
E	biochemische Vorgänge im Stoffwechsel	Leistungsabfall
B_1	biochemische Vorgänge im Stoffwechsel	verminderte geistige und körperliche Leistungsfähigkeit
B_2	biochemische Vorgänge im Stoffwechsel	keine bekannt
B_6	biochemische Vorgänge im Stoffwechsel	sehr selten
B_{12}	Entwicklung und Funktionsfähigkeit der roten Blutkörperchen	perniziöse Anämie (Reifungsstörungen der roten Blutkörperchen)
C	Stärkung der Abwehrkräfte biochemische Vorgänge im Stoffwechsel	Skorbut, Mundschleimhautentzündung, Zahnausfall
H	biochemische Vorgänge im Stoffwechsel	keine bekannt
Niacinamid	biochemische Vorgänge im Stoffwechsel	Pellagra (Hautkrankheit)

Neben Arzneimitteln, die Vitamine enthalten, sind auch vitaminisierte Lebensmittel und mit Vitaminen angereicherte diätetische Lebensmittel im Verkehr. Diese müssen den Anforderungen des Lebensmittel- und Bedarfsgegenständegesetzes genügen und unterliegen nicht den Vorschriften des Arzneimittelgesetzes.

> **Merke:** Auch Vitamine können Nebenwirkungen haben. Die Zuführung von Vitaminen durch Arzneimittel ist bei ausgewogener Ernährung nicht immer begründet. Auf Dosierung ist zu achten!

Verwendet werden:

Vitamin A

A-Vitamine sind wichtig für den Eiweißstoffwechsel der Haut und der Schleimhäute sowie für die Bildung des Sehpurpurs. Mangelerscheinungen sind bei ausgewogener Ernährung sehr selten: Nachtblindheit, gesteigerte Blendempfindlichkeit u.a.m. Diese Erkrankungen bedürfen einer Therapie von etwa 50 000 IE Vitamin A pro Tag über 2 Wochen und gehören in die Hand des Arztes. Besondere Vorsicht ist bei Schwangeren geboten, es sind Mißbildungen der Kinder bei beträchtlicher Überdosierung von Vitamin A während der Schwangerschaft vorgekommen.

Vitamin B_1

Dieses Vitamin ist, wie alle anderen auch, für diverse biochemische Stoffwechselvorgänge von Bedeutung. Reine Formen des Vit. B_1-Mangels sind selten.

Vitamin B_2

Bei Mangelerscheinungen treten Risse an den Mundwinkeln und Schäden an Haut und Schleimhäuten auf. Die Bedeutung bei der Therapie von Nervenstörungen ist umstritten. Vit. B_2-Mangel tritt nur bei allgemeiner Unterernährung auf.

Vitamin B_6

Mangelerscheinungen sind nicht immer eindeutig erkennbar: Nervenstörungen, Störungen der Gehirnleistung, Hautschäden. In der Schwangerschaft ist der Vit. B_6-Bedarf etwa verdoppelt. Bei Schwangerschaftserbrechen und Reisekrankheit wird Vit. B_6 vom Arzt verordnet.

Vitamin B_{12}

Zur Resorption von Vit. B_{12} ist ein im Magen gebildeter Eiweißkörper notwendig. Fehlt dieser, so kommt es zu einem Vitamin-B_{12}-Mangel, der zu einer perniziösen Anämie führen kann; dies ist eine schwere Störung im Bereich der Blutbildung.

Vitamin D

Vitamin D entsteht aus Vorstufen in der menschlichen Haut durch Sonnenbe-strahlung. Vitamin D ist für die Resorption von Calcium und Phosphat aus dem Darm notwendig. Calcium und Phosphat wird für die Bildung der Kno-chensubstanz benötigt. Allgemein bekannt ist die Erkrankung Rachitis, bei der aufgrund des Fehlens von ausreichend Vit. D der Knochenaufbau gestört ist. Rachitisprophylaxe gehört in die Hand des Arztes. Bei einer Dosierung von 400 IE pro Tag können Überdosierungen praktisch nicht vorkommen, auch reicht dies für eine wirksame Rachitisprophylaxe aus.

Vitamin E

Mangelerscheinungen sind bislang kaum bekannt geworden. Pflanzenöle, besonders Weizenkeimöl, enthalten viel Vit. E. Die Bedeutung des Vit. E. als „Sexualvitamin" ist wissenschaftlich nicht belegt.

Die Anwendung von Vitamin E bei verschiedenen Symptomen des Leistungs-abfalls oder von Alterserscheinungen wird zwar gelegentlich propagiert, ist aber wissenschaftlich nicht gesichert.

Vitamin H (Biotin)

Biotin gehört zum Vitamin B-Komplex. Ein Mangel kann sich in Hauterkran-kungen äußern, jedoch wird mit der Nahrung ausreichend Biotin aufgenom-men.

Carotin

Carotin ist das Provitamin der A-Vitamine.

Vitamin C

Die chemische Bezeichnung ist Ascorbinsäure. Vit. C ist an vielen Stellen des zellulären Stoffwechsels von Bedeutung.

Bei Fehlen von Frischgemüse kann vorsorglich bis etwa 50 mg Vit. C pro Tag gegeben werden. Während der Schwangerschaft sollten etwa 100 mg Vit. C pro Tag zugeführt werden, das aber auch durch eine ausgewogene Ernäh-rung (Gemüse, Paprika, Tomaten, Zitrusfrüchte, Kartoffeln, Milch) gewährlei-stet werden kann.

Erwachsene benötigen etwa 50 mg Vit. C pro Tag. Werden Vitamin C-halti-ge Arzneimittel gegeben, muß man wissen, daß der Teil, den der Körper nicht braucht, im Urin wieder ausgeschieden wird. Eine Dosierung von 1 g oder mehr täglich zur Verhütung von Erkältungen oder zur Förderung der Infektab-wehr wird wissenschaftlich unterschiedlich bewertet.

Lebertran

Lebertran enthält viel Vitamin A und D. Er ist das Öl aus den Lebern verschie-dener Dorscharten.

Merke: Vitaminmangelerscheinungen bedürfen ärztlicher Therapie. Vorbeugende Gaben von Vitaminen sind bei ausgewogener Ernährung nicht unbedingt nötig (Ausnahme: Rachitisprophylaxe durch den Arzt). Auf Dosierung ist zu achten. Vitaminhaltige Fertigarzneimittel haben in der Regel ein Verfalldatum.

Präparatebeispiele

Bakansan Augenwohl Kapseln	β-Carotin, Heilbuttleberöl
Bakanasan Vitamin E Kapseln	Vitamin E, Weizenkeimöl
Combi C	Vitamin C, Calciumcitrat
Extracta Multivitamin Kapseln	Vitamin A, B_1, B_2, B_6, C, D_3, E, Hefe, Weizenkeimöl, Lecithin
Dr. Grandel Weizenkeimöl-Kapseln plus	Weizenkeimöl, Vit. E-Komplex
Granoton	Vit. E-Komplex, Weizenkeimvollextrakt, Orangensaft-Konzentrat (Alkoholgehalt 16,5 %)
Multi-Sanostol	Vitamin A, D_3, B_1, B_2, B_6, C, E, Nicotinamid, Panthenol, Calciumsalze
Multi Sanosvit mit Eisen	Vitamin A, B_1, B_2, B_6, C, D_3, E, Nicotinamid, Panthenol, Eisensalz
Salus Multi-Vitamin Energetikum	Wässr. Drogenauszug aus Mariendistelfrüchten, Weißdornblättern und -blüten, Kolasamen u.a., Vit. A, B_1, B_2, B_6, C, D, E, Nicotinamid
Salus Vitamin B-Komplex Hefekapseln	Hefe, Vit. B_1, B_2, B_6, Nicotinamid
Sanhelios Augen-vit Kapseln	Vit. A, Weizenkeimöl
Solaguttae Vitamin A Augenkapseln N	Vitamin A
Taxofit C	Vitamin C
Taxofit Forte	Vit. C, B_{12}, D_2, Folsäure, Nicotinamid, B_6, Riboflavin, A, E, u.v.a.

12. Tonika und Roborantien

Tonika sollen die Leistungsfähigkeit des Menschen erhöhen und zu dessen Wohlbefinden beitragen.

Roborantien dienen in erster Linie der Rekonvaleszenz, also um nach überstandener Krankheit „wieder auf die Beine zu kommen".

Bei den Fertigarzneimitteln, die in großer Fülle auf dem Markt sind, handelt es sich ausnahmslos um Kombinationspräparate mit immer wiederkehrenden Inhaltsstoffen. Solche sind Vitamine, Aminosäuren, Leberextrakt, Salze, Traubenzucker (Glucose), Spurenelemente, Lecithin, Phosphate, Gelee royale, Drogenextrakte und andere mehr.

Aus naturwissenschaftlicher Sicht ist der Wirkungsnachweis des einzelnen „Wirk"-Stoffs und auch der Mischung der Vielzahl der Stoffe in der angegebenen Dosierung nicht einfach. Die Zusammensetzung der im Handel befindlichen Fertigarzneimittel ist in vielen Fällen rational schwer begründbar.

Mit einer vernünftigen Ernährung werden all jene Vitamine, Aminosäuren, Zucker, Spurenelemente, Lecithine und Phosphate in ausreichender Menge aufgenommen und verwertet. Eine Verabreichung von Bruchteilen von Grammen dieser Stoffe mit „dreimal täglich ein Likörglas" ist vom wissenschaftlichen Standpunkt aus nicht unumstritten.

Bei den Pflanzenextrakten, deren Tagesdosis oft Bruchteile von Milligramm beträgt, ist eine Wirkung wissenschaftlich ebenso nur schwer nachweisbar. Es werden hier vor allem Drogen verwendet, die Herz und Kreislauf anregen sollen.

Bei Überbelastung und Streß müssen einige Vitamine vermehrt zugeführt werden. Normalerweise reicht hier eine vernünftige Ernährung aus.

Echter Vitaminmangel als Indikation gehört in die Hand des Arztes und muß mit entsprechenden Vitaminen gezielt behandelt werden.

Es darf hier bemerkt werden, daß alle im Handel befindlichen Präparate dieser Anwendungsgebiete als fiktiv zugelassen gelten, d.h. aufgrund der Überleitungsvorschriften des AMG 1976 im Verkehr sind. Ihre Anwendung ist wissenschaftlich häufig noch nicht begründet.

Gegen die Einnahme eines solchen Mittels ist jedoch nichts einzuwenden, wenn subjektiv ein Erfolg festgestellt wird. Man darf jedoch nicht übersehen, daß sehr viele Fertigarzneimittel dieser Gruppe Alkohol enthalten. In der angegebenen Dosierung kann der leicht stimmungsaufhellenden Wirkung des Alkohols unter Umständen Bedeutung zukommen. Alkoholhaltige Arzneimittel sind unter anderem kontraindiziert bei Epilepsie, Lebererkrankungen, Arteriosklerose (daher besondere Vorsicht bei Älteren). Vorsicht ist auch in der Schwangerschaft geboten. Alkohol schränkt das Reaktionsvermögen ein, dies ist bei der Teilnahme am Straßenverkehr und am Arbeitsplatz zu berücksichtigen.

Einige als aufbauend gekennzeichnete Arzneimittel sind als sogenannte Geriatrika im Handel. Es sind dies Arzneimittel, die ein altersbedingtes Nachlassen der Vitalität und Spannkraft verhüten sollen. Das Altern ist ein naturgegebener Vorgang und kann durch Arzneimittel bekanntermaßen nicht aufgehalten werden. Mit Geriatrika wird versucht, die Leistungsfähigkeit des alternden Organismus durch Zufuhr von Vitaminen und allgemein roborisierend wirkenden Stoffen zu steigern und somit die Vitalität zu heben.

An pflanzlichen Inhaltsstoffen nimmt die Ginsengwurzel und deren Zubereitungen eine führende Rolle ein. Die Ergebnisse der wissenschaftlichen Untersuchungen zur Wirkung der Ginsengwurzel sind teilweise widersprüchlich. Auch die Taigawurzel (Eleutherokokkus) wird gerne verwendet.

Da sich pflanzliche Wirkstoffe häufig besser in Alkohol als in Wasser lösen, enthalten Tonika in unterschiedlichen Mengen Alkohol. Dieser ist aufgund der Alkohol-Warnhinweis-Verordnung deklarierungspflichtig.

Aus der Vielzahl der angebotenen Wirkstoffe seien die häufigsten herausgegriffen:

Vitamine (siehe S. 141)

Eisensalze (siehe S. 122)

Phosphorverbindungen

Phosphate sind für vielerlei Funktionen des Körpers verantwortlich. Phosphatmangel des Körpers ist unbekannt.

Phosphorverbindungen allgemein schreibt man in der Erfahrungsmedizin positive Effekte bei Erschöpfungszuständen zu.

Nicotinsäureamid (siehe S. 142, 143)

Lecithin

Es handelt sich chemisch um ein Glycerinphosphatid. In der üblichen Dosierung ist die Verwendung wenig sinnvoll, da mit der täglichen Nahrung genügend Lecithin zugeführt wird.

Ginseng

Ginsengwurzel soll bei Erschöpfungszuständen hilfreich sein. In Ostasien wird Ginseng als Allheilmittel angesehen. Ob der Droge tatsächlich Bedeutung zukommt, ist umstritten.

Eleutherokokkus

Der russischen Taigawurzel Eleutherokokkus wird eine allgemein kräftigende Wirkung nachgesagt.

Auch eine abwehrsteigernde Wirkung scheint zu bestehen.

Präparatebeispiele

Biovital flüssig N	Eisensalz, Spurenelemente, Vitamin B_1, B_2, B_6, B_{12}, Nicotinamid, Weißdornauszüge u.a. (Alkohohlgehalt 15 %)
Biovital forte	Auszug aus Weißdornbeeren und -früchten, Vitaminen, Eisen(II)-glukonat, Coffein, Traubenzucker
Biovital spezial Ginseng	Ginsengwurzelfluidextrakt
Biovital spezial mit Eleutherococcus	Dickextrakt aus Eleutherococcus-senticosus-Wurzeln
Buerlecithin flüssig	Soja-Lecithin
Doppelherz Ginseng-Kapseln N	Ginsengwurzel, Weißdornfrüchte-Extrakt, B-Vitamine, Vit. E, Lecithin
Galama Vital Kapseln	Ölmazerat aus Knoblauch, Johanniskraut, Ginsengwurzel, Vit. A, B_1, B_6, E
Dr. Grandels Weizenkeim-Vollextrakt Kapseln	Vitamin B_1, E, B_{12}, Weizenkeimextrakt
Klosterfrau Aktiv-Kapseln	Mazerat aus Knoblauch, Johanniskraut, Vit. A, E
Klosterfrau AktivKapseln	Knoblauch-Ölmazerat, Johanniskraut-Weizenkeimöl-Mazerat, Vit. A, E
Klosterfrau Vital-Tonikum	alkohol. Auszug aus Melissenblättern, Zimt, Fenchel, Süßholzwurzel, Vit. A, B_1, B_2, B_{12}, C, E, Nicotin-amid (Alkoholgehalt etwa 24 %)
Korea Ginseng Tonic	Ginsengextrakt (Alkoholgehalt 11,5 %)
Solaguttae Vital-Kapseln	Vit. A, E, Knoblauch-Ölmazerat, Johannis-kraut-Ölmazerat
Tai-Ginseng	Ginsengwurzeltinktur, Weißdornextrakt, Johanniskrautextrakt
Vita-Buerlecithin flüssig	Soja-Lecithin, Vit. B_2, B_6, B_{12}, Nicotin-amid u.a.
Voltax	Phospholipide, Muira puama

13. Mittel gegen Arteriosklerose

Unter Arteriosklerose – im Volksmund Arterienverkalkung genannt – versteht man krankhafte Veränderungen der Arterien: Sie verlieren an Elastizität und verengen sich durch Ablagerungen. Der Gesetzgeber hat Arzneimittel gegen Arteriosklerose für den Verkehr außerhalb der Apotheke freigegeben.

Arteriosklerose ist die häufigste Ursache der Herz- und Kreislauferkrankungen, die in den westlichen Industrieländern an der Spitze der Todesursachen stehen. Die Ursachen der Arteriosklerose sind noch Gegenstand der Forschung. Jedoch sollen Fett- und Cholesterinspiegel des Blutes, zu starke Kreislaufbelastung, hoher Blutdruck und andere Risikofaktoren eine Rolle spielen.

Mit Arzneimitteln kann man eine bestehende Arteriosklerose nicht rückgängig machen. Wichtig ist die Ausschaltung der oben genannten Faktoren, die für das Fortschreiten des krankhaften Prozesses mitverantwortlich gemacht werden. Ob dem im Handel befindlichen freiverkäuflichen Arzeimitteln eine tatsächliche, vorbeugende Wirkung zukommt, ist umstritten.

Um eine Geruchsbelästigung zu vermeiden, sollen Knoblauch enthaltende Präparate den Wirkstoff erst im Dünndarm freigeben, jedoch können Geruchsstoffe auch über die Lunge abgeatmet werden.

Verwendet werden:

Knoblauch

Mit Knoblauch sollen Einlagerungen in den Arterien vermindert und das Zusammenbacken von Blutbestandteilen an diesen Einlagerungen verhindert werden. Dem Knoblauch werden auch blutdruckregulierende und blutfettsenkende Eigenschaften nachgesagt.

Mistel, Weißdorn

Diese Drogen werden der milden Unterstützung der Herzleistung wegen gerne Knoblauchpräparaten beigegeben.

Präparatebeispiele

Bakanasan Knoblauch Kapseln mit Mistel und Weißdorn	Knoblauch-Ölmazerat, Mistel, Weißdorn
Bleib jünger S	Knoblauch-Ölmazerat, Vit. A, D, E u.a.

Doppelherz Knoblauch-Kapseln	Ölmazerat aus Knoblauch, Mistel, Weißdorn
Jumistan	alkohol. Auszug aus Mistel, Lavendelblüten, Salbei, Weißdornfrüchten, -blättern, -blüten, Knoblauch u. a.
Sanhelios Knoblauch-Kapseln	Knoblauch-Ölmazerat
Sanhelios 333 Knoblauch-Kapseln + Mistel + Weißdorn	Ölmazerat aus Knoblauch, Mistel, Weißdorn
Schoenenberger Pflanzensaft Knoblauch	Preßsaft aus Knoblauchzwiebeln
Twardy Knoblauchöl-Kapseln	Knoblauch-Ölmazerat
Zirkulin Knoblauchperlen	Knoblauchpulver, Weißdornblätter, Mistelkraut, Rutosid

14. Sexualtonika

Beim Menschen ist das sexuelle Verhalten weitgehend durch soziale und psychische Faktoren geprägt. Die Paarung selbst ist ein sehr komplexes Phänomen, bei dem viele Teile des Nervensystems zusammenwirken müssen. Die Arzneimittel, die außerhalb der Apotheken meist in Spezialgeschäften angeboten werden, sollen die sexuelle „Leistungsfähigkeit" steigern und die Libido erhöhen. Ob dies durch jene Arzneimittel erreicht werden kann, sei dahingestellt. Die Impotenz selbst – die ärztlicher Behandlung bedarf – ist jedenfalls damit nicht zu beeinflussen. Eher sprechen auf diese einschlägigen Arzneimittel schwer erregbare, psychisch ansonsten nicht gehemmte Personen an. Zu vergessen ist allerdings nicht der Placebo-Effekt dieser Präparate.

Verwendet werden:

Vitamine

vor allem Vitamine der B-Gruppe, Vitamin C und E

Allgemeintonika

wie Lecithin, Phosphate, Glutaminsäure, Spurenelemente und Ginsengzubereitungen.

Yohimberinde

Während die Rinde und deren Zubereitungen der Apothekenpflicht unterliegen, ist das in der Rinde enthaltene Alkaloid Yohimbin in homöopathischer Zubereitung ab einer bestimmten Verdünnung (D_4) freiverkäuflich. Dem Alkaloid wird positive Wirksamkeit bei Ejakulatio praecox (vorzeitiger Samenerguß) und Libidomangel nachgesagt. Als Wirkungsmechanismen glaubt man an eine Erregung bestimmter Genitalzentren des Rückenmarks. Weiterhin sollen das kleine Becken und die Genitalorgane besser durchblutet werden.

Als potenzsteigernde und sexuell anregende Drogen werden außerdem verwendet:
Damianablätter, Ginseng, Muira puama (Potenzholz), weiterhin Cantharis (spanische Fliege) in homöopathischer Dosierung und Kolaextrakt, der Coffein enthält.

Präparatebeispiele für den Mann

Okasa silber	verschiedene Vitamine, Mineralstoffe und Spurenelemente, getrockn. Zwischenhirn, getrockn. Hoden
Liebeszucker maskulin	Damianaextrakt, Muira puama-Extrakt
Penis Kraft Dragees	Damiana-Extrakt, Muira puama-Extrakt, Kola-Extrakt, Vitamine, Lecithin, Glutaminsäure
Corrige A für den Mann	Hopfenzapfen, Baldrianwurzel, Ginsengwurzel

Präparatebeispiele für die Frau

Okasa gold	verschiedene Vitamine, Mineralstoffe und Spurenelemente, getrockn. Zwischenhirn, getrockn. Mutterkuchen, Hopfenextrakt
Liebeszucker feminin	Damiana-Extrakt, Muira puama-Extrakt
Sex-mini-Tabletten	Damiana-Extrakt, Muira puama-Extrakt, Cola-Extrakt, Lecithin

Präparatebeispiele für Mann und Frau

Potenzstärker	Damiana-Extrakt, Muira puama-Extrakt, 9 Vitamine
Erosexin fit	Damiana-Extrakt, Muira puama-Extrakt, Cola-Extrakt, Lecithin, Glutaminsäure, 9 Vitamine
Spanische Fliege	Cantharis D_6, ätherische Öle
Liebestropfen	Damiana-Extrakt, Muira puama-Extrakt, Cola-Extrakt, Coffein
Inverma Yohimbin D_4	Yohimbin in homöopathischer Potenzierung (D_4) (Alkoholgehalt 51 %)

Im Handel sind auch sogenannte **Verzögerungscremes** für den Mann. Sie enthalten anästhesierend wirkende Stoffe wie Benzocain (p-Aminobenzoesäureäthylester) und Lidocain, welche die Reizempfindlichkeit herabsetzen.

Präparatebeispiele

Langzeit Men-Cream	Benzocain
Orgasmus Stopper	Lidocain
Corrigé	Benzocain

15. Mund- und Rachendesinfektionsmittel

Mund- und Rachendesinfektionsmittel sind zum Lutschen oder nach dem Auflösen in Wasser zum Gurgeln im Handel. Lutschtabletten enthalten meist antibakteriell wirkende Stoffe oder ätherische Öle, die mild desinfizierend wirken. Mit dem Speichel werden die Inhaltsstoffe gelöst und verteilen sich in der Mundhöhle. Schon das Lutschen selbst ist nützlich, da dadurch die Speichelsekretion angeregt wird, was besonders bei trockenem Hals als angenehm empfunden wird.

Gurgellösungen werden mit lauwarmem Wasser zubereitet. Man gurgelt mit nach hinten gebeugtem Kopf, damit die Lösung auch den hinteren Teil der Mundhöhle benetzen kann. Durch das Schlucken des Speichels kommen die Wirkstoffe auch in tiefere Bereiche. Gerne verwendet man hier auch Salzlösungen, die den zähen Schleim lösen und als erfrischend empfunden werden.

Alle eingesetzten Wirkstoffe setzen mehr oder weniger auch die Oberflächenspannung des Speichelsektets herab. Mund- und Rachendesinfektionsmittel sind Arzneimittel.

Im Handel sind auch eine große Anzahl „Hustenbonbons" oder „Halsbonbons". Sie sind keine Arzneimittel und unterliegen den Vorschriften des Lebensmittel- und Bedarfsgegenständegesetzes. Meist enthalten sie geringe Mengen Pflanzenextrakte, Menthol und ätherische Öle. Auch kleinere Mengen Vitamin C können enthalten sein, um durch den fruchtig-sauren Geschmack die Speichelsekretion zu stimulieren.

Verwendet werden:

Cetylpyridiniumchlorid: Es wirkt bakterizid (bakterientötend) und setzt die Oberflächenspannung herab.

Ätherische Öle: Am häufigsten werden Pfefferminzöl und Eukalyptusöl (mentholhaltig!) eingesetzt. Ätherische Öle besitzen eine milde desinfizierende Wirkung.

Süßholzsaft: Eingedickter Süßholzsaft ist auch unter dem Namen Lakritze bekannt. Er wirkt entzündungswidrig und verflüssigt zähen Schleim.

Salze: Hohe Salzkonzentrationen im Speichel führen zu einer Verflüssigung zähen Schleims und zu einer Vermehrung des Auswurfs.

Salze werden bei Katarrhen der oberen Atemwege empfohlen, hier insbesondere in Form einer zerstäubten Lösung (Inhalat).

Präparatebeispiele

Anginetten	Cetylpyridiniumchlorid, Dequaliniumchlorid, Menthol
Emser Pastillen mit Menthol	natürliches Emser Salz, Menthol
Emser Pastillen ohne Menthol	natürliches Emser Salz
Emser Salz	natürliches Emser Salz
Olbas Tabletten	ätherische Öle
tetesept Bronchial C-Bonbons	Fluidextrakte aus Kamille, Thymian, Pfefferminze, Vitamin C, Fenchelhonig u. a.
tetesept Gurgellösung	Dequaliniumchlorid, Cetylpyridiniumchlorid, Menthol, Allantoin, Arnikatinktur
tetesept Halspastillen forte	Dequaliniumchlorid, Cetylpyridiniumchlorid, Vitamin C
Wybert Pastillen	Süßholzsaft, Vitamin C

16. Durchblutungsfördernde Einreibemittel

Während Sport- und Massagemittel zum Einreiben als kosmetische Mittel einzustufen sind, wenn sie nicht überwiegend als Heilmittel in Erscheinung treten, sind Einreibemittel zur Durchblutungssteigerung – mit den entsprechenden Indikationen Rheuma, Hexenschuß usw. – Arzneimittel.

Man will mit diesen Präparaten durch das Einmassieren in die Haut die Haut- und auch die Muskeldurchblutung fördern und Muskelverkrampfungen lösen. Je nach Zusammensetzung erzielt man auf den entsprechenden Gebieten der Körperoberfläche dann eine geringe bis stärkere Wärmeempfindung.

Falls es sich um flüssige Zubereitungen handelt, ist das Lösungsmittel meist Alkohol. Reiner Alkohol entfettet die Haut und eignet sich daher zum Massieren nicht.

Das bekannteste Einreibemittel ist der Franzbranntwein. Man stellte ihn früher zuhause aus etwa 50 %igem Alkohol und einer Essenz selber her. Heute sind eine Reihe von Fertigarzneimitteln im Handel, die mit der Bezeichnung „Franzbranntwein" auch mit Kochsalz, Menthol, Kampfer, Geruchs- und Farbstoffen hergestellt sind, jedoch mindestens 45 % Äthanol enthalten müssen (siehe Teil III S. 226). Dies ist Voraussetzung für die Freiverkäuflichkeit.

Der Gesetzgeber hat in der letzten Änderung der Rechtsverordnung zugelassen, daß auch Fichtennadelöl und Kiefernnadelöl bis zu 5 % in freiverkäuflichen Arzneimitteln enthalten sein dürfen.

Die dem Alkohol in Einreibemitteln zugesetzten Stoffe – insbesondere Menthol und Kampfer – fördern die Durchblutung in den Bezirken, auf die man das Mittel aufträgt. Dabei ist es unerheblich, daß man zunächst ein kühlendes Gefühl empfindet. Dies rührt von der Verdunstung des Alkohols her und von den Reizungen der Kälterezeptoren („Kältefühler" in der Haut) durch Menthol und Kampfer. Auch ätherische Öle wirken auf diese Weise. An Ölen werden hier auch Latschenkiefernöl und Fichtennadelöl verwendet.

In Franzbranntwein darf nicht genießbarer Alkohol (z.B. Isopropanol) nicht enthalten sein. Man darf vorsichtshalber jedoch solche Erzeugnisse nicht einnehmen, bei denen, wie aus der Kennzeichnung ersichtlich ist, bei der Art der Anwendung eine Einnahme nicht vorgesehen ist. Ist jedoch eine Einnahme auf Zucker – des scharfen Geschmacks wegen – vorgesehen, so wirken diese Mittel meist belebend und erfrischend und führen durch den Gehalt an ätherischen Ölen zu einer Erleichterung bei der Atmung, insbesondere bei Erkältung.

Gleiche Eigenschaften haben auch jene Fertigarzneimittel, die nicht als „Franzbranntwein", sondern mit anderer Bezeichnung im Handel sind und auch als Einreibemittel verwendet werden können (Melissengeist, Karmelitergeist u.a.).

Verwendet werden:

Ätherische Öle

Sie sollen die Haut- und Muskeldurchblutung fördern und so Muskelkater oder anderweitig hervorgerufenen Schmerz lindern.

Kampfer, Menthol

Der anfangs empfundenen Kälte folgt meist ein unterschiedlich wahrnehmbares Wärmegefühl. Dies führt subjektiv zu einer Erleichterung der Beschwerden.

Merke: Wegen des Alkoholgehaltes dürfen Einreibemittel nicht bei offenen Wunden oder geschädigten Hautpartien angewendet werden.

Präparatebeispiele

Amol Heilkräutergeist	ind. Melissenöl, Nelkenöl, Zimtöl, Menthol u.a. (auch innerlich), (Alkoholgehalt 70 %)
Brackal Franzbranntwein mit Menthol	Menthol, Äthanol, Pfefferminzöl, Fenchelöl, Nelkenöl u.a. (nur äußerlich)
Carmol Franzbranntwein mit Arnika	Kampfer, Arnikatinktur, ätherische Öle
Carmol Tropfen	Anisöl, Nelkenöl, Zimtöl, Lavendelöl u.a., Menthol, (auch innerlich), (Alkoholgehalt 65 %)
Franzbranntwein Klosterfrau	Äthanol, Menthol, Kampfer
Japanisches Pflanzenöl	japanisches Minzöl
Jukunda Rotöl	Johanniskrautöl
Klosterfrau Melissengeist	Melissenöl, Zimtöl u.a. ätherische Öle, Äthanol u.a. (auch innerlich)
Klosterfrau Tiger Balm weiß/rot	Cajeputöl, Kampfer, Menthol, Nelkenöl, Pfefferminzöl
Poho-Öl	Pfefferminzöl, Eucalyptusöl, Anisöl, Wacholderbeeröl
Tatra Menthol mit Fichtennadel-Extrakt	Isopropanol, Menthol, Fichtennadelöl u.a. (nur äußerlich)
tete Rheumabalsam	Kampfer, ätherisches Terpentinöl, äther. Rosmarinöl u.a.

17. Heilwässer

Heilwässer stammen aus natürlichen Quellen oder werden künstlich erschlossen. Sie unterliegen dem Arzneimittelgesetz und sind an der Kennzeichnung (z.B. den Indikationsangaben) leicht von den Mineralwässern zu unterscheiden, die den lebensmittelrechtlichen Vorschriften genügen müssen.

Heilwässer enthalten mehr als 1 g gelöste Salze pro Kilogramm. Diesen werden die arzneilichen Wirkungen zugeschrieben. Meist enthalten Heilwässer auch Kohlendioxid, das in Wasser gelöst als Kohlensäure bezeichnet wird.

Die gelösten Salze liegen in Form von Kationen (positiv geladenen Teilchen) und Anionen (negativ geladenen Teilchen) vor. Ist beispielsweise Kochsalz (Natriumchlorid = NaCl) gelöst, kann in der wässrigen Lösung Natrium (Na^+) und Chlorid (Cl^-) nachgewiesen werden. In diesem Sinne muß die Angabe der Zusammensetzung bei Heilwässern verstanden werden.

Bei der gelegentlich angegebenen Bezeichnung stellt man Kationen vor Anionen und ordnet nach absteigender Konzentration, z.B. Natrium-Calcium-Chlorid-Hydrogencarbonat-Säuerling. Dieses Wasser enthält also vor allem Natrium, Calcium, Chlorid, Hydrogencarbonat und Kohlensäure.

Folgende Ionen kommen in bedeutsamen Konzentrationen − je nach Quelle − vor:

Kationen	Anionen
Na^+ (Natrium)	Cl^- (Chlorid)
Ca^{2+} (Calcium)	SO_4^{2-} (Sulfat)
K^+ (Kalium)	HCO_3^{2-} (Hydrogencarbonat)
Mg^{2+} (Magnesium)	J^- (Jodid)
$Fe^{2+,3+}$ (Eisen)	PO_4^{3-} (Phosphat)

Säuerlinge enthalten mehr als 1 g gelöstes Kohlendioxid (Kohlensäure), stille Wässer sind fast kohlensäurefrei.

Bei Heilwässern sind teilweise Indikationen erlaubt, die ansonsten Arzneimittel apothekenpflichtig machen (siehe Teil III S. 253): Stoffwechselkrankheiten und Krankheiten der inneren Sekretion, organische Krankheiten der Leber, der Bauchspeicheldrüse und der Harn- und Geschlechtsorgane. Erlaubt sind somit Indikationen wie Gicht, Diabetes (Zuckerkrankheit), Lebererkrankungen usw.

Die vielfältigen Indikationen bei Heilwässern ergeben sich aus der besonderen Kombination von Anionen und Kationen des jeweiligen Erzeugnisses. Die Tabelle II.4 gibt Auskunft über die den betreffenden Ionen zugeschriebenen Wirkungen, Tabelle II.5 nennt die wichtigsten Heilanzeigen einiger Heilwässer.

Tab. II.4: Wirkungen der Ionen in Heilwässern

Na^+	Führt bei Zufuhr großer Mengen zu Wasseransammlung im Gewebe. Natrium ist praktisch in allen Lebensmitteln enthalten
K^+	Keine besondere Wirkung
Ca^{2+}	Wirkt entzündungswidrig, besonders in den Harnwegen und in hoher Konzentration wassertreibend
Mg^{2+}	Soll bei Diabetes unterstützend wirken
$Fe^{2+,3+}$	Wird bei Eisenmangelzuständen empfohlen, jedoch ist der Gehalt für eine Therapie zu niedrig
Cl^-	Wirkt säurestimulierend auf den Magen
SO_4^{2-}	Fördert den Gallenfluß, leicht abführend
HCO_3^{2-}	Bindet Säure im leeren Magen (daher nüchtern nehmen!)
J^-	Durch die schleimverflüssigende Wirkung soll es bei asthmatischen Zuständen unterstützend wirken. Vorsicht bei Schilddrüsenerkrankungen.
PO_4^{3-}	Keine besondere Wirkung

Säuerlinge werden u.a. empfohlen bei Blasen- und Nierenerkrankungen und bei Störungen der Magenfunktion.

Wässer mit hohem Natriumgehalt sind bei Bluthochdruck nicht angezeigt, da sie Wasser im Körper binden. Auch bei Ödemen (Wasseransammlung im Gewebe) und Nierenfunktionsstörungen sollen natriumreiche Wässer nicht eingenommen werden.

Merke: Heilwässer sind Arzneimittel, keine Lebensmittel. Sie wirken unterstützend bei einer Therapie.

Tab. II.5: Heilanzeigen einiger Heilwässer

	Magen	Darm	Leber	Galle	Harnwege	Stoffwechsel-erkrankungen	Sonstige
Säuerlinge							
Hydrocarbonat-Säuerlinge:							
Staatlich Fachinger	+	+			+	Diabetes	Sodbrennen
Teinacher Hirschquelle	+				+		
Überkinger Adelheidquelle	+	+			+	Diabetes	
Chlorid-Hydrogencarbonat-Säuerlinge:							
Emser Kränchen							Atmungsorgane
Kaiser-Friedrich-Quelle	+	+	+			Gicht	
Staatlich Selters	+	+	+			+	Atmungsorgane
Friedrich Christian Heilquelle	+	+	+	+			
Rhenser Heilquelle Kaiser Ruprecht	+	+	+	+			
Stille Wässer							
Chlorid-Hydrogencarbonat-Wässer:							
Tölzer Adelheidquelle							Jodmangel
Sulfat-Hydrocarbonat-Wässer:							
NürtingerHeinreichsquelle	+	+	+	+	+		
Sulfat-Wässer:							
Rietenauer Heiligenthalquelle	+	+		+	+		
Sulfat-Chlorid-Wässer:							
Mergentheimer Karlsquelle	+	+	+	+			

18. Empfängnisverhütende Mittel

Während hormonhaltige Arzneimittel („Pille") nur in der Apotheke nach Vorlage eines Rezeptes abgegeben werden dürfen, sind hormonfreie empfängnisverhütende Arzneimittel zum Verkehr außerhalb der Apotheken zugelassen. Sie dürfen aufgrund § 50 AMG 1976 auch ohne Sachkenntnis und in Automaten in den Verkehr gebracht werden.

Im Handel sind neben Kondomen (Präservativen), die keine Arzneimittel sind, Vaginalzäpfchen (Ovula), Gele und Schäume. Sie wirken spermizid, d.h. sie machen den Samen befruchtungsunfähig und führen auf mechanischem Wege durch Bildung von Schaum zu einer Barriere vor dem Muttermund.

Ovula

Ovula werden mindestens 10 Minuten vor dem Geschlechtsverkehr fingertief in die Scheide eingeführt. Sie schmelzen durch die Körperwärme und wirken erst nach der Wartezeit von 10 Minuten empfängnisverhütend, da erst dann der Wirkstoff in der Scheide optimal verteilt ist. Ausreichender Schutz ist nur innerhalb einer Stunde nach dem Einführen gewährleistet; gegebenenfalls ist ein neues Ovulum einzuführen. Vor Wiederholung des Verkehrs − gleich in welchem Zeitabstand − ist stets ein neues Ovulum einzuführen. Auch hier sind wieder 10 Minuten zu warten.

Gele

Gele werden mit einem sogenannten Applikator (Dosierrohr) in die Scheide eingeführt. Man schraubt den Applikator auf die Tube und füllt ihn. Durch den Druck wird der Kolben im Dosierrohr zurückgeschoben. Ist das Dosierrohr voll, wird der Applikator von der Tube abgeschraubt und das Gel mit dem Kolben bei leicht angezogenen Knien auf dem Rücken liegend in die Scheide eingeführt. Der Schutz besteht sofort nach dem Einführen.

Vor jeder Wiederholung des Verkehrs müssen Gele erneut angewendet werden.

Schäume

Schäume werden wie Gele mittels Applikatoren eingeführt. In Gegensatz zu den Gelen werden bei Schäumen unter Druck stehende Behältnisse verwendet. Man setzt den Applikator senkrecht auf das Ventil der Flasche auf und kippt den Applikator ganz leicht zur Seite. Dadurch wird das Ventil geöffnet und der Schaum tritt in das Dosierrohr und drückt den Stempel nach oben. Ist das Dosierrohr voll, den Applikator wieder senkrecht stellen und den Inhalt wie bei den Gelen beschrieben einführen. Die Anwendung erfolgt am besten unmittelbar oder höchstens eine halbe Stunde vor dem Verkehr.

Vor dem Füllen des Applikators sind die Druckflaschen gut zu schütteln!

Verwendet werden:

Nonoxinol 9

Es besitzt eine hohe Oberflächenaktivität und wirkt samenabtötend. Die Eigenbewegung der Samenfäden wird gehemmt.

Essigsaure Tonerde

Zusammen mit Spermiziden wird die Bewegung der Samenfäden gehemmt. Durch die Hilfe bei der Bildung einer mechanisch wirkenden Schaumbarriere können keine intakten Spermien den Muttermund passieren.

Hormonfreie empfängnisverhütende Mittel bieten nicht den sicheren Schutz wie etwa die „Pille". Über die Sicherheit der spermizid wirkenden Verhütungsmittel gibt die Tabelle II.6 Auskunft. Die Zuverlässigkeit empfängnisverhütender Mittel wird mit dem Pearl-Index ausgedrückt. Dies ist die Zahl der zu erwartenden Schwangerschaften („Versagerrate") bei hochgerechneter Anwendung auf 100 empfängnisfähige Frauenjahre.

Tab. II.6: Versagerrate bei Empfängnisverhütungsmitteln

Mittel	Versagerrate pro 100 Frauenjahre (Pearl-Index)
„Pille" (nur in Apotheken)	0,2
Spermizide Vaginalovula	22,5 – 37
Spermizide Gele	20
Spermizide Schäume	12
Kondom	3 – 14

Theoretisch ist bei diesen Spermiziden also etwa alle 5 Jahre mit einer Schwangerschaft zu rechnen. Unerwähnt soll jedoch nicht bleiben, daß über die Zuverlässigkeit dieser Mittel teilweise widersprüchliche Angaben vorliegen. Die Kombination Kondom und Spermizid erhöht jedoch die Sicherheit.

Merke: Spermizid wirkende Empfängnisverhütungsmittel bieten keinen absoluten Schutz. Auf richtige Anwendung achten und die Gebrauchsinformation beachten.

Präparatebeispiele

Patentex oval N Ovula	Nonoxinol 9
Patentex Gel	Nonoxinol 9, Essigsaure Tonerdelösung
Patentex Schaum	Nonoxinol 9, Essigsaure Tonerdelösung

19. Mittel gegen Hühneraugen und Hornhaut

Bei der Behandlung von Hühneraugen und zu dicker Hornhaut werden Arzneimittel eingesetzt, die schmerzlos die Hornhaut zerstören und so zum Ablösen der oberen Schicht der Haut führen. Diese Mittel nennt man Keratolytika. Sie wirken lokal, d. h. nur da, wo sie aufgetragen werden.

Die wirksamen Bestandteile, die in freiverkäuflichen Keratolytika enthalten sein dürfen, sind in einer Anlage der Rechtsverordnung begrenzt (siehe S. 243).

Hühneraugen sind Vermehrungen von Hornzellen der Haut mit Beteiligung tieferer Hautschichten. An den Füßen entstehen sie häufig durch Druck zu enger Schuhe. Je nach Lage können sie sehr schmerzhaft sein.

Zur Lösung von zu dicker Hornhaut oder von Hühneraugen nimmt man Lösungen oder Pflaster, die auf die entsprechenden Stellen aufgebracht werden. Hier muß darauf geachtet werden, daß benachbarte gesunde Haut nicht mitbehandelt wird, da sonst Reizungen entstehen. Bei Lösungen sollte daher die nicht zu behandelnde Haut mit Vaseline abgedeckt werden.

Hühneraugenpflaster gibt es im Handel zum Selbstausschneiden oder als Pflaster mit vorgefertigtem „Wirkkern", der auch von einem Filzring umgeben sein kann, um den Druck zu mildern.

In der Regel ist eine mindestens dreitägige Behandlung notwendig, um die Hornhaut abzulösen bzw. das Hühnerauge zu entfernen. Dies geht leichter nach einem heißen Fußbad.

Warzen sind etwas anderes als Hühneraugen: Es sind durch ein Virus hervorgerufene Neubildungen der Haut. Arzneimittel gegen Warzen sind apothekenpflichtig!

Träger von keratolytisch wirksamen Substanzen in Tinkturen ist meist Kollodium. Dies ist eine chemisch bearbeitete Zellulose, in Äther-Alkohol gelöst. Nach dem Auftragen auf die Haut verdunstet das Lösungsmittel und bildet ein elastisches Häutchen.

Tinkturen bewirken meist eine „Vertrocknung" des Hühnerauges oder der Hornhaut, Pflaster wirken eher quellend, so daß sich die Hornschicht leichter ablöst.

Verwendet werden:

Säuren, die das Eiweiß der Hornhaut fällen und erweichen: Essigsäure, Salicylsäure, Milchsäure, Dihydroxybenzoensäure. Auch Lärchenterpentin kommt zum Einsatz.

Merke: Hornhautlösende- und erweichende Mittel nicht auf gesunde Haut aufbringen, eventuell mit Vaseline die Umgebung schützen. Tinkturen immer gut verschließen, da sie leicht eintrocknen. Auf richtiges Schuhwerk achten.

Präparatebeispiele

Cornina Hornhautpflaster	Salicylsäure
Die Rote Tinktur extra stark	Salicylsäure, Milchsäure, Lärchenterpentin, Ricinusöl
Efasit Hühneraugen-pflaster N	Salicylsäure, Wachs, Seife
Efasit Hühneraugentinktur N	Salicylsäure, Milchsäure, Benzylbenzoat, Collodiumwolle
Hühneraugenlösungs-pflaster (Scholl)	Salicylsäure
Lebewohl Ballenpflaster auf Samt	Salicylsäure

20. Mittel zur Wundversorgung, Pflaster

Das Arzneimittelgesetz definiert **Verbandstoffe** in § 4 Abs. 9 als „Gegenstände, die dazu bestimmt sind, oberflächengeschädigte Körperteile zu bedecken oder deren Körperflüssigkeit aufzusaugen". Unter dieser Körperflüssigkeiten ist hier Wundsekret, Eiter usw. zu verstehen. Verbandstoffe im Sinne dieser Definition sind somit Wundauflagen.

Von diesem arzneimittelrechtlichen Begriff des Verbandstoffs sind **Pflaster** zu unterscheiden. Diese sind Gegenstände i.S. des § 2 Abs. 2 Nr. 1 AMG. Sie enthalten einen oder mehrere Arzneistoffe und sind dazu bestimmt, am Körper arzneiliche Wirkungen zu entfalten.

Brandbinden sind imprägnierte Binden, die dazu bestimmt sind, eine kleinere brandgeschädigte Körperoberfläche zu bedecken. Auch sie sind Gegenstände i.S. § 2 Abs. 2 Nr. 1 AMG.

Pflaster und Brandbinden sind aufgrund § 44 Abs. 2 Nr. 4 AMG 1976 freiverkäuflich. Da Verbandstoffe in § 2 Abs. 2 Nr. 3 AMG aufgeführt sind, sind auch sie freiverkäuflich; zum Verkauf von Verbandstoffen ist im Sinne des Arzneimittelgesetzes keine Sachkenntnis erforderlich.

Verbandstoffe

An Verbandstoffe zur Erstversorgung von Wunden werden eine Reihe von Anforderungen gestellt. Bei jeder frischen Wunde, und sei sie auch noch so klein, besteht die Gefahr einer sich ausbreitenden Vermehrung von Bakterien. Die Wundauflagen sollten daher keimarm, besser noch keimfrei sein. Weitere Anforderungen sind Saugfähigkeit, Reizlosigkeit, geringe Neigung zum Verkleben mit der Wunde und Luftdurchlässigkeit. Die Qualität der Verbandstoffe wird durch das Arzneibuch und DIN-Vorschriften festgelegt.

Verbandmull

Verbandmull des Arzneibuches besteht aus 100 % Baumwolle und ist in steriler und nicht steriler Form im Handel. Es gibt jedoch auch Verbandmull aus Zellwolle. Je engmaschiger und je öfter er gefädelt ist, desto saugfähiger ist der Verbandmull. Vorteile sind die gute Saugfähigkeit und die gute Anschmiegsamkeit an die Wundoberfläche.

Mullkompressen

Sie bestehen aus Verbandmull und können einfach oder mehrfach gelegt sein.
Bei gelegten Mullkompressen sind die Schnittkanten nach innen gelegt, um ein
Ausfransen zu verhindern. Mit der Anzahl der Lagen nimmt die Luftdurchlässigkeit ab und die Saugfähigkeit zu. Ein Verkleben mit der Wunde ist möglich.
Mullkompressen sollten sterilisiert sein.

Wundschnellverbände

Obwohl sie im Volksmund „Pflaster" genannt werden, sind sie rechtlich keine
Pflaster, sondern Verbandstoffe. Sie bestehen aus einem Trägermaterial mit
einer Wundauflage und klebenden Rändern. Die Trägermaterialien bestimmen
im wesentlichen, ob der Schnellverband gut luftdurchlässig und dehnbar ist
(Vliesstoff) oder wasserdicht (PVC-Folie). Vliesstoffverbände haben den Vorteil, daß sie sich den Bewegungen leicht anpassen. Wasserdichte Wundschnellverbände ermöglichen nur schlecht einen Luftaustausch, der zur Heilung nötig
ist; sie sind daher für eine längere Anwendung weniger geeignet. Ein bekannter
Wundschnellverband ist Hansaplast bzw. Hansamed. Bei den Strips haftet das
Klebematerial um alle Seiten der Wundauflage.

Verbandpäckchen

Ein Verbandpäckchen besteht aus einer Mull-Watte-Kompresse, die mit einer
Mullbinde auf der einen und einem Haltestreifen auf der anderen Seite verbunden ist. Durch festes Binden kann durch den Druck auf die blutende Wunde ein
Bluten verringert werden. Verbandpäckchen sind sterilisiert.

Pflaster und Brandbinden

Pflaster und Brandbinden sind keine Verbandstoffe, sondern sind nach § 2 Abs.
2 Nr. 1 AMG 1976 Gegenstände. Aufgrund § 44 Abs. 2 Nr. 4 AMG sind Pflaster
und Brandbinden freiverkäuflich; zur rechtmäßigen Inverkehrgabe ist jedoch
die Sachkenntnis erforderlich.

Pflaster

Pflaster bestehen aus einem meist textilen Trägermaterial, auf das auf einer Seite
ein Arzneistoff oder mehrere Arzneistoffe aufgebracht sind. Typische Vertreter
sind Hühneraugenpflaster (s.S. 164) und Rheumapflaster. Rheumapflaster enthalten in der Klebemasse durchblutungsfördernde Substanzen (meist Capsaicin)
und führen so zur Erwärmung des beklebten Gebietes. Dies führt auch zu einer
Entkrampfung darunter liegender Muskelschichten. Man kann diese Pflaster
mehrere Tage ununterbrochen anwenden.

Brandbinden

Sie werden zur Versorgung kleiner und leichter Brandwunden verwendet. Brandbinden sind mit adstringierendem Puder (Zinkoxid, Kieselgel u.a.) imprägniert und sollen die Wundheilung fördern; sie haben daher arzneiliche Zweckbestimmung.

Brandbinden sollen wegen der möglichen Nebenwirkungen (Granulombildung) nicht mehr verwendet werden.

Pflastersprays

Pflastersprays sind keine Verbandstoffe im Sinne des Arzneimittelgesetzes, sondern echte Arzneimittel. Der Inhalt der Sprays wird auf die Wunde aufgesprüht und bildet darauf einen dünnen, elastischen, mikroporösen Film, der die „Atmung" des Gewebes nicht nennenswert beeinträchtigt. Der Film ist wasserfest und kann bei Bedarf erneuert werden. Er läßt sich mit Aceton oder Benzin wieder entfernen. Diese Lösungsmittel sollen jedoch nicht auf eine offene Wunde aufgebracht werden.

Verwendet wird:

Hansaplast Sprühpflaster
Flint flüssig

21. Fein- und Grobdesinfektionsmittel

Unter Desinfizierung wird die Abtötung oder Inaktivierung von Krankheitserregern (Mikroorganismen) verstanden, so daß ein Gegenstand nicht mehr infizieren kann. Es gibt aber auch Mikroorganismen, die nicht krank machen können.
Davon zu unterscheiden ist die Sterilisation. Sie bedeutet die Abtötung sämtlicher lebender Mikroorganismen. Desinfektion sterilisiert also nicht!
Erreger von Infektionskrankheiten sind hauptsächlich Protozoen (winzige, einzellige Organismen), Pilze, Bakterien, bakterienähnliche Organismen sowie Viren. Diese unterscheiden sich in Gestalt, Lebensweise und Vermehrungsmechanismus jeweils voneinander. Sie sind so klein, daß sie vom menschlichen Auge nicht ohne technische Hilfe gesehen werden können.

Folgende Größenordnungen kommen hier vor:
1 μm = Mikrometer = ein tausendstel Millimeter;
1 nm = Nanometer = ein tausendstel Mikrometer
Protozoen und Pilze: 100 − 10 μm
Bakterien: 5 − 0,2 μm
bakterienähnliche Mikroorganismen: 500 − 200 nm
Viren: 250 − 20 nm (sie sind somit auch im Lichtmikroskop nicht zu sehen!)
Einzelne Bakteriengattungen bilden sogenannte Sporen.
Bakteriensporen sind Dauerformen und mit einer festen Hülle umgeben.
Das übrige Bakterium kann absterben, die Spore kann sehr lange überlebensfähig bleiben. Sporen vertragen Kälte, Austrocknung und Hitze. Wenn eine Spore in günstiges Milieu kommt, wächst sie wieder zu einem Bakterium aus. Die Abtötung von Sporen ist schwieriger als von Bakterien.
Unter Feindesinfektion versteht man die Desinfektion von Wäsche, Instrumenten sowie der Hände, Grobdesinfektionsmittel dienen zur Desinfektion von Räumen, Toiletten (= Flächendesinfektion).

Zuordnung der Desinfektionsmittel

1. Hände- und Hautdesinfektion:
   Alkohol, Phenole, Detergentien (waschaktive Substanzen)

2. Desinfektion von Gegenständen:
   Phenole, Chlorverbindungen

3. Wäschedesinfektion:
   Phenole

4. Flächen- und Raumdesinfektion:
   Phenole

Zur Erreichung eines breiten Wirkungsspektrums werden oftmals Kombinationen der verschiedenen Wirkstoffe eingesetzt.

Die Desinfektionslösungen sind aus den Fertigpräparaten gelegentlich erst herzustellen. Man richte sich hierbei an die Empfehlungen der Hersteller.

Desinfektionsmittel dürfen ohne Sachkenntnis im Sinne des § 50 AMG 1976 in den Verkehr gebracht werden.

Verwendet werden:

Alkohole

Hier werden Äthanol, Isopropanol, n-Propanol, Benzylalkohol u.a. verwendet. Das Wirkungsoptimum liegt bei Äthanol bei 70 – 80 %, für die Propanole bei 60 – 70 %. Absolute Alkohole (100 %) sind nahezu wirkungslos.
Alkohol tötet keine Sporen!

Zur Hautdesinfektion muß eine Einwirkungszeit von mindestens 30 Sekunden eingehalten werden. Vorher sollten die Hautpartien mit Wasser und Seife gewaschen und dann getrocknet werden. Vorsicht: Alkohole sind explosiv und leicht brennbar.

Phenole

Während Phenol selbst nur schwach wirksam und stark gewebsschädigend ist, bringen chemische Abkömmlinge des Phenols eine Wirkungssteigerung und bessere Verträglichkeit. Verwendet werden u.a. Chlorphenole, Phenylphenole.

Aldehyde

Formaldehyd-Lösung DAB 8 (35 %ig) wirkt bakterizid (bakterientötend), viruzid (virenabtötend), adstringierend (eiweißfällend) und schweißsekretionshemmend. Sie besitzt leicht ätzende Wirkung auf der Haut, die durch Zusatz von Seife gemildert werden kann. Zur Flächendesinfektion wird dreiprozentige Lösung bei sechsstündiger Einwirkungsdauer, zur Wäschesdesinfektion eineinhalbprozentige Lösung bei zwölfstündiger Einwirkungsdauer verwendet.

Bei ausreichend hoher Konzentration und langer Einwirkungszeit tötet Formaldehyd auch Bakteriensporen.

Detergentien

Detergentien sind waschaktive Substanzen, die die Oberflächenspannung herabsetzen. Im Handel sind sogenannte Invertseifen. Sie sind unwirksam gegen Sporen und Viren. Meist werden sie mit anderen Mitteln kombiniert.

Man nützt vor allem die starke Benetzungsfähigkeit durch die Erreichung des sich auf der Oberfläche bildenden Films aus. Ein Vertreter dieser Gruppe ist Benzalkoniumchlorid.

Jod

Jod ist ein wirksames Mittel zur Hautdesinfektion, färbt jedoch. Jodtinktur DAB enthält 2,5 % Jod und 2,5 % Jodid in 60 % Alkohol. Jodtinktur wirkt schnell und zuverlässig, darf aber nur bei kleinen Flächen verwendet werden.
Jod hat eine gute keimtötende Wirkung auf Bakterien, inaktiviert aber auch Viren.
Manche Menschen reagieren auf Jodlösung („Jodtinktur") allergisch.

Merke: Bei der Auswahl und Zubereitung des Desinfektionsmittels auf die Angaben des Herstellers achten. Nur desinfizieren, wenn es notwendig ist.

Präparatebeispiele

Alkohole	Äthanol 70 % DAB (verdünnter Weingeist)
	Isopropanol 65 %
	Kombinationen: Sterilium, Desderman,
	Sagrotan F
Detergentien	Zephirol
	Quartamon
	Sagrotan F
Formaldehyd	Formaldehydlösung 35 – 37 % DAB
Jod	Jodtinktur DAB 9
Phenole	Kodan Tinktur
	Kombinationen: Sagrotan

22. Tierarzneimittel

Einige Arzneimittel, die zur Anwendung bei Tieren bestimmt sind, sind freiverkäuflich. Ohne Sachkenntnis dürfen aufgrund § 60 AMG Arzneimittel verkauft werden, wenn sie ausschließlich zur Anwendung bei Zierfischen, Zier- oder Singvögeln, Brieftauben, Terrarientieren oder Kleinnagern bestimmt sind. Solche Arzneimittel sollen hier nicht besprochen werden.

Sind Arzneimittel jedoch für Hunde, Katzen oder Kaninchen bestimmt, ist die Sachkenntnis erforderlich. Hier ist zu erwähnen, daß Kaninchen keine Kleinnager sind!

Es sollen hier nur Arzneimittel besprochen werden, die für Hunde und Katzen bestimmt sind.

Ungeziefer-Halsbänder

Diese Halsbänder sind Gegenstände i.S. des § 2 Abs. 2 Nr. 1 AMG 1976. Sie enthalten Ungeziefer-Bekämpfungsmittel gegen Läuse, Flöhe und Zecken.

Bevor die wirksamen Bestandteile besprochen werden, sollen kurz Flöhe und Zecken als solche vorgestellt werden.

Flöhe

Flöhe sind etwa 2 – 3 mm große Parasiten, die sich vom Blut eines anderen Tieres ernähren. Sie können täglich bis zum Zwanzigfachen ihres Eigengewichtes Blut saugen. Während des Saugens wird unverdautes Blut („Flohkot") ausgeschieden, der vom Tier herabfallen kann. „Flohkot" dient als Nahrung für Flohlarven.

Flohweibchen legen im Laufe ihres Lebens etwa 400 Eier, die in die Lagerstätten oder das Fell des Tieres abgelegt werden, von wo sie auch auf Teppiche usw. fallen können. Nach 4 bis 12 Tagen schlüpfen aus den Eiern die Larven, die sich auch von „Flohkot" ernähren können. Anschließend verpuppen sie sich in einem Kokon. In dieser Puppe entwickelt sich ein neuer Floh, der aus dem Kokon schlüpft. Neben Tieren, bei denen sie Blut saugen können, können sie auch Menschen befallen. Das Saugen der Parasiten ist schmerzlos, der Flohstich verursacht jedoch Juckreiz.

Zecken

Sie sind im Volksmund auch als „Holzbock" bekannt. Hungrig sind sie etwa 3 mm, mit Blut vollgesaugt bis 10 mm groß. Dann fallen sie vom Tier ab und können mehrere tausend Eier legen. Daraus entschlüpfen Larven, die sich ein

Tier als Wirt suchen und sich in etwa einer Woche voll Blut saugen. Aus der Larve entwickelt sich die Nymphe, die ebenfalls Blut saugt. Die vollgesogene Nymphe fällt vom Tier und entwickelt sich zur Zecke. Dieser Zyklus dauert etwa zwei Jahre.

Zecken halten sich im Freien auf Grashalmen und niedrigem Gebüsch auf und können so relativ leicht auf Mensch oder Tier übergehen.

Bei den Ungeziefer-Halsbändern werden zwei Arten von Hauptwirkungsprinzipien unterschieden:

1. Das Halsband ist mit einem Arzneimittel imprägniert, das langsam verdunstet und so auf Parasiten im Fell wirkt. Daher wirken sie nur in der Ruhepause des Tieres. Wind und Bewegung machen die Bänder wirkungslos. Hauptvertreter sind Dichlorvos (DDVP) und Diazinon. Wenn die so behandelten Tiere in engen Behältnissen (z.B. Hundehütten) schlafen, kann eine zu hohe Gaskonzentration entstehen und unter Umständen das Tier schädigen.

2. Das Halsband enthält das Arzneimittel in Form eines feinen Puders, der durch Abrieb aufgrund der Bewegung in das Fell gelangt und so die Parasiten schädigt. Verwendet werden Carbamate, z.B. Propoxur, die auch in der Bewegungsphase des Tieres wirken.

Die Tabelle II.7 gibt einen Überblick über Wirksamkeit, Wirkungsspektrum, Wirkungsdauer und Wasserempfindlichkeit der verwendeten Wirkstoffe.

Tab. II.7: Eigenschaften antiparasitär wirksamer Stoffe

Wirkstoff	Wirksamkeit		Wirkungsspektrum			Wirkungsdauer getragen etwa	Wasser-empfind-lichkeit
	Ruhe	Bewegung	Floh	Laus	Zecke		
Dichlorvos	ja	nein	ja	ja	beschränkt	3 Monate	ja
Diazinon	ja	nein	ja	ja	ja	4 Monate	nein
Propoxur	ja	ja	ja	ja	ja	5 Monate	nein

Die Ungeziefer-Halsbänder werden den Tieren nur lose umgebunden, da sonst Hautreizungen auftreten können. Wenn die Tiere solche Halsbänder tragen, müssen nach dem Berühren die Hände sorgfältig gewaschen werden. Kleine Kinder und Säuglinge müssen vor so antiparasitär behandelten Tieren ferngehalten werden, da die Wirkstoffe auch für den Menschen giftig sind.

Im Handel sind auch Puder und Sprays gegen Flöhe, Läuse und Zecken. Puder streut man gemäß den Anwendungshinweisen ins Fell und reibt gegen den Strich ein. Bei Sprays ist ein Einreiben nicht notwendig.

Gegen Flöhe und Läuse sind auch Shampoos im Handel, die meist Propoxur enthalten.

Auf Schleimhäute (Maul, Auge) dürfen diese Mittel nicht aufgebracht werden. Bei Parasitenbefall ist immer auch auf ausreichende Hygiene und Reinigung der Schlafplätze der Tiere zu achten.

Neben den rein chemischen Mitteln werden auch pyrethroide Wirkstoffe eingesetzt. Sie werden zwar überwiegend heute auch synthetisch hergestellt, der Wirkstoff stammt aber aus den Blüten verschiedener Chrysanthemen-Arten.

Die zur Gruppe der Pyrethrine gehörenden Insektizide wirken vorwiegend als Kontaktgift. Sie gelangen rasch ins Nervensystem der Insekten und führen so zum Tod. Der Vorteil ist die relative Ungefährlichkeit für Warmblütler.

Gerne wird den Pyrethrinen die Substanz Piperonylbutoxid zugesetzt. Piperonylbutoxid steigert, ohne eine eigene Wirkung zu haben, die Wirkung der Pyrethrine. Diese Wirkung nennt man synergistisch.

Im Handel sind auch Augenwässer, die das Auge des Hundes von Staub und Schmutz befreien helfen sollen. Man verdünnt die Lösung nach Vorschrift. Wichtig ist, daß körperwarmes Wasser zum Verdünnen verwendet wird, da sonst Bindehautreizungen auftreten können. Zur Vermeidung einer Infektion ist mit diesen Lösungen das Auge gut zu spülen.

Knoblauchöl enthaltende Arzneimittel sind im Handel mit der Indikation „zur Darmpflege" für Hunde und Katzen.

Merke: Ungeziefer-Halsbänder sind Arzneimittel und enthalten hochwirksame Arzneimittel, die besonders für kleine Kinder gefährlich sein können. Hautkontakt ist daher zu vermeiden. Nach Berühren der Tiere müssen die Hände sorgfältig gewaschen werden. Wasserlösliche Wirkstoffe sind bei Regen und Nebel wirkungslos.

Präparatebeispiele

Darmfrei Kapseln für den Hund	Knoblauchölmazerat mit Rapsöl
Ipevet WuKu für Hunde	Knoblauchölmazerat (Wurmmittel)

Halsbänder

Flohschutzband Bolfo für Hunde und Katzen	Wirkstoff: Propoxur
Gimpet Ungeziefer-Halsband	Wirkstoff: Diazinon

Spray gegen Läuse, Flöhe, Zecken

Flohschutzspray Bolfo (auch um Besprühen von Lagerstätten)	Wirkstoff: Propoxur

Puder gegen Läuse, Flöhe, Zecken

Flohschutzpuder Bolfo	Wirkstoff: Propoxur
Ipevet Ungezieferpuder für Hunde und Katzen	Pyrethrumextrakt, Piperonylbutoxid

Shampoo:

Bolfo-Shampoo   Propoxur

Augenwasser:

Ipevet Augenwasser für Hunde Dexpanthenol

23. Zahnersatzhaftmittel

Durch die Änderung der Rechtsverordnung zur Freiverkäuflichkeit im November 1988 sind Haftmittel für den Zahnersatz als freiverkäuflich bestimmt worden. Dem Wortlaut des Gesetzes nach waren sie nämlich bis dahin apothekenpflichtig; dies wurde von den Behörden jedoch im Vorgriff auf die Änderungsverordnung nicht vollzogen. Anhaltspunkte für eine Gefährdung der Gesundheit bei bestimmungsgemäßem oder gewohnheitsmäßigem Gebrauch lagen nicht vor. Auch wurde damit klargestellt, daß diese Produkte keine Kosmetika, sondern Arzneimittel sind, da sie dazu bestimmt sind, die Beschaffenheit, den Zustand oder die Funktion des Körpers zu beeinflussen.

Etwa jeder vierte Bundesbürger trägt eine Zahnprothese, sei es eine Teilprothese oder eine Vollprothese. Durch die anatonomischen Gegebenheiten bereiten besonders Unterkieferprothesen Schwierigkeiten bei der Haftung.

Die natürliche Haftung ist ein Zusammenspiel vieler Faktoren, die zu einem Vakuum zwischen Prothese und Kiefer führen. Entscheidend hierfür ist ausreichend nicht zu dünnflüssiger Speichel, dessen Zähigkeit von vielen Einflüssen bestimmt wird. Hier helfen Haftmittel, die für eine anhaltende gute Haftung der Prothese sorgen, indem sie mit dem Speichel quellen und auf der Prothese einen dünnen, elastischen Film bilden, der die Haftung hervorruft.

Die Anforderungen sind hoch: Sie sollen geschmacksneutral sein, möglichst lange wirken, die Mundschleimhaut nicht reizen, ungefährlich sein und das Prothesenmaterial nicht angreifen.

Als haftvermittelnde Substanzen werden verwendet:

Alginate
Traganth
Carboxymethylcellulose (= Carmellose)
Verschiedene chemische Polymerbildner.

Diese Stoffe werden häufig in wasserlöslichen Grundlagen von Haftcremen oder -pulvern vorgefunden. Konservierungsmittel zur Vermeidung bakteriellen Befalls, Farbstoffe oder Geschmackskorrigentien können mit enthalten sein.

Ein Haftmittel kann empfohlen werden

● wenn die Selbsthaftung der Prothese aufgrund schwieriger Kieferverhältnisse nicht ausreicht

- wenn „der Kiefer noch arbeitet", sich die Kieferkämme rückbilden, was bei Zahnextraktionen der Fall ist
- wenn Druckstellen und Entzündungen den Tragekomfort beeinträchtigen
- wenn Unsicherheit beim Essen und Sprechen besteht, was besonders bei Prothesenneulingen vorkommt.

Hier muß erwähnt werden, daß Zahnprothesenhaftmittel unbedenklich auch langfristig angewendet werden können. Welches Haftmittel nun das geeignetste ist, muß jeder selbst herausfinden. Bei geringem Speichelfluß empfiehlt sich die Verwendung pastös-flüssiger Produkte, während bei starkem Speichelfluß oder viel dünnflüssigem Speichel ein Haftpulver meist besser ist.

Die Verwender sollten jedoch gegebenenfalls darauf aufmerksam gemacht werden, daß die Gebrauchsanweisungen auch bei angeblichen Mängeln in der Haftung einzuhalten sind, damit sich der erforderliche dünne Film zwischen Prothese und Kiefer ausbilden kann. Sonst könnten sich Druckstellen bilden. Viel hilft also auch hier nicht immer viel.

Präparatebeispiele

Da die Industrie bislang wohl davon ausgegangen ist, es handele sich um kosmetische Mittel, sind die erforderlichen Angaben zu den wirksamen Bestandteilen auf den Packungen noch selten. Dies dürfte sich jedoch bald ändern.

Cedenta flüssig	Carmellosenatrium
Kukident Haft-Creme (mit Tubenschlüssel)	Traganth-Pulver, hochkondensierte Kohlenwasserstoffe und Ester
Kukident Haft-Creme rosa super	Modifiziertes Polyvinylaether-Derivat, hochkondensierte Kohlenwasserstoffe und Ester als Trägersubstanz
Kukident Haftpulver perfekt	Natrium-Alginat
Kukident Super-Haftcreme extra-stark	Modifiziertes Polyvinylaether-Derivat, hochkondensierte Kohlenwasserstoffe und Ester als Trägersubstanz
Kukident Super-Haftpulver extra-stark	Kolloidales Zellulose-Derivat, synthetisiert
Protefix Haftpulver Extra stark	Natrium-Alginat
Super Corega Haftcreme	Carmellosenatrium
Super Corega Haft-Pulver	Carmellosenatrium

24. Verschiedenes

In den vorangegangenen Kapiteln des Teils II konnte sowohl bei den Arzneimittelgruppen, noch mehr aber bei den Präparatebeispielen nur eine beschränkte Auswahl des doch sehr großen Marktes der freiverkäuflichen Arzneimittel berücksichtigt werden. So wird man in mehr spezialisierten Geschäften (z.B. Reformhäusern) in der Regel ein anderes und auch größeres Arzneimittelsortiment vorfinden, als etwa in der Drogerieabteilung einer Lebensmittelkette. Auch bestehen teilweise Vertriebsbindungen, d.h. ein Arzneimittel ist z.B. nur im Reformhaus zu haben.

In diesem Kapitel sollen nun noch einige Arzneimittel und Anwendungsgebiete kurz besprochen werden, die bisher nicht erwähnt wurden.

Die Auswahl der Präparatebeispiele ist, wie gehabt, willkürlich und nur beispielhaft. Oft sind die Arzneimittel standardzugelassen.

Fieberhafte Erkältungskrankheiten

Besonders in der kalten Jahreszeit treten häufig fieberhafte Erkältungskrankheiten mit den klassischen Symptomen Husten, Fieber, Heiserkeit auf. Meist sind Viren die Auslöser solcher Infekte. Auch die hierfür angepriesenen Arzneimittel aus der Apotheke wirken nicht ursächlich, sondern bekämpfen nur die Symptome.

Gegen das Fieber gibt es bewährte „Hausmittel", wie die Wadenwickel. Bewährt haben sich auch schweißtreibende und das Fieber mild lindernde Tees, sowie die Sonnenhutwurzel (Echinacea radix), die besonders zur Vorbeugung genommen wird und die Abwehrkräfte des Körpers steigert.

Bei länger dauerndem oder hohem Fieber, sowie bei ausgeprägtem Krankheitsgefühl ist ein Arzt zu Rate zu ziehen.

Verwendet werden:

Holunderblüten, Lindenblüten, Mädesüßblüten, Inhalate aus ätherischen Ölen (z.B. Eucalyptusöl), bei Schnupfen Nasensalben mit Menthol, Kampfer und ätherischen Ölen.

Schmerzen

Schmerzen sind ein Ausdruck des sogenannten protektiven Systems, d.h. eine Reaktion des Körpers im Sinne eines Schutzmechanismus, um auf Beeinträchtigungen oder Schäden aufmerksam zu machen.

Vielfach sind die Ursachen – vor allem bei Kopfschmerzen – nicht oder sehr schwer auszumachen. Schmerzmittel mit chemischen Wirkstoffen sind nicht immer ohne Probleme. Alternativ kann man es mit dem Betupfen der Stirn mit Pfefferminzöl oder mit einem Mentholstift versuchen.

Tabletten mit Weidenrinde sind als pflanzliche Schmerzmittel im Handel. In der Weidenrinde ist Saligenin enthalten, das im Körper zu wirksamen Verbindungen umgewandelt wird. Weidenrinde hat auch eine leicht fiebersenkende und entzündungshemmende Wirkung.

Verwendet werden:

Japanisches Pfefferminzöl, Mentholstifte, Weidenrinde-Tabletten.

Durchfallerkrankungen

Durchfälle können vielfältige Ursachen haben, von harmlosen bis zu lebensgefährlichen. In einfachen Fällen sollte einen Tag lang nichts gegessen, sondern nur schwarzer Tee getrunken werden (gut ziehen lassen!). Man kann mit leicht adstringierenden, also eiweißfällenden Gerbstoffen (z.B. in Tee und Rotwein) und einer Ernährung, die dem Darm wenig Verdauungsarbeit abverlangt, in der Regel viel erreichen.

Als Arzneimittel werden Tees verwendet, die Gerbsäure enthalten oder mit anderen Mechanismen unterstützend helfen können. Gut bewährt haben sich auch Arzneimittel, die durch ein großes Bindungsvermögen (Adsorption) Bakterien oder „Schadstoffe" im Darm festhalten können. Auf diese Weise wirken medizinische Kohle und Heilerde mit besonders großer Oberfläche.

Vorsicht: durch den Flüssigkeitsverlust bei Durchfällen, der immer auch mit Salzverlusten einhergeht, kann es zu schweren Schäden kommen! Daher besser frühzeitig zum Arzt gehen. Dies ist besonders bei kleinen Kindern dringend anzuraten.

Verwendet werden:

Heidelbeeren, Brombeerblätter, Frauenmantelkraut, Heilerde ultra.

Teil III

Rechtliche Grundlagen

Rechtsvorschriften
mit Erläuterungen

Von Dr. Werner Fresenius, Wiesbaden

A Arzneimittelgesetz

Einleitung

Seit dem 1.1.1978 wird der Verkehr mit Arzneimitteln durch das „Gesetz zur Neuordnung des Arzneimittelrechts" vom 24. 8. 1976 geregelt. Schwerpunkt ist hierbei das „Gesetz über den Verkehr mit Arzneimitteln" (Arzneimittelgesetz/ AMG), das am 1. 1. 1978 anstelle des Arzneimittelgesetzes vom 16. 5. 1961 getreten ist.

Das Gesetz zur Neuordnung des Arzneimittelrechts ist in zehn Artikeln gegliedert. Es ist zwischenzeitlich durch vier Änderungsgesetze mit unterschiedlichen Schwerpunkten (Tierarzneimittel, Zeitanmelder, Anzeigepflichten, Nachzulassung) ergänzt worden. Die letzte Fassung ist vom 11. April 1990 (Bundesgesetzblatt I, S. 717).

Artikel 1 stellt das eigentliche Gesetz über den Verkehr mit Arzneimitteln dar. Er umfaßt 99 Paragraphen, die in 18 Abschnitte gegliedert sind:

- Zweck des Gesetzes und Begriffsbestimmungen (§ 1 – § 4)
- Anforderung an die Arzneimittel (§ 5 – § 12)
- Herstellung von Arzneimitteln (§ 13 – § 20)
- Zulassung der Arzneimittel (§ 21 – § 37)
- Registrierung homöopathischer Arzneimittel (§ 38 – § 39)
- Pharmakologisch-therapeutische und preisliche Transparenz
- Schutz der Menschen bei der klinischen Prüfung (§ 40 – § 42)
- Abgabe von Arzneimitteln (§ 43 – § 53)
- Sicherung und Kontrolle der Qualität (§ 54 – § 55)
- Sondervorschriften für Arzneimittel, die zur Anwendung bei Tieren bestimmt sind (§ 56 – § 61)
- Beobachtung, Sammlung und Auswertung von Arzneimittelrisiken (§ 62 – § 63 a)
- Überwachung (§ 64 – § 69)
- Sondervorschriften für Bundeswehr, Bundesgrenzschutz, Bereitschaftspolizei, Zivilschutz (§ 70 – § 71)
- Einfuhr (§ 72 – § 74)
- Pharmaberater (§ 75 – § 76)
- Bestimmung der zuständigen Bundesoberbehörden und sonstige Bestimmungen (§ 77 – § 83)
- Haftung für Arzneimittelschäden (§ 84 – § 94)
- Straf- und Bußgeldvorschriften (§ 95 – § 98).

Die weiteren Artikel 2 bis 10 haben folgenden Inhalt:
- Änderung des Gesetzes über die Werbung auf dem Gebiet des Heilwesens (Heilmittelwerbegesetz oder HWG)
- Änderung des Lebensmittel- und Bedarfsgegenständegesetzes (LMBG)
- Änderung des Umsatzsteuergesetzes
- Übergangsvorschriften zum Arzneimittelgesetz und Heilmittelwerbegesetz
- Berlin-Klausel
- Außerkrafttreten bisheriger gesetzlicher Regelungen, wie z.B. das Arzneimittelgesetz 1961 oder das Gesetz über die Berufsausübung im Einzelhandel (Einzelhandelsgesetz oder EHG), soweit dort die Abgabe von freiverkäuflichen Arzneimitteln im Einzelhandel außerhalb der Apotheke geregelt ist.
- Inkrafttreten.

Ein Hauptziel des Arzneimittelgesetzes und seiner Änderungen ist die Verbesserung der Arzneimittelsicherheit, wobei die Sicherung der Qualität, Wirksamkeit und Unbedenklichkeit der Arzneimittel das Hauptgewicht eingeräumt wird.

Daß die Arzneimittelsicherheit nicht absolut sein kann, muß bei der Erörterung der Vorschriften immer mitbedacht werden. Arzneimittelsicherheit ist keine festgeschriebene Größe, sondern ein Ziel, das sich für ein bestimmtes Arzneimittel oder für bestimmte Arzneimittelgruppen an den jeweiligen Erkenntnissen der Wissenschaft orientieren muß. Über Arzneimittel, die vor wenigen Jahren noch als sicher galten, können heute, bedingt durch neue Erkenntnisse der Wissenschaft, Forschung und praktischen Therapie Umstände vorliegen, die es erforderlich machen, den bisherigen Arzneimitteln im Interesse der – heutigen – Arzneimittelsicherheit eine besonders intensive Beobachtung zuteil werden zu lassen oder deren Inverkehrbringen sogar zu untersagen.

Das Arzneimittelgesetz enthält, um das vorgegebene Ziel zu erreichen, – im Vergleich zum Arzneimittelgesetz 1961 – eine Reihe völlig neuer Regelungen. Hierzu gehören:
- Die Zulassungspflicht für Fertigarzneimittel, die u.a. auch den Nachweis der therapeutischen Wirksamkeit erforderlich macht
- je eine qualifizierte Person für die Herstellung von Arzneimitteln (Herstellungsleiter) und die Kontrolle der hergestellten Arzneimittel (Kontrolleiter)
- Benennung eines Vertriebsleiters mit Verantwortung für den Vertrieb der Arzneimittel sowie für die Einhaltung der Vorschriften des Heilmittelwerbegesetzes
- Verbesserung der Patienten- und Ärzteinformationen, u.a. durch eine Packungsbeilage (Gebrauchsinformation)
- eine durch das Bundesgesundheitsamt in Berlin koordinierte Erfassung von Arzneimittelrisiken gemäß Stufenplan
- Benennung eines verantwortlichen Stufenplanbeauftragten durch pharmazeutische Unternehmer
- Sondervorschrift für Arzneimittel, die zur Anwendung bei Tieren bestimmt sind, die der menschlichen Ernährung dienen

– Schutz des Menschen bei der klinischen Prüfung von Arzneimitteln
– Entschädigung für Arzneimittelschäden durch den pharmazeutischen Unternehmer
– Spezieller Sachkundennachweis für den Einzelhandel mit freiverkäuflichen Arzneimitteln außerhalb der Apotheken.

1 Der Arzneimittelbegriff

Die Definition des „Arzneimittels" in § 2 steht unter zwei Gesichtspunkten
1. Welche Substanzen und Materialien können ein Arzneimittel sein?
2. Zu welchen Zwecken muß die Substanz oder das Material objektiv bestimmt sein, um ein Arzneimittel zu sein?
Materiell ist das Arzneimittel zunächst abstrakt als Stoff oder Zubereitung eines Stoffes beschrieben. Unter Stoffen (§ 3) versteht das Gesetz eine Vielzahl von Substanzen und Materialien.
Dies sind:
1. Chemische Elemente und chemische Verbindungen sowie deren natürlich vorkommende Gemische und Lösungen;
2. Pflanzen, Pflanzenteile und Pflanzenbestandteile in bearbeitetem oder unbearbeitetem Zustand;
3. Tierkörper, auch lebende Tiere sowie Körperteile, -bestandteile und Stoffwechselprodukte von Mensch oder Tier in bearbeitetem oder unbearbeitetem Zustand;
4. Mikroorganismen einschließlich Viren sowie deren Bestandteile oder Stoffwechselprodukte.

Konkret ist hierunter beispielhaft folgendes zu verstehen:

Zu 1 Schwefel, Jod (chemische Elemente), Bittersalz, Glaubersalz, Magnesiumtrisilicat, Natriumhydrogencarbonat, Alkohol (chemische Verbindungen), Kalk, Heilerde, Heilschlamm, Karlsbader Salz, Emser Salz (natürlich vorkommende Gemische), Heilwässer, Solen (Lösungen).

Zu 2 Neben ganzen Pflanzen auch Pflanzenteile wie Blätter (von Birken, Malven, Mate, Melisse, Pfefferminze, Salbei),
Wurzeln (von Baldrian, Eibisch, Enzian, Liebstöckel, Süßholz),
Früchte (Anis, Feigen, Fenchel, Hagebutten, Heidelbeeren, Koriander, Kreuzdornbeeren, Kümmel, Tamarindenfrüchte, Wacholderbeeren),
Blüten (von Arnika, Holunder, Kamille, Linden, Schlehdorn),
Zapfen (von Hopfen),
Kraut (von Brennessel, Gänsefinger, Löwenzahn, Majoran, Wermut),
Wurzelstöcke (von Ingwer, Rhabarber, Zichorie),
Rinde (von Faulbaum, Hamamelis, Kondurango, Weide),
Holz (von Wacholder),
Samen (von Lein) und
Pflanzenbestandteile, wie ätherische Öle, fette Öle, Bitterstoffe, Alkaloide u.a.

Zu 3 Blutegel, Kröten zum Schwangerschaftstest (lebende Tiere).
Ameisen, Cantharden, Schnecken (Tierkörper),
Nieren, Knochen, Blut (Körperteile des Menschen),
Schafsdarm = Catgut (Körperteil von Tieren),
Lebertran, Schmalz (Bestandteile von Tieren),
Molke, Verdauungsfermente (Stoffwechselprodukte von Tieren).

Zu 4 Bakterien (Mikroorganismen), Antibiotika (Stoffwechselprodukte von Mikroorganismen).

Die o.a. Aufzählung erfaßt nicht nur die unbearbeitete Form des Stoffes, d.h. den ursprünglichen Zustand. Sie bezieht auch die bearbeiteten Stoffe sowie die Zubereitungen der Stoffe mit ein.

Während die Bearbeitung eines Stoffes, z.B. einer Pflanze, deren Stoffcharakter erhält, bedeutet die Zubereitung eines Stoffes eine maßgebliche Änderung, bei der der Stoffcharakter – im Sinne des Arzneimittelgesetzes – verloren geht.

Unter einer Bearbeitung versteht man z.B. das Trocknen, Zerkleinern, Schneiden, Pulverisieren oder auch Pressen eines Stoffes, etwa das Herstellen von Tabletten aus einer Pflanzendroge, allein durch mechanische Bearbeitung ohne jeglichen Zusatz anderer Stoffe.

Wird eine Pflanzendroge dagegen mit anderen Stoffen gemischt, etwa Tablettierhilfsstoffen, so liegt danach bereits eine Zubereitung vor, was selbstverständlich auch für die daraus hergestellten Tabletten gilt.

So führt auch die Herstellung von Gemischen oder Lösungen zu Zubereitungen, d.h. Gemische oder Lösungen sind – soweit sie nicht natürlich vorkommen – keine Stoffe mehr.

Die im Gesetz definierten Stoffe müssen von sich aus noch keine Arzneimittel sein. Sie werden dies erst durch ihre Zweckbestimmung. Die Zweckbestimmung muß objektiv sein, d.h. dem Stoff – oder der Zubereitung des Stoffes – muß durch seine Eigenschaften eine der im folgenden beschriebenen Zweckbestimmungen zukommen.

Um Arzneimittel zu sein, müssen Stoffe oder ihre Zubereitungen zur Anwendung am oder im menschlichen oder tierischen Körper bestimmt sein (§ 2 Abs. 1).

Da aber z.B. auch Lebensmittel diese Zweckbestimmung beim Menschen bzw. das Futtermittel beim Tier erfüllen, wird der Anwendungszweck des Stoffes als Arzneimittel weiter konkretisiert (§ 2 Abs. 1 Nr. 1 – 5):

Er muß zur Heilung oder Linderung (Heilmittel), zur Verhütung (Vorbeugungsmittel) oder zur Erkennung (Diagnostikum) von Krankheiten, Leiden, Körperschäden oder krankhaften Beschwerden bestimmt sein.

Weitere Bestimmungszwecke sind z.B. die Beseitigung von Krankheitserregern (Desinfektionsmittel), die Abwehr von Parasiten (z.B. Mittel gegen Stechmücken) oder die Erkennung des Körperzustandes und der Körperfunktion (z.B. Röntgenkontrastmittel).

Neben den Stoffen und Zubereitungen aus Stoffen, die Arzneimittel im Sinne des Gesetzes sind, gibt es auch noch sogenannte „fiktive" Arzneimittel (§ 2 Abs. 2). Diese gehören zur Gruppe der sog. Medikalprodukte und sind ebenfalls zu den obengenannten Zwecken bestimmt, jedoch handelt es sich hierbei nicht nur um Stoffe oder Zubereitungen aus Stoffen, sondern im wesentlichen um Gegenstände (Knochenersatzteile aus Kunststoff oder Metall; Intrauterinpressare, d.h. Spiralen zur Verhütung einer Schwangerschaft). Sie gelten als Arzneimittel. Gegenstände können ein Arzneimittel im Sinne § 2 Abs. 1 enthalten (§ 2 Abs. 2 Nr. 1), oder auch ohne einen solchen Zusatz im Verkehr sein (§ 2 Abs. 2 Nr. 2).

Arzneimittelhaltige Gegenstände z.B. sind Hundehalsbänder oder Katzenhalsbänder, soweit sie Ungezieferbefall beseitigen oder verhüten sollen, oder Antibiotika-haltige Knochenersatzteile. Der Zusatz eines Antibiotikums bei einem Knochenersatzteil bewirkt die Beseitigung von möglichen Infektionserregern, die z.B. bei einer Operation in das Operationsfeld gelangen können. Auch kupferhaltige Spiralen gehören zur Gruppe der arzneimittelhaltigen Gegenstände. Diesen sind auch – medizinische – Pflaster und Salbenkompressen zuzuordnen.

Zu den fiktiven Arzneimitteln gehören weiterhin sterile ärztliche Einmalinstrumente (z.B. Einmalspritzen, Infusionsbestecke, Einmalskalpelle u.a.) und auch Verbandstoffe, wie z.B. Verbandmull, Wundschnellverbände ohne arzneiliche Zusätze sowie chirurgisches Nahtmaterial (§ 2 Abs. 2 Nr. 3). Wundschnellverbände mit arzneilichen Zusätzen, z.B. zur Wunddesinfektion, sind arzneimittelhaltige Gegenstände. Sie sind keine Pflaster im Sinne des Arzneimittelgesetzes (s. auch S. 218).

Des weiteren gehören zu der Gruppe, die als Arzneimittel gelten, auch sog. Labordiagnostika (§ 2 Abs. 2 Nr. 4a), die nicht am menschlichen oder tierischen Körper angewandt werden (z.B. Diabetes-Teststäbchen), Grob- oder Flächendesinfektionsmittel (§ 2 Abs. 2 Nr. 4b), die zur Desinfektion von Böden, Wänden (z.B. im Operationssaal) aber auch von ärztlichen Instrumenten bestimmt sind.

1.1 Abgrenzung Arzneimittelrecht/Lebensmittelrecht – Arzneimittelrecht/Futtermittelrecht

Wie bereits erwähnt, kann ein Stoff oder die Zubereitung eines Stoffes zur Anwendung am Menschen oder Tier auch ein Lebensmittel bzw. Futtermittel sein. Daher ist ausdrücklich geregelt, daß Lebensmittel, Tabakerzeugnisse und kosmetische Mittel im Sinne des Lebensmittel- und Bedarfsgegenständegesetzes sowie Reinigungs- und Pflegemittel, die ausschließlich äußerlich zur Anwendung am Tier bestimmt sind, keine Arzneimittel sind (§ 2 Abs. 3).

1.1.1 Arzneimittel/Lebensmittel

Der Begriff des Lebensmittels wird in § 1 des Lebensmittels- und Bedarfsgegenständegesetzes definiert, wobei zugleich auch eine Abgrenzung zu den Arzneimitteln vollzogen wird. Danach sind Lebensmittel solche Stoffe, die dazu bestimmt sind, in unverändertem, zubereiteten oder verarbeitetem Zustand von Menschen verzehrt – Verzehren ist das Essen, Kauen, Trinken sowie jede sonstige Zufuhr (z. B. Sonderernährung) von Stoffen in den Magen – zu werden; ausgenommen sind Stoffe, die überwiegend dazu bestimmt sind, zu anderen Zwecken als zur Ernährung oder zum Genuß verzehrt zu werden.

Im Umkehrschluß ergibt sich also, daß zum Verzehr bestimmte Stoffe, die eine überwiegend arzneiliche, z. b. krankheitsheilende, Zweckbestimmung haben, definitionsgemäß Arzneimittel sind.

1.1.2 Arzneimittel/Kosmetikum

Entsprechendes gilt für kosmetische Mittel, die gemäß § 4 LMBG dazu bestimmt sein müssen, äußerlich am Mensch oder in seiner Mundhöhle zur Reinigung, Pflege oder zur Beeinflussung des Aussehens oder des Körpergeruchs oder zur Vermittlung von Geruchseindrücken angewendet zu werden. Sie sind nur dann keine Arzneimittel, wenn sie überwiegend zur Linderung oder Beseitigung von Krankheiten, Leiden, Körperschäden oder krankhaften Beschwerden bestimmt sind (Heilmittel). Dagegen sind überwiegend krankheitsvorbeugende Aussagen zulässig.

Da kosmetische Mittel nur solche sein können, die zur äußeren Anwendung bestimmt sind, sind z. B. sogenannte Schönheitsdragees, die „Schönheit von innen heraus erzeugen" sollen, Arzneimittel.

Ebenfalls Arzneimittel sind z. B. Präparate zur Beeinflussung der Körperform (z. B. Büstenformmittel, Entfettungsmittel).

Dagegen gehören zu den kosmetischen Mitteln z. B. solche Präparate, die zur Reinigung oder Pflege der Zähne, Mundhöhle oder von Zahnersatz bestimmt sind, also Zahnpasten, Mundwässer oder Reinigungstabletten für Zahnersatz. Haftmittel für Zahnersatz aber sind Arzneimittel (s. 6.10, s. S. 226, 259).

Zahnpasten bleiben auch dann kosmetische Mittel, wenn sie z. B. zur Verhütung von Zahnfleischbluten und Paradontose bestimmt sind. Ebenfalls kosmetische Mittel sind Badezusätze (z. B. Schaumbäder) oder Duschgels, Körperlotionen, Hautcremes, Lippenstifte, Lidschatten u. a.

1.1.3 Arzneimittel/Tabakerzeugnis

Auch bei den Tabakerzeugnissen ist in § 3 LMBG eine Ausnahme hinsichtlich der Asthmazigaretten getroffen, die unter das Arzneimittelrecht fallen.

1.1.4 Arzneimittel/Diätetikum

Erwähnt werden müssen bei der Gruppe der Lebensmittel noch die „diätetischen Lebensmittel". Sie dienen besonderen Ernährungserfordernissen, die z. B. durch Krankheiten, Funktionsanomalien, Überempfindlichkeit oder während der Schwangerschaft erforderlich werden können. Wichtig ist bei den diätetischen

Lebensmitteln, daß sie zwar auch bei bestimmten Krankheiten zur Anwendung am Menschen bestimmt sind, jedoch mindestens überwiegend zur Ernährung des Menschen dienen müssen.

In der Praxis fällt es bei einer Vielzahl von Präparaten sehr schwer, sie entweder den Arzneimitteln oder den Lebensmitteln zuzuordnen. Dies beruht weitgehend darauf, daß diese Präparategruppe in ihrer Zweckbestimmung, die meist subjektiv vom Hersteller festgelegt wird, häufig unklare Aussagen erhält. Es ist daher für den Einzelhändler außerhalb der Apotheke in jedem Fall empfehlenswert, sich möglichst vor dem Einkauf darüber zu vergewissern, ob er z.B. ein Arzneimittel angeboten bekommt, da gerade hiermit eine Reihe von Verpflichtungen nach dem Arzneimittelgesetz verbunden sind. In Zweifelsfällen kann sich der Einzelhändler an seine − nach dem Arzneimittelgesetz − zuständige Aufsichtsbehörde wenden oder sich eine Bescheinigung der für den Hersteller zuständigen Aufsichtsbehörde vorlegen lassen.

1.1.5 Arzneimittel/Futtermittel

Ebenfalls keine Arzneimittel sind Futtermittel. Unter Futtermitteln werden nach § 2 des Futtermittelgesetzes Stoffe verstanden, die einzeln oder in Mischungen, bearbeitet oder unbearbeitet an Tiere verfüttert werden sollen. Futtermittel liegen dann nicht mehr vor, wenn die Stoffe überwiegend dazu bestimmt sind, zu anderen Zwecken als zur Tierernährung verfüttert zu werden. Hierzu gehören z.B. Vitaminkonzentrate, soweit sie zur Vorbeugung von Krankheiten bei Tieren bestimmt sind. Sie werden überwiegend nicht zur Tierernährung verfüttert und sind daher Arzneimittel.

2 Anforderungen an Arzneimittel

Zum Schutz des Verbrauchers sind eine Reihe von Verboten erlassen, deren Nichtbeachtung mit Freiheits- und Geldstrafen bestraft wird.

2.1 Verbot bedenklicher Arzneimittel

Es ist verboten, bedenkliche Arzneimittel (§ 5) in den Verkehr zu bringen, wobei Inverkehrbringen (§ 4 Abs. 17) das Vorrätighalten zum Verkauf oder zur sonstigen Abgabe, das Feilhalten (erkennbar zum Verkauf vorrätighalten), das Feilbieten (z.B.im Rahmen eines Verkaufsgespräches anbieten) und die Abgabe an andere bedeutet.

Bedenklich ist ein Arzneimittel, wenn der begründete Verdacht besteht, daß mit dem bestimmungsgemäßen Gebrauch Risiken verbunden sind, die über ein nach den jeweiligen Erkenntnissen der medizinischen Wissenschaft vertretbares Maß hinausgehen.

Da man heute weiß, daß Risiken auch bei der bestimmungsgemäßen Einnahme eines Arzneimittels nicht auszuschließen sind, andererseits der therapeutische Nutzen eines Arzneimittels so hoch sein kann, daß die mit der Einnahme verbundenen Risiken in Kauf genommen werden müssen, wird bei der Beurteilung der Bedenklichkeit eines Arzneimittels darauf abgestellt, daß bei einer Risiko-Nutzen-Abwägung das mögliche Risiko ein vertretbares Maß nicht überschreiten darf.

Zur Erfassung von Arzneimittelrisiken hat der Bundesminister für Jugend, Familie, Frauen und Gesundheit eine Verwaltungsvorschrift (Stufenplan) erlassen. Die zentrale und koordinierende Funktion in diesem Stufenplan ist den obersten Bundesbehörden, dem Bundesgesundheitsamt in Berlin und dem Paul-Ehrlich-Institut in Langen bei Frankfurt (Sera, Impfstoffe) zugeordnet (s.S. 267).

Um eine unmittelbare oder mittelbare Gefährdung der Gesundheit von Mensch und Tier durch Arzneimittel zu verhüten, kann der Bundesminister für Jugend, Familie, Frauen und Gesundheit bestimmte Herstellungsverfahren für Arzneimittel vorschreiben, aber generell auch bestimmte Herstellungsverfahren beschränken oder verbieten (§ 6).

2.2 Radioaktive Arzneimittel

Weiterhin ist es verboten, radioaktive Arzneimittel oder Arzneimittel, bei deren Herstellung ionisierende Strahlen verwendet worden sind, in den Verkehr zu bringen. Der Bundesminister für Gesundheit ist jedoch ermächtigt, hiervon Ausnahmen zuzulassen (§ 7).

Radioaktive Arzneimittel spielen hauptsächlich in der Diagnostik eine Rolle. Sie sind zum Verkauf im Einzelhandel mit freiverkäuflichen Arzneimitteln nicht zugelassen.

2.3 Verbote zum Schutz von Täuschung

2.3.1 Qualitätsminderung

Von großer Bedeutung auch für den Einzelhandel außerhalb der Apotheke ist das Verbot, Arzneimittel herzustellen oder in den Verkehr zu bringen, die durch Abweichung von den anerkannten pharmazeutischen Regeln in ihrer Qualität nicht unerheblich gemindert sind (§ 8 Abs. 1 Nr. 1). Dieses Verbot ist von praktischer Bedeutung, z. B. wenn Arzneimittel durch zu lange oder nicht sachgerechte Lagerung verdorben sind, wenn also bei sonst klaren Tropfen oder Säften Trübungen oder Ausfällungen auftreten, Dragées deckeln, Tabletten Flecken bekommen oder etwa Teedrogen mit Ungeziefer verunreinigt sind. Feststellungen dieser Art sind ein sichtbares Zeichen dafür, daß eine Abweichung von den anerkannten pharmazeutischen Regeln vorliegt und entsprechend eine nicht unerhebliche Qualitätsminderung eingetreten ist.

Die anerkannten pharmazeutischen Regeln über die Qualität, Prüfung, Lagerung, Abgabe und Bezeichnung von Arzneimitteln sind im Arzneibuch (s. S. 264) zusammengefaßt. Daneben beschreiben auch die „Grundregeln der Weltgesundheitsorganisation für die Herstellung von Arzneimitteln und die Sicherung ihrer Qualität" sowie eine Empfehlung des Bundesministers für Jugend, Familie, Frauen und Gesundheit für Lagerungshinweise (s. S. 357; Anlage 4) den anerkannten Stand der pharmazeutischen Regeln.

Da von einer Reihe von Arzneimitteln bekannt ist, daß sie im Laufe der Zeit auch bei sachgerechter Lagerung an Qualität verlieren, ist das sogenannte „Verfalldatum" (s. S. 195) vorgesehen. Dieses muß vom pharmazeutischen Unternehmer angegeben werden. Gewißheit über die Haltbarkeit eines Arzneimittels kann durch entsprechende Lagerungsversuche gewonnen werden.

Beachtet der Einzelhändler ein Verfalldatum nicht, hält er also verfallene Arzneimittel vorrätig oder gibt es sie etwa ab, begeht er eine Ordnungswidrigkeit (§ 8 Abs. 2 i. V. mit § 97 Abs. 2 Nr. 1).

2.3.2 Irreführung

Ein für den Schutz des Verbrauchers ebenfalls sehr bedeutsames Verbot besteht darin, Arzneimittel mit irreführenden Bezeichnungen, Angaben oder Aufmachungen zu versehen (§ 8 Abs. 1 Nr. 2). Hierzu gehören vor allem falsche Angaben über die Wirkungsweise, d. h. also, daß Wirkungen versprochen werden, die das Arzneimittel gar nicht hat oder haben kann, daß Heilung in allen Fällen zugesagt wird oder daß ein Arzneimittel als garantiert unschädlich angepriesen wird. Dem Verbot unterliegen auch Angaben, die beim Verbraucher den Eindruck erwecken, er erhalte ein Arzneimittel bestimmter Qualität oder Herkunft; z.B. die Aussage ein Arzneimittel sei Arzneibuchware, obwohl die Arzneibuchqualität nicht vorliegt oder etwa die Anpreisung eines „Korea"-Ginseng-Wurzel, die nicht aus Korea stammt.

Der Einzelhändler kann natürlich nicht in jedem Falle erkennen oder wissen, ob Aussagen über Arzneimittel, die er in den Verkehr bringt, gegen diese Verbote verstoßen. Dies gilt vor allem dann, wenn er Fertigarzneimittel von anderen, z.B. Großhändlern oder pharmazeutischen Unternehmern direkt bezieht. Fertigarzneimittel (§ 4 Abs. 1) sind Arzneimittel, die im voraus hergestellt und in einer zur Abgabe an den Verbraucher bestimmten Packung in den Verkehr gebracht werden. Dies trifft in der Regel auf industriell hergestellte Arzneimittel zu.

In jedem Fall muß der Einzelhändler sich aber auch hier bemühen, nach bestem Wissen und Gewissen die Verbote zum Schutz des Verbrauchers zu beachten.

Grundsätzlich hat der Einzelhändler die volle Verantwortung, wenn er Arzneimittel selbst unter eigenem Namen in den Verkehr bringt, wenn er also z.B. im Rahmen seiner Herstellungsmöglichkeiten (s.S. 201) Arzneimittel in unveränderter Form zur Abgabe unmittelbar an den Verbraucher umfüllt, abpackt oder kennzeichnet.

2.4 Der Verantwortliche für das Inverkehrbringen

Damit der für ein Arzneimittel Verantwortliche bei Verstößen gegen die Vorschriften des Arzneimittelgesetzes auch bekannt ist, ist vorgeschrieben, daß auf den Arzneimitteln immer der pharmazeutische Unternehmer anzugeben ist (§ 9). Der pharmazeutische Unternehmer (§ 4 Abs. 18) ist derjenige, der Arzneimittel unter seinem Namen in den Verkehr bringt. Inverkehrbringen (§ 4 Abs. 17) ist das Vorrätighalten zum Verkauf oder zur sofortigen Abgabe, das Feilbieten und die Abgabe an andere. Der pharmazeutische Unternehmer kann, muß aber nicht der Hersteller des betreffenden Arzneimittels sein, etwa im Falle einer Auftragsherstellung.

Der Einzelhändler z.B. ist „pharmazeutischer Unternehmer", wenn er Arzneimittel wie z.B. Lindenblütentee oder Baldrianwurzel auf Wunsch eines Kunden abfüllt und unter seinem Namen an diesen abgibt. Der Einzelhändler ist auch pharmazeutischer Unternehmer, wenn er Arzneimittel aus größeren Gebinden im voraus umfüllt, abpackt und kennzeichnet (Fertigarzneimittel), vorrätighält und unter seinem Namen an Kunden abgibt. Dies gilt auch dann, wenn ein Einzelhändler unter seinem Namen Fertigarzneimittel abgibt, die ein anderer für ihn hergestellt hat (Auftragsherstellung s.o.).

Um im Falle eines Verstoßes den Verantwortlichen auch belangen zu können, dürfen Arzneimittel nur von pharmazeutischen Unternehmern in den Verkehr gebracht werden, die ihren Sitz in der Bundesrepublik Deutschland oder in einem anderen Mitgliedsstaat der Europäischen Gemeinschaft haben (Residenzpflicht). Diese Bestimmung ist vor allem für importierte Arzneimittel aus Nicht-EG-Staaten von grundsätzlicher Bedeutung.

2.5 Kennzeichnung

Eine weitere, sehr wichtige Bestimmung, die zum Schutze des Verbrauchers besteht, ist die Kennzeichnung zur Information über das Arzneimittel. Im Falle des Arzneimittels ist diese Information jedoch nicht nur für den Verbraucher selbst von Bedeutung, sondern in einem bestimmten Umfang auch für den Arzt, der jedoch primär vom pharmazeutischen Unternehmer wissenschaftlich informiert wird (Fachinformation s.S. 198). Für freiverkäufliche Arzneimittel ist dieser zweite Punkt in der Praxis zwar nicht von erheblicher Bedeutung sein, jedoch müssen auch die Arzneimittel grundlegenden Anforderungen genügen, die im Interesse der Arzneimittelsicherheit und des Verbraucherschutzes an Arzneimittel allgemein gestellt werden.

Informationen können der Verbraucher und der Arzt aus der Beschriftung des Behältnisses (z.B. Flasche, Röhrchen, Schachteln, Tuben), der äußeren Umhüllung (z.B. Umkarton) und der Packungsbeilage entnehmen. In allen Fällen müssen die Angaben in deutlich gut lesbarer Schrift und in deutscher Sprache gemacht werden. Im Hinblick auf die Kennzeichnung der Behältnisse und der äußeren Umhüllungen müssen die Angaben zusätzlich auf dauerhafte Weise gemacht sein. Das heißt also, sie sollen gedruckt sein und dürfen, soweit sie handschriftlich gemacht werden, z.B. nicht mit Bleistift oder ähnlichem geschrieben sein. Ihre Entfernung muß sichtbare Beschädigungen hinterlassen.

Auf den Behältnissen (Flaschen, Tuben, Ampullen etc.) und äußeren Umhüllungen (Umkarton) von Fertigarzneimitteln müssen folgende Angaben gemacht werden (§ 10):

1. Der Name und die Anschrift des pharmazeutischen Unternehmers.
2. Die Bezeichnung des Arzneimittels. Soweit es sich nicht um Fertigarzneimittel handelt, die von der Industrie angeliefert werden, muß gegebenenfalls der Einzelhändler, der im voraus abpackt oder umfüllt, den Namen selbst auftragen. Die Namensgebung bleibt ihm überlassen. Soweit es sich um Teedrogen handelt, müssen diese mit dem verkehrsüblichen deutschen Namen bezeichnet werden (s.S. 217), um damit auch dem Verbraucher einen verständlichen Hinweis auf das Arzneimittel selbst zu geben.
3. Die Zulassungsnummer mit der Abkürzung „Zul.-Nr.". Sie wird von der Zulassungsbehörde, dem Bundesgesundheitsamt in Berlin, erteilt (s.S. 206 ff.).

Ein Fertigarzneimittel darf nicht in den Verkehr gebracht werden (d.h. auch Vorrätighalten), bevor es zugelassen ist.

4. Die Chargenbezeichnung mit der Abkürzung „Ch-B.". Voraussetzung hierfür ist selbstverständlich, daß das Arzneimittel in Chargen (§ 4 Abs. 16) – in jeweils einem einheitlichen Herstellungsgang erzeugte Menge eines Arzneimittels – in den Verkehr gebracht wird, was bei Fertigarzneimitteln im allgemeinen der Fall ist. Auch der Einzelhändler, der etwa Teedrogen in unveränderter Form im voraus aus größeren Behältnissen in kleinere Behältnisse zur Abgabe an den Kunden abfüllt, wird die jeweils auf einmal abgefaßten Packungen mit einer einheitlichen Nummer bezeichnen können. Als Chargennummer eignet sich das Datum, das mit der abgefaßten Menge in ein Buch eingetragen wird, um bei Reklamationen feststellen zu können, wann und wieviel im einzelnen abgepackt worden ist.

5. Die Darreichungsform, worunter Tabletten, Dragees, Säfte, Tropfen oder Salben zu verstehen sind.

6. Der Inhalt nach Gewicht, Rauminhalt oder Stückzahl. Hier sind Angaben wie Gramm, Milliliter oder Stück erforderlich. Angaben nach Annäherungswerten (z.B. circa) sind nicht zulässig; das gleiche gilt für Prozentangaben.

7. Die Art der Anwendung, d.h. z.B. Tabletten zum Lutschen, Tabletten zum Einnehmen, Tropfen zum Einnehmen, Flüssigkeit zum Gurgeln.

8. Die wirksamen Bestandteile nach Art und Menge. Angegeben werden müssen die tatsächlich physiologisch wirksamen Bestandteile (§ 4 Abs. 19; s. auch S. 197).

9. Das Verfalldatum. Es muß bei Arzneimitteln angegeben werden, die zur Anwendung am Menschen bestimmt sind. Es kann vorläufig noch bei Tierarzneimitteln entfallen, deren Haltbarkeit mehr als drei Jahre beträgt. Zur besseren Übersichtlichkeit für den Abgebenden, d.h. also für den Einzelhändler, sind die Verfalldaten jeweils auf den 30. Juni oder den 31. Dezember eines Jahres festzulegen. Verständlicherweise gilt dies nicht für Arzneimittel, die weniger als ein Jahr haltbar sind. In diesen Fällen ist jeweils das vom pharmazeutischen Unternehmer festgestellte tatsächliche Haltbarkeitsdatum auf den Tag anzugeben (§ 10 Abs. 7).

10. Soweit Arzneimittel der Apothekenpflicht oder der Verschreibungspflicht unterliegen, sind sie entsprechend mit „Apothekenpflichtig" (s.S. 214) oder „Verschreibungspflichtig" (s. S. 256) zu kennzeichnen. Fehlt eine derartige Angabe auf dem Behältnis und der äußeren Umhüllung, kann in der Regel davon ausgegangen werden, daß das betreffende Arzneimittel frei verkäuflich ist, d.h. daß es in Einzelhandelsgeschäften außerhalb der Apotheken abgegeben werden darf.

11. Muster von Arzneimitteln, die als Ärztemuster (s.S. 255) im Verkehr sind, müssen den Hinweis „unverkäufliches Muster" tragen. (Geschmacks-)Proben für Kunden können diesen Aufdruck ebenfalls tragen. Wichtig ist, daß für unverkäufliche Muster und Proben kein Entgelt, auch keine Schutzge-

bühr verlangt werden darf. Unverkäufliche Proben wird es gerade bei den freiverkäuflichen Arzneimitteln im Bereich der Stärkungsmittel für Erwachsene und Kinder sehr häufig geben.

Soweit es erforderlich ist, müssen selbstverständlich noch Warnhinweise (s. S. 198) oder Lagerungshinweise angegeben werden. Der Wortlaut der Lagerungshinweise kann sich zum einen nach den Vorschriften des Arzneibuches oder nach einer einschlägigen „Empfehlung" des Bundesministers für Jugend, Familie, Frauen und Gesundheit (s. Anhang Anlage 5) richten.

Kennzeichnungsvorschriften für Arzneimittel, die keine Fertigarzneimittel sind, die also nicht im voraus hergestellt sind, enthält das Arzneimittelgesetz nicht. Der Bundesminister für Gesundheit ist jedoch ermächtigt (§ 12 Abs. 1 Nr. 1), auch für solche Arzneimittel Kennzeichnungsvorschriften im Rahmen einer Rechtsverordnung zu erlassen. So lange diese Rechtsverordnung nicht besteht, sollten bei Arzneimitteln, die keine Fertigarzneimittel sind, neben der ohnehin erforderlichen Angabe des verantwortlichen pharmazeutischen Unternehmers (s. 2.4) aus Gründen der Arzneimittelsicherheit dennoch – gegebenenfalls mit Ausnahme der Chargennummer – alle für Fertigarzneimittel vorgeschriebenen Angaben in der Kennzeichnung gemacht werden.

Abweichend von der Vorschrift, daß die Zulassungsnummer angegeben werden muß, kann bei „homöopathischen Arzneimitteln" auch die Registriernummer mit der Abkürzung „Reg.-Nr." angegeben werden. Für homöopathische Arzneimittel – und nur für diese – besteht alternativ zu einem materiellen Prüfverfahren (Zulassung) auch die Möglichkeit einer bloßen Eintragung in ein sogenanntes Register für homöopathische Arzneimittel (Registrierung §§ 38, 39). Zusätzlich müssen homöopathische Arzneimittel mit dem Hinweis „homöopathische Arzneimittel" gekennzeichnet sein (s. S. 210).

Für Fertigarzneimittel, die sich bei Inkrafttreten der Arzneimittelgesetze im Verkehr befanden, gelten Übergangsvorschriften für die Kennzeichnung (s. S. 198). Insoweit entspricht die Kennzeichnung zur Zeit häufig noch nicht den Bestimmungen des § 10.

2.5.1 Zusätzliche Kennzeichnung für Tierarzneimittel

Bei Arzneimitteln, die zur Anwendung bei Tieren bestimmt sind, muß immer, d.h. also auch dann, wenn es sich dabei nicht um im voraus hergestellte, abgepackte und gekennzeichnete Fertigarzneimittel handelt, der Hinweis „für Tiere" oder die Tierart, bei der das Arzneimittel angewendet werden soll, angegeben werden (§ 10 Abs. 5 Nr. 1).

Werden Arzneimittel bei Tieren angewandt, die zur Gewinnung von Lebensmitteln dienen, wie etwa Rinder, Schafe, Schweine, Hühner oder Bienen, muß außerdem noch die Wartezeit angegeben werden (§ 10 Abs. 5 Nr. 2). Unter Wartezeit (§ 4 Abs. 12) ist der Zeitraum zu verstehen, der zwischen Anwendung des Arzneimittels und Schlachtung des Tieres bzw. Gewinnung der Lebensmittel (Bienen/Honig) vergehen muß. Sie soll verhindern, daß die gewonnenen

Lebensmittel noch Rückstände oder Abbauprodukte des angewendeten Arzneimittels enthalten, die gegebenenfalls die Gesundheit des Menschen durch Genuß
der Lebensmittel beeinträchtigen können.

Sind die Arzneimittel ausschließlich zur Anwendung bei Tieren bestimmt, die
nicht zur Gewinnung von Lebensmitteln dienen, also bei Hunden, Katzen, Stu-
benvögeln o. ä., muß folgender Hinweis angegeben sein: „Nicht bei Tieren
anwenden, die der Gewinnung von Lebensmitteln dienen" (§ 10 Abs. 5 Nr. 3).
Auch diese Kennzeichnungsvorschrift dient dem Verbraucherschutz, da bei diesen Arzneimitteln nicht geprüft wurde, ob und inwieweit eine Wartezeit einzuhalten ist.

2.6 Packungsbeilage

Um dem Verbraucher und ggfl. auch dem Arzt weitere Informationen geben zu
können, ist vorgeschrieben, daß Fertigarzneimittel eine Packungsbeilage mit der
Überschrift „Gebrauchsinformation" (§ 11) beizugeben ist. Hier sind ebenfalls
die Angaben des Namens des pharmazeutischen Unternehmers, des Namens des
Fertigarzneimittels und der Art der Anwendung vorgeschrieben. Die Bestandteile sind nach der Art und die arzneilich wirksamen Bestandteile nach der Art und
Menge anzugeben. Es handelt sich also um die sog. Hilfsstoffe, wie Tablettierhilfsmittel, Emulgatoren oder Stabilisatoren und pharmakologisch wirksame
Hilfsstoffe, die die Wirkung eines Arzneimittels beeinflussen, wie z. B. Konservierungsmittel oder z. B. solche, die erfahrungsgemäß Allergien hervorrufen
können. Die tatsächlich arzneilich wirksamen Bestandteile müssen nicht nur
nach der Art sondern auch nach der Menge angegeben werden. Es handelt sich
bei dieser Gruppe um Wirkstoffe, die definitionsgemäß (§ 4 Abs. 19) dazu
bestimmt sind, bei der Herstellung von Arzneimitteln als wirksame Bestandteile
verwendet zu werden. Zusätzlich sind Angaben über die Anwendungsgebiete
(Indikationen) erforderlich, sowie über die Fälle, bei denen das betreffende Arzneimittel nicht angewendet werden darf (Kontraindikationen) (§ 11 Abs. 1).

Ebenfalls bekanntgegeben werden müssen (§ 11 Abs. 1) unerwünschte Arzneimittelwirkungen (Nebenwirkung; § 4 Abs. 13), sowie zu erwartende Wechselwirkungen mit anderen Mitteln, d.h. etwa Wirkungsbeeinflussung eines Arzneimittels durch zusätzlichen Alkoholgenuß, was im konkreten Fall sowohl zu Erre-
gungszuständen (Euphorie) als auch zu sehr starker Dämpfung (Sedierung) führen kann. Weitere erforderliche Angaben beziehen sich auf die Dosierung mit Ein-
zel- und Tagesangaben sowie darauf, daß Arzneimittel unzugänglich für Kinder
aufbewahrt werden sollen. Dieser letzte Hinweis kann bei Heilwässern entfallen.

Im Zusammenhang mit dem Verfalldatum muß in der Gebrauchsinformation
ein Hinweis darauf gegeben sein, daß diese Arzneimittel nach dem Ablauf des
Verfalldatums nicht mehr angewendet werden sollen und ggf. eine Angabe zur
Haltbarkeit nach Öffnen des Behältnisses erfolgen.

Die zuständige Bundesbehörde, das Bundesgesundheitsamt in Berlin, kann zusätzlich noch weitere Auflagen erlassen, wie die Angabe von Warnhinweisen – etwa Beeinträchtigungen des Reaktionsvermögens, was eine Rolle beim Autofahren oder Bedienen von Maschinen spielt – oder die Angabe von Aufbewahrungshinweisen für den Verbraucher.

Soweit die Gebrauchsinformation homöopathischen Arzneimitteln beigefügt ist, muß der Hinweis „Homöopathisches Arzneimittel" angegeben sein. Angaben über die Anwendungsgebiete dürfen nicht gemacht werden (§ 11 Abs. 3).

Soweit Angaben über die Kontraindikationen, Nebenwirkungen und Wechselwirkungen nicht gemacht werden können, weil etwa entsprechende Erkenntnisse nicht bestehen, können sie entfallen (§ 11 Abs. 5).

Für Fertigarzneimittel, die sich bei Inkrafttreten des Arzneimittelgesetzes im Verkehr befanden, gelten Übergangsvorschriften für die Packungsbeilage (s. 2.8). Insoweit fehlt zur Zeit noch häufig die Packungsbeilage.

2.7 Fachinformation

Für Fertigarzneimittel, die der Apothekenpflicht unterliegen, muß der pharmazeutische Unternehmer auf Anforderung Ärzten, Zahnärzten, Tierärzten und Apothekern – soweit es sich um nicht verschreibungspflichtige Fertigarzneimittel handelt, auch Heilpraktikern – eine Fachinformation zur Verfügung stellen. Diese enthält neben den für die Packungsbeilage vorgeschriebenen Angaben, weitere für den Arzt wichtige Informationen, wie z.B. über Notfallmaßnahmen, Unverträglichkeiten sowie pharmakologische und toxikologische Eigenschaften.

2.8 Übergangsvorschriften für die Kennzeichnung und Packungsbeilage

Fertigarzneimittel – auch arzneimittelhaltige Gegenstände –, die sich bei Inkrafttreten des Arzneimittelgesetzes am 1. 1. 1978 im Verkehr befanden, werden einer sog. Nachzulassung unterworfen. Spätestens ein Jahr nach ihrer Nachzulassung müssen Fertigarzneimittel vom pharmazeutischen Unternehmer entsprechend den Kennzeichnungsvorschriften des Arzneimittelgesetzes gekennzeichnet sein. Für die Packungsbeilage gilt diese Vorschrift entsprechend (Art. 3 § 11).

Es bleibt dem pharmazeutischen Unternehmer selbstverständlich unbenommen, seine Präparate zu einem früheren Zeitraum den Vorschriften des Arzneimittelgesetzes anzupassen. Dies wird mit Sicherheit auch der normale Weg sein.

Selbstverständlich ist, daß bei Neuzulassungen, die nach dem 1. 1. 1978 erfolgt sind, die Kennzeichnungsvorschriften sofort gelten sowie die Packungsbeilage auch sofort beigefügt sein muß.

Während der o.g. Übergangszeit gelten die Kennzeichnungsvorschriften des Arzneimittelgesetzes 1961, die dort in §9 vorgeschrieben sind (Art. 3 §11 Abs. 1). Sie unterscheiden sich von den Kennzeichnungsvorschriften des geltenden Arzneimittelgesetzes hauptsächlich durch das Fehlen der Chargenbezeichnung und dadurch, daß statt der Zulassungsnummer eine Registriernummer mit der Abkürzung „Reg. Nr.:" anzugeben war.

Es bleibt jedoch darauf hinzuweisen, daß auch noch Arzneimittel im Verkehr sind, die ebenfalls von den Übergangsbestimmungen erfaßt werden und keine Registriernummer tragen.

Dies sind:

1. Die sogenannten „Generica" oder auch Fertigarzneimittel mit allgemein verwendbarer Bezeichnung (z.B. Baldrianwurzel, Beruhigungstee o.ä.). Diese Arzneimittel mußten aufgrund einer Besonderheit des Arzneimittelgesetzes 1961 vor dem Inverkehrbringen nicht registriert werden, denn der Registrierpflicht unterlagen nur solche Arzneimittel, die einen besondere Bezeichnung trugen (sogenannte Arzneispezialitäten). Unter besonderer Bezeichnung sind Phantasiebezeichnungen oder allgemein verwendbare Bezeichnungen in Verbindung mit dem Namen des pharmazeutischen Unternehmers zu verstehen. Während allgemeine Bezeichnungen, etwa Schnupfensalbe, Halstabletten, Gurgelwasser oder Antikaries-Tabletten sind sowie Bezeichnungen, die den Inhaltsstoff bezeichnen wie „Baldrian-Tropfen" (Beruhigungstropfen) oder ähnliches, sind besondere Bezeichnungen „Beruhigungstropfen-Müller" oder „Halsschmerztabletten-Meier" o.ä. Hierzu gehören selbstverständlich auch reine Phantasiebezeichnungen, die meist warenzeichenrechtlich geschützt sind.

2. Die sogenannten Altspezialitäten. Diese Arzneimittel befanden sich bei Inkrafttreten des Arzneimittelgesetzes 1961 bereits im Verkehr, trugen eine besondere Bezeichnung und mußten seinerzeit dem Bundesgesundheitsamt zur Registrierung gemeldet werden. Aufgrund der Vielzahl dieser Präparate war es verwaltungstechnisch nicht möglich, allen derartigen Arzneimitteln eine Registriernummer zu erteilen. Diese nicht registrierten Arzneimittel werden als „Altspezialitäten" bezeichnet. Auch sie gelten entsprechend den Übergangsvorschriften als zugelassen.

Fertigarzneimittel, die Vorbeugungsmittel (s. 6.1.1) oder freiverkäufliche Heilmittel (s. 6.2) sind, dürfen sofern sie noch nicht von der Nachzulassung erfaßt worden sind, ab dem 1.2.1992 vom pharmazeutischen Unternehmer nur in den Verkehr gebracht werden, wenn sie auf dem Behältnis und, soweit verwendet, auf der äußeren Umhüllung und einer Packungsbeilage – zutreffenderweise – eine oder mehrere der folgenden Hinweise tragen:

„Traditionell angewendet

– zur Stärkung oder Kräftigung
– zur Besserung des Befindens
– zur Unterstützung der Organfunktion

– zur Vorbeugung
– als mild wirkendes Arzneimittel" (Art. 3 Nr. 11 Abs. 3).

Für Arzneimittel, die der Zulassungspflicht unterliegen, also Fertigarzneimittel, die sich bei Inkrafttreten des Arzneimittelgesetzes im Verkehr befanden, kann das Bundesgesundheitsamt soweit erforderlich, durch Auflagen Warnhinweise anordnen (Art. 3 § 12). Dies könnte z.B. bei Arzneimitteln der Fall sein, die geeignet sind die Reaktionsfähigkeit bei Menschen, vor allem im Hinblick auf den Straßenverkehr oder das Bedienen von Maschinen, zu beeinträchtigen.

3 Herstellung von Arzneimitteln

3.1 Herstellungserlaubnis

Wer Arzneimittel oder Gegenstände, die ein Arzneimittel enthalten, zur Abgabe an andere herstellen will, benötigt hierzu eine Erlaubnis durch die zuständige Behörde (§ 13 Abs. 1). Herstellen ist das Gewinnen, das Anfertigen, das Zubereiten, das Be- oder Verarbeiten, das Umfüllen einschließlich Abfüllen, das Abpakken und das Kennzeichnen (§ 4 Abs. 14). Es ist zu beachten, daß jede einzelne dieser Tätigkeiten „herstellen" ist. Die zuständigen Arzneimittelbehörden sind im allgemeinen die Regierungspräsidien bzw. Bezirksregierungen, in den Stadtstaaten die Gesundheitssenatoren (s. auch 11).

Von dieser generellen Vorschrift der Erlaubnispflicht gibt es eine Reihe von Ausnahmen, die sich auf Inhaber von Apotheken, Krankenhausträger, Tierärzte und Großhändler beziehen (§ 13 Abs. 2).

3.1.1 Ausnahmen für Einzelhändler

Auch für Einzelhändler besteht eine Ausnahme (§ 13 Abs. 2 Nr. 5): Soweit sie die erforderliche Sachkenntnis (s. S. 257) zum Handel mit freiverkäuflichen Arzneimitteln besitzen, dürfen sie Arzneimittel in unveränderter Form zur Abgabe unmittelbar an Verbraucher umfüllen, abpacken oder kennzeichnen. Dies bedeutet, daß der Einzelhändler Arzneimittel, die nicht der Apothekenpflicht unterliegen, also freiverkäuflich (s. 6.1) sind, bei pharmazeutischen Unternehmern oder im Großhandel in größeren Gebinden beziehen und dann in unveränderter Form in kleinere Behältnisse zur unmittelbaren Abgabe an den Verbraucher umfüllen und abpacken darf ohne eine Herstellungserlaubnis besitzen zu müssen. Der Einzelhändler darf solche Arzneimittel auch unter seinem eigenen Namen in Verkehr bringen. Er kann also, immer unter der Voraussetzung der Freiverkäuflichkeit, Tabletten, Dragees, Tees (auch Mischungen, soweit sie als „Vorbeugungsmittel" in den Verkehr gebracht werden; s. auch S. 214 u. 217, 218), Säfte, Tropfen in größeren Gebinden bei einem pharmazeutischen Unternehmer einzukaufen, in unveränderter Form in kleinere Portionen umfüllen und abpacken, mit seinem Namen versehen und mit der erforderlichen Kennzeichnung gewissermaßen als „Eigenerzeugnis" in den Verkehr bringen. Dies bezieht sich selbstverständlich auch auf Einzeldrogen wie Pfefferminztee, Kamillentee, Baldriantee o. ä.

Wichtig ist, daß das Recht des Einzelhändlers zum Umfüllen, Abpacken oder Kennzeichnen von Arzneimitteln daran geknüpft ist, daß er bereits ein „Arzneimittel" bezogen hat. Er darf also nicht eine „Chemikalie" z.B. Ascorbinsäure (Vit. C) für analytische Zwecke beziehen und diese dann mit einer arzneilichen Zweckbestimmung z.B. zur Vorbeugung von Erkältungskrankheiten, abgeben. Diese „Umwidmung" hätte zur Folge, daß er hierzu eine Herstellungserlaubnis mit allen Konsequenzen benötigen würde.

Weiter ist das Recht des Einzelhändlers zum Umfüllen, Abpacken und Kennzeichnen von Arzneimitteln an deren Abgabe in „unveränderter Form" und „unmittelbar an den Verbraucher" gebunden. Das heißt, der Einzelhändler darf keinerlei Maßnahmen treffen, die den Zustand des gelieferten Arzneimittels verändern; hierzu gehört z.B. auch das Zerkleinern, Pulverisieren, Verdünnen, Mischen oder auch Ändern oder Ergänzen der arzneilichen Zweckbestimmung.

„Abgabe unmittelbar an den Verbraucher" bedeutet, daß der Einzelhändler das Arzneimittel dem Kunden nur direkt – also nicht über Zwischenhändler – aushändigen darf, was aber auch durch den Versand erfolgen kann.

Selbstverständlich kann der Einzelhändler auch auf das ihm im Arzneimittelgesetz eingeräumte Recht des Umfüllens, Abpackens oder Kennzeichnens verzichten, und einen anderen, der die erforderliche Erlaubnis (§ 13 Abs. 1; s.S. 201) besitzt beauftragen, für ihn freiverkäufliche Arzneimittel bis zur abgabefertigen Packung herzustellen (Auftragsherstellung). Es liegen dann Fertigarzneimittel vor (§ 4 Abs. 1; s.S. 193 f.). Der Einzelhändler bleibt in diesem Falle dennoch pharmazeutischer Unternehmer, weil er das Arzneimittel unter seinem Namen in den Verkehr bringt.

Soweit der Einzelhändler als pharmazeutischer Unternehmer Fertigarzneimittel unter seinem Namen an Kunden abgibt, also in den Verkehr bringt, sind weitere Vorschriften über die Zulassung zu beachten (s.S. 206).

An dieser Stelle ist darauf hinzuweisen, daß der Einzelhändler bereits dann ein Fertigarzneimittel herstellt, wenn er z.B. gängige Teedrogen „im voraus" aus größeren Gebinden in abgabefertige Packungen umfüllt. Um kein Fertigarzneimittel herzustellen, dürfen Arzneimittel wie z.B. Tees, nur auf direkten Wunsch des Kunden unmittelbar vor der Abgabe an diesen abgefüllt und gekennzeichnet werden.

Soweit der Einzelhändler Fertigarzneimittel unter seinem Namen abgibt, muß er als pharmazeutischer Unternehmer eine Versicherung abschließen, um ggf. Schäden die durch die Anwendung seines Arzneimittels bei Menschen entstanden sind, ersetzen zu können (Haftung, s. 16).

3.2 Sachkundige Personen für die erlaubnispflichtige Herstellung von Arzneimitteln

Soweit die Herstellung von Arzneimitteln der im Normalfall erforderlichen Erlaubnispflicht (§ 13 Abs. 1; s.S. 201) unterliegt, sind eine Reihe von verschiedenen Voraussetzungen nachzuweisen (§ 14). So ist eine für die Herstellung der

Arzneimittel verantwortliche Person (Herstellungsleiter) sowie zusätzlich eine für die Prüfung der hergestellten Arzneimittel verantwortliche Person (Kontrollleiter) erforderlich. Beide müssen eine Sachkenntnis besitzen (§ 15), die in jedem Falle ein abgeschlossenes Hochschulstudium (Pharmazie, Chemie, Medizin, Biologie) voraussetzt und zusätzlich eine zweijährige praktische Tätigkeit in der Arzneimittelherstellung oder der Arzneimittelprüfung erforderlich macht.

Neben dem Herstellungsleiter und dem Kontrolleur ist noch ein Vertriebsleiter (s.S. 184 und S. 205) vorgeschrieben, für den keine besondere Sachkenntnis vorgesehen ist und dessen Funktion zusätzlich auch durch den Herstellungsleiter ausgeübt werden kann.

3.2.1 Ausnahmen bei begrenzten Herstellungstätigkeiten

Soweit Betriebe ausschließlich Arzneimittel umfüllen, abpacken oder kennzeichnen, kann eine sachkundige Person die Funktionen des Herstellungs-, Kontroll- und Vertriebsleiters gemeinsam ausüben. Dies gilt auch für Betriebe, die ausschließlich natürliche Heilwässer, Bademoore, andere Peloide (s.S. 216) oder Gase für medizinische Zwecke sowie Pflanzen oder Pflanzenteile gewinnen, abfüllen oder kennzeichnen (§ 14 Abs. 2, 3).

3.2.2 Ausnahmen für die Herstellung bestimmter Tierarzneimittel (Heimtiere)

Soweit freiverkäufliche Arzneimittel hergestellt werden, die ausschließlich zur Anwendung bei Zierfischen, Zier- und Singvögeln, Brieftauben, Terrarientieren oder Kleinnagern bestimmt sind, kann der Herstellungsleiter gleichzeitig Kontroll- und Vertriebsleiter sein. Die zweijährige praktische Tätigkeit in der Arzneimittelherstellung bzw. der Arzneimittelprüfung kann hier entfallen (s.S. 266).

3.3 Weitere Voraussetzungen für die Herstellung von Arzneimitteln

Für die jeweils durchgeführten Tätigkeiten, das heißt nicht nur für die Arzneimittelherstellung, sondern auch für die Prüfung der hergestellten Arzneimittel müssen geeignete Räume und Einrichtungen vorhanden sein (§ 14 Abs. 1 Nr. 6), sowie schriftliche Unterlagen geführt werden, die die jeweiligen Tätigkeiten dokumentieren. Diese Voraussetzungen gelten sinngemäß auch für eine Arzneimittelherstellung, die ohne Erlaubnis erfolgen darf (s. 3.1.1).

Für den Einzelhändler, der umfüllt, abpackt oder kennzeichnet, bedeutet dies ggf., daß er hier nach Umfang dieser Tätigkeiten einen eigenen Raum, zumindest aber einen abgetrennten sauberen Arbeitsplatz sowie die geeignete Ausstattung für die Herstellung und Prüfung vorweisen können muß. Dies trifft vor allem dann zu, wenn er selbst abgepackte und gekennzeichnete Fertigarzneimittel in den Verkehr bringt.

Die schriftlichen Unterlagen sollen es sowohl dem Einzelhändler als auch der zuständigen Arzneimittelüberwachungsbehörde ermöglichen, bei eventuellen Beanstandungen oder Mängeln eindeutige Faktoren, wie etwa Zeitpunkt des Abfüllens bzw. Herstellens, Menge des hergestellten Arzneimittels oder auch von wem und wann das Arzneimittel vor dem Abfüllen bezogen wurde, festzustellen, um damit gegebenenfalls die im Interesse der Arzneimittelsicherheit erforderlichen Nachforschungen und Maßnahmen zu ermöglichen.

Der Umfang und die Art der Dokumentation ist jeweils vom Einzelfall abhängig, d.h. entscheidend ist der jeweilige Umfang und die Art des Umfüllens, Abpackens und Kennzeichnens. Hier können ggf. auch Fragen über den Nachweis der Packmaterialien eine Rolle spielen.

Grundsätzlich sollte die Dokumentation vom Sinn und Zweck her auf die Arzneimittelsicherheit abgestellt sein. Hier können z.B. bereits vorhandene Unterlagen, wie Lieferscheine oder Rechnungen ausreichend sein.

Die Prüfung der Arzneimittel kann auch, soweit es sich um spezielle und aufwendige Untersuchungsmethoden handelt, außerhalb des eigenen Betriebes im Auftrag durchgeführt werden, wenn dort die geeigneten Räume und Einrichtungen zur Prüfung vorhanden sind. In diesem Falle unterliegt auch die Prüfungseinrichtung der Überwachung durch die zuständige Arzneimittelbehörde.

Die Prüfung der Arzneimittel durch den Einzelhändler beinhaltet, daß er, wenn er z.B. unter seinem Namen freiverkäufliche Tabletten, Dragees, Säfte o.ä. in Verkehr bringt, die erforderliche Qualität durch einen Arzneimittelsachverständigen feststellen läßt. In anderen Fällen oder bei Fertigarzneimitteln anderer pharmazeutischer Unternehmer muß der Einzelhändler die Prüfung im Rahmen seiner erworbenen Sachkenntnis durchführen.

Die zuständige Arzneimittelbehörde kann unter anderem die Herstellung und damit auch das Umfüllen, Abpacken und Kennzeichnen eines Arzneimittels untersagen, wenn der Hersteller – also auch der Einzelhändler – die für die Herstellung und Prüfung erforderliche Dokumentation nicht vorlegt (§ 18 Abs. 2). Weist das hergestellte Arzneimittel nicht die nach den anerkannten pharmazeutische Regeln (s.S. 264) angemessene Qualität auf, kann die zuständige Arzneimittelbehörde das Inverkehrbringen untersagen oder nachträglich den Rückruf anordnen (§ 69 Abs. 1; s.S. 269).

3.4 Übergangsvorschriften

3.4.1 Erlaubnispflichtige Arzneimittelherstellung

Eine Erlaubnis zur Herstellung von Arzneimitteln, die nach dem Arzneimittelgesetz 1961 erteilt worden ist, gilt nach Inkrafttreten des gültigen Arzneimittelgesetzes im Sinne des § 13 Abs. 1 (s. 3) im bisherigen Umfang fort (Art. 3 § 1 Abs. 1).

Dies gilt auch für Einzelhändler, die eine Erlaubnis nach § 53 Abs. 1 Arzneimittelgesetz 1961 erhalten haben. Insoweit dürfen Einzelhändler auch nach dem
geltenden Recht im bisherigen Umfang Arzneimittel herstellen (Art. 3 § 1 Abs.
2). Hiervon sind in der Regel vor allem Drogisten betroffen.

Einschränkend ist jedoch bestimmt, daß nach Ablauf von 3 Jahren nach
Inkrafttreten des Gesetzes, also seit dem 1. 1. 1981, die Einstellung eines sachkundigen Kontrolleiters nachgewiesen werden muß, da sonst die Erlaubnis
widerrufen wird (Art. 3 § 2 Abs. 1). Demzufolge mußten Einzelhändler, denen
die Erlaubnis zum Herstellen von Arzneimitteln nach dem gültigen Arzneimittelgesetz aufgrund einer Erlaubnis von § 53 Abs. 1 des Arzneimittelgesetzes 1961
als erteilt gilt, zum 1. 1. 1981 einen Kontrolleiter einstellen, wenn sie nach diesem
Zeitpunkt noch Arzneimittel – auch im bisherigen Umfang – herstellen wollen. Wurde ein Kontrolleiter nicht eingestellt, mußte die Erlaubnis von der
zuständigen Arzneimittelüberwachungsbehörde widerrufen werden.

Acht Jahre nach Inkrafttreten des Arzneimittelgesetzes 1976, also am
1. 1. 1986, mußte zusätzlich zum Kontrolleiter ein sachkundiger Herstellungsleiter nachgewiesen werden (Art. 3 § 2 Abs. 2).

Wichtig war, daß spätestens 6 Monate nach Inkrafttreten des Arzneimittelgesetzes, also am 30. 6. 1978, der zuständigen Behörde ein Vertriebsleiter benannt
werden mußte (Art. 3 § 2 Abs. 4). Als Vertriebsleiter kann in der Regel der Inhaber der Herstellungserlaubnis, also die Person, die nach dem Arzneimittelgesetz
1961 die Erlaubnis gemäß § 53 Abs. 1 besaß, tätig sein.

Eine besondere Sachkenntnis ist für den Vertriebsleiter nicht vorgesehen. Er
ist dafür verantwortlich, daß die Arzneimittel entsprechend den Vorschriften
über den Verkehr mit Arzneimitteln in den Verkehr gebracht und die Vorschriften über die Werbung auf dem Gebiet des Heilwesens (Heilmittelwerbegesetz =
HWG) beachtet werden.

Soweit Erlaubnisinhaber zur Herstellung von Arzneimitteln, die vormals eine
Erlaubnis nach § 53 Abs. 1 besaßen, Arzneimittel außerhalb der Betriebsstätte
prüfen lassen, gilt eine Erlaubnis nach dem gültigen Arzneimittelgesetz auch für
den beauftragten Prüfbetrieb als erteilt, soweit innerhalb von 6 Monaten nach
Inkrafttreten des Gesetzes, also bis zum 30. 6. 1978, angezeigt wurde, daß die
Prüfung der Arzneimittel teilweise außerhalb der Betriebsstätte in beauftragten
Betrieben durchgeführt wird.

3.4.2 Arzneimittelherstellung ohne Erlaubnis durch sachkundige Einzelhändler

Von diesen Bestimmungen unberührt bleibt selbstverständlich das bisherige
(Erlaubnis nach § 3 Abs. 3 des Einzelhandelsgesetzes) und zukünftige Recht des
sachkundigen Einzelhändlers, Arzneimittel in unveränderter Form umzufüllen,
abzupacken oder zu kennzeichnen, soweit es sich um Packungen handelt, die
unmittelbar an den Verbraucher abgegeben werden sollen.

4 Zulassung und Registrierung der Arzneimittel

Fertigarzneimittel müssen, bevor sie in der Bundesrepublik Deutschland in den Verkehr gebracht werden, von der zuständigen Bundesoberbehörde – Bundesgesundheitsamt bzw. Paul-Ehrlich-Institut (Sera, Impfstoffe) – zugelassen werden (§ 21). Soweit Arzneimittel zur Anwendung an Tieren bestimmt sind, gilt die Zulassungspflicht auch für solche Arzneimittel, die keine Fertigarzneimittel sind, die also nicht in abgabefertiger Packung im voraus hergestellt sind, soweit sie vom Hersteller z.B. an Tierärzte abgegeben werden sollen (s.S. 255).

4.1 Ausnahmen von der Zulassungspflicht

Von der Zulassungspflicht gibt es eine Reihe von Ausnahmen, die sich u.a. auf Arzneimittel beziehen, die auf häufige Verschreibung eines Arztes in Apotheken hergestellt werden oder zu klinischen Prüfungen bestimmt sind (§ 21 Abs. 2).

Auch auf freiverkäufliche Arzneimittel, die ausschließlich zur Anwendung bei Zierfischen, Zier- und Singvögeln, Brieftauben, Terrarientieren oder Kleinnagern bestimmt sind, finden die Vorschriften über die Zulassung keine Anwendung. Dies gilt auch, wenn derartige Arzneimittel als Fertigarzneimittel in den Verkehr gebracht werden.

4.2 Antragsteller für die Zulassung

Die Zulassung ist vom pharmazeutischen Unternehmer, das heißt also demjenigen, der das Fertigarzneimittel – bzw. bei Anwendung an Tieren ggf. auch Arzneimittel, die keine Fertigarzneimittel sind (s.o.) – unter seinem Namen in den Verkehr bringt, zu beantragen (§ 21 Abs. 3). Werden Fertigarzneimittel von einem Hersteller für mehrere Einzelhandelsbetriebe hergestellt, die dieses Arzneimittel dann unter ihrem Namen und mit einer einheitlichen Bezeichnung an den Verbraucher abgeben, so muß die Zulassung durch den Hersteller beantragt werden (§ 21 Abs. 3 Satz 3). Dies träfe etwa zu, wenn ein Hersteller für Einzelhändler freiverkäufliche Tropfen, Tabletten oder Dragees bis zur abgabefertigen Packung hergestellt (Auftragsherstellung), wobei jeder Einzelhändler diese dann unter seinem Namen in den Verkehr bringt. Voraussetzung ist jedoch, daß diese Fertigarzneimittel mit der gleichen Bezeichnung, entweder einem Phantasienamen oder als „Hustentropfen" oder „Halstabletten" oder ähnliches in den Verkehr gebracht werden.

Hiervon zu unterscheiden wäre jedoch, wenn ein Hersteller freiverkäufliche Arzneimittel wie Dragees, Tropfen oder ähnliches herstellt, die dann in größeren Gebinden an mehrere Einzelhändler ausgeliefert und von diesen in unveränderter Form zur unmittelbaren Abgabe an den Verbraucher im voraus abgepackt und in den Verkehr gebracht werden. In diesem Fall muß jeder Einzelhändler für das von ihm als Fertigarzneimittel abgepackte Arzneimittel selbst die Zulassung beantragen.

4.3 Zulassungsunterlagen

Die Zulassung setzt voraus, daß auf Antrag eines pharmazeutischen Unternehmers durch die Bundesoberbehörde ein direktes materielles Prüfverfahren in die Wege geleitet wurde. Hierzu sind eine Vielzahl von Unterlagen vom pharmazeutischen Unternehmer vorzulegen und von der Zulassungsbehörde zu bearbeiten. Der Antragsteller muß neben Angaben, die sich weitgehend mit denen auf der Packungsbeilage decken, auch kurzgefaßte Angaben über die Herstellung machen sowie die Kontrollmethoden vorlegen, anhand derer die Qualität des Arzneimittels festgestellt werden kann (§ 22 Abs. 1). Sehr wichtig ist, daß für eine Zulassung die Ergebnisse einer analytischen Prüfung, einer pharmakologisch-toxikologischen Prüfung sowie einer klinischen Prüfung (s. 5) vorgelegt werden müssen, um die Qualität, Unbedenklichkeit und therapeutische Wirksamkeit des zuzulassenden Fertigarzneimittels nachzuweisen (§ 22 Abs. 2).

Die analytische Prüfung umfaßt physikalische, chemische, biologische oder mikrobiologische Versuche; im Rahmen der pharmakologisch-toxikologischen Prüfung werden unter anderem Tierversuche durchgeführt, anhand derer festgestellt werden kann, welche Auswirkungen das betreffende Arzneimittel auf den Tierorganismus hat. Die hier gewonnenen Erkenntnisse können in einem gewissen Rahmen auf den Menschen übertragen werden. Bereits in der Phase des Tierversuchs scheitern Arzneimittel sehr häufig aufgrund von Unverträglichkeiten. Die Arzneimittel, die sich im Tierversuch als unbedenklich erwiesen haben, werden anschließend unter strengster ärztlicher Aufsicht im Rahmen einer klinischen Prüfung am Menschen angewandt (s. 5).

Die pharmakologisch-toxikologische Prüfung sowie die klinische Prüfung dienen dazu, die Unbedenklichkeit, die Verträglichkeit und die therapeutische Wirksamkeit von Arzneimitteln festzustellen. Anstelle der Ergebnisse von Prüfungen am Tier oder am Menschen kann auch anderes wissenschaftliches Erkenntnismaterial vorgelegt werden.

Soweit Arzneimittel zur Anwendung an Tieren bestimmten sind, die zu Lebensmitteln weiterverarbeitet werden, sind zusätzliche Untersuchungsergebnisse über die Wartezeit (§ 4 Abs. 12; s. S. 196) vorzulegen.

Die Ergebnisse der verschiedenen Prüfungen sind durch jeweilige Sachverständige gutachtlich zusammenzufassen und zu bewerten (§ 24).

An der Zulassung eines Arzneimittels sind auch Sachverständigenkommissionen beteiligt, die sich aus Vertretern der Heilberufe (Ärzte, Zahnärzte, Tierärzte, Apotheker, Heilpraktiker) und der pharmazeutischen Unternehmer zusammensetzen. In Abhängigkeit der jeweiligen Anwendungsgebiete, Stoffgruppen und verschiedenen Therapieeinrichtungen, wie z.B. der Homöopathie oder Anthroposophie, beruft der Bundesminister für Gesundheit hierzu Sachverständige, die über jeweils entsprechende Kenntnisse und Erfahrungen verfügen.

Neben dem Bundesgesundheitsamt gibt es noch eine speziell für Sera und Impfstoffe zuständige Bundesbehörde, das Bundesamt für Sera und Impfstoffe (Paul-Ehrlich-Institut) in Langen bei Frankfurt (§ 77 Abs. 2), das nach der Zulassung eines Serums oder eines Impfstoffes zusätzlich jede einzelne Charge derartiger Arzneimittel nach jeweiliger Prüfung einzeln zulassen muß, bevor sie vom pharmazeutischen Unternehmer in den Verkehr gebracht werden darf (§ 32).

4.4 Entscheidung über die Zulassung

Selbstverständlich haben die Bundesoberbehörden die Möglichkeit, eine Zulassung abzulehnen (§ 25 Abs. 2), vor allem dann, wenn das zuzulassende Arzneimittel, orientiert an dem jeweiligen Stand der wissenschaftlichen Erkenntnisse nicht ausreichend geprüft wurde, oder wenn die Qualität nicht den anerkannten pharmazeutischen Regeln (s.S. 264) entspricht. Sehr wichtig ist auch, daß ein Ablehnungsgrund das Fehlen der angegebenen therapeutischen Wirksamkeit ist oder der begründete Verdacht, daß der bestimmungsgemäße Gebrauch des Arzneimittels schädliche Wirkungen (s.S. 191) hervorrufen kann. Letzteres jedoch mit der Einschränkung, daß diese schädlichen Wirkungen über ein nach den Erkenntnissen der medizinischen Wissenschaft vertretbares Maß hinausgehen. Diese Aussage muß richtig verstanden werden: Man weiß heute, daß wirksame Arzneimittel häufig – im Hinblick auf das zu behandelnde Krankheitsbild – unerwünschte Wirkungen und Nebenwirkungen haben können, die bei Patienten individuell unterschiedlich beobachtet werden können. Es ist jedoch selbstverständlich, daß in jedem Fall der therapeutische Nutzen höher sein muß als das mit der Einnahme des Arzneimittels verbundene Risiko, z.B. Nebenwirkungen.

4.5 Erlöschen der Zulassung

Eine Zulassung erlischt (§ 31), wenn von ihr zwei Jahre kein Gebrauch gemacht worden ist, das heißt, wenn das zugelassene Arzneimittel vom Inhaber der Zulassung innerhalb dieser Frist nicht in der Verkehr gebracht wurde. Grundsätzlich erlischt zu Zulassung nach Ablauf von fünf Jahren, es sei denn, daß sie auf Antrag des Inhabers der Zulassung zuvor verlängert worden ist. In diesem Fall kann die zuständige Bundesoberbehörde verlangen, daß mit dem Verlängerungsantrag gegebenenfalls ergänzende Berichte zu den bereits eingereichten Zulassungsunterlagen vorgelegt werden.

4.6 Erweiterung der Zulassung und Freistellung von der Zulassung

Der Bundesminister für Jugend, Familie, Frauen und Gesundheit wird durch das Arzneimittelgesetz ermächtigt, weitere Einzelheiten über das Zulassungsverfahren sowie die staatliche Chargen-Prüfung (bei Sera und Impfstoffen) durch Verordnung zu regeln, das heißt, gegebenenfalls bei Bedarf die Vorschriften auch auf andere Arzneimittel auszudehen (§ 35).

Er kann aber auch bestimmte Arzneimittel, Arzneimittelgruppen oder Arzneimittel in bestimmten Abgabeformen durch Verordnung von der Zulassungspflicht freistellen. Voraussetzung hierfür ist, daß eine gesundheitliche Unbedenklichkeit für Mensch und Tier besteht und zudem sichergestellt ist, daß das Arzneimittel hinsichtlich seiner Wirksamkeit und Qualität den Erfordernissen des Gesetzes und dem Stand der wissenschaftlichen Erkenntnise entspricht (§ 36 Ermächtigung für Standardzulassungen).

Diese Vorschrift ist auch für den Einzelhandel mit Arzneimitteln außerhalb von Apotheken von Bedeutung: Ein sachkundiger Einzelhändler bezieht zum Beispiel ein großes Gebinde eines freiverkäuflichen Arzneimittels. In diesem Falle sind die Kriterien eines Fertigarzneimittels nicht erfüllt, da dieses Arzneimittel zwar im voraus hergestellt, jedoch nicht in abgabefertiger Packung geliefert wird. Wird es beim Einzelhändler unverändert zur Abgabe unmittelbar an den Verbraucher im voraus in kleine Packungseinheiten umgefüllt und gekennzeichnet, so liegt ein Fertigarzneimittel vor, das erst nach einer Zulassung in den Verkehr gebracht werden darf. Da dieser Vorgang bei gängigen Arzneimitteln wie Leinsamen oder Kamillenblüten nicht nur einmal, sondern bei jedem sachkundigen Einzelhändler von statten gehen kann, ist die Möglichkeit gegeben, daß Tausende von Einzelhändlern beim Bundesgesundheitsamt eine Zulassung für das gleiche Arzneimittel beantragen. Um diese Arbeitsbelastung auszuschalten, besteht die Möglichkeit, daß der Verordnungsgeber bestimmte Arzneimittel als Fertigarzneimittel von der Pflicht zur Einzelzulassung freistellt. Er erläßt hierzu produktbezogene Regelungen über die Qualität des Arzneimittels, die Verpakkung, die Kennzeichnung und die Packungsbeilage in Form von sog. Monographien.

Soweit solche Arzneimittelformen freiverkäuflich sind, kann der Einzelhändler dann also ohne Konsequenzen hinsichtlich einer Zulassung aus einem großen

Gebinde in eine abgabefertige Packung im voraus umfüllen, kennzeichnen und in den Verkehr bringen, wobei die Vorgabe der jeweiligen Monographie eingehalten werden müssen.

Selbstverständlich bezieht sich die Ermächtigung des § 36 nicht nur auf einzelne Drogen und Stoffe, sondern auch auf Zubereitungen. Die Monographien folgender auch für den Einzelhandel außerhalb der Apotheken verfügbarer Arzneimittel sind in Kraft bzw. in Vorbereitung*):

Anis, Arnikablüten, Arnikartinktur, Baldriantinktur, Baldrianwurzel, Bärentraubenblätter, Beruhigungstee, Birkenblätter, Blasen- und Nierentee, Bohnenschalen, Brennesselkraut, Brombeerblätter, Brusttee, Eibischblätter, Eibischwurzel, Eichenrinde, Enzinawurzel, Erkältungstee, Ethanol, Eukalyptusblätter, Eukalyptusöl, Fenchel, Franzbranntwein, Gänsefingerkraut, Gallentee, Hamamelisblätter, Hamamelisrinde, Hauhechelwurzel, Heidelbeeren, Holunderblüten, Hopfenzapfen, Huflattichblätter, Husten- und Bronchialtee, Isländisches Moos, Johanniskraut, Kamillenblüten, Kampferspiritus, Kohletabletten, Korianderfrüchte, Kreuzdornbeeren, Kümmel, Lavendelblüten, Leinsamen, Lindenblüten, Löwenzahn, Magentee, Magen- und Darmtee, Magnesiumsulfat, Magnesiumtrisilikat-Tabletten, Malvenblätter, Melissenblätter, Myrrhentinktur, Orthosiphonblätter, Pfefferminzblätter, Queckenwurzel, Ratanhiatinktur, Ratanhiawurzel, Ringelblumenblüten, Rosmarinblätter, Salbeiblätter, Schachtelhalmkraut, Schafgarbenkraut, Sonnenhutwurzel, Spitzwegerichkraut, Süßholzwurzel, Tannin-Eiweiß-Tabletten, Tausendgüldenkraut, Thymian, Verdünnte Wasserstoffperoxid-Lösung, Vitamin C-Pulver, Vitamin C-Tabletten, Wacholderbeeren, Weißdornblätter und Blüten, Weiße Taubnesselblüten, Wermutkraut, Zinksalbe.

Die Freistellung von Fertigarzneimitteln von der Pflicht zur Zulassung läßt die Gefährdungshaftung (§ 84 ff. s. S. 276) des pharmazeutischen Unternehmers, im obigen Fall also des Einzelhändlers, unberührt.

4.7 Registrierung

Neben der Zulassung gibt es für Fertigarzneimittel, die „homöopathische Arzneimittel" sind, die Möglichkeit einer Registrierung (§§ 38, 39), wobei jedoch keine Beziehung zu der „Registrierung" nach dem Arzneimittelgesetz 1961 besteht. In diesen Fällen sind ebenfalls alle Unterlagen vorzulegen, wie sie vergleichbar zur Zulassung erforderlich sind, jedoch mit der Ausnahme der Angaben über die Wirkung und Anwendungsgebiete sowie den Unterlagen und Gutachten über die pharmakologisch-toxikologische und klinische Prüfung.

In der Folge dürfen bei registrierten homöopathischen Fertigarzneimitteln keine Anwendungsgebiete angegeben werden. Außerdem müssen sie mit dem Hinweis „homöopathisches Arzneimittel" gekennzeichnet sein.

Entsprechendes gilt für die Packungsbeilage homöopathischer Arzneimittel.

---

*) Vgl. R. Braun, Standardzulassung. Texte und Kommentare, Deutscher Apotheker Verlag, Stuttgart (Loseblattsammlung auf aktuellem Stand).

Die o.a. Einschränkung entfällt selbstverständlich, wenn ein homöopathisches Fertigarzneimittel vom Bundesgesundheitsamt zugelassen wurde.

Die Herstellung- und Prüfnormen für homöopathische Arzneimittel werden im Homöopathischen Arzneibuch festgelegt (s.S. 264).

4.8 Übergangsvorschriften

Alle Fertigarzneimittel, also Arzneimittel, die im voraus hergestellt und in abgabefertiger Packung in den Verkehr gebracht werden (Stichtag 1.1.1978), mußten vom pharmazeutischen Unternehmer innerhalb von sechs Monaten nach Inkrafttreten des Arzneimittelgesetzes, also bis zum 30.6.1978, mit der Bezeichnung und der Angabe der wirksamen Bestandteile nach Art und Menge sowie den Anwendungsgebieten der zuständigen Bundesoberbehörde (Bundesgesundheitsamt oder bei Sera und Impfstoffen das Paul-Ehrlich-Institut) angezeigt werden. Sie gelten damit als zugelassen (Art. 3 § 7 Abs. 2).

Soweit Einzelhändler also Fertigarzneimittel unter ihrem Namen in den Verkehr brachten, unterlagen sie dieser Anzeigepflicht. Dabei ist unerheblich, ob diese Fertigarzneimittel selbst hergestellt und im voraus abgepackt und gekennzeichnet wurden, etwa im Rahmen einer bisherigen Erlaubnis nach § 53 Arzneimittelgesetz 1961, oder ob die Fertigarzneimittel nur durch Umfüllen und/oder Kennzeichnen – z.B. Franzbranntwein, Baldrian-Tinktur, Kamillentee oder ähnliches – hergestellt wurden. Sobald der Einzelhändler gewissermaßen „auf Vorrat" im statthaften Rahmen freiverkäufliche Arzneimittel „abfaßte" stellte er Fertigarzneimittel her und mußte im genannten Sinne anzeigen.

Vor Ablauf der fiktiven Zulassung muß ein Antrag auf Verlängerung gestellt werden (sog. Nachzulassung), andernfalls erlischt diese fiktive Zulassung. Das Bundesgesundheitsamt hat hierzu besondere Antragsformulare entwickelt. Die Nachzulassung hat mit Wirkung vom 1.5.1990 begonnen. Die Arzneimittel werden nach Wirkstoffen einzeln oder in Gruppen in der Fachpresse aufgerufen.

Soweit Arzneimittel zur Anwendung an Tieren bestimmt sind, gelten die Übergangsbestimmungen ggfl. auch für solche Arzneimittel, die keine Fertigarzneimittel sind, das heißt also, die nicht im voraus hergestellt, abgepackt und gekennzeichnet sind, aber nach dem (neuen) Arzneimittelgesetz der Zulassungspflicht unterliegen (s.S. 206).

5 Schutz des Menschen bei der klinischen Prüfung

Die Prüfung eines Arzneimittels am Menschen ist für die Arzneimittelsicherheit ein unerläßlicher Bestandteil der Maßnahmen, die vor einem allgemeinen Inverkehrbringen eines Arzneimittels erforderlich sind. Die klinische Prüfung erreichen nur solche Arzneimittel, bei denen bereits im Rahmen von pharmakologisch-toxikologischen Prüfungen (s. S. 207) die Erkenntnis gewonnen wurde, daß die Risiken für die betreffenden Patienten so gering wie möglich gehalten sind.

Zum Schutz des Menschen hat der Gesetzgeber Vorschriften erlassen, wann und wie Arzneimittel durch Anwendung am Menschen auf ihre Wirksamkeit und Verträglichkeit geprüft werden (§§ 40, 41). Im Hinblick darauf, daß Nebenwirkungen mit schädlichen Folgen nicht absolut auszuschließen sind, hat der Gesetzgeber weitere Bestimmungen festgelegt, die u.a. auch sicherstellen, daß den betroffenen Personen bei Schäden, oder gegebenenfalls bei Tod den Hinterbliebenen, eine angemessene Entschädigung zusteht.

Die klinische Prüfung eines Arzneimittels gliedert sich im mehrere Phasen. Zunächst wird ein Arzneimittel unter strenger ärztlicher Überwachung an einer kleinen Zahl freiwilliger, gesunder Menschen (Probanden) auf seine Verträglichkeit geprüft. Daran schließt sich die Prüfung auf Wirksamkeit an, die ebenfalls nur eine kleine Zahl kranker Patienten einbezieht.

Erst dann setzt eine breite Prüfung an einer größeren Zahl von Patienten ein. Ist das betreffende Arzneimittel vom Bundesgesundheitsamt zugelassen, wird die breite Prüfung fortgesetzt, indem die Beobachtungen die bei der Anwendung des Arzneimittels gemacht werden, weiterhin laufend gesammelt und ausgewertet werden. Diese letzte Phase stellt gewissermaßen eine Dauerbeobachtung dar, der das Arzneimittel solange unterworfen ist, wie es am Menschen angewandt wird bzw. im Verkehr ist.

Die klinische Prüfung eines Arzneimittels darf am Menschen nur durchgeführt werden, wenn die Abwägung des Risikos mit dem voraussichtlichen Nutzen in Einklang steht und die Person, an der die klinische Prüfung durchgeführt werden soll, aufgeklärt wurde und ihre Einwilligung gegeben hat.

Die Einwilligung wird nur wirksam, wenn die Person geschäftsfähig ist und die Einwilligung schriftlich gegeben wurde. Selbstverständlich kann diese jederzeit widerrufen werden.

Die klinische Prüfung bei Minderjährigen darf sich nur auf solche Arzneimittel beziehen, die zum Erkennen oder zum Verhüten von Krankheiten bei Minderjährigen bestimmt sind, Voraussetzung hierfür ist jedoch, daß durch eine klinische Prüfung an Erwachsenen keine ausreichenden Ergebnisse zu erreichen sind. Die Einwilligung für eine Prüfung ist in diesen Fällen durch den gesetzlichen Vertreter oder Pfleger abzugeben.

Soweit kranke Personen in die klinische Prüfung einbezogen werden, ist Voraussetzung, daß das zu prüfende Arzneimittel das Leben des Kranken retten, seine Gesundheit wieder herstellen oder sein Leiden erleichtern kann. Im Falle einer kranken Person darf die klinische Prüfung auch dann durchgeführt werden, wenn diese nicht geschäftsfähig oder in der Geschäftsfähigkeit beschränkt ist. Für die klinische Prüfung ist in diesen Fällen die Einwilligung des gesetzlichen Vertreters oder Pflegers ausreichend. Auch hier gilt die Aufklärungspflicht. Lediglich in besonders schweren Fällen, wenn zum Beispiel durch die Aufklärung ein Behandlungserfolg gefährdet wird, kann die Aufklärung und die Einwilligung des Kranken entfallen.

Die Durchführung einer klinischen Prüfung an Personen, die in Justizvollzugsanstalten einsitzen oder in Psychiatrischen Kliniken auf gerichtliche oder behördliche Anordnung verwahrt werden, ist verboten.

6 Abgabe von Arzneimitteln

Arzneimittel (s. 1) und Gegenstände, die ein Arzneimittel enthalten (s.S. 188), dürfen im Einzelhandel mit genau festgelegten Ausnahmen (s. 6.1) nur in Apotheken in den Verkehr gebracht werden (§ 43 Abs. 1). Sie sind apothekenpflichtig (s. auch S. 195). Dieser Grundsatz gilt insbesondere für Arzneimittel, die auf Verschreibung eines Arztes, Zahnarztes oder Tierarztes abgegeben werden sollen (§ 43 Abs. 3). Eine Ausnahmeregelung besteht für Tierärzte, die apothekenpflichtige, also auch verschreibungspflichtige, Arzneimittel und arzneimittelhaltige Gegenstände an Halter der von ihnen behandelten Tiere abgeben und zu diesem Zwecke vorrätig halten dürfen (§ 43 Abs. 4).

6.1 Freiverkäuflichkeit

Nicht der Apothekenpflicht unterliegen die freiverkäuflichen Arzneimittel.

6.1.1 Sogenannte Vorbeugungsmittel

Mit der Einschränkung, daß sie nicht der Verschreibungspflicht unterliegen dürfen oder durch Rechtsverordnung (§ 46; s. Anhang Anlage 3, 2. Abschnitt) nicht vom Verkehr außerhalb von Apotheken ausgeschlossen sind, das heißt also, der Apothekenpflicht unterliegen – auch ohne verschreibungspflichtig zu sein – sind generell solche Arzneimittel freiverkäuflich, die vom pharmazeutischen Unternehmer ausschließlich zu anderen Zwecken als zur Beseitigung oder Linderung von Krankheiten, Leiden, Körperschäden oder krankhaften Beschwerden in den Verkehr gebracht werden (§ 44 Abs. 1). Im allgemeinen wird diese Gruppe von Arzneimitteln unter dem Begriff „Vorbeugungsmittel" zusammengefaßt. Hierzu gehören also solche Arzneimittel, die *ausschließlich* zur Vorbeugung oder Verhütung von Krankheiten bestimmt sind, die dazu dienen sollen, die Gesundheit und das Wohlbefinden zu erhalten oder zu steigern oder z.B. den Organismus und den Körper zu kräftigen.

Üblich, aber nicht unumstritten, sind in diesem Rahmen auch Begriffe wie „Verhütung von Darmträgheit oder Verstopfung" oder „zur Darmpflege", „zur Nervenpflege" etc. (s. auch S. 199).

Man kann zusammenfassend sagen, daß die Zweckbestimmung dieser Arzneimittel alle – zutreffenden – gesundheitsbezogenen Aussagen machen darf, nur nicht solche, die auf eine Heilung oder Linderung oder Beseitigung einer Krankheit hindeuten.

6.1.2 Weitere Ausnahmen von der Apothekenpflicht

Neben der Gruppe der „Vorbeugungsmittel" oder auch „Nicht-Heilmittel" ist im Arzneimittelgesetz ausdrücklich eine Reihe von Arzneimitteln unabhängig davon, ob sie „Heilmittel" oder „Nicht-Heilmittel" sind, für den Verkehr außerhalb der Apotheken zugelassen (§ 44 Abs. 2). Es muß jedoch bei jedem der nachfolgenden Beispiele berücksichtigt werden, daß die Freiverkäuflichkeit nur unter der Voraussetzung gilt, daß die aufgeführten Arzneimittel nicht der Verschreibungspflicht unterliegen bzw. keine Stoffe oder Zubereitungen aus Stoffen enthalten, die durch den Zweiten Abschnitt der Rechtsverordnung über apothekenpflichtige und freiverkäufliche Arzneimittel (§ 46; s.S. 247 und Anhang Anlage 3) vom Verkehr außerhalb der Apotheken ausgeschlossen sind.

Es handelt sich um:
Natürliche Heilwässer sowie deren Salze, auch als Tabletten oder Pastillen. Dies gilt auch für künstliche Heilwässer sowie deren Salze, auch als Tabletten oder Pastillen, jedoch nur, wenn sie in ihrer Zusammensetzung natürlichen Heilwässern entsprechen (§ 44 Abs. 2 Nr. 1). Eine Definition für natürliche Heilwässer geben die Begriffsbestimmungen für Kurorte, Erholungsorte und Heilbrunnen des Deutschen Bäderverbandes und des Deutschen Fremdenverkehrsverbandes. Hiernach stammen natürliche Heilwässer aus Quellen, die natürlich zu Tage treten oder künstlich erschlossen sind. Sie müssen nachweisbar krankheitsheilende, -lindernde oder -verhütende Eigenschaften haben. Hinsichtlich ihrer Zusammmmensetzung müssen sie mehr als 1 g pro kg gelöste feste Mineralstoffe enthalten.

Unabhängig von diesem Gesamtgehalt an Mineralstoffen können einzelne Wässer auch durch den Gehalt bestimmter wirksamer Bestandteile wie Eisen, Jod, Schwefel oder Kohlensäure hervortreten. Zu diesem Zweck sind im einzelnen Grenzwerte festgesetzt, die erreicht werden müssen, damit die Heilwässer als „eisenhaltige", „jodhaltige", „schwefelhaltige" bzw. „Kohlensäure-Wässer" in den Verkehr gebracht werden können.

Die Definition in den Begriffsbestimmungen für Kurorte, Erholungsorte und Heilbrunnen haben zwar keinen rechtsverbindlichen Charakter, da sie sich nur an die Verbandsmitglieder richten, sie bilden jedoch weitgehend die Grundlage für die staatliche Anerkennung von Heilquellen (Heilwasser), die nach Landeswasserrecht ausgesprochen wird.

Eine Zulassung von Heilwässern als Arzneimittel orientiert sich nicht an diesen Begriffsbestimmungen, sondern hier ist – wie für alle Arzneimittel – der Nachweis der Wirksamkeit anhand der nach dem Gesetz erforderlichen Zulassungsunterlagen notwendig.

Eine Definition für natürliche Mineralwässer, Sauerbrunnen und Säuerlinge gibt die Mineral- und Tafelwasserverordnung. Hier handelt es sich zwar um Lebensmittel, jedoch können diese Definitionen zur Interpretation im Rahmen des Arzneimittelgesetzes hilfsweise herangezogen werden.

Die Einstufung als Arzneimittel geschieht unabhängig davon, ob es sich um ein natürliches oder künstliches Heilwasser handelt. Die überwiegende Mehrzahl der im Verkehr befindlichen Heilwässer sind jedoch sicherlich natürliche Heilwässer.

Zu den Salzen, die in natürlicher oder (nachgemachter) künstlicher Form als Arzneimittel Verwendung finden, gehören z.B. Emser Salz oder Karlsbader Salz. Diese Salze dürfen auch als Tabletten oder Pastillen in den Verkehr gebracht werden. In anderen Darreichungsformen, zum Beispiel als Dragees, würden sie der Apothekenpflicht unterliegen.

Weiter gehören zu der Gruppe von Arzneimitteln, die für den Verkehr außerhalb der Apotheken freigegeben sind, Heilerde, Bademoore und andere Peloide, Zubereitungen zur Herstellung von Bädern sowie Seifen zum äußeren Gebrauch (§ 44 Abs. 2 Nr. 2).

Heilerden sind Zubereitungen aus Ton oder Lehm oder aus deren Mischungen, die sowohl äußerlich als auch innerlich angewandt werden können.

Peloide sind Schlämme, die durch geologische oder geologische und biologische Vorgänge entstanden sind. Sie finden in der medizinischen Praxis in Form von schlamm- oder breiförmigen Bädern oder Packungen Verwendung.

Peloide können in der Natur sowohl wasserhaltig als auch trocken vorkommen. Zu ihnen gehören Torfe und Schlämme (sogenannte aquatische Peloide) oder auch Heilerden (sogenannte terrestre Peloide), die aus Ton, Lehm, Mergel, Löß oder vulkanischem Tuff bestehen können.

Bei den Zubereitungen, die zur Herstellung von Bädern bestimmt sind, muß der Arzneimittelcharakter im Vordergrund stehen. Hierzu gehören also z.B. Beruhigungsbäder oder Bäder zur Verbesserung der Durchblutung oder zur Unterstützung der Herz-Kreislauf-Funktion.

Bäder, die überwiegend zur Pflege der Haut oder zur Reinigung der Haut bestimmt sind, sind Kosmetika im Sinne des Lebensmittel- und Bedarfsgegenständegesetzes und fallen insofern nicht unter die arzneimittelrechtlichen Bestimmungen (s. 1.1.2).

Auch bei Seifen zum äußeren Gebrauch muß der Arzneimittelcharakter im Vordergrund stehen. Hier kommen etwa Teer- oder Schwefelseifen in Frage, die zum Beispiel bei Akne zum Einsatz kommen.

Seifen also, die eine schöne oder wohlriechende Haut bewirken sollen, gehören nicht zu dieser Gruppe, da sie Kosmetika sind.

Nicht der Apothekenpflicht unterliegen auch, soweit sie mit ihren verkehrsüblichen deutschen Namen bezeichnet sind, folgende Stoffe und Zubereitungen (§ 44 Abs. 2 Nr. 3):
1. Pflanzen- und Pflanzenteile als Monodroge, auch in zerkleinertem Zustand.
   Hierunter sind entweder ganze Pflanzen oder deren Wurzeln, Blätter, Blüten, Samen, Stengel oder Wurzelstöcke zu verstehen (s.S. 186). Dies unabhängig davon, ob z.B. die Blätter in ihrer ursprünglichen Form oder geschnitten, oder eine Wurzel ganz oder zerkleinert in den Verkehr gebracht wird. Ent-

sprechend der Vorgabe, daß die Freiverkäuflichkeit an einen verkehrsübli-
chen deutschen Namen geknüpft ist, muß die Bezeichnung lauten, z.B.
„Kamillenblüten", „Pfefferminzblätter", „Leinsamen" oder „Kamillentee",
„Pfefferminztee".

2. Auch Mischungen von geschnittenen Pflanzen oder Pflanzenteilen sind frei
verkäuflich, jedoch nur als Fertigarzneimittel. Dies bedeutet, daß zu der Voraussetzung der verkehrsüblichen deutschen Namen der enthaltene Bestandteile auch die Zulassungspflicht kommt. Unter den Mischungen sind im allgemeinen Teemischungen zu verstehen, d.h. daß hierbei ein Herstellungsvorgang im Sinne des Arzneimittelgesetzes vorliegt. Dieser Herstellungsvorgang
ist zwangsläufig an eine Erlaubnispflicht gebunden, der der Einzelhändler
aufgrund der hierzu erforderlichen Sachkunde im allgemeinen nicht nachkommen kann. Der Einzelhändler darf also in keinem Falle einzelne Teedrogen miteinander mischen, sondern nur Teemischungen beziehen und diese
allenfalls in unveränderter Form in kleinere Packungen abfüllen (s. 3.1.1).
Diese müssen vom Bundesgesundheitsamt zugelassen sein (s.u.).
Vorbeugungsmittel sind freiverkäuflich, soweit sie nicht verschreibungspflichtig oder durch Rechtsverordnung vom Verkehr außerhalb der Apotheken ausgeschlossen sind (s. 6.1.1). Teemischungen sind demnach als Vorbeugungsmittel auch dann freiverkäuflich, wenn sie keine Fertigarzneimittel sind.
Soweit Teemischungen jedoch als Heilmittel freiverkäuflich in den Verkehr
gebracht werden, müssen sie Fertigarzneimittel sein und unterliegen als solche der Zulassungspflicht beim Bundesgesundheitsamt. Teemischungen, die
keine Fertigarzneimittel sind und als Heilmittel in den Verkehr gebracht werden, unterliegen der Apothekenpflicht.
Der übliche Weg wird der sein, daß der Einzelhändler Teemischungen in
abgabefertigen Packungen von einem pharmazeutischen Unternehmer oder
pharmazeutischen Großhändler bezieht. Die enthaltenen Bestandteile müssen mit ihrem deutschen Namen bezeichnet sein. Der Produktname der
Mischung ist frei. Es empfiehlt sich jedoch aus diesen verständlich zu wählen,
wie etwa Brusttee, Magentee, Herz-Kreislauftee. Anderenfalls ist ebenfalls
die Apothekenpflicht gegeben. Dies gilt ebenfalls nicht für Tees, die als Vorbeugungsmittel in den Verkehr gebracht werden (s.o.).
Es bleibt noch darauf hinzuweisen, daß Arzneimittel, die aus einzelnen abge-
packten Teedrogen bestehen und gemäß Gebrauchsanweisung vor der Zubereitung eines Tees vom Verbraucher selbst gemischt werden sollen, als
Mischung im Sinne dieser Vorschrift gelten. Dies bedeutet, daß derartige
Arzneimittel nur als Fertigarzneimittel, also vom Bundesgesundheitsamt
zugelassen, freiverkäuflich sind. Die Bezeichnung muß selbstverständlich
deutsch und verkehrsüblich sein.

3. Auch Destillate aus Pflanzen und Pflanzenteilen sind freiverkäuflich. Dies
aber nur, wenn sie mit einem deutschen verkehrsüblichen Namen in den Verkehr gebracht werden.

Bei einer Destillation werden flüchtige Stoffe in einer geschlossenen Apparatur durch Erhitzen verdampft und der Dampf an einer anderen Stelle durch Abkühlen wieder verflüssigt (kondensiert). Der wiederverflüssigte Dampf ist das Destillat. Um die Ausbeute einer Destillation zu verbessern, werden im allgemeinen Alkohol oder Wasser als Hilfsmittel eingesetzt.

Destillate aus Mischungen von Pflanzen und Pflanzenteilen sind gemäß dieser Vorschrift nicht freiverkäuflich (s. aber 6.2.3). Dies gilt gleichermaßen für Destillate aus Pflanzenbestandteilen, d.h. zum Beispiel Destillate isolierter ätherischer Öle.

Ausgenommen sind wiederum Vorbeugungsmittel, da diese unabhängig von der Bezeichnung und Zusammensetzung freiverkäuflich sind (s.S. 214; aber auch S. 236).

4. Ebenfalls frei verkäuflich sind Preßsäfte aus frischen Pflanzen und Pflanzenteilen. Als Lösungsmittel ist lediglich Wasser zugelassen. Die Pflanzen oder Pflanzenteile müssen frisch sein. Das Auspressen getrockneter und anschließend wieder aufgeweichter Pflanzen oder Pflanzenteile ist im Hinblick auf die Freiverkäuflichkeit unzulässig. Dies gilt gleichermaßen für Alkoholzusatz. Preßsäfte frischer Pflanzen bzw. Pflanzenteile gibt es z.B. als Selleriesaft, Weißkrautsaft, Karottensaft oder Rhabarbersaft. Für die Freiverkäuflichkeit als Arzneimittel ist zudem Voraussetzung, daß eine verkehrsübliche deutsche Bezeichnung vorliegt.

   Die Mischung solcher Säfte hat die Apothekenpflicht zu Folge. Selbstverständlich kann eine Vielzahl von Preßsäften aus frischen Pflanzen und Pflanzenteilen auch als Lebensmittel im Verkehr sein.

   Die genannten Einschränkungen gelten nicht für Vorbeugungsmittel (s.o.).

5. Auch Pflaster und Brandbinden sind frei verkäuflich. Unter Pflastern sind medizinische Pflaster, zum Beispiel Zugpflaster, Hühneraugenpflaster oder Pflaster gegen Rheuma zu verstehen.

   Hierzu zählen nicht Wundschnellverbände (s.S. 188), d.h. Pflaster mit Mullkompressen, die im Sprachgebrauch ebenfalls als „Pflaster" bezeichnet werden. Sie sind Verbandstoffe (§ 4 Abs. 9) und ebenfalls freiverkäuflich.

   Bei Brandbinden handelt es sich im allgemeinen um puder- oder salbenimprägnierte gebrauchsfertige Verbände.

   Die Bezeichnung kann in diesen Fällen auch eine Phantasiebezeichnung sein, ohne daß hierdurch die Freiverkäuflichkeit verloren ginge.

6. Auch ausschließlich oder überwiegend zum äußeren Gebrauch bestimmte Desinfektionsmittel sowie Mund- und Rachendesinfektionsmittel sind frei verkäuflich.

   Unter Desinfektion versteht man das Unschädlichmachen von Krankheitserregern oder auch eine Entkeimung schlechthin. Hierzu zählen z.B. Jodtinktur oder jodfreie Desinfektionsmittel. Präparate zur Beseitigung von Parasiten am menschlichen oder tierischen Körper (Läuse, Zecken) und die im Arzneimittelverkehr außerhalb der Apotheken vertriebenen Hunde- und Katzenhalsbänder fallen nicht unter die Desinfektionsmittel. Letztere sind arzneimittelrechtlich als arzneimittelhaltige Gegenstände anzusehen.

Mund- und Rachendesinfektionsmittel werden im Menschen angewendet. Sie sind indirekt zur Beseitigung von Halsbeschwerden oder Heiserkeit bestimmt und befinden sich im allgemeinen als Tabletten, Dragées oder Flüssigkeiten im Verkehr.

Es ist darauf hinzuweisen, daß zu den Mund- und Rachendesinfektionsmitteln im allgemeinen nicht die Mundwässer gehören, da sie nicht überwiegend zur Mund- und Rachendesinfektion bestimmt sind, sondern zur Mund- und Rachenpflege dienen, und daher unter das Lebensmittel- und Bedarfsgegenständegesetz fallen. Dies gilt auch für eine Vielzahl gängiger „Hustenbonbons", die nach höchstrichterlicher Sprechung ebenfalls keine Arzneimittel sondern (meist vitaminisierte) Lebensmittel sind. Sie müssen insoweit mit einem Herstellungsdatum gekennzeichnet sein.

6.2 Freiverkäufliche Heilmittel

Da die Aufzählung der Voraussetzungen für die Freiverkäuflichkeit im Arzneimittelgesetz selbst nicht in jedem Fall erschöpfend sein kann, hat der Bundesminister für Gesundheit die Möglichkeit, weitere Arzneimittel als „Heilmittel" (Arzneimittel, die teilweise oder ausschließlich zur Beseitigung oder Linderung von Krankheiten, Leiden, Körperschäden oder krankhaften Beschwerden bestimmt sind) zum Verkehr außerhalb der Apotheke zuzulassen.

Diese Ermächtigung von weiteren Ausnahmen von der Apothekenpflicht (§ 45) ist als Teil (Erster Abschnitt) der Verordnung über apothekenpflichtige und freiverkäufliche Arzneimittel (s. Anhang Anlage 3) ausgeschöpft. Es handelt sich hierbei gewissermaßen um eine „Positivliste". Im einzelnen ist genau festgelegt, in welcher Zusammensetzung, in welcher Darreichungsform und teilweise auch zu welchen Zwecken Arzneimittel als „Heilmittel" freiverkäuflich sind.

Wichtig ist, daß ein Heilmittel auch dann vorliegt, wenn es nicht nur ausschließlich zur Beseitigung von Krankheiten bestimmt ist, sondern auch schon teilweise, d.h. es kann neben der Zweckbestimmung „zur Beseitigung von Krankheiten" durchaus zur „Gesunderhaltung" oder zur „Vorbeugung von Krankheiten" bestimmt sein. Dabei ist es unerheblich, ob diese teilweise Zweckbestimmung überwiegenden Charakter hat. Sobald in eine Zweckbestimmung einfließt, daß das Arzneimittel z.B. zur Beseitigung einer Krankheit oder eines Leidens bestimmt ist, liegt ein „Heilmittel" vor.

Die Verordnung (s. Anhang Anlage 3) hat insgesamt 10 Anlagen (1 a bis 1 e, 2 a bis 2 c, 3 und 4). Mit Ausnahme der Anlagen 1 b, 3 und 4, enthalten alle anderen Anlagen Stoffe und Zubereitungen aus Stoffen, die als „Heilmittel" zum

Verkehr außerhalb der Apotheken zugelassen sind. Es handelt sich bei den Anlagen 1 a, 1 c, 1 d, 1 e, 2 a, 2 b und 2 c also um Positivlisten. Hinsichtlich verschiedener Darreichungsformen sei darauf hingewiesen, daß das Arzneibuch (s.S. 264) allgemeine Vorschriften (Monographien) über Extrakte, Sirupe, Tabletten und Tinkturen enthält.

6.2.1 Als Heilmittel freiverkäufliche Stoffe und Zubereitungen aus Stoffen

Die folgenden aufgeführten Stoffe und Zubereitungen aus Stoffen (Anlage 1a zu Anlage 3 § 1 Abs. 1 Nr. 1; siehe S. 335) sind ausschließlich in der aufgeführten Form mit der Zweckbestimmung „Heilmittel" oder „teilweise Heilmittel" zum Verkehr außerhalb der Apotheken zugelassen. Ausschließlich heißt in diesem Fall, daß die ein zelnen Stoffe und Zubereitungen aus Stoffen nur in der Form freiverkäuflich sind, in der sie in den einzelnen Positionen beschrieben sind. Sie dürfen also zum Beispiel miteinander oder mit anderen Stoffen nur gemischt werden, wenn dies ausdrücklich gestattet ist.

Anlage 1a

Stoff/Zubereitung	Anmerkung zur Freiverkäuflichkeit
Äthanol	Alkohol oder Weingeist oder Spiritus (siehe Arzneibuch: Ethanol 96 %); s.S. 63; frei verkäuflich auch als Nicht-Fertigarzneimittel.
Äthanol-Äther-Gemisch im Verhältnis 3:1 (Hoffmannstropfen)	Drei Teile Alkohol, ein Teil Äther (insgesamt vier Teile)
Äthanol-Wasser-Gemische	Ethanol-Wasser-Gemische: siehe Arzneibuch; frei verkäuflich auch als Nicht-Fertigarzneimittel.
Aloeextrakt a) zum äußeren Gebrauch als Zusatz in Fertigarzneimitteln b) zum inneren Gebrauch in einer Tagesdosis bis zu 20 mg als Bittermittel in wäßrig alkoholischen Pflanzenauszügen als Fertigarzneimittel	Eingestellter Aloeextrakt: s. Arzneibuch; frei verkäuflich nur als Fertigarzneimittel
Aluminiumacetat-tartrat-Lösung	Stabilisierte Essigsaure-Tonerde (siehe Arzneibuch); frei verkäuflich auch als Nicht-Fertigarzneimittel.

Aluminiumacetattartrat, als Tabletten auch mit Zusatz arzneilich nicht wirksamer Stoffe oder Zubereitungen als Fertigarzneimittel	Reinsubstanz; in Zubereitungen als Tabletten (Zusatz von Hilfsstoffen zulässig) frei verkäuflich nur als Fertigarzneimittel.
Aluminiumhydroxid, auch in Mischungen mit arzneilich nicht wirksamen Stoffen oder Zubereitungen als Fertigarzneimittel	Reinsubstanz; keine besondere Zubereitungsform vorgeschrieben; Zusatz von Hilfsstoffen zulässig, dann aber frei verkäuflich nur als Fertigarzneimittel; s.S. 125.
Aluminiumkaliumsulfat (Alaun), als blutstillende Stifte oder Steine auch mit Zusatz arzneilich nicht wirksamer Stoffe oder Zubereitungen	Reinsubstanz: siehe Arzneibuch; s.S. 63; in Zubereitungen als Stifte oder Steine (Zusatz von Hilfsstoffen zulässig); frei verkäuflich auch als Nicht-Fertigarzneimittel.
Aluminium-magnesium-silicat-Komplexe, als Tabletten auch mit Zusatz arzneilich nicht wirksamer Stoffe oder Zubereitungen als Fertigarzneimittel	in Zubereitungen als Tabletten (Zusatz von Hilfsstoffen zulässig) frei verkäuflich nur als Fertigarzneimittel.
Aluminiumsilicate, als Tabletten auch mit Zusatz arzneilich nicht wirksamer Stoffe oder Zubereitungen als Fertigarzneimittel	Reinsubstanz; in Zubereitungen als Tabletten (Zusatz von Hilfsstoffen zulässig) frei verkäuflich nur als Fertigarzneimittel; s.S. 125.
Ameisensäure-Äthanol-Wasser-Gemisch (Ameisenspiritus) mit einem Gehalt an Gesamtameisensäure bis zu 1,25 % mit mindestens 70igem Äthanol	

Ammoniaklösung bis 10 %ig	Ammoniak-Lösung 10 %: siehe Arzneibuch.
Ammoniak-Lavendel-Riechessenz	Riechstäbchen
Ammoniumchlorid	Siehe Arzneibuch; s.S. 64.
Angelikaöl, ätherisches	s.S. 57.
Anisöl, ätherisches	Siehe Arzneibuch; s.S. 57.
Aniswasser	
Arnikatinktur, zum äußeren Gebrauch	Siehe Arzneibuch; nur zum äußeren Gebrauch: frei verkäuflich auch als Nicht-Fertigarzneimittel.
Ascorbinsäure (Vitamin C), auch als Tabletten, auch mit Zusatz arzneilich nicht wirksamer Stoffe oder Zubereitungen, als Fertigarzneimittel	Reinsubstanz (siehe Arzneibuch); neben Zubereitungen als Tabletten auch andere Zubereitungsformen zulässig; Zusatz von Hilfsstoffen zulässig; frei verkäuflich nur als Fertigarzneimittel.
Baldrianextrakt, auch in Mischungen mit Hopfenextrakt und mit arzneilich nicht wirksamen Stoffen oder Zubereitungen als Fertigarzneimittel	Reinsubstanz; Zusatz von Hopfenextrakt und Hilfsstoffen zulässig; keine besondere Zubereitungsform vorgeschrieben; frei verkäuflich nur als Fertigarzneimittel; s. S. 33, 126 und 129
Baldriantinktur, auch ätherische, mit Äthanol-Äther-Gemischen im Verhältnis 1:5	Siehe Arzneibuch: Ätherische Baldriantinktur wird im Verhältnis 1 (Teil Baldrianwurzel) : 5 (Teilen Ätheräthanol) gewonnen. Das verwendete Ätheräthanol-Gemisch besteht aus 1 Teil Äther und 3 Teilen Äthanol (= Hoffmanns-Tropfen)
Baldrianwein als Fertigarzneimittel	Frei verkäuflich nur als Fertigarzneimittel.
Benediktiner Essenz als Fertigarzneimittel	Frei verkäuflich nur als Fertigarzneimittel.

Benzoetinktur mit Äthanol 90 % im Verhältnis 1:5	Siehe Arzneibuch.
Bergamottöl, ätherisches	s. S. 57.
Birkenteer	
Borsäure und ihre Salze zur Pufferung und/oder Isotonisierung in Benetzungslösungen oder Desinfektionslösungen für Kontaktlinsen	Reinsubstanz: Siehe Arzneibuch; Kontaktlinsen sind Gegenstände i.S. § 2 Abs. 2 Nr. 2 AMG.
Brausemagnesia	
Calciumcarbonat, als Tabletten auch mit Zusatz arzneilich nicht wirksamer Stoffe oder Zubereitungen als Fertig-arzneimittel	Reinsubstanz: siehe Arzneibuch; s. S. 65; in Zubereitungen als Tabletten (Zusatz von Hilfsstoffen zulässig) frei verkäuflich nur als Fertigarzneimittel; s. S. 125.
Calciumcitrat, Calciumlactat, Calciumphosphate, auch gemischt, als Tabletten und Mischungen auch mit Zusatz von Ascorbinsäu-re und arzneilich nicht wirksamen Stoffen oder Zubereitungen als Fertigarzneimittel	Reinsubstanzen einzeln oder gemischt; in Zubereitungen als Tabletten (Zusatz von Vitamin C und Hilfsstoffen zulässig) frei verkäuflich nur als Fertigarzneimittel; soweit Mischungen Hilfsstoffe und Vitamin C zugesetzt werden, ebenfalls nur frei verkäuflich als Fertigarzneimittel.
Campherliniment, flüchtiges	
Campheröl zum äußeren Gebrauch	

Camphersalbe, auch mit Zusatz von ätherischen Ölen, Menthol und Äthylglykolsäuremethylester	Salbengrundlage (siehe Arzneibuch); Zusatz von ätherischen Ölen (ohne Beschränkung), Menthol und Äthylglykolsäuremethylester zulässig; frei verkäuflich auch als Nicht-Fertigarzneimittel
Campherspiritus	Siehe Arzneibuch.
Chinawein, auch mit Eisen, als Fertigarzneimittel	Frei verkäuflich nur als Fertigarzneimittel; Zusatz von Eisen zulässig.
Citronenöl, ätherisches	Siehe Arzneibuch.
Colloidale Silberchloridlösung, eiweißfrei, bis 0,5 %ig auch mit Zusatz arzneilich nicht wirksamer Stoffe oder Zubereitungen, als Nasendesinfektionsmittel, als Fertigarzneimittel	Frei verkäuflich nur als Fertigarzneimittel in Form einer eiweißfreien Lösung; Zusatz von Hilfsstoffen zulässig; nur zur Nasendesinfektion; Höchstkonzentration 0,5 %.
Eibischsirup als Fertigarzneimittel	Sirup: siehe Arzneibuch; frei verkäuflich nur als Fertigarzneimittel.
Eichelkaffee-Extrakt	
Eichelkakao, auch mit Malz	
Enziantinktur aus Enzianwurzel mit Äthanol 70 % im Verhältnis 1:5	Siehe Arzneibuch.

2-(Ethylmercurithio)-benzoesäure, Natrium-salz (Thiomersal) bis zu 30 mg mit Zusatz arznei-lich nicht wirksamer Stoffe oder Zubereitun-gen als Tabletten zur Bekämpfung der Nose-maseuche der Bienen als Fertigarzneimittel	frei verkäuflich nur als Fertigarzneimittel.
Eukalyptusöl, ätherisches	Siehe Arzneibuch; s.S. 57.
Eukalyptuswasser im Verhältnis 1:1000	
Fangokompressen und Schlickpackungen	
Feigensirup, auch mit Manna, als Fertigarznei-mittel	Frei verkäuflich nur als Fertigarzneimittel; Zusatz von Manna zulässig.
Fenchelhonig unter Ver-wendung von mindestens 50 % Honig, auch mit konzentrierten Lösungen von süßschmeckenden Mono-Disacchariden und Glucosesirup, als Fertig-arzneimittel	Frei verkäuflich nur als Fertigarzneimittel; Honig: siehe Arzneibuch; Honiggehalt mindestens 50 %; Zusatz konzentrierter Zuckerlösung zulässig; Glucosesirup: siehe Arzneibuch.
Fenchelöl, ätherisches	Siehe Arzneibuch; s.S. 57.
Fichtennadelöle, ätherische	Siehe Arzneibuch; s.S. 58.
Fichtennadelspiritus mit mindestens 70 %igem Äthanol	Frei verkäuflich auch als Nicht-Fertigarznei-mittel; Alkoholgehalt mindestens 70 %.

Franzbranntwein, auch mit Kochsalz, Menthol, Campher, Fichtennadel- und Kiefernnadelöl bis zu 0,5 %, Geruchsstoffen oder Farbstoffen, mit mindestens 45 %igem Äthanol	Frei verkäuflich auch als Nicht-Fertigarzneimittel; Zusatz von Kochsalz, Menthol, Campher, Geruchsstoffen, Fichtennadelöl und Kiefernnadelöl bis 0,5 % oder Farbstoffen einzeln oder zusammen ist zulässig; Alkoholgehalt mindestens 45 %.
Fumagilin-1,1'-bicylohexyl-4-ylamin-Salz (Bicylohexylammoniumfumagillin) mit Zusatz arzneilich nicht wirksamer Stoffe oder Zubereitungen zur Bekämpfung der Nosemaseuche der Bienen als Fertigarzneimittel	Frei verkäuflich nur als Fertigarzneimittel mit Zusatz von Hilfsstoffen und nur zur Bekämpfung der Nosemaseuche der Bienen.
Germerwurzelstock (Nieswurzel) in Zubereitungen mit einem Gehalt bis zu 3 % als Schneeberger Schnupftabak	Höchstgehalt 3 %; frei verkäuflich nur unter der Bezeichnung „Schneeberger Schnupftabak" auch als Nicht-Fertigarzneimittel.
Glycerol 85 % (Glyzerin), auch mit Zusatz von Wasser	Reinsubstanz (siehe Arzneibuch); s. S. 65; Zusatz von Wasser (siehe Arzneibuch) zulässig; frei verkäuflich auch als Nicht-Fertigarzneimittel.
Haftmittel für Zahnersatz	Haftpulver, Haftcreme.
Hartparaffin, auch mit Zusatz von Heilerde, Bademooren oder anderen Peloiden im Sinne des § 44 Abs. 2 Nr. 2 oder von arzneilich nicht wirksamen Stoffen oder Zubereitungen, zum äußeren Gebrauch	Reinsubstanz (nur in fester Form): siehe Arzneibuch; s. S. 69, 134; Zusatz von Heilerde, Bademooren oder anderen Poloiden oder von Hilfsstoffen zulässig; nur zur äußeren Anwendung; frei verkäuflich auch als Nicht-Fertigarzneimittel.

Hefe, als Tabletten auch mit Zusatz arzneilich nicht wirksamer Stoffe oder Zubereitungen als Fertigarzneimittel	Reinsubstanz; In Zubereitungen als Tabletten (Zusatz von Hilfsstoffen zulässig) frei verkäuflich nur als Fertigarzneimittel.
Heidelbeersirup als Fertigarzneimittel	Frei verkäuflich nur als Fertigarzneimittel.
Heilerde zur inneren Anwendung, auch in Kapseln	
Heublumenkompressen	
Holundersirup als Fertigarzneimittel	Frei verkäuflich nur als Fertigarzneimittel.
Holzteer zum äußeren Gebrauch	Nur zum äußeren Gebrauch; frei verkäuflich auch als Nicht-Fertigarzneimittel.
Johanniskraut oder Johanniskrautblüten, Auszüge mit Öl als Fertigarzneimittel	Frei verkäuflich nur als Fertigarzneimittel.
Kaliumcarbonat	Pottasche
Kaliumcitrat	s.S. 66.
Kaliumdihydrogenphosphat	Siehe Arzneibuch.
Kalium-(RR)-hydrogencarbonat (Weinstein)	
Kalium-Natrium-(RR)-tartrat	s.S. 66.
Kaliumsulfat	
Kalkwasser	
Kalmusöl, ätherisches	s.S. 58.

Kamillenauszüge, flüssige auch mit Zusatz arzneilich nicht wirksamer Stoffe oder Zubereitungen, als Fertigarzneimittel	Reinsubstanz (nur flüssig); Zusatz von Hilfsstoffen zulässig; frei verkäuflich nur als Fertigarzneimittel.
Kamillenextrakt, auch mit Salbengrundlage, als Fertigarzneimittel	Extrakte: siehe Arzneibuch; Salben: siehe Arzneibuch; frei verkäuflich nur als Fertigarzneimittel
Kamillenöl	
Kamillenwasser	
Karmelitergeist als Fertigarzneimittel	Frei verkäuflich nur als Fertigarzneimittel.
Kiefernnadelöle, ätherische	Siehe Arzneibuch; s. S. 58.
Knoblauch in Kapseln, als Perlen auch mit Zusatz arzneilich nicht wirksamer Stoffe oder Zubereitungen	Nur in Kapseln oder Zubereitungen als Perlen; soweit Perlen Zusatz von Hilfsstoffen zulässig; frei verkäuflich auch als Nicht-Fertigarzneimittel; s. S. 150.
Knoblauchöl, auch in Kapseln, als Perlen auch mit Zusatz arzneilich nicht wirksamer Stoffe oder Zubereitungen	Reinsubstanz; in Kapseln oder in Zubereitungen als Perlen; soweit als Perlen Zusatz von Hilfsstoffen zulässig; frei verkäuflich auch als Nicht-Fertigarzneimittel; s. S. 150.
Kohle, medizinische, als Tabletten oder Granulat auch mit Zusatz arzneilich nicht wirksamer Stoffe oder Zubereitungen als Fertigarzneimittel	Reinsubstanz (siehe Arzneibuch); in Zubereitungen als Tabletten oder Granulat (Zusatz von Hilfsstoffen zulässig) frei verkäuflich nur als Fertigarzneimittel
Kondurangowein als Fertigarzneimittel	Frei verkäuflich nur als Fertigarzneimittel.

Korianderöl, ätherisches	s. S. 58.
Krauseminzöl, ätherisches	s. S. 58.
Kühlsalbe als Fertigarzneimittel	Siehe Arzneibuch (s. auch 1. Nachtrag); frei verkäuflich nur als Fertigarzneimittel.
Kümmelöl, ätherisches, auch in Mischungen mit anderen ätherischen Ölen – ausgenommen Terpentinöl – mit Glycerol, Leinöl, flüssigem Paraffin, fein verteiltem Schwefel oder Äthanol, für Tiere, als Fertigarzneimittel	Siehe Arzneibuch; Mischungen mit ätherischen Ölen (einzige Einschränkung kein Terpentinöl) bei Zusatz von Glyzerin, Leinöl, flüssigem Paraffin, Schwefelblüte oder Weingeist; frei verkäuflich nur als Fertigarzneimittel zur Anwendung an Tieren.
Lactose (Milchzucker)	Siehe Arzneibuch; s. S. 66.
Lanolin	Salbengrundlage; siehe Arzneibuch.
Lärchenterpentin zum äußeren Gebrauch	Nur zur äußeren Anwendung; frei verkäuflich auch als Nicht-Fertigarzneimittel.
Lavendelöl, ätherisches	Siehe Arzneibuch; s. S. 59.
Lavendelspiritus	
Lavendelwasser	
Lebertran in Kapseln als Fertigarzneimittel	Frei verkäuflich nur in Kapseln als Fertigarzneimittel (Lebertran s. Arzneibuch); s. S. 145.
Lebertranemulsion, auch aromatisiert, als Fertigarzneimittel	In Zubereitungen als Emulsion; Zusatz von Hilfsstoffen (hier: Aromastoffe und Emulgatoren, Stabilisatoren) zulässig; frei verkäuflich nur als Fertigarzneimittel.
Lecithin, auch mit Zusatz arzneilich nicht wirksamer Stoffe oder Zubereitungen als Fertigarzneimittel	Reinsubstanz; keine besonderen Zubereitungsformen vorgeschrieben; Zusatz von Hilfsstoffen zulässig, dann aber freiverkäuflich nur als Fertigarzneimittel; s. S. 148.

Leinkuchen	
Leinöl	
Leinöl, geschwefeltes, zum äußeren Gebrauch	Nur zur äußeren Anwendung; frei verkäuflich auch als Nicht-Fertigarzneimittel.
Liniment, flüchtiges	
Löffelkrautspiritus	
Lorbeeröl	
Magnesiumcarbonat, basisches, leichtes und schweres, als Tabletten auch mit Zusatz arzneilich nicht wirksamer Stoffe oder Zubereitungen als Fertigarzneimittel	Reinsubstanzen (siehe Arzneibuch); in Zubereitung als Tabletten (Zusatz von Hilfsstoffen zulässig) frei verkäuflich nur als Fertigarzneimittel.
Magnesiumhydrogenphosphat	Siehe Arzneibuch
Magnesiumoxid, leichtes (Magnesia, gebrannte)	Siehe Arzneibuch; s. S. 66.
Magnesiumperoxid, bis 15 %ig, als Tabletten auch mit Zusatz arzneilich nicht wirksamer Stoffe oder Zubereitungen als Fertigarzneimittel	Reinsubstanz (siehe Arzneibuch); in Zubereitung als Tabletten (Zusatz von Hilfsstoffen zulässig) frei verkäuflich nur als Fertigarzneimittel; Höchstkonzentration 15 %.
Magnesiumsulfat · 7H$_2$0 (Bittersalz)	Magnesiumsulfat nur als Reinsubstanz (siehe Arzneibuch); s. S. 64; frei verkäuflich auch als Nicht-Fertigarzneimittel.
Magnesiumtrisilicat, als Tabletten auch mit Zusatz arzneilich nicht wirksamer Stoffe oder Zubereitungen als Fertigarzneimittel	Reinsubstanz: siehe Arzneibuch; in Zubereitungen als Tabletten (Zusatz von Hilfsstoffen zulässig) frei verkäuflich nur als Fertigarzneimittel; s. S. 125.

Mandelöl	Siehe Arzneibuch.
Mannasirup als Fertigarzneimittel	Frei verkäuflich nur als Fertigarzneimittel.
Melissengeist als Fertigarzneimittel	Frei verkäuflich nur als Fertigarzneimittel; s.S. 45, 127.
Melissenspiritus	
Melissenwasser	
Mentholstifte	Menthol: siehe Arzneibuch.
Methenamin-Silbernitrat (Hexamethylentetramin- silbernitrat) als Streupulver 2 %ig mit Zusatz arzneilich nicht wirksamer Stoffe oder Zubereitungen in Wochenbettpackungen als Fertigarzneimittel	Frei verkäuflich nur als Fertigarzneimittel; nur in Zubereitungsform als Pulver bis zu einem Gehalt von 2 % und einem Zusatz von Hilfs- stoffen; nur in Wochenbettpackungen.
Mischungen aus Dichlor- difluormethan und Tri- chlorfluormethan in Desinfektionssprays zur Anwendung an der menschlichen Haut als Treib- und Lösungsmit- tel und in Mitteln zur äußeren Kälteanwen- dung bei Muskelschmer- zen und Stauchungen, auch mit Zusatz von Latschenkiefenröl, Campher, Menthol und Arnikaauszügen oder Propan und Butan, als Fertigarzneimittel	Frei verkäuflich nur als Fertigarzneimittel, z.B. Kühlspray.

Mischungen von Äthanol-Äther, Campherspiritus, Seifenspiritus und wäßriger Ammoniaklösung oder von einzelnen dieser Flüssigkeiten für Tiere	als Reinsubstanz einzeln oder in Mischungen nur zur Anwendung an Tieren; frei verkäuflich auch als Nicht-Fertigarzneimittel.
Molkekonzentrat mit Zusatz arzneilich nicht wirksamer Stoffe oder Zubereitungen	Nur mit Zusatz von Hilfsstoffen; frei verkäuflich auch als Nicht-Fertigarzneimittel.
Muskatblütenöl (Macisöl), ätherisches	
Muskatnußöl, ätherisches	s.S. 59.
Myrrhentinktur	Siehe Arzneibuch.
Natriumhydrogencarbonat, als Tabletten, Granulat oder in Kapseln auch mit Zusatz arzneilich nicht wirksamer Stoffe oder Zubereitungen als Fertigarzneimittel	Reinsubstanz: siehe Arzneibuch; in Zubereitungen als Tabletten, Granulat oder Kapseln (Zusatz von Hilfsstoffen zulässig) frei verkäuflich nur als Fertigarzneimittel; s.S. 125.
Natriummonohydrogenphosphat	Siehe Arzneibuch; s.S. 69.
Natriumsulfat-Dekahydrat (Glaubersalz)	Natriumsulfat nur als Reinsubstanz (siehe Arzneibuch); s.S. 65; s.S. 135; frei verkäuflich auch als Nicht-Fertigarzneimittel.
Nelkenöl, ätherisches	Siehe Arzneibuch; s.S. 59.
Nelkentinktur mit Äthanol 70 % im Verhältnis 1:5	Tinkturen: siehe Arzneibuch.

Opodelok, flüssiger	
Pappelsalbe	
Pepsinwein als Fertigarzneimittel	Frei verkäuflich nur als Fertigarzneimittel; Pepsin: siehe Arzneibuch; s. S. 112.
Pfefferminzöl, ätherisches	Siehe Arzneibuch; s. S. 59.
Pfefferminzsirup als Fertigarzneimittel	Frei verkäuflich nur als Fertigarzneimittel.
Pfefferminzspiritus, aus Pfefferminzöl mit Äthanol 90 % im Verhältnis 1:10	
Pfefferminzwasser	
(3-sn-Phosphatidyl) cholin (Lecithin), auch mit Zusatz arzneilich nicht wirksamer Stoffe oder Zubereitungen als Fertigarzneimittel	Reinsubstanz; keine besondere Zubereitungsformen vorgeschrieben; Zusatz von Hilfsstoffen zulässig, dann aber frei verkäuflich nur als Fertigarzneimittel; s. S. 148.
Pomeranzenblütenöl, ätherisches	s. S. 59.
Pomeranzenschalenöl, ätherisches	s. S. 60.
Pomeranzensirup, als Fertigarzneimittel	Frei verkäuflich nur als Fertigarzneimittel; Sirupe: siehe Arzneibuch.
Pyrethrum-Extrakt zur Anwendung bei Tieren mit Zusatz arzneilich nicht wirksamer Stoffe oder Zubereitungen als Fertigarzneimittel	Frei verkäuflich nur als Fertigarzneimittel.
Ratanhiatinktur	Siehe Arzneibuch.
Riechsalz	

Rizinusöl, auch raffiniertes, auch in Kapseln	Reinsubstanz (siehe Arzneibuch); sonst nur in Kapseln; frei verkäuflich auch als Nicht-Fertigarzneimittel.
Rosenhonig	Frei verkäuflich auch als Nicht-Fertigarzneimittel. (Zusatz von Borax nicht zulässig!)
Rosmarinöl, ätherisches	Siehe Arzneibuch; s.S. 60.
Rosmarinspiritus	
Salbeiöl, ätherisches	s.S. 60.
Salbeiwasser	
Salizyl-Streupulver	
Salizyltalg	
Sauerstoff für medizinische Zwecke	
Schwefel	Siehe Arzneibuch; s.S. 70.
Schwefel, feinverteiler (Schwefelblüte), zum äußeren Gebrauch	Feinverteilter Schwefel: siehe Arzneibuch; nur zum äußeren Gebrauch.
Seifenspiritus	
Senfgewebe	
Senfpapier	
Silbernitratlösung, wässrige 1 %ig, in Ampullen in Wochen- bettpackungen	Nur als 1 %ige Lösung in Ampullen (nicht zur Injektion!) in Wochenbettpackungen.
Siliciumdioxid (Kiesel- säure), als Streupulver auch mit Zusatz arzneilich nicht wirksamer Stoffe oder Zubereitungen als Fertig- arzneimittel	Reinsubstanz: siehe Arzneibuch; in Zubereitungen als Streupulver (Zusatz von Hilfsstoffen zulässig) frei verkäuflich nur als Fertigarzneimittel.

Spitzwegerichauszug als Fertigarzneimittel	Frei verkäuflich nur als Fertigarzneimittel.
Spitzwegerichsirup als Fertigarzneimittel.	Frei verkäuflich nur als Fertigarzneimittel; Sirupe: siehe Arzneibuch.
Talkum	Siehe Arzneibuch; s. S. 71.
Tannin-Eiweiß-Tabletten als Fertigarzneimittel	Frei verkäuflich nur als Fertigarzneimittel in Zubereitungen als Tabletten.
Tamponadestreifen, imprägniert mit weißem Vaselin	Tamponadebinden: siehe Arzneibuch; als Imprägnierung nur mit weißem Vaselin frei verkäuflich.
Thymianöl, ätherisches	s. S. 60.
Ton, weißer	Siehe Arzneibuch; s. S. 71.
Vaselin, weißes oder gelbes	Weißes Vaselin: siehe Arzneibuch; s. S. 71.
Vaselinöl, weißes oder gelbes zum äußeren Gebrauch, als Fertigarzneimittel	Frei verkäuflich nur als Fertigarzneimittel; nur zur äußeren Anwendung.
Wacholderextrakt	Extrakte: siehe Arzneibuch.
Wacholdermus als Fertigarzneimittel	Frei verkäuflich nur als Fertigarzneimittel.
Wacholdersirup als Fertigarzneimittel	Frei verkäuflich nur als Fertigarzneimittel; Sirupe: siehe Arzneibuch.
Wachholderspiritus	
Watte, imprägniert mit Capsicumextrakt	Verbandwatte: siehe Arzneibuch.
Watte, imprägniert mit Eisen(III)-chlorid	Verbandwatte: siehe Arzneibuch.
Weinsäure	Siehe Arzneibuch.

Weizenkeimöl in Kapseln als Fertigarznei-mittel, als Perlen auch mit Zusatz arzneilich nicht wirksamer Stoffe oder Zubereitungen als Fertigarzneimittel	In Kapseln oder in Zubereitung als Perlen; soweit Perlen Zusatz von Hilfsstoffen zulässig; frei verkäuflich nur als Fertigarzneimittel.
Zimtöl, ätherisches	s. S. 60.
Zimtsirup als Fertigarzneimittel	Frei verkäuflich nur als Fertigarzneimittel; Sirupe: siehe Arzneibuch.
Zinkoxid mit Zusatz arzneilich nicht wirksa-mer Stoffe oder Zuberei-tungen als Puder, auch mit Zusatz von Leber-tran, als Fertig-arzneimittel	Zinkoxid: siehe Arzneibuch; nur als Puder mit Zusatz von Hilfsstoffen; frei verkäuflich nur als Fertigarzneimittel.
Zinksalbe, auch mit Zusatz von Lebertran, als Fertigarzneimittel	Zinksalbe: siehe Arzneibuch; Zusatz von Lebertran zulässig; frei verkäuflich nur als Fertigarzneimittel.
Zitronellöl, ätherisches	

6.2.2 Heilmittel als Destillate (s. Anhang Anlage 3 § 1 Abs. 1 Nr. 2)

Auch Destillate, ausgenommen Trockendestillate, aus Mischungen von Pflan-zen, Pflanzenteilen, ätherischen Ölen, Kampfer, Menthol, Balsamen oder Har-zen sind als Fertigarzneimittel mit der Zweckbestimmung „Heilmittel" oder „teilweise Heilmittel" zum Verkehr außerhalb der Apotheken zugelassen.

Neben der Voraussetzung des Fertigarzneimittels, das bedeutet also Zulas-sungspflicht, gilt die Einschränkung, daß die Destillate nicht aus Pflanzen, deren Teilen oder Bestandteilen gewonnen sein dürfen, die in der Anlage 1 b (s. 6.2.9.3) aufgeführt sind.

Beachtet werden muß, daß Trockendestillate als Heilmittel nicht freiverkäuf-lich sind. Dies bedeutet, daß ein Übertreiben nur mit Wärme ohne eine Träger-flüssigkeit wie Wasser oder Alkohol nicht zulässig ist. Dies gilt zumindest, soweit es sich um die Freiverkäuflichkeit handelt.

Beachtet werden muß weiterhin, daß ein nachträgliches Mischen von Destilla-ten die Apothekenpflicht zur Folge hat.

6.2.3 Heilmittel als Dragees oder Tabletten (s. Anhang Anlage 3 § 1 Abs. 1 Nr. 3)

Die im Folgenden aufgeführten Pflanzen und Pflanzenteile dürfen als freiverkäufliche Dragees oder Tabletten in den Verkehr gebracht werden. Bestimmte Anwendungsgebiete sind nicht vorgeschrieben. Es gelten jedoch folgende Voraussetzungen:

1. Das Arzneimittel muß zugelassen sein (Fertigarzneimittel),
2. Es dürfen höchstens vier der genannten Pflanzen und Pflanzenteile in der Tablette oder dem Dragee enthalten sein.
3. Der Durchmesser der Tablette oder des Drageekerns muß mindestens 3 mm betragen (um aus einem Drageekern ein fertiges Dragee herzustellen, werden noch Zucker- und Farbschichten aufgetragen).

Der Zusatz arzneilich nicht wirksamer Stoffe ist zulässig. Hierunter sind im vorliegenden Fall auch sogenannte Tablettierhilfsmittel zu verstehen: Um aus Pflanzen und Pflanzenteilen, die unbearbeitet oder bearbeitet vorliegen, Zubereitungsformen wie Tabletten oder Dragees herzustellen, müssen noch Hilfsmittel eingesetzt werden, die den mechanischen Zusammenhalt der einzelnen Bestandteile bewirken (Festigkeit) oder auch den Zerfall der Tablette bzw. das Auflösen verbessern (Sprengmittel).

Anlage 1 c

(zu § 1 Abs. 1 Nr. 3)

Alantwurzelstock	Helenii rhizoma
Anis	Anisi fructus
Arnikablüten- und wurzel	Arnicae flos et radix
Bärentraubenblätter	Uvae ursi folium
Baldrianwurzel	Valerianae radix
Bibernellwurzel	Pimpinellae radix
Birkenblätter	Betulae folium
Bitterkleeblätter	Trifolii fibrini folium
Bohnenhülsen	Phaseoli pericarpium
Brennesselkraut	Urticae herba
Bruchkraut	Herniariae herba
Condurangorinde	Condurango cortex
Eibischwurzel	Althaeae radix
Enzianwurzel	Gentianae radix
Färberginsterkraut	Genistae tinctoriae herba
Fenchel	Foeniculi fructus
Gänsefingerkraut	Anserinae herba
Goldrutenkraut	Solidaginis herba
Hagebutten	Cynosbati fructus cum semine
Hamamelisblätter	Hamamelidis folium

Hauhechelwurzel	Ononidis radix
Hirtentäschelkraut	Bursae pastoris herba
Holunderblüten	Sambuci flos
Hopfendrüsen und -zapfen	Lupuli glandula et strobulus
Huflattichblätter	Farfarae folium
Ingwerwurzelstock	Zingiberis rhizoma
Isländisches Moos	Lichen islandicus
Johanniskraut	Hyperici herba
Kalmuswurzelstock	Calami rhizoma
Kamillenblüten	Matricariae flos
Knoblauchzwiebel	Allii sativi bulbus
Korianderfrüchte	Coriandri fructus
Kreuzdornbeeren	Rhamni cathartici fructus
Kümmel	Carvi fructus
Liebstöckelwurzel	Levistici radix
Löwenzahn-Ganzpflanze	Taraxaci radix cum herba
Lungenkraut	Pulmonariae herba
Majorankraut	Majoranae herba
Mariendistelkraut	Cardui mariae herba
Meisterwurzwurzelstock	Imperatoriae rhizoma
Melissenblätter	Melissae folium
Mistelkraut	Visci herba
Orthosiphonblätter	Orthosiphonis folium
Passionsblumenkraut	Passiflorae herba
Petersilienfrüchte	Petroselini fructus
Petersilienkraut	Petroselini herba
Petersilienwurzel	Petroselini radix
Pfefferminzblätter	Menthae piperitae folium
Pomeranzenblätter	Aurantii folium
Pomeranzenblüten	Aurantii flos
Pomeranzenschalen	Aurantii pericarpium
Queckenwurzelstock	Graminis rhizoma
Rettich	Raphani radix
Salbeiblätter	Salviae folium
Schachtelhalmkraut	Equiseti herba
Schafgarbenkraut	Millefolii herba
Schlehdornblüten	Puni spinosae flos
Seifenwurzel, rote	Saponariae radix rubra
Sonnenhutwurzel	Echinaceae angustifoliae radix
Sonnentaukraut	Droserae herba
Spitzwegerichkraut	Plantaginis lanceolatae herba
Steinkleekraut	Meliloti herba
Süßholzwurzel	Liquiritiae radix

Tausengüldenkraut	Centaurii herba
Thymian	Thymi herba
Vogelknöterichkraut	Polygoni avicularis herba
Wacholderbeeren	Juniperi fructus
Wacholderholz	Juniperi lignum
Walnußblätter	Juglandis folium
Wegwartenwurzel	Chichorii radix
(Zichorienwurzel)	
Weidenrinde	Salicis cortex
Weißdornblätter	Crataegi folium
Wermutkraut	Absinthii herba
Ysopkraut	Hyssopi herba
Zitwerwurzelstock	Zedoariae rhizoma

6.2.4 Heilmittel als lösliche Teeaufgußpulver (s. Anhang Anlage 3 § 1 Abs. 2 Nr. 1 und 2).

Aus den folgenden Pflanzen und Pflanzenteilen dürfen zum Verkehr außerhalb der Apotheken lösliche Teeaufgußpulver als wäßrige Gesamtauszüge hergestellt werden. Die Freiverkäuflichkeit hängt davon ab, daß

1. jeweils nur eine Pflanze oder deren Teile zur Herstellung des Teeaufgußpulvers verwendet wurde und

2. das Arzneimittel beim Bundesgesundheitsamt zugelassen ist (Fertigarzneimittel).

„Wäßriger Gesamtauszug" bedeutet, daß die Pflanzen oder deren Teile nur mit Wasser extrahiert werden dürfen. Der wäßrige Aufguß wird dann meist durch eine sogenannte Sprühtrocknung zu einem löslichen Teeaufgußpulver weiterverarbeitet.

Anlage 1 d

(zu § 1 Abs. 2 Nr. 1)

Birkenblätter	Betulae folium
Baldrianwurzel	Valerianae radix
Eibischwurzel	Althaeae radix
Fenchel	Foeniculi fructus
Hagebutten	Cynosbati fructus cum semine
Holunderblüten	Sambuci flos
Hopfenzapfen	Lupuli strobulus
Huflattichblätter und -blüten	Farfarae folium et flos
Isländisches Moos	Lichen islandicus
Kamillenblüten	Matricariae flos
Lindenblüten	Tiliae flos
Mateblätter	Mate folium
Melissenblätter	Melissae folium

Orthosiphonblätter	Orthosiphonis folium
Pfefferminzblätter	Menthae piperitae folium
Salbeiblätter	Salviae folium
Schachtelhalmkraut	Equiseti herba
Schafgarbenkraut	Millefolii herba
Spitzwegerichkraut	Plantaginis lanceolatae herba
Tausendgüldenkraut	Centaurii herba
Weißdornblätter	Crataegi folium

Aus den vorher genannten Pflanzen und Pflanzenteilen (Anlage 1 d) sowie den im folgenden aufgeführten Pflanzen und Pflanzenteilen sind Mischungen aus höchstens sieben der genannten Pflanzen oder Pflanzenteile als Teeaufgußpulver zum Verkehr außerhalb der Apotheke zugelassen, wenn sie ausschließlich zur Anwendung als Hustentee, Brusttee, Husten- und Brusttee, Magentee, Darmtee, Magen- und Darmtee, Beruhigungstee oder harntreibender Tee in den Verkehr gebracht werden.

Auch hier ist für die Freiverkäuflichkeit Voraussetzung, daß der Tee beim Bundesgesundheitsamt zugelassen ist (Fertigarzneimittel; s. auch 4.6).

Es ist darauf hinzuweisen, daß z.B. die Anwendung als Hustentee nicht bedeutet, daß der Tee „Hustentee" heißen muß, die Namensbezeichnung kann frei gewählt werden. Lediglich das Anwendungsgebiet ist auf die Zweckbestimmung „gegen Husten" (Hustentee) begrenzt.

Soweit zu einem zugelassenen Anwendungsgebiet andere Anwendungsgebiete hinzukommen, ergibt sich automatisch die Apothekenpflicht. Dies bedeutet jedoch nicht, daß z.B. eine teilweise Zweckbestimmung als „Vorbeugungsmittel" innerhalb der zulässigen Anwendungsgebiete auch die Apothekenpflicht zur Folge hätte.

Bei allen Teeaufgußpulvern dürfen arzneilich nicht wirksame Stoffe oder Zubereitungen aus Stoffen (Hilfsstoffe und deren Zubereitung) zugesetzt werden. Dies ist notwendig, um z.B. die Rieselfähigkeit des Tees zu erhalten. Auch dürfen die bei der Herstellung der Aufgußpulver gegebenenfalls verlorengegangenen ätherischen Öle (leicht flüchtig) nach Art und Umfang des Verlustes ersetzt werden.

Entsprechend den zuerst genannten löslichen Teeaufgußpulvern (s.S. 239) ist für die Herstellung als Extraktionsmittel ebenfalls Wasser vorgeschrieben.

Lösliche Teeaufgußpulver sind einem „Instant-Tee" gleichzusetzen.

Anlage 1 e

(zu § 1 Abs. 2 Nr. 2)

Angelikawurzel	Angelicae radix
Anis	Anisi fructus
Bibernellwurzel	Pimpinellae radix
Brennesselkraut	Urticae herba

Bruchkraut	Herniariae herba
Brunnenkressenkraut	Nasturtii herba
Condurangorinde	Condurango cortex
Curcumawurzelstock	Curcumae longae rhizoma
(Gelbwurzwurzelstock)	
Enzianwurzel	Gentianae radix
Eucalyptusblätter	Eucalypti folium
Gänsefingerkraut	Anserinae herba
Goldrutenkraut	Solidaginis herba
Hamamelisrinde	Hamamelidis cortex
Hauhechelwurzel	Ononidis radix
Heidekraut	Callunae herba
Herzgespannkraut	Leonuri cardiiae herba
Kalmuswurzelstock	Calami rhizoma
Korianderfrüchte	Coriandri fructus
Kümmel	Carvi fructus
Liebstöckelwurzel	Levistici radix
Löwenzahn-Ganzpflanze	Taraxaci radix cum herba
Malvenblätter	Malvae folium
Mariendistelkraut	Cardui mariae herba
Paprika	Capsici fructus
(Spanisch Pfefferfrüchte)	
Primelwurzel	Primulae radix
Queckenwurzelstock	Graminis rhizoma
Quendelkraut	Serphylli herba
Sonnenhutwurzel	Echinaceae angustifoliae radix
Süßholzwurzel	Liquiritiae radix
Thymian	Thymi herba
Tormentillwurzelstock	Tormentillae rhizoma
Wacholderbeeren	Juniperi fructus
Weidenrinde	Salicis cortex
Wermutkraut	Absinthii herba

6.2.5 Heilmittel gegen Husten oder Heiserkeit (s. Anhang Anlage 3 § 2 Abs. 1 Nr. 1).

Soweit freiverkäufliche Arzneimittel bei Husten oder Heiserkeit angewendet werden sollen, dürfen sie nur die nachfolgend genannten Stoffe und Zubereitungen enthalten. Die Arzneimittel müssen zugelassen sein (Fertigarzneimittel) und dürfen nur in Darreichungsformen zum Lutschen in den Verkehr gebracht werden. Der Zusatz arznelich wirksamer Bestandteile in eine Darreichungsform „zum Lutschen" zu verarbeiten, was etwa durch Zusatz von Bonbongrundstoffen geschehen kann. Auch der Zusatz von Farbstoffen ist erlaubt.

Anlage 2 a
(zu § 2 Abs. 1 Nr. 1)

Ätherische Öle, soweit sie in der Anlage 1 a genannt sind

Ammoniumchlorid

Anethol

Ascorbinsäure bis zu einer Einzeldosis von 20 mg und deren Calcium-, Kalium-
und Natriumsalze

Benzylalkohol

Campher

Cetylpyridiniumchlorid

Cineol (Eucalyptol)

Citronensäure

α-Dodecyl-ω-hydroxypoly(oxethylen) (Oxypolyäthoxydodecan) bis zu einer
Einzeldosis von 5 mg

Extrakte von Pflanzen und Pflanzenteilen,
auch deren Mischungen, soweit sie nicht aus den in der Anlage 1 b bezeichneten Pflanzen oder deren Teilen gewonnen sind

Fenchelhonig

Menglytat (Äthylglykolsäurementhylester)

Menthol

Paraformaldehyd

Rosenhonig

Salze natürlicher Mineral-, Heil- und Meerwässer und die ihnen entsprechenden künstlichen Salze

Süßholzsaft

Thymol

Tolubalsam

Weinsäure

6.2.6 Heilmittel als Abführmittel (s. Anhang Anlage 3 § 2 Abs. 1 Nr. 2)

Die im Folgenden genannten Stoffe dürfen in Arzneimitteln enthalten sein, die
als Abführmittel außerhalb der Apotheken abgegeben werden sollen. Auch hier
ist Voraussetzung, daß die Arzneimittel keine anderen arzneilich wirksamen
Bestandteile enthalten und daß eine Zulassung durch das Bundesgesundheitsamt
erfolgt ist (Fertigarzneimittel). Der Zusatz von Hilfsstoffen ist zulässig.

Anlage 2 b
(zu § 2 Abs. 1 Nr. 2)

Agar

Feigen und deren Zubereitungen

Fenchel

Kümmel

Lactose

Leinsamen und deren Zubereitungen
Manna
Paraffin, dick- und dünnflüssiges, bis zu einem Gehalt von 10 % in nichtflüssigen Zubereitungen
Pflaumen und deren Zubereitungen
Rizinusöl, auch raffiniertes
Tamarindenfrüchte und deren Zubereitungen
Tragant
Weizenkleie

6.2.7 Heilmittel gegen Hühneraugen und Hornhaut (s. Anhang Anlage 3 § 2 Abs. 1 Nr. 3)

Die in der folgenden Anlage aufgeführten Stoffe und Zubereitungen aus Stoffen dürfen als arzneilich wirksame Bestandteile in freiverkäuflichen Arzneimitteln, die bei Hühneraugen oder Hornhaut angewandt werden sollen, enthalten sein. Diese Arzneimittel dürfen ebenfalls nur in den Verkehr gebracht werden, wenn sie beim Bundesgesundheitsamt zugelassen sind (Fertigarzneimittel) und ausschließlich bei Hühneraugen und Hornhaut angewandt werden sollen.

Sobald sie z.B. zur Anwendung an Warzen bestimmt sind, unterliegen sie der Apothekenpflicht. Generell ist der Zusatz arzneilich nicht wirksamer Stoffe (Hilfsstoffe) zulässig.

Anlage 2 c
(zu § 2 Abs. 1 Nr. 3

2-Aminoethanol
Benzalkoniumchlorid
Benzocain
Benzylbenzoat
2,4-Dihydroxybenzoesäure
2,6-Dihydroxybenzoesäure
3,5-Dihydroxybenzoesäure
α-Dodecyl-ω-hydroxypoly(oxyethylen)
Essigsäure
Lärchenterpentin
Menthol
Milchsäure bis 10 %ig
Salicylsäure bis 40 %ig

6.2.8 Heilmittel zur Anwendung bei Heimtieren.

Soweit Arzneimittel oder deren einzelne Bestandteile nicht der Verschreibungspficht unterliegen dürfen sie außerhalb von Apotheken in Verkehr gebracht werden, wenn sie ausschließlich zur Beseitigung oder Linderung von Krankheiten der Zierfische, Zier- oder Singvögel, Brieftauben, Terrarientiere oder Kleinnager bestimmt sind (s. auch 6.2.9.2.). Derartige Arzneimittel dürfen also nicht zur Anwendung bei Tieren bestimmt sein, die der Gewinnung von Lebensmitteln dienen, oder auch nicht zur Anwendung an Hasen oder Haustieren wie Katzen oder Hunden, da sich sonst die Apothekenpflicht ergibt.

6.2.9 Einschränkungen für die Freiverkäuflichkeit von Heilmitteln.

6.2.9.1 Verbot bestimmter Darreichungsformen (s. Anhang Anlage 3 § 3).

Unabhängig von den bisher genannten Bestimmungen über die Freiverkäuflichkeit ist es generell verboten, außerhalb der Apotheken Arzneimittel in Verkehr zu bringen, wenn diese folgende Darreichungsformen aufweisen:
1. Injektions- oder Infusionslösungen
2. Rektale, vaginale oder intrauterine (in der Gebärmutter) Anwendung,
3. Intramammäre Anwendung bei Tieren (z. B. Anwendung im Kuheuter),
4. Wundstäbchen
5. Implantate,
6. Aerosole bis zu einer mittleren Teilchengröße von nicht mehr als 5 μ.

6.2.9.2 Verbot bestimmter Anwendungsgebiete (s. Anhang Anlage 3 § 6).

Gleichermaßen ist es unabhängig von bisherigen Bestimmungen grundsätzlich verboten, Arzneimittel außerhalb der Apotheken in Verkehr zu bringen, wenn sie teilweise oder ausschließlich zur Beseitigung oder Linderung der nachfolgend genannten Krankheiten oder Leiden bei Mensch oder Tier bestimmt sind. Dies gilt auch dann, wenn sie zur Verhütung dieser Krankheiten bestimmt sind.

Eine Ausnahme besteht lediglich im Hinblick auf freiverkäufliche Arzneimittel, die ausschließlich zur Anwendung bei Heimtieren bestimmt sind (s. 6.2.8).

Anlage 3
(zu § 6)

A. Krankheiten und Leiden beim Menschen
1. In dem Bundesseuchengesetz aufgeführte Krankheiten
2. Geschwulstkrankheiten
3. Krankheiten des Stoffwechsels und der inneren Sekretion, ausgenommen Vitamin- und Mineralstoffmangel und alimentäre Fettsucht
4. Krankheiten des Blutes und der blutbildenden Organe, ausgenommen Eisenmangelanämie
5. organische Krankheiten
   a) des Nervensystems
   b) der Augen und Ohren, ausgenommen Blenorrhoe-Prophylaxe
   c) des Herzens und der Gefäße, ausgenommen allgemeine Arteriosklerose und Frostbeulen
   d) der Leber und des Pankreas
   e)
      der Harn- und Geschlechtsorgane
6. Geschwüre des Magens und des Darms

7. Epilepsie
8. Geisteskrankheiten, Psychosen, Neurosen
9. Trunksucht
10. Komplikationen der Schwangerschaft, der Entbindung und des Wochenbetts
11. Krankheiten des Lungenparenchyms
12. Wurmkrankheiten
13. Krankhafte Veränderungen des Blutdrucks
14. Ernährungskrankheiten des Säuglings
15. Ekzeme, Schuppenflechte, infektöse Hautkrankheiten

B. Krankheiten und Leiden beim Tier

1. Übertragbare Krankheiten der Tiere, ausgenommen nach viehseuchenrechtlichen Vorschriften nicht anzeigepflichtige ektoparasitäre und dermatomykotische Krankheiten
2. Euterkrankheiten bei Kühen, Ziegen und Schafen, ausgenommen die Verhütung der Übertragung von Euterkrankheiten durch Arzneimittel, die zum äußeren Gebrauch bestimmt sind und deren Wirkung nicht auf die Resorption der wirksamen Bestandteile beruht
3. Kolik bei Pferden und Rindern
4. Stoffwechselkrankheiten und Krankheiten der inneren Sekretionsorgane, ausgenommen Vitamin- und Mineralstoffmangel
5. Krankheiten des Blutes und der blutbildenden Organe
6. Geschwulstkrankheiten
7. Fruchtbarkeitsstörungen bei Pferden, Rindern, Schweinen, Schafen und Ziegen

6.2.9.3 Verbot bestimmter Pflanzen (s. Anhang Anlage 3 § 1 Abs. 1 Nr. 2)

Nachfolgend sind Pflanzen aufgeführt, die als solche und deren Teile oder Bestandteile in Destillaten, die als Heilmittel außerhalb der Apotheken abgegeben werden sollen, nicht enthalten sein dürfen (s. 6.2.2; s. auch 6.3). Im allgemeinen unterliegen diesen Pflanzen beziehungsweise deren Teile oder Stoffwechselprodukte der Verschreibungspflicht (zum Beispiel Mutterkorn, Tollkirsche, Brechwurzel, Digitalis-Arten).

Anlage 1 b
(zu § 1 Abs. 1 Nr. 2)

Adonisröschen	Adonis vernalis
Aloe-Arten	
Alraune	Mandragora officinarum
Besenginster	Cytisus scoparius
Blasentang	Fucus vesiculosus
Cascararinde (Sagradarinde)	Rhamnus purshiana

Digitalis-Arten	
Eisenhut	Aconitum napellus
Ephedra	Ephedra distachya
Farnkraut-Arten	
Faulbaumrinde	Rhamnus frangula
Fleckenschierling	Conium maculatum
Fußblatt-Arten	Podophyllum peltatum
	Podophyllum hexandrum
Gartenrautenblätter	Ruta graveolens
Gelsemium (Gelber Jasmin)	Gelsemium sempervirens
Giftlattich	Lactuca virosa
Giftsumach	Toxicodendron quercifolium
Goldregen	Laburnum anagyroides
Herbstzeitlose	Colchicum autumnale
Hydrastis (Canadische Gelbwurz)	Hydrastis canadensis
Hyoscyamus-Arten	
Ignatiusbohne	Strychnos ignatii
Ipecacuanha (Brechwurzel)	Cephaelis ipecacuanha
	Cephaelis acuminata
Jakobskraut	Senecio jacobaea
Jalape	Ipomoea purga
Kaskarillabaum (Granatill)	Croton cascarilla
	Croton eluteria
Koloquinte	Citrullus colocynthis
Krotonölbaum (Granatill)	Croton tiglium
Küchenschelle	Pulsatilla pratensis
	Pulsatilla vulgaris
Lebensbaum	Thuja occidentalis
Lobelien-Arten	
Maiglöckchen	Convallaria majalis
Meerzwiebel, weiße und rote	Urginea maritima
Mutterkorn	Secale cornutum
Nieswurz, grüne	Helleborus viridis
Nieswurz, schwarze (Christrose)	Helleborus niger
Oleander	Nerium oleander
Physostigma-Arten	
Pilocarpus-Arten	
Rainfarn	Chrysanthemum vulgare
Rauwolfia	Rauwolfia serpentina
	Rauwolfia tetraphylla
	Rauwolfia vomitoria
Rhabarber	Rheum palmatum
	Rheum officinale

Sadebaum	Juniperus sabina
Scammonia	Convolvulus scammonia
Schlafmohn	Papaver somniferum
Schöllkraut	Chelidonium majus
Senna	Cassia angustifolia
	Cassia senna
Stechapfel-Arten (Datura)	
Stephansrittersporn	Delphinium staphisagria
Strophantus-Arten	
Strychnos-Arten	
Tollkirsche	Atropa bella-donna
Tollkraut-Arten (Scopolia)	
Wasserschierling	Cicuta virosa
Yohimbebaum	Pausinystalia yohimba

6.3 Ausschluß von der Freiverkäuflichkeit (Apothekenpflicht)

Wie bereits ausgeführt, sind grundsätzlich solche Arzneimittel frei verkäuflich, die vom pharmazeutischen Unternehmer, ausschließlich zu anderen Zwecken als nur Beseitigung oder Linderung von Krankheiten, Leiden, Körperschäden oder krankhaften Beschwerden („Vorbeugungsmittel") in Verkehr gebracht werden (s. 6.1.1). Es gilt lediglich die Einschränkung, daß diese Arzneimittel nicht der Verschreibungspflicht unterliegen dürfen oder durch den Zweiten Abschnitt der Rechtsverordnung über apothekenpflichtige und freiverkäufliche Arzneimittel (§ 46, s.S. 248 und Anhang Anlage 3 §§ 7 bis 10) vom Verkehr außerhalb der Apotheken ausgeschlossen sind.

Diese Einschränkung gilt auch für die bereits genannten Arzneimittel, die im Arzneimittelgesetz ausdrücklich zum Verkehr außerhalb der Apotheken zugelassen sind, unabhängig davon, ob sie „Heilmittel" oder „Nichtheilmittel" sind (§ 44, s.S. 214, 6.1).

Der Bundesminister für Gesundheit ist ermächtigt, in dieser Rechtsverordnung diese Arzneimittel von Verkehr außerhalb von Apotheken auszuschließen, soweit auch bei bestimmungsgemäßer oder gewohnheitsmäßiger Anwendung nach den Erkenntnissen der Wissenschaft eine Gefährdung der Gesundheit von Mensch oder Tier zu befürchten ist. Dies gilt nicht, wenn die Gefährdung nur in Folge besonderer Umstände des Einzelfalles besteht. Die dem Zweiten Teil der o.g. Rechtsverordnung (s. Anhang Anlage 3) zugeordneten Anlagen 1 b, 3 und 4 sind Negativlisten, das heißt, alle Pflanzen und deren Teile sowie Stoffe und Zubereitungen aus Stoffen, die in diesen Anlagen aufgeführt sind, dürfen nicht in Arzneimitteln enthalten sein, die außerhalb der Apotheken, also als freiverkäufliche Arzneimittel, abgegeben werden sollen. Freiverkäufliche Arzneimittel dürfen auch nicht gegen die im Anhang Anlage 3 aufgeführten Krankheiten und

Leiden bestimmt sein. Es bleibt jedoch darauf hinzuweisen, daß bei mehreren Positionen der Anlagen 3 und 4 Ausnahmen zugelassen sind. Dies bedeutet, daß die ausgenommenen Stoffe und Zubereitungen aus Stoffen freiverkäuflich sind.

Die im folgenden aufgeführten Stoffe und Zubereitungen von Stoffen (Anhang Anlage 3 §§ 7 und 8) sowie Pflanzen, deren Teile und Zubereitungen daraus oder Preßsäfte (Anhang Anlage 3 §§ 7 und 8) dürfen weder als solche noch in Form von Zubereitungen freiverkäufliche Arzneimittel oder Bestandteile freiverkäuflicher Arzneimittel sein. Dies bezieht sich sowohl auf die Arzneimittel, die im Arzneimittelgesetz direkt aufgeführt sind (§ 44 Abs. 2, s. 6.1.2), als auch auf solche, die ausschließlich zu anderen Zwecken als zur Beseitigung und Linderung von Krankheiten und Leiden (Nicht-Heilmittel, Vorbeugungsmittel) bestimmt sind (§ 44 Abs. 1, s. 6.1.1).

Anlage
(zu § 7 Abs. 1 und § 8 Abs. 1 Nr. 1)

α-(Aminomethyl)benzylalkohol (Phenylaminoäthan), dessen Abkömmlinge und Salze
p-Aminophenol, dessen Abkömmlinge und deren Salze
2-Amino-1-phenylpropanol (Phenylaminopropanol), dessen Abkömmlinge und Salze
Anthrachinon, dessen Abkömmlinge und Salze
Antimonverbindungen
Bisacodyl
Bleiverbindungen
Borsäure und ihre Salze, ausgenommen zur Pufferung und/oder Isotonisierung in Benetzungslösungen oder Desinfektionslösungen für Kontaktlinsen
Bromverbindungen, ausgenommen Invertseifen, ferner in Arzeimitteln, die dazu bestimmt sind, die Beschaffenheit, den Zustand oder die Funktionen des Körpers oder seelische Zustände erkennen zu lassen sowie in ausschließlich zum äußeren Gebrauch bestimmten Desinfektionsmitteln, Mund- und Rachendesinfektionsmitteln
Carbamidsäure-Abkömmlinge
Carbamidsäure-Ester und -Amide mit insektizider, akarizider oder fungizider Wirkung, ausgenommen in Fertigarzneimitteln zur äußeren Anwendung bei Hunden und Katzen
Chinin und dessen Salze, ausgenommen Chinin-Triquecksilber(II)-dioxid-sulfat in Zubereitungen bis zu 2,75 % zur Verhütung von Geschlechtskrankheiten, als Fertigarzneimittel
Chinolinabkömmlinge, ausgenommen in Zubereitungen zum äußeren Gebrauch, zur Mund- und Rachendesinfektion sowie in Zubereitungen bis zu 3 % zur Empfängnisverhütung als Fertigarzneimittel, die Ausnahme gilt nicht für halogenierte Hydroxychinoline
Chlorierte Kohlenwasserstoffe

6-Chlorthymol, ausgenommen zum äußeren Gebrauch

Dantron

2-Dimethylaminoethyl-benzilat (Benzilsäure-2-dimethylamino-äthylester)

Fluoride, lösliche, ausgenommen in Zubereitungen, sofern auf Behältnisse und äußeren Umhüllungen eine Tagesdosis angegeben ist, die einem Fluorgehalt bis zu 2 mg entspricht

Goldverbindungen

Heilbuttleberöl, ausgenommen zur Anwendung bei Menschen in Zubereitungen mit einer Tagesdosis von nicht mehr als 6000 I.E. Vitamin A und 400 I.E. Vitamin D sowie ausgenommen zur Anwendung bei Tieren in Zubereitungen mit einer Tagesdosis von nicht mehr als 4000 IE. Vitamin A und 250 I.E. Vitamin D

Heilwässer, die 0,04 mg/l Arsen entsprechend 0,075 mg/l Hydrogenarsenat oder mehr enthalten.

Heilwässer, natürliche, die mehr als 10^{-7} mg Radium 226 oder 370 Millibecquerel Radon 222 je Liter enthalten

Herzwirksame Glykoside

Jod, ausgenommen in Zubereitungen mit einem Gehalt von nicht mehr als 5 % und in Arzneimitteln nach § 44 Abs. 2 Nr. 1 a und b des Arzneimittelgesetzes

Jodverbindungen, ausgenommen in Arzneimitteln, die dazu bestimmt sind, die Beschaffenheit, den Zustand oder die Funktionen des Körpers oder seelische Zustände erkennen zu lassen, ferner in ausschließlich zum äußeren Gebrauch bestimmten Desinfektionsmitteln und in Arzneimitteln nach § 44 Abs. 2 Nr. 1 a und b des Arzneimittelgesetzes, ferner in Zubereitungen zur Herstellung von Bädern und von Seifen, auch unter Verwendung von Jod, zum äußeren Gebrauch als Fertigarzneimittel

Natriumpicosulfat

Oxazin und seine Hydrierungsprodukte, ihre Salze, ihre Abkömmlinge sowie deren Salze

Paraffin, dick- und dünnflüssiges, ausgenommen zum äußeren Gebrauch oder bis zu einem Gehalt von 10 % in nichtflüssigen Zubereitungen

Pentetrazol

Phenethylamin, dessen Abkömmlinge und Salze

Phenolphthalein

Phosphorsäure-, Polyphosphorsäure-, substituierte Phosphorsäure- (z.B. Triphosphorsäure-) Ester und -Amide, einschließlich der Ester mit Nitrophenol und Methylhydroxycumarin mit insektizider, akarizider oder fungizider Wirkung, ausgenommen in Fertigarzneimitteln zur äußeren Anwendung bei Hunden oder Katzen

Procain und seine Salze zur oralen Anwendung

Pyrazol und seine Hydrierungsprodukte, ihre Salze, ihre Abkömmlinge sowie deren Salze

Resorcin

Salicylsäure, ihre Abkömmlinge und deren Salze, ausgenommen Zubereitungen zum äußeren Gebrauch, ferner Salicylsäureester in ausschließlich oder überwiegend zum äußeren Gebrauch bestimmten Desinfektionsmitteln, Mund- und Rachendesinfektionsmitteln
Senföle
Vitamin A, ausgenommen Zubereitungen mit einer Tagesdosis von nicht mehr als 6000 l.E., auch unter Zusatz von Vitamin D mit einer Tagesdosis von nicht mehr als 400 l.E., als Fertigarzneimittel für Menschen, sowie ausgenommen Zubereitungen mit einer Tagesdosis von nicht mehr als 4000 l.E., auch unter Zusatz von Vitamin D mit einer Tagesdosis von nicht mehr als 250 l.E. als Arzneimittel für Tiere
Vitamin D, ausgenommen Zubereitungen mit einer Tagesdosis von nicht mehr als 400 l.E. als Fertigarzneimittel für Menschen, sowie ausgenommen Zubereitungen mit eines Tagesdosis von nicht mehr als 250 l.E. als Arzneimittel für Tiere.

Hinsichtlich chemischer Verbindungen und Elemente bezieht sich das Verbot teilweise auch auf die Abkömmlinge und deren Salze. Teilweise sind auch Ausnahmen bis zu einer bestimmten Prozentgrenze zugelassen. Eine Definition für Abkömmlinge, Salze und Verbindungen gibt die amtliche Begründung der Rechtsverordnung: „Als Abkömmlinge im Sinne dieser Verordnung gelten alle Verbindungen, die aus den bezeichneten Stoffen dadurch entstehen, daß eine oder mehrere funktionelle Gruppen mit einem organischen oder anorganischen Stoff unter Beibehaltung der Oxidationsstufe der funktionellen Gruppe reagiert haben oder daß unter Beibehaltung des Grundgerüstes Wasserstoffatome durch Fluor, Chlor, Brom, Jod, Sauerstoff, Schwefel, Stickstoff oder durch Molekülreste substituiert worden sind, soweit es sich nicht um Salze handelt".
Salze entstehen bei der Vereinigung von Metallen, Metalloxiden, Metallhydroxiden oder Carbonaten mit Säuren oder Säureanhydriden. Bei der Auflösung in Wasser spalten sich Salze in positiv geladene (bei Anlegen einer Spannung zur Kathode wandernde) Metall-Ionen (Kationen) und in negativ geladene (bei Anlegen einer Spannung zur Anode wandernde) Säurerestionen (Anionen). Man unterscheidet zwischen neutralen („normalen"), sauren und basischen Salzen.
Verbindungen bilden sich durch die Vereinigung von zwei oder mehreren verschiedenen chemischen Elementen unter Abgabe oder Aufnahme von Energie (meist Wärme) nach meist einfachen stöchiometrischen Zahlenverhältnissen zu einem neuen Stoff mit neuen Eigenschaften. Zu den Verbindungen sind u.a. auch Salze zu zählen.

Anlage
(zu § 7 Abs. 1 Nr. 2 und § 8 Abs. 1 Nr. 2)

Adonisröschen	Adonis vernalis
Aloe-Arten	
Alraune	Mandragora officinarum
Besenginster	Cytisus scoparius
Blasentang	Fucus vesiculosus
Cascararinde (Sagradarinde)	Rhamnus purshiana
Digitalis-Arten	
Eisenhut	Aconitum napellus
Ephedra	Ephedra distachya
Farnkraut-Arten	
Faulbaumrinde	Rhamnus frangula
Fleckenschierling	Conium maculatum
Fußblatt-Arten	Podophyllum peltatum
	Podophyllum hexandrum
Gartenrautenblätter	Ruta graveolens
Gelsemium (Gelber Jasmin)	Gelsemium sempervirens
Giftlattich	Lactuca virosa
Giftsumach	Toxicodendron quercifolium
Goldregen	Laburnum anagyroides
Herbstzeitlose	Colchicum autumnale
Hydrastis (Canadische Gelbwurz)	Hydrastis canadensis
Hyoscyamus-Arten	
Ignatiusbohne	Strychnos ignatii
Ipecacuanha (Brechwurzel)	Cephaelis ipecacuanha
	Cephaelis acuminata
Jakobskraut	Senecio jacobaea
Jalape	Ipomoea purga
Kaskarillabaum (Granatill)	Croton cascarilla
	Croton eluteria
Koloquinte	Citrullus colocynthis
Krotonölbaum (Granatill)	Croton tiglium
Küchenschelle	Pulsatilla pratensis
	Pulsatilla vulgaris
Lebensbaum	Thuja occidentalis
Lobelien-Arten	
Maiglöckchen	Convallaria majalis
Meerzwiebel, weiße und rote	Urginea maritima
Mutterkorn	Secale cornutum
Nieswurz, grüne	Helleborus viridis
Nieswurz, schwarze	Helleborus niger
(Christrose)	

Oleander	Nerium oleander
Physostigma-Arten	
Pilocarpus-Arten	
Rainfarn	Chrysanthemum vulgare
Rauwolfia	Rauwolfia serpentina
	Rauwolfia tetraphylla
	Rauwolfia vomitoria
Rhabarber	Rheum palmatum
	Rheum officinale
Sadebaum	Juniperus sabina
Scammonia	Convolvulus scammonia
Schlafmohn	Papaver somniferum
Schöllkraut	Chelidonium majus
Senna	Cassia angustifolia
	Cassia senna
Stechapfel-Arten (Datura)	
Stephansrittersporn	Delphinium staphisagria
Strophantus-Arten	
Strychnos-Arten	
Tollkirsche	Atropa bella-donna
Tollkraut-Arten (Scopolia)	
Wasserschierling	Cicuta virosa
Yohimbebaum	Pausinystalia yohimba

Zusätzlich dürfen die genannten Arzneimittel (s. 6.1) weder teilweise noch ausschließlich zur Beseitigung, Linderung oder Verhütung der im folgenden genannten Krankheiten oder Leiden beim Menschen oder Tier bestimmt sein:

Anlage

(zu § 7 Abs. 1 Nr. 4, Abs. 2 Nr. 1 und § 8 Abs. 1 Nr. 4)

A. Krankheiten und Leiden beim Menschen

1. In dem Bundesseuchengesetz aufgeführte Krankheiten
2. Geschwulstkrankheiten
3. Krankheiten des Stoffwechsels und der inneren Sekretion, ausgenommen Vitamin- und Mineralstoffmangel und alimentäre Fettsucht
4. Krankheiten des Blutes und der blutbildenden Organe, ausgenommen Eisenmangelanämie
5. organische Krankheiten
   a) des Nervensystems
   b) der Augen und Ohren, ausgenommen Blennorrhoe-Prophylaxe
   c) des Herzens und der Gefäße, ausgenommen allgemeine Arteriosklerose und Frostbeulen
   d) der Leber und des Pankreas
   e) der Harn- und Geschlechtsorgane

6. Geschwüre des Magens und des Darms

7. Epilepsie

8. Geisteskrankheiten, Psychosen, Neurosen

9. Trunksucht

10. Komplikationen der Schwangerschaft, der Entbindung und des Wochenbetts

11. Krankheiten des Lungenparenchyms

12. Wurmkrankheiten

13. Krankhafte Veränderung des Blutdrucks

14. Ernährungskrankheiten des Säuglings

15. Ekzeme, Schuppenflechten, infektiöse Hautkrankheiten

B. Krankheiten und Leiden beim Tier

1. Übertragbare Krankheiten der Tiere, ausgenommen nach viehseuchenrechtlichen Vorschriften nicht anzeigepflichtige ektoparasitäre und dermatomykotische Krankheiten

2. Euterkrankheiten bei Kühen, Ziegen und Schafen, ausgenommen die Verhütung der Übertragung von Euterkrankheiten durch Arzneimittel, die zum äußeren Gebrauch bestimmt sind und deren Wirkung nicht auf der Resorption der wirksamen Bestandteile beruht

3. Kolik bei Pferden und Rindern

4. Stoffwechselkrankheiten und Krankheiten der inneren Sekretionsorgane, ausgenommen Vitamin- und Mineralstoffmangel

5. Krankheiten des Blutes und der blutbildenden Organe

6. Geschwulstkrankheiten

7. Fruchtbarkeitsstörungen bei Pferden, Rindern, Schweinen, Schafen und Ziegen

6.3.1 Ausnahmen von der Krankheitsliste (Anhang Anlage 3 § 7 Abs. 2 und § 8 Abs. 2).

Heilwässer, die teilweise oder ausschließlich zur Beseitigung, Linderung oder Verhütung von Kranheiten des Stoffwechsels und der inneren Sekretion sowie organischer Krankheiten der Leber und des Pankreas sowie der Harn- und Geschlechtsorgane bestimmt sind, dürfen unabhängig von o.a. Krankheitsverbot außerhalb der Apotheken abgegeben werden.

Grundsätzlich gilt dieses Krankheitsverbot nicht für Heilerden, Bademoore, andere Peloide und Zubereitungen zur Herstellung von Bädern, wobei Voraussetzung ist, daß sie nicht im Reisegewerbe oder in Kleinpackungen im Einzelhandel in den Verkehr gebracht werden. Dies bedeutet, daß z.B. Badeeinrichtungen in Kurorten derartige „Kuren" anbieten können, ohne gegen die Apothekenpflicht zu verstoßen. Dem Einzelhandel bleibt der Vertrieb derartiger Heilerden, Bademoore etc. grundsätzlich verwehrt.

Weiterhin gilt das Krankheitsverbot nicht für ausschließlich oder überwiegend zum äußeren Gebrauch bestimmte Desinfektionsmittel sowie Mund- und Rachendesinfektionsmittel.

Letztlich gilt der Krankheitskatalog auch nicht für Arzneimittel, die zur Verhütung von Krankheiten der Zierfische, Zier- und Singvögel, Brieftauben, Terrarientiere oder Kleinnagern bestimmt sind (Anhang Anlage 3 § 8 Abs. 2).

6.3.2 Apothekenpflicht bei bestimmten Arzneimittelwirkungen

Generell sind Arzneimittel, die teilweise oder ausschließlich zur Beseitigung oder Verhütung von Krankheiten oder Leiden bestimmt sind (§ 44 Abs. 1) sowie in § 44 Abs. 2 (s. 6.1.2) aufgeführt sind vom Verkehr außerhalb von Apotheken ausgeschlossen, wenn sie chemische Verbindungen sind, denen nach den Erkenntnissen der medizinischen Wissenschaft eine antibiotische, blutgerinnungsverzögernde, histaminwidrige, hormonartige, cholinergische oder adrenergische Wirkung auf den menschlichen oder tierischen Körper zukommt. Dies gilt gleichermaßen auch für Arzneimittel, denen solche chemische Verbindungen zugesetzt sind.

6.3.3 Apothekenpflicht bei bestimmten Darreichungsformen

Das Verbot gilt ebenfalls für Arzneimittel, die als Injektions- oder Infusionslösungen, zur rektalen oder intrauterinen Anwendung, zur inttramamamären oder vaginalen Anwendung bei Tieren, als Implantate oder als Aerosole bis zu einer mittleren Teilchengröße von nicht mehr als 5 μ in den Verkehr gebracht werden.

6.4 Sachverständige für die Abgrenzung Freiverkäuflichkeit/ Apothekenpflicht

Für die Entscheidung, welche Arzneimittel von der Apothekenpflicht befreit bzw. der Apothekenpflicht unterstellt werden, steht dem Bundesminister für Jugend, Familie, Frauen und Gesundheit ein Sachverständigenausschuß zur Verfügung, der sich u.a. aus Vertretern der medizinischen und pharmazeutischen Wissenschaft sowie den beteiligten Wirtschaftskreisen, d.h. also auch Vertretern des Einzelhandels, zusammensetzt (§ 53).

6.5 Vertriebswege

Die mit den beschriebenen Ausnahmen generell geltende Apothekenpflicht kann aus organisatorischen wie aus fachlichen Gründen nicht immer eingehalten werden. Würde die Apothekenpflicht generell gelten, so könnte z.B. ein pharmazeutischer Unternehmer seine Arzneimittel nicht an einen Großhändler liefern, der als wichtiger Verteilungspunkt dann die Apotheken oder auch sonstige Einzelhandelsgeschäfte versorgt. Aus diesem Grunde ist ausdrücklich zugelassen, daß pharmazeutische Unternehmer und Großhändler Arzneimittel generell auch an andere pharmazeutische Unternehmer und Großhändler abgeben dürfen (§ 47 Abs. 1 Nr. 1).

Zudem dürfen pharmazeutische Unternehmer und Großhändler auch Krankenhäuser und Ärzte direkt, d.h. unter Auslassung der Apotheke, beliefern, soweit es sich z.B. um Blutkonserven zu Transfusionen oder auch um menschliches Gewebe, wie z.B. Nieren oder die Hornhaut des Auges, handelt. Mit dieser Regelung wird vermieden, daß diese sehr empfindlichen Organe durch einen zu langen Lieferweg in ihrer Funktionsfähigkeit beeinträchtigt werden, zumal der Transport im tiefgekühlten Zustand erfolgen muß und zumindest bei einer Transplantation der Zeitraum zwischen Entnahme des Körpergewebes und der Übertragung auf dem Empfänger so kurz wie möglich sein muß.

Auch Infusionslösungen in Behältnissen ab 500 ml können vom pharmazeutischen Unternehmer z.B. direkt an Krankenhäuser geliefert werden. Auch dies hat praktische Gründe, da im allgemeinen Infusionslösungen in Mengen angeliefert werden, die die räumlichen und organischen Möglichkeiten einer Apotheke übersteigen (§ 47 Abs. 1 Nr. 2).

Weiterhin dürfen z.B. Krankenhäuser und Gesundheitsämter Impfstoffe, die für unentgeltliche und amtlich empfohlene Schutzimpfungen verwendet werden sollen, direkt vom Hersteller beziehen, was auch dann gilt, wenn z.B. Lebensgefahr besteht oder Akutmaßnahmen gegen eine Seuche ergriffen werden müssen (§ 47 Abs. 1 Nr. 3).

Da auch Tierärzte Arzneimittel an Halter der von ihnen behandelten Tiere direkt abgeben dürfen, ist es konsequenterweise gestattet, daß der pharmazeutische Unternehmer oder Großhändler Tierärzte auch direkt beliefern darf. Die Apotheke spielt dadurch im Bereich der apothekenpflichtigen Tierarzneimittel nicht die Rolle, wie bei Arzneimitteln zur Behandlung von Menschen (§ 47 Abs. 1 Nr. 6).

Gesundheitspolitisch ist wichtig, daß pharmazeutische Unternehmer Muster von Fertigarzneimitteln (Ärztemuster) nur auf schriftliche Anforderung zur Erprobung an Ärzte, Zahnärzte oder Tierärzte abgeben dürfen. Soweit es sich um nicht verschreibungspflichtige Arzneimittel handelt, dürfen diese z.B. auch an Heilpraktiker oder Tierheilpraktiker abgegeben werden (§ 47 Abs. 3), jedoch auch nur auf schriftliche Anforderung.

Die Abgabe von Ansichtsmustern für den Handel oder Proben für den Verbraucher bleibt von dieser Vorschrift unberührt.

Selbstverständlich können freiverkäufliche Arzneimittel – sowohl zur Anwendung am Menschen als auch am Tier – vom Hersteller direkt an den Einzelhändler abgegeben werden. Gleichermaßen können auch Muster freiverkäuflicher Arzneimittel, z.B. Proben für Kunden, vom Hersteller direkt an den Einzelhändler geliefert werden.

6.6 Verschreibungspflicht

Zum Schutz des Gesundheit von Mensch und Tier besteht für bestimmte Arzneimittel die Verschreibungspflicht. Dies bedeutet, daß die betreffenden Arzneimittel nur auf Vorlage einer Verschreibung eines Arztes, Zahnarztes oder Tierarztes in Apotheken abgegeben werden dürfen (§ 48).

Die Verschreibungspflicht ist eine Maßnahme des Gesetzgebers, die der Tatsache Rechnung trägt, daß vor allem stark wirksame Arzneimittel in ihrer ganzen Wirkungsbreite erst nach langer intensiver Überwachung erkannt werden können, wobei der Mitwirkung des Arztes, Zahnarztes oder Tierarztes eine besondere Bedeutung zukommt.

Ein Arzneimittel wird daher dann der Verschreibungspflicht unterstellt, wenn die Möglichkeit besteht, daß die Gesundheit von Mensch und Tier auch bei bestimmungsgemäßem Gebrauch gefährdet werden kann, was im allgemeinen nicht von vorneherein grundsätzlich auszuschließen ist. Mit zunehmender Anwendungdauer eines Arzneimittels, d.h. mit immer größer werdender Zahl der Patienten und verschreibenden Ärzten werden die Erkenntnisse über die Eigenschaften des Arzneimittels immer besser und umfangreicher, so daß selbst nach langen Zeiten der Anwendung noch neue wichtige Erkenntnisse z.B. über unerwünschte Arzneimittelwirkungen, Gegenanzeigen oder Wechselwirkungen mit anderen Mitteln gewonnen werden können.

Eine weitere Möglichkeit, Arzneimittel der Verschreibungspflicht zu unterstellen, ist dann gegeben, wenn erkannt wird, daß bestimmte Arzneimittel häufig und erheblich mißbräuchlich verwendet werden und dadurch die Gesundheit von Mensch oder Tier gefährdet werden kann (§ 48 Abs. 2). So wird immer wieder bekannt, daß Arzneimittel, die bisher nur der Apothekenpflicht unterliegen, häufig in Verbindung mit Alkohol mißbräuchlich verwendet werden. Hier besteht also die Möglichkeit, die Verschreibungspflicht, d.h. die Kontrolle durch den Arzt einzuführen und damit auch die freie Verfügung durch Selbstmedikation zu beschränken.

Neben dieser allgemeinen Verschreibungspflicht, die nach Anhörung von Sachverständigen festgelegt wird, gibt es noch die sogenannte „automatische" Verschreibungspflicht (§ 49), die für alle solche Stoffe und Zubereitungen aus Stoffen gilt, die hinsichtlich ihrer Wirkung in der medizinischen Wissenschaft nicht allgemein bekannt sind. Die automatische Verschreibungspflicht wird also überall dort Platz greifen, wo neue Wirkstoffe oder neue Gemische auch bekannter Wirkstoffe, als Arzneimittel in den Verkehr gebracht werden. Die automatische Verschreibungspflicht gilt in der Regel fünf Jahre (§ 49 Abs. 3). Hiernach entscheidet der für die Verschreibungspflicht zuständige Sachverständigenausschuß, ob das Arzneimittel in die allgemeine Verschreibungspflicht übergeführt wird, oder ob es nur der Apothekenpflicht unterliegen soll. Sollte gegebenenfalls über die Freiverkäuflichkeit zu entscheiden sein, ist hierfür ein besonderes Gremium zu hören (s.S. 254).

6.7 Einzelhandel mit freiverkäuflichen Arzneimitteln (Sachkenntnis)

Jeder Einzelhändler, der mit freiverkäuflichen Arzneimitteln handeln will, muß entweder selbst einen Sachkundenachweis erbringen oder eine beauftragte sachkundige Person nachweisen. Es können also nur solche Personen, die die erforderliche Sachkenntnis besitzen, für den Einzelhandel mit freiverkäuflichen Arzneimitteln außerhalb der Apotheken verantwortlich sein. Für Unternehmen, die mehrere Verkaufsstellen besitzen, also z.B. Ladenketten, bedeutet dies, daß in jeder Verkaufsstelle eine sachkundige Person vorhanden sein muß (§ 50 Abs. 1).

Die erforderliche Sachkenntnis besitzen solche Personen, die praktische und theoretische Kenntnisse über das ordnungsgemäße Abfüllen, Abpacken, Kennzeichnen, Lagern und Inverkehrbringen von freiverkäuflichen Arzneimitteln nachweisen (§ 50 Abs. 2).

Der Bundesminister für Gesundheit hat hierzu eine Rechtsverordnung (s. Anlage 2) erlassen, in der im einzelnen festgestellt ist, welchen Umfang die Sachkenntnis haben muß, was also unter „erforderlicher Sachkenntnis" zu verstehen ist.

Die erforderliche Sachkenntnis muß im Rahmen einer Prüfung nachgewiesen werden. Die Abnahme der Prüfungen obliegt in fast allen Bundesländern den Industrie- und Handelskammern.

Entsprechend der genannten Verordnung (Verordnung über den Nachweis der Sachkenntnis im Einzelhandel mit freiverkäuflichen Arzneimitteln) werden folgende Prüfungszeugnisse über eine abgeleistete berufliche Ausbildung als Nachweis der erforderlichen Sachkenntnis im Einzelhandel mit freiverkäuflichen Arzneimitteln anerkannt:

1. Zeugnis über ein abgeschlossenes Hochschulstudium der Pharmazie sowie der Chemie, Biologie, Human- oder Veterinärmedizin in Verbindung mit Nachweisen nach § 15 Abs. 2 AMG (s. dort),
2. Zeugnis über eine nach abgeschlossenen Hochschulstudien der Veterinärmedizin abgelegte Prüfung, soweit es sich um – freiverkäufliche – Tierarzneimittel handelt,
3. Zeugnis über die bestandene pharmazeutische Vorprüfung (Apothekerassistent),
4. Zeugnis über die bestandene Prüfung für den Beruf des pharmazeutisch-technischen Assistenten oder den Nachweis eines entsprechenden Ausbildungsstandes,
5. Zeugnis zum staatlich anerkannten Ausbildungsberuf als Drogist,
6. Zeugnis über die Abschlußprüfung für den Beruf des Apothekenhelfers.

Den Nachweis der Sachkenntnis im Einzelhandel mit freiverkäuflichen Arzneimitteln hat auch erbracht, wer nachweist, daß er bis zum 1.1.1978 die Voraussetzungen der Sachkunde für den Einzelhandel mit Arzneimitteln nach den

Vorschriften des Einzelhandelsgesetzes und der Verordnung über den Nachweis der Sachkunde für den Einzelhandel erfüllt hat (s. auch 3.4.2 und 6.11.1).

Dies bedeutet, daß z. B. nicht nur solche Personen, die die erforderliche Sachkunde im Zusammenhang mit einer Erlaubnis nach § 3 Abs. 3 Einzelhandelsgesetz nachgewiesen haben, als sachkundig zum Einzelhandel mit freiverkäuflichen Arzneimitteln auch im Sinne des Arzneimittelgesetzes gelten (Besitzstandswahrung; s. auch 6.11.1), sondern auch solche Personen, die zwar keine Erlaubnis nach § 3 Abs. 3 Einzelhandelsgesetz besaßen, jedoch am 1.1.1978 die Voraussetzungen hierfür erfüllt haben, wie z. B. Angestellte.

Nach Auffassung des Deutschen Industrie- und Handelstages (DIHT), hat den Nachweis der Sachkenntnis zum Einzelhandel mit freiverkäuflichen Arzneimitteln erbracht, wer am 1.1.1978

a) nach Ablegung der Kaufmannsgehilfenprüfung (Abschlußprüfung als Kaufmann, – z. B. Einzelhandelskaufmann –, Industriekaufmann, Abschlußprüfung als Verkäufer/Verkäuferin im Einzelhandel) eine praktische Tätigkeit von mindestens drei Jahren in einem Handelsbetrieb des entsprechenden Warenzweiges (freiverkäufliche Arzneimittel) ausgeübt hat oder

b) eine für den Handel in dem entsprechenden Warenzweig (freiverkäufliche Arzneimittel) anerkannte Prüfung abgelegt und danach eine praktische Tätigkeit von mindestens zwei Jahren in einem Handelsbetrieb des entsprechenden Warenzweiges (freiverkäufliche Arzneimittel) ausgeübt hat oder

c) nach Ablegen der Meisterprüfung in einem Handwerk oder der Baumeisterprüfung oder der Prüfung des Gewerbelehrers oder des Landwirtschaftslehrers eine kaufmännische Tätigkeit von mindestens zwei Jahren in einem Betrieb des entsprechenden Warenzweiges (freiverkäufliche Arzneimittel) nachweist oder

d) eine mindestens fünfjährige kaufmännische Tätigkeit in einem Betrieb des entsprechenden Warenzweiges (freiverkäufliche Arzneimittel), davon eine zweijährige leitende Tätigkeit, nachweisen kann

(– als leitende Tätigkeit ist anzusehen

– die Tätigkeit des Leiters eines gewerblichen Unternehmens oder seines Stellvertreters oder

– die Tätigkeit des Leiters eines gewerblichen Unternehmens oder seines Unternehmens oder seines Stellvertreters oder

– die Tätigkeit des Leiters einer Zweigniederlassung oder einer unselbständigen Zweigstelle eines gewerblichen Unternehmens oder seines Stellvertreters oder

– eine Tätigkeit, die einer der vorgenannten Tätigkeiten an kaufmännischen und wirtschaftlicher Verantwortung entspricht), oder

e) die Sachkunde für den Einzelhandel mit freiverkäuflichen Arzneimitteln in einer besonderen Prüfung vor der von der höheren Verwaltungsbehörde errichteten und ihrer Aufsicht unterstehenden Stelle nachgewiesen hat (Prüfung vor der Industrie- und Handelskammer) oder

f) die Prüfungen des
   Diplom-Volkswirtes,
   Diplom-Kaufmannes (Diplom-Betriebswirts),
   Diplom-Handelslehrers,
   Wirtschaftsprüfers,
   vereidigten Buchprüfers (Bücherrevisors),
   Steuerberaters,
   Helfers in Steuersachen
   nachweist und eine kaufmännische Tätigkeit in einem Handelsbetrieb mit frei-
   verkäuflichen Arzneimitteln ausübt oder mindestens zwei Jahre ausgeübt hat.
   Auch Personen, die bis zum 1.1.1978 ein Zeugnis über ein abgeschlossenes
   Hochschultuidum der Chemie, Biologie, Medizin, Zahnmedizin oder Tiermedi-
   zin in Verbindung mit einer mindestens zweijährigen praktischen Tätigkeit in der
   Arzneimittelherstellung nachweisen können, haben die Sachkenntnis im Einzelhandel mit freiverkäuflichen Arzneimitteln erbracht.
   Der Einzelhandel mit freiverkäuflichen Arzneimitteln ist vor Aufnahme dieser
Tätigkeit bei der zuständigen Behörde anzuzeigen. Soweit Einzelhändler freiverkäufliche Arzneimittel zur unmittelbaren Abgabe an den Verbraucher in unveränderter Form umfüllen, abfüllen oder kennzeichnen, müssen sie die Bezeichnung und Zusammensetzung der Arzneimittel angeben. Nachträgliche Änderungen sind ebenfalls anzuzeigen (s. S. 262, 271).

6.8 Einzelhandel mit freiverkäuflichen Arzneimitteln (ohne Sachkenntnis)

Eine Sachkenntnis ist jedoch nicht erforderlich, wenn ein Einzelhändler außerhalb der Apotheken Fertigarzneimittel abgibt, die im Reisegewerbe (§ 51, s. 6.9)
abgegeben werden dürfen. Dies gilt auch für ausschließlich zum äußeren
Gebrauch bestimmte Desinfektionsmittel, Sauerstoff, Haftmittel für Zahnersatz
(Haftpulver, Haftcreme) sowie für flüssige Verbandstoffe, jeweils als Fertigarzneimittel. Flüssige Verbandstoffe können in Sprayform oder als Gel im Verkehr sein. Nach dem Aufbringen, z.B. auf eine Wunde, trocknen sie an und bilden einen schützenden Film, der zur Wundabdeckung dienen soll.
   Ebenfalls keine Sachkenntnis ist erforderlich für die Abgabe von Fertigarznei-
mitteln zur Verhütung von Schwangerschaften oder von Geschlechtskrankheiten
beim Menschen. Hier kommen häuptsächlich Empfängnisverhütungsmittel in
Frage, die als Gel, Schaum, Vaginal-Tabletten oder Vaginal-Zäpfchen in den
Verkehr gebracht werden. Präservative fallen im allgemeinen nicht unter das
Arzneimittelgesetz (§ 50 Abs. 3).
   Gleichfalls ohne Sachkenntnis dürfen freiverkäufliche Arzneimittel abgegeben
werden, die ausschließlich zur Anwendung bei Zierfischen, Zier- und Singvögeln,
Brieftauben, Terrarientieren oder Kleinnagern bestimmt sind (§ 60 Abs. 1).

6.9 Abgabe im Reisegewerbe

Außerhalb der Apotheke dürfen Arzneimittel nicht nur im Einzelhandel sondern, wie bereits kurz angedeutet, auch im Reisegewerbe (§ 51) abgegeben werden. Während im Hinblick auf die Freiverkäuflichkeit von Arzneimitteln im Einzelhandel eine breite Palette besteht, erfährt die Abgabe von Arzneimitteln im Reisegewerbe aus verständlichen gesundheitspolitischen Gründen eine sehr enge Begrenzung.

Reisegewerbe ist das Feilbieten von Waren – hier Fertigarzneimittel – oder das Aufsuchen von Warenbestellungen außerhalb einer gewerblichen Niederlassung. Zum Reisegewerbe gehört der Verkauf an der Haustüre (Aufsuchen von Bestellungen). Reisegewerbe kann auch im Rahmen von Jahrmärkten, Wochenmärkten und Volksfesten (Feilbieten) ausgeübt werden (s. auch 2.1).

Es dürfen nur folgende und soweit freiverkäufliche Fertigarzneimittel abgegeben werden: Pflanzen und Pflanzenteile – aber nicht als Mischungen – oder Preßsäfte aus frischen Pflanzen oder Pflanzenteilen, wobei für die Gewinnung der Preßsäfte nur Wasser als Lösungsmittel verwendet werden darf. Zudem dürfen diese Fertigarzneimittel nur mit den verkehrsüblichen deutschen Namen bezeichnet sein (z. B. Baldrianwurzel, Salbeiblätter, Leinsamen, Kamillenblüten, Krautsaft oder ähnliches; keine lateinischen Namen, keine Phantasiebezeichnungen!) und ihre Wirkungen müssen allgemein, d.h. nicht nur beim Arzt oder Apotheker, sondern auch bei jedermann bekannt sein (§ 51 Abs. 1 Nr. 1).

Weiterhin dürfen im Reisegewerbe vertrieben werden Heilwässer und deren Salze in ihren natürlichen Mischungsverhältnissen oder als Nachbildungen, d.h. künstlich hergestellt. Auch diese müssen als Fertigarzneimittel vorliegen, also im voraus abgefüllt und beim Bundesgesundheitsamt zugelassen sein (§ 51 Abs. 1 Nr. 2). Die Bezeichnung spielt hier keine Rolle.

Es ist darauf hinzuweisen, daß die Tätigkeit eines Vertreters, der im Auftrag eines pharmazeutischen Unternehmers Einzelhändler zu Verkaufsgesprächen aufsucht, kein Reisegewerbe im Sinne dieser Bestimmung ausübt, auch wenn er die Ware sofort aushändigt.

6.10 Selbstbedienung mit Arzneimittel

Eine heute in fast allen Bereichen übliche Verkaufsform von Waren ist die Selbstbedienung. Für Arzneimittel sind hierfür Regelungen getroffen (§ 52). Im Interesse der Arzneimittelsicherheit und der Gesundheit der Bevölkerung sind Arzneimittel als Waren besonderer Art jedoch nicht generell zur Selbstbedienung freigegeben.

Allgemein zur Selbstbedienung, also auch zum Automatenverkauf, freigegeben sind Fertigarzneimittel, die im Reisegewerbe abgegeben werden dürfen, sowie Fertigarzneimittel, die ausschließlich als äußerlich anzuwendende Desinfektionsmittel im Verkehr sind, freiverkäufliche Arzneimittel zur Verhütung der Schwangerschaft oder Geschlechtskrankheiten beim Menschen sowie flüssige Verbandstoffe, Sauerstoff oder Haftmittel für Zahnersatz ebenfalls als Fertigarzneimittel (§ 52 Abs. 2 i. V. mit Abs. 1).

Im Ergebnis sind auch zur Selbstbedienung – nicht aber zum Automatenverkauf – freiverkäufliche Arzneimittel zugelassen, die ausschließlich zur Anwendung bei Zierfischen, Zier- oder Singvögeln, Brieftauben, Terrarientieren oder Kleinnagern bestimmt sind (§ 60 Abs. 1 i. V. § 52 Abs. 3).

Für alle anderen Arzneimittel ist die Selbstbedienung in Einzelhandelsgeschäften nur dann zulässig, wenn dort eine Person mit der Sachkunde für den Einzelhandel mit freiverkäuflichen Arzneimitteln zur Verfügung steht (§ 52 Abs. 3). Zur Verfügung stehen bedeutet, daß eine sachkundige Person erreichbar ist, wenn ein Kunde hinsichtlich eines Arzneimittels, das er kaufen möchte, beraten werden will.

Für Filialbetriebe, die nach dem 1. 1. 1978 eröffnet werden, muß jeweils eine sachkundige Person vorhanden sein (§ 50 Abs. 1).

Die Selbstbedienung mit freiverkäuflichen Arzneimitteln in den Betriebsräumen einer Apotheke ist ebenfalls zulässig (§ 52 Abs. 3).

6.11 Übergangsvorschriften

6.11.1 Einzelhandel mit freiverkäuflichen Arzneimitteln

Personen, die bei Inkrafttreten des Arzneimittelgesetzes berechtigt außerhalb der Apotheken Einzelhandel mit Arzneimitteln betrieben haben, dürfen dies weiterhin tun.

Voraussetzung ist, daß die Tätigkeit entsprechend den Vorschriften des Gesetzes über die Berufsausübung im Einzelhandel (EHG) ausgeübt wurde (Art. 3 § 14).

Die Einzelhändler, die entweder eine Erlaubnis gemäß § 3 Abs. 3 des Einzelhandelsgesetzes (EHG) zum Einzelhandel mit Arzneimitteln und ärztlichen Hilfsmitteln besitzen oder den Einzelhandel mit Arzneimitteln und ärztlichen Hilfsmitteln aus einem amtsärztlich kontrollierten Drogenschrank angezeigt haben, sind demnach weiterhin berechtigt, diese Tätigkeit im bisherigen Rahmen auszuüben. Dies gilt auch für Filialbetriebe. Zur Verdeutlichung ist darauf hinzuweisen, daß derjenige, der bis zum 1. 1. 1978 Arzneimittel und ärztliche Hilfsmittel aus einem Drogenschrank verkauft hat, Arzneimittel auch weiterhin nicht in der Selbstbedienung abgeben darf – ausgenommen solche Arzneimittel, die zum Automatenverkauf und/oder zur Selbstbedienung freigegeben sind, ohne daß eine sachkundige Person (s. 6.7) zur Verfügung stehen muß (s. 6.10., S. 260) – oder nicht wie Einzelhändler mit der bisherigen Erlaubnis nach § 3 Abs. 3 EHG Arzneimittel in unveränderter Form zur unmittelbaren Abgabe von Verbrauchern umfüllen, abpacken oder kennzeichnen darf (zur Sachkunde s. 6.7).

Sollte die Erweiterung eines Einzelhandelsbetriebes durch Filialen oder eines Filialbetriebes durch weitere Filialen vorgesehen sein, gilt für diese Fälle hinsichtlich der Abgabe freiverkäuflicher Arzneimittel die Vorschrift des Arzneimittelgesetzes, daß für jede Betriebsstelle eine sachkundige Person vorhanden sein muß (§ 50 Abs. 1).

6.11.2 Anzeigepflicht

Betriebe oder Personen, die bei Inkrafttreten des Arzneimittelgesetzes am 1.1.1978 Arzneimittel hergestellt, geprüft, gelagert, verpackt, in den Verkehr gebracht oder sonst mit ihnen gehandelt haben, mußten dies innerhalb von einem Monat nach Inkrafttreten des Gesetzes, also bis zum 31.1.1978, bei der zuständigen Behörde – in der Regel die Regierungspräsidien oder Bezirksregierungen – anzeigen (Art. 3 § 16 Abs. 1). Von der Anzeigepflicht ausgenommen waren Inhaber einer Erlaubnis zur Herstellung von Arzneimitteln und Apotheken (Art. 3 § 16 i.V. mit § 67 Abs. 4).

Die Anzeigepflicht galt gleichermaßen für Einzelhändler, die bei Inkrafttreten des Arzneimittelgesetzes mit einer Erlaubnis nach § 3 Abs. 3 EHG, also sachkundig, Arzneimittel abgegeben oder in unveränderter Form zur unmittelbaren Abgabe an Verbraucher umgefüllt, abgepackt oder gekennzeichnet haben, wie für solche Einzelhändler, die einen Drogenschrank angezeigt und aus diesem Arzneimittel abgegeben haben.

Soweit Einzelhändler Arzneimittel im Rahmen ihrer Sachkunde in unveränderter Form zur unmittelbaren Abgabe an Verbraucher umfüllen, abpacken und kennzeichnen, waren diese Arzneimittel mit ihrer Bezeichnung und Zusammensetzung anzugeben (Art. 3 § 16 i.V. mit § 67 Abs. 2).

Die Anzeigepflicht galt nicht für Betriebe und Personen, die Arzneimittel herstellen – was auch solche mit einer ehemaligen Erlaubnis nach § 53 Arzneimittelgesetz 1961 einschließt – sowie für Apotheken.

Soweit nach der pflichtgemäßen Anzeige Änderungen eingetreten sind, besteht insoweit ebenfalls eine Anzeigepflicht (s.S. 259, 271).

7 Sicherung und Kontrolle der Qualität

7.1 Betriebsordnung

Die Arzneimittelsicherheit und damit auch die Qualität von Arzneimitteln wird von einer Vielzahl einzelner Faktoren maßgeblich beeinflußt. Hierzu gehören nicht nur eine ordnungsgemäße Herstellung und Prüfung von Arzneimitteln, sondern gleichermaßen auch eine sachgerechte Verpackung und Lagerung.

Der Bundesminister für Gesundheit kann daher für Betriebe, in denen Arzneimittel entwickelt, hergestellt, geprüft, gelagert oder verpackt werden, eine „Betriebsordnung" erlassen (§ 54). Hierin können neben Anforderungen an die Arzneimittel selbst, auch Vorschriften über die Beschaffenheit, Größe und Einrichtung von Räumen erlassen werden. Es ist möglich, Hygieneanforderungen festzulegen. Auch die Beschaffenheit von Behältnissen, in denen Arzneimittel aufbewahrt werden, sowie deren Kennzeichnung, die Absonderung oder Vernichtung nicht verkehrsfähiger Arzneimittel können im Rahmen dieser Betriebsordnung geregelt werden.

Ein besonderer Schwerpunkt der Betriebsordnung ist die Übertragung der „Grundregeln der Weltgesundheitsorganisation für die Herstellung von Arzneimitteln und Sicherung ihrer Qualität". Diese „Good Manufacturing Practices" (GMP) sollen bewirken, daß bei der Herstellung von Arzneimitteln bis zur Abgabe an den Verbraucher jede Tätigkeit in der Herstellung einschließlich der Umfüllung, des Abpackens und Kennzeichnens, wozu auch das Etikettieren gehört, mit der nötigen Sorgfalt durchgeführt wird. Im Rahmen dieser Zielsetzung werden in den GMP-Regeln Anforderungen an die Räume, die technische Ausrüstung, die Hygiene, die bei der Herstellung eingesetzten Stoffe und Materialien, die Herstellungsvorgänge selbst, die Prüfung der hergestellten Arzneimittel sowie deren Verpackung und Etikettierung gestellt.

Eine Betriebsordnung für Arzneimittelhersteller ist 1985, eine weitere für den pharmazeutischen Großhandel 1987 erlassen worden. Es ist selbstverständlich, daß erforderlichenfalls auch für den Einzelhandel mit Arzneimitteln außerhalb der Apotheke über eine Betriebsordnung fachliche Regelungen getroffen werden können.

8 Arzneibuch

Wie bereits eingangs erwähnt, wird die Qualität, Prüfung, Lagerung, Abgabe und Bezeichnung von Arzneimitteln nach dem „Arzneibuch" als einer Sammlung anerkannter pharmazeutischer Regeln beurteilt (§ 55).

Das Arzneibuch hat den Charakter einer Rechtsverordnung und wird vom Bundesminister für Gesundheit erlassen. Es enthält auch Anforderungen an die Beschaffenheit von Behältnissen und Umhüllungen. Da sich die wissenschaftlichen Erkenntnisse auch hinsichtlich der Arzneimittel laufend verändern, kann das Arzneibuch entsprechend neuer Erkenntnisse geändert oder ergänzt werden, soweit dies im Interesse einer ordnungsgemäßen Arzneimittelversorgung der Bevölkerung liegt.

Das Arzneibuch besteht aus zwei Teilen, dem Deutschen Arzneibuch (DAB) – z.Z. 9. Ausgabe – und dem Homöopathischen Arzneibuch (HAB).

Grundsätzlich dürfen Arzneimittel nur hergestellt und abgegeben werden, wenn sie den für sie geltenden Regeln des Arzneibuches entsprechen. Also auch der Einzelhändler, der freiverkäufliche Arzneimittel abgibt, ist an die Vorschriften des Arzneibuches gebunden.

9 Sondervorschriften für Arzneimittel, die zur Anwendung bei Tieren bestimmt sind

Es liegt im Interesse des Verbrauchers, daß der Gesetzgeber zwischen Arzneimitteln unterscheidet, die bei Tieren zur Anwendung kommen, die nicht zur Gewinnung von Lebensmitteln dienen und solchen, die bei Tieren zur Anwendung kommen, die zu Lebensmitteln weiterverarbeitet werden oder die Lebensmittel produzieren. Hierzu zählen Rinder, Schweine, Schafe, Geflügel, eßbares Wild und z.B. Hühner (Eier), Bienen (Honig), Kühe (Milch).

9.1 Fütterungsarzneimittel

Eine besondere Form von Arzneimitteln, die zur Anwendung bei Tieren bestimmt sind, sind die sogenannten „Fütterungsarzneimittel" (§ 56). Fütterungsarzneimittel (§ 4 Abs. 10) sind definiert als Arzneimittel in verfütterungsfertiger Form, die aus Arzneimittel-Vormischungen und Mischfuttermitteln hergestellt werden und die dazu bestimmt sind, zur Anwendung bei Tieren in den Verkehr gebracht zu werden. Sie setzen sich zusammen aus einer sogenannten „Vormischung" (§ 4 Abs. 11 – Arzneimittel, das dazu bestimmt ist, zur Herstellung von Fütterungsarzneimitteln verwendet zu werden) und einem „Mischfuttermittel", in das die „Vormischung" eingearbeitet wird. Die Einarbeitung erfolgt in der Regel auf Verschreibung eines Tierarztes, wobei dies z.B. bei einem Mischfuttermittelhersteller oder gegebenenfalls auch durch den Tierhalter selbst erfolgen kann. Die Verantwortung hierfür trägt in jedem Fall der Tierarzt. Für Fütterungsarzneimittel, die in industriellem Maßstab im voraus hergestellt werden, trägt der pharmazeutische Unternehmer, der in diesen Fällen meist auch der Hersteller ist, die arzneimittelrechtliche Verantwortung.

Die Vormischung und das Mischfuttermittel müssen füreinander bestimmt sein, d.h. es ist im einzelnen bei der Zulassung der Vormischung festgelegt, in welche Mischfuttermittel es eingearbeitet werden darf.

9.2 Erwerb apothekenpflichtiger Arzneimittel zur Anwendung bei Tieren

Ein Tierhalter darf nicht-freiverkäufliche, d.h. apothekenpflichtige, Arzneimittel zur Anwendung bei Tieren in der Apotheke und bei dem den Tierbestand behandelnden Tierarzt erwerben.

Auch sogenannte Tierheilpraktiker unterliegen dieser Vorschrift. Sie dürfen nicht-freiverkäufliche Arzneimittel zur Anwendung an Tieren ebenfalls nur in Apotheken erwerben (§ 57). Der Erwerb bei Tierärzten scheidet aus, da Tierärzte nicht-freiverkäufliche Arzneimittel nur an Halter der von ihnen behandelten Tiere abgeben dürfen.

Soweit Arzneimittel bei Tieren angewandt werden, die der Gewinnung von Lebensmitteln dienen, müssen sie für die Anwendung bei solchen Tieren besonders zugelassen sein (§ 58).

9.3 Ausnahmeregelungen für Arzneimittel zu Anwendung bei Heimtieren

Es sei in diesem Zusammenhang nochmals darauf hingewiesen, daß freiverkäufliche Arzneimittel ausschließlich zur Anwendung bei Zierfischen, Zier- oder Singvögeln, Brieftauben, Terrarientieren oder Kleinnagern freiverkäuflich sind (s. 6.2.8) und im Einzelhandel auch ohne den Sachkundennachweis für den Einzelhandel mit freiverkäuflichen Arzneimitteln abgegeben werden dürfen. Auch die Abgabe dieser Arzneimittel in Form der Selbstbedienung ist zulässig, ohne daß eine sachkundige Person zur Verfügung steht (s.S. 260, 6.10). Der Verkauf mittels Automaten ist jedoch verboten. Zusätzlich bedürfen derartige Arzneimittel auch dann keiner Zulassung durch das Bundesgesundheitsamt, wenn sie als Fertigarzneimittel in den Verkehr gebracht werden (§ 60 Abs. 1).

Der Gesetzgeber hat sich jedoch die Möglichkeit vorbehalten, derartige Arzneimittel der Zulassungspflicht zu unterwerfen, soweit eine Gesundheitsgefährdung zu befürchten ist.

Die Herstellung dieser Arzneimittel kann ebenfalls unter erleichterten Bedingungen erfolgen: Der Herstellungsleiter kann zugleich auch Kontroll- und Vertriebsleiter sein. Eine zweijährige praktische Tätigkeit in der Arzneimittelherstellung oder Arzneimittelprüfung ist nicht erforderlich (§ 60 Abs. 2, s. auch 3.2.2).

10 Beobachtung, Sammlung und Auswertung von Arzneimittelrisiken

Da mit einer immer längeren und breiteren Anwendung von Arzneimitteln bei Mensch und Tier zunehmend neue Erfahrungen verbunden sind, die auch zu Erkenntnissen über zum Teil bis dahin unbekannte Risiken, wie Nebenwirkungen oder Wechselwirkungen mit anderen Mitteln (Arzneimittel und Lebensmittel) führen können, hat das Bundesgesundheitsamt in Berlin die Aufgabe, alle mit Arzneimitteln verbundenen Risiken zentral zu erfassen, auszuwerten und die gegebenenfalls erforderlichen Maßnahmen zu koordinieren.

Das Bundesgesundheitsamt hat dabei die Aufgabe, mit Einrichtungen der Weltgesundheitsorganisation (WHO), den Arzneimittelbehörden anderer Länder sowie mit den Gesundheits- und Veterinärbehörden in Deutschland, sowie den Arzneimittelkommissionen der Kammern der Heilberufe sowie sonstigen Stellen, die Arzneimittelrisiken erfassen, zusammenzuarbeiten (§ 62).

Arzneimittelkommissionen der Heilberufe, die sich mit der Erfassung von Arzneimittelrisiken befassen, existieren bei den Ärzten, Zahnärzten. Tierärzten, Apothekern und Heilpraktikern.

Zu den sonstigen Stellen, die sich mit der Erfassung von Arzneimittelrisiken befassen, ist z.B. die Arzneimittelkommission zu zählen, die die Bundesverbände der Pharmazeutischen Industrie eingerichtet haben.

Eine bundeseinheitliche Verwaltungsvorschrift (Stufenplan) regelt die Zusammenarbeit aller beteiligten Behörden und Institutionen. Es werden für verschiedene Gefahrenstufen jeweils die zu ergreifenden Maßnahmen näher festgelegt (§ 63).

Eine Gefahrenstufe richtet sich nach Art und Umfang des festgestellten Arzneimittelrisikos. Werden etwa Arzneimittelnebenwirkungen festgestellt, die zu einer Beeinträchtigung der Gesundheit führen können, sind andere Maßnahmen zu veranlassen, als z.B. bei einer Arzneimittelverwechslung bei einem Hersteller, der die Charge eines Arzneimittels mit falscher Beschriftung versehen hat. Die hier zu veranlassenden Maßnahmen unterscheiden sich wiederum von denen, die zu ergreifen sind, wenn etwa ein Einzelhändler einem Verbraucher ein falsches Arzneimittel abgibt.

Pharmazeutische Unternehmer (s. 2.4) haben gegenüber der Aufsichtsbehörde (s. 11) eine Person zu benennen, die für die Sammlung und Bewertung von Arzneimittelrisiken sowie deren Meldung an das Bundesgesundheitsamt verantwortlich ist (Stufenplanbeauftragter § 63 a). Soweit Einzelhändler Arzneimittel ohne Erlaubnis herstellen dürfen (s. 3.1.1) unter ihrem Namen in den Verkehr bringen, ist ein Stufenplanbeauftragter nicht zu benennen (§ 63 a Abs. 1).

11 Überwachung

Wenn der Gesetzgeber eine Vielfalt von Anforderungen stellt, so muß er auch dafür Sorge tragen, daß die Einhaltung dieser Anforderungen überwacht wird. Die Überwachung der Durchführung der arzneimittelrechtlichen Vorschriften liegt in den Händen der Bundesländer, in denen in der Regel jeweils die mittlere Verwaltungsebene (Bezirksregierung, Regierungspräsidien), in den Stadtstaaten die Gesundheitssenatoren, im Saarland das Ministerium und in Schleswig-Holstein eine Landesoberbehörde, die für die Überwachung zuständigen Behörden sind.

Der Überwachung unterliegen alle Betriebe und Einrichtungen, in denen Arzneimittel hergestellt, geprüft, gelagert, verpackt, in den Verkehr gebracht werden oder in denen sonst Arzneimittelhandel (z.B. Handelsagenturen) getrieben wird (§ 64 Abs. 1). Dies bedeutet, daß nicht nur pharmazeutische Unternehmer, der Arzneimittelhersteller oder ein Kontrollabor für Arzneimittel der Überwachung unterliegen, sondern auch der pharmazeutische Großhändler und der Einzelhändler. Dies wiederum bezieht sich sowohl auf die Apotheke, als auch auf die Drogerie, das Reformhaus, das Zoofachgeschäft sowie den sonstigen Einzelhandel mit Arzneimitteln, z.B. in Lebensmittelgeschäften.

Die Herstellung, Prüfung, Lagerung, Verpackung oder das Inverkehrbringen von Wirkstoffen sowie die Entwicklung von Wirkstoffen (§ 4 Abs. 19, s. 2.5.) unterliegen der Überwachung, soweit sie durch Rechtsverordnung nach § 54 (s. 7.1) geregelt ist.

Die zuständige Behörde hat nicht nur auf die Einhaltung der Vorschriften des Arzneimittelgesetzes zu achten, sondern auch die Werbung auf dem Gebiete des Heilwesens zu überprüfen (§ 64 Abs. 3).

Zur Wahrnehmung der Überwachungsaufgaben werden Besichtigungen durchgeführt, die in der Regel alle zwei Jahre vorgenommen werden. Hierbei können die mit der Überwachung beauftragten Personen – im allgemeinen der pharmazeutische Referent der zuständigen Behörde – im Rahmen ihrer Tätigkeit zu den üblichen Geschäftszeiten die Geschäfts- und Betriebsräume und, falls Gefahr im Verzug ist, auch die Wohnräume betreten. Insoweit wird das Grundrecht auf Unverletzlichkeit der Wohnung eingeschränkt (§ 64 Abs. 4 Nr. 1).

Bei Besichtigungen können Unterlagen über die Herstellung, Prüfung, den Erwerb, die Lagerung und das Inverkehrbringen eingesehen werden. Dies bezieht sich auch auf das im Verkehr befindliche Werbematerial (§ 64 Abs. 4 Nr. 2). Soweit der zur Auskunft Verpflichtete sich selbst durch Aussagen belasten muß, kann er die Beantwortung von Fragen verweigern (§ 64 Abs. 5).

Im Rahmen der von der Aufsichtsbehörde durchgeführten Besichtigungen kann der Überwachungsbeamte gegen Empfangsbescheinigung auch Proben zum Zwecke der Untersuchung entnehmen (§ 65). Die Proben können zum einen als Verdachtsproben entnommen werden, d. h. wenn sie den Anschein erwecken, daß sie gegebenenfalls in ihrer pharmazeutischen Qualität beeinträchtigt und dadurch nicht mehr verkehrsfähig sind oder als Planproben, d. h. Routineproben, entnommen werden. Die analytische Überprüfung dieser Arzneimittelproben wird in den Arzneimittelprüfstellen der Länder, die sich jeweils in einem chemischen Untersuchungsamt eines Bundeslandes befinden, durchgeführt.

Soweit eine Arzneimittelprobe bei einem pharmazeutischen Unternehmer entnommen wird, ist diesem, es sei denn, er verzichtet ausdrücklich darauf, ein Teil der Probe amtlich verschlossen zurückzulassen (§ 65 Abs. 1). Dies hat den Grund, daß im Falle einer Beanstandung der pharmazeutische Unternehmer diese ‚Gegenprobe‘ durch einen privaten Sachverständigen, der behördlich bestellt sein muß (§ 65 Abs. 3), begutachten lassen kann. Soweit ein Einzelhändler freiverkäufliche Arzneimittel unter seinem Namen in den Verkehr bringt, ist er pharmazeutischer Unternehmer (s. 2.4, 3.1.1).

Der Einzelhändler hat bei der Entnahme einer Probe eines Fertigarzneimittels eines anderen pharmazeutischen Unternehmers – dies ist im Einzelhandel der Regelfall – Anspruch auf eine angemessene Entschädigung (§ 65 Abs. 3). Diese besteht im allgemeinen im Einkaufspreis des Arzneimittels zuzüglich der jeweils gültigen Mehrwertsteuer.

Wichtig ist der Hinweis, daß derjenige, der der Überwachung nach dem Arzneimittelgesetz durch die zuständige Behörde unterliegt, verpflichtet ist, die Besichtigung als solche nicht nur zu dulden, sondern die in der Überwachung tätigen Personen bei ihrer Tätigkeit zu unterstützen (§ 66). Dies bezieht sich vor allem darauf, daß der Eintritt in die Geschäftsräume ermöglicht wird, daß Behältnisse geöffnet und Auskünfte erteilt werden sowie die Entnahme von Proben ermöglicht wird.

Über eine Besichtigung wird eine Niederschrift erstellt, in der ggfl. auch Beanstandungen festgehalten werden.

Werden bei der Besichtigung der Betriebsräume oder bei der Untersuchung der entnommenen Arzneimittelproben Beanstandungen festgestellt, so kann die zuständige Behörde zur Beseitigung der festgestellten Verstöße und zur Verhütung künftiger Verstöße die notwendigen Anordnungen treffen (§ 69).

So kann z. B. das Inverkehrbringen eines Arzneimittels untersagt werden, wenn die erforderlichen Qualitätskontrollen nicht durchgeführt worden sind (§ 69 Abs. 1, Nr. 5). Dies kann solche Einzelhändler betreffen, die als pharmazeutische Unternehmer Arzneimittel unter ihrem Namen in den Verkehr bringen. Hierzu zählen vor allem solche Personen, die eine Erlaubnis zur Herstellung von Arzneimitteln nach § 53 Arzneimittelgesetz 1961 (z. B. Drogisten) besaßen und im Rahmen der Besitzstandswahrung auch nach dem jetzt gültigen Arzneimittelgesetz bis auf weiteres im bisherigen Umfang Arzneimittel herstellen dürfen (s. S. 204, 3.4).

Neben anderen Maßnahmen können die zuständigen Behörden auch Werbematerial, das den Vorschriften über den Verkehr mit Arzneimittel und über die Werbung auf dem Gebiet des Heilwesens (s. Anhang Anlage 4) nicht entspricht, sicherstellen (§ 69 Abs. 3).

12 Anzeigepflicht

Betriebe, also auch Einzelhandelsgeschäfte, die Arzneimittel herstellen, prüfen, lagern, verpacken oder in den Verkehr bringen, haben ihre Tätigkeit der zuständigen pharmazeutischen Überwachungsbehörde (s. 11) anzuzeigen. Dies hat vor Aufnahme der Tätigkeit zu erfolgen. Bei der Anzeige ist anzugeben, um welche Art der Tätigkeit es sich handelt, ob also z.B. Arzneimittel hergestellt oder umgefüllt und verpackt werden oder ob sie nur abgegeben werden, sowie die Betriebsstätte, also etwa die Geschäftsräume des Einzelhandels.

Einzelhändler, die beabsichtigen, Arzneimittel in unveränderter Form zur unmittelbaren Abgabe an den Verbraucher umzufüllen, abzupacken oder zu kennzeichnen, haben hierbei die Arzneimittel mit ihrer Bezeichnung und Zusammensetzung anzugeben.

Selbstverständlich sind im Nachgang zu dieser Tätigkeitsanzeige auch Änderungen bekanntzugeben, so z.B., wenn ein sachkundiger Einzelhändler das Arzneimittelsortiment, das von ihm in unveränderter Form zur unmittelbaren Abgabe an den Verbraucher umgefüllt, abgepackt oder gekennzeichnet wird, erweitert.

Der Anzeigepflicht unterliegt auch die Arzneimittelabgabe im Reisegewerbe, der Großhandel mit Arzneimitteln sowie das Sammeln von Arzneimitteln, z.B. durch gemeinnützige Organisationen.

Nicht anzeigepflichtig sind Apotheken – ausgenommen tierärztliche Hausapotheken – und Inhaber einer Erlaubnis zur Herstellung von Arzneimitteln (s.S. 262, 6.11.2).

13 Einfuhr

Das Arzneimittelgesetz regelt nicht nur den Verkehr mit den Arzneimitteln, die im Geltungsbereich des Gesetzes, also in Deutschland, hergestellt und in den Verkehr gebracht werden, sondern auch die Einfuhr von Arzneimitteln aus dem Ausland (§§ 72 – 74). Aufgrund der Zugehörigkeit von Deutschland zur Europäischen Gemeinschaft, innerhalb der durch entsprechende Richtlinien einheitliche Voraussetzungen gegeben sind, wird hierbei zwischen Arzneimitteln, die aus EG-Staaten kommen, und solchen, die aus Nicht-EG-Staaten, den sogenannten Drittländern, eingeführt werden, unterschieden.

Soweit Fertigarzneimittel aus Drittländern eingeführt werden sollen, muß der Importeur hierzu eine Erlaubnis beantragen, die von ähnlichen Voraussetzungen abhängig ist wie bei der Arzneimittelherstellung. Erleichternd gilt z.B., daß nur eine sachkundige Person vorhanden sein muß, die die Funktionen des Herstellungs-, Kontroll- und Vertriebsleiters in einem ausüben kann (§ 72). Zudem muß sichergestellt sein, daß Arzneimittel entsprechend den „Grundregeln der Weltgesundheitsorganisation für die Herstellung von Arzneimitteln und die Sicherung ihrer Qualität" hergestellt worden sind (§ 72 a). Soweit Arzneimittel aus Mitgliedstaaten der Europäischen Gemeinschaft verbracht werden, ist ein Nachweis hierfür nicht erforderlich.

Bei der Herkunft von Arzneimitteln aus EG-Staaten muß der Empfänger pharmazeutischer Unternehmer, Großhändler oder Tierarzt sein oder eine Apotheke betreiben (§ 73 Abs. 1).

Zusätzlich muß grundsätzlich sichergestellt sein, daß die importierten Arzneimittel, soweit sie der Pflicht zur Zulassung oder Registrierung unterliegen, in der Bundesrepublik Deutschland zugelassen bzw. registriert (homöopathische Arzneimittel) sind.

Der Einzelhändler kann demnach nur dann Arzneimittel aus dem Ausland (Drittland) direkt einführen, wenn er die o.g. Erlaubnis besitzt oder – bei EG-Importen – selbst pharmazeutischer Unternehmer ist, also Arzneimittel unter seinem Namen in den Verkehr bringt.

Von den einschränkenden Bestimmungen über die Einfuhr von Arzneimitteln ausgenommen sind solche Arzneimittel, die im Einzelfall in geringen Mengen zur Arzneimittelversorgung von Tieren, z.B. bei Tierschauen oder Turnieren, bestimmt sind, sowie solche Arzneimittel, die bei der Einreise zum persönlichen Bedarf mitgeführt werden. Auch dürfen nicht verschreibungspflichtige Arzneimittel, die in einem EG-Mitgliedstaat zum Verkehr zugelassen sind, aus diesem Staat in einer dem üblichen persönlichen Bedarf entsprechenden Menge bezogen werden (§ 73 Abs. 2).

Die sonstige Einfuhr von Fertigarzneimitteln darf nur über Apotheken auf ärztliche Verschreibung und besondere Bestellung in geringen Mengen für einzelne Personen erfolgen. Diese Arzneimittel müssen dann nicht von dem Bundesgesundheitsamt für den Verkehr in der Bundesrepublik Deutschland zugelassen sein (§ 73 Abs. 3).

Soweit ausländische Ärzte und Tierärzte ihren Beruf im kleinen Grenzverkehr in der Bundesrepublik Deutschland ausüben, dürfen sie nur solche Arzneimittel mitführen, d.h. einführen, die zum Verkehr in der Bundesrepublik Deutschland zugelassen sind (§ 73 Abs. 5).

Bei der Einfuhr von Arzneimitteln haben die Zolldienststellen mitzuwirken. Sie können im Interesse der Arzneimittelsicherheit bei Verdacht von Verstößen gegen Verbote und Beschränkungen des Arzneimittelgesetzes Sendungen anhalten und veranlassen, daß diese den zuständigen Behörden (in der Regel Bezirksregierungen, Regierungspräsidien; s. auch 11) vorgeführt werden (§ 74).

14 Pharmaberater

Im Arzneimittelgesetz sind auch die Tätigkeit des Pharmaberaters und dessen Berufspflichten geregelt (§§ 75, 76).

Der Pharmaberater (früher: Ärztebesucher) hat zunächst die Aufgabe, Angehörige der Heilberufe, das sind Ärzte, Zahnärzte, Tierärzte, Heilpraktiker und Apotheker, über neue Arzneimittel zu informieren. Selbstverständlich geschieht diese Arzneimittelinformation primär in bezug auf Produkte des pharmazeutischen Unternehmers, für den der Pharmaberater tätig ist.

Neben dieser Funktion der Information, zu der auch die Aushändigung der Fachinformation (s. 2.7) gehört, hat der Pharmaberater die sehr wichtige Aufgabe, Mitteilungen über Nebenwirkungen und Gegenanzeigen oder sonstige Risiken bei Arzneimitteln, über die er bei seinem Informationsgespräch Kenntnis erlangt, schriftlich aufzunehmen und seinem pharmazeutischen Unternehmer mitzuteilen (§ 76 Abs. 1). Zudem kann der Pharmaberater im Auftrag des pharmazeutischen Unternehmers auf schriftliche Anforderung an den genannten Personenkreis Muster von Arzneimitteln zur Erprobung abgeben (s. S. 255).

Über Art, Umfang und Zeitpunkt der Abgabe von Ärztemustern hat der Pharmaberater Nachweise zu führen und diese auf Verlangen der zuständigen Behörde vorzulegen (§ 76 Abs. 2).

Die Tätigkeit als Pharmaberater ist − entsprechend der des Einzelhändlers − ebenfalls an eine Sachkenntnis gebunden (§ 75). Diese besitzen Personen, die ein Hochschulstudium abgeschlossen haben (Pharmazie, Chemie, Biologie, Medizin) sowie Personen mit einer Ausbildung als technische Assistenten in den Heilberufen. Daneben können Personen mit einer naturwissenschaftlichen, medizinischen oder einschlägigen kaufmännischen Ausbildung über eine spezielle Fortbildung den Beruf des „geprüften Pharmareferenten" erlernen und damit auch als Pharmaberater tätig sein.

14.1 Übergangsvorschrift

Die Personen, die bei Inkrafttreten des Gesetzes am 1. 1. 1978 die Tätigkeit eines Pharmaberaters ausgeübt haben, können dies weiterhin tun, auch dann, wenn sie die vorgeschriebene Ausbildung nicht nachweisen können. Sie sind also vom Nachweis der Sachkenntnis im Sinne des Gesetzes befreit (Art. 3 § 18).

15 Preise

Die Abgabepreise von apothekenpflichtigen Arzneimitteln sind für Apotheken, Großhandlungen und Tierärzte in der Verordnung über Preisspannen für Fertigarzneimittel festgelegt (§ 78).

Während der Großhandel auf den Herstellerpreis einen nach der Höhe dieses Preises degressiv gestaffelten Höchstzuschlag erheben kann, was auch für Tierärzte gilt, sind Apotheken an einen ebenfalls nach der Höhe des Einkaufspreises degressiv gestaffelten Festzuschlag gebunden. Dies bedeutet, das zumindest der Großhandel innerhalb des gestaffelten Höchstzuschlages einen gewissen Wettbewerb betreiben kann (Rabatt, Skonto).

Der Apotheker ist demgegenüber an Festaufschläge gebunden. Das Arzneimittelgesetz bestimmt, daß ein einheitlicher Apothekenabgabepreis für Arzneimittel, die vom Verkehr außerhalb der Apotheke ausgeschlossen sind, zu gewährleisten ist (§ 78). Damit wird der Forderung Rechnung getragen, daß im Bereich der apothekenpflichtigen und verschreibungspflichtigen Arzneimittel ein Preiswettbewerb gegenüber dem Verbraucher ausgeschlossen ist. Der Tierarzt darf im Rahmen seines Dispensierrechts (s. 6; § 43 Abs. 4) höchstens Zuschläge in Höhe der Festaufschläge für Apotheken erheben.

Demgegenüber unterliegen Arzneimittel, die auch außerhalb der Apotheken abgegeben werden können, also solche, die freiverkäuflich sind, keiner Zuschlagsregelung. In allen Einzelhandelsgeschäften, Drogerien und Supermärkten – und auch Apotheken – können die Preise insoweit frei kalkuliert werden. Dies führt ohne Zweifel dazu, daß derjenige, der Arzneimittel in großen Mengen umsetzt, dem Endverbraucher günstigere Konditionen einräumen kann als derjenige, der sich auf kleine Abgabemengen beschränken muß. Eine gesetzliche Regelung ist ebenfalls nicht getroffen für die Preise, die der pharmazeutische Unternehmer bei der Abgabe z. B. an Großhändler oder Apotheken erhebt.

16 Haftung für Arzneimittelschäden

Für Arzneimittel, die der Zulassungspflicht unterliegen oder von dieser durch Rechtsverordnung befreit wurden, besteht eine sogenannte Gefährdungshaftung (§ 84 ff). Schon länger besteht eine Gefährdungshaftung bereits im Bahn-, Bus- und Flugverkehr, d. h. der Betreiber dieser Verkehrsmittel muß im Interesse der Benutzer eine Versicherung abschließen, die bei Unglücksfällen den betroffenen Insassen bzw. deren Angehörigen zugute kommt und zwar unabhängig davon, ob der Betreiber schuldhaft gehandelt hat oder nicht. Nunmehr muß auch ein pharmazeutischer Unternehmer, der Fertigarzneimittel in den Verkehr bringt, eine Haftung für Schäden übernehmen, die durch bestimmungsgemäßen Gebrauch seiner Arzneimittel beim Menschen entstehen. Dies gilt selbstverständlich auch dann, wenn ein Mensch durch ein Arzneimittel zu Tode kommt.

Die Ersatzpflicht besteht, wenn die Schädigung bei bestimmungsgemäßem Gebrauch des Arzneimittels ein nach den Erkenntnissen der medizinischen Wissenschaft vertretbares Maß überschreitet und auf die Entwicklung oder Herstellung zurückzuführen ist oder wenn das Arzneimittel entgegen Erkenntnissen der medizinischen Wissenschaft nicht ausreichend gekennzeichnet war oder die Gebrauchsinformation unvollständig war (§ 84 Abs. 1).

Wenn also die Schädigung eines Menschen durch mißbräuchliche Anwendung des Arzneimittels entsteht, haftet der pharmazeutische Unternehmer nicht.

Wir trotz bestimmungsgemäßer Einnahme eines Arzneimittels ein Mensch verletzt oder gar getötet, so haftet der pharmazeutische Unternehmer bis zu einem Kapitalbetrag von 500 000, – DM oder bis zu einem Rentenbetrag von jährlich 30 000, – DM (§ 88 Nr. 1). Werden durch ein Arzneimittel bei bestimmungsgemäßem Gebrauch mehrere Menschen verletzt oder getötet, haftet der pharmazeutische Unternehmer bis zu einem Gesamtbetrag von 200 Mill. DM oder bis zu einem Rentenbetrag von jährlich 12 Mill. DM (§ 88 Nr. 2).

Um seiner Verpflichtung nachzukommen, muß der pharmazeutische Unternehmer eine Haftpflichtversicherung bei einem Versicherungsunternehmen abschließen oder eine Freistellungs- oder Gewährleistungsverpflichtung eines inländischen Kreditinstituts beibringen (§ 94).

Jeder Einzelhändler, der – sachkundig – z.B. im voraus Arzneimittel in unveränderter Form zur unmittelbaren Abgabe an den Verbraucher umfüllt, abpackt oder kennzeichnet und diese dann unter seinem Namen in den Verkehr bringt, unterliegt dieser Haftungsregelung. Dies gilt gleichermaßen z.B. für Baldriantropfen, Pfefferminztee, Franzbranntwein oder ähnliches wie für freiverkäufliche Fertigarzneimittel, die durch einen Auftragshersteller (= Lohnhersteller) für einen Einzelhändler hergestellt werden.

Freiverkäufliche Arzneimittel, die der Einzelhändler nicht als Fertigarzneimittel vorrätig hält, sondern erst auf Wunsch dem Kunden abfüllt – z.B. Kamillenblüten, Leinsamen, Baldriantropfen, Franzbranntwein – unterliegen nicht dieser Haftungsregelung. Da keine Fertigarzneimittel vorliegen, besteht somit auch keine Zulassungspflicht.

Die Höhe der Versicherungsprämie wird im einzelnen, auf den jeweiligen Fall bezogen, vom Versicherer festgelegt. Sie wird sich nach dem Umsatz und der Art des Arzneimittels richten. Auf die Prämiengestaltung wirkt sich damit auch das Risiko aus, das mit einem Arzneimittel verbunden sein kann. Bei frei verkäuflichen Arzneimitteln ist dies im allgemeinen bei stimmungsgemäßem Gebrauch geringer als z.B. bei verschreibungspflichtigen Arzneimitteln.

16.1 Übergangsvorschrift

Die Gefährdungshaftung des pharmazeutischen Unternehmers gilt nicht für Arzneimittel, die vor Inkrafttreten des Gesetzes abgegeben worden sind (Art. 3 § 21).

17 Straf- und Bußgeldvorschriften

Zuwiderhandlungen gegen das Arzneimittelgesetz können je nach Art und Umfang sowohl Straftatbestände (§§ 95, 96) oder auch Ordnungswidrigkeiten (§ 97) sein.

Straftatbestände werden zur Durchführung des Ermittlungsverfahrens durch die feststellende Behörde (im allgemeinen die zuständige Überwachungsbehörde) an die zuständige Staatsanwaltschaft übergeben. Diese kann nach pflichtgemäßem Ermessen das Ermittlungsverfahren einstellen, z. B. wegen Geringfügigkeit, oder Klage erheben.

Straftatbestände können sich sowohl aus vorsätzlichen als auch fahrlässig verletzten Rechtsvorschriften des Arzneimittelgesetzes ergeben, wobei teilweise bereits der Versuch strafbar ist. Straftaten können mit Freiheitsentzug bis zu 2 Jahren oder Geldstrafe bestraft werden.

Ordnungswidrigkeiten werden in der Regel nicht von der Staatsanwaltschaft verfolgt, sondern von der feststellenden Behörde selbst. Sie beziehen sich ebenfalls auf vorsätzlich oder fahrlässig begangene Handlung gegen das Arzneimittelgesetz, wobei ein Teil der begangenen Straftatbestände (§ 96) bei Fahrlässigkeit als Ordnungswidrigkeit geahndet wird (§ 97). Die zuständige Behörde ist verpflichtet, dem Betroffenen eine Anhörung einzuräumen. Danach wird das Bußgeld festgesetzt. Gegen den Bußgeldbescheid kann innerhalb einer Woche Einspruch erhoben werden. Über den Einspruch entscheidet das Amtsgericht.

Ordnungswidrigkeiten können mit einer Geldbuße bis zu 50000, – DM geahndet werden.

Insbesondere die nachfolgenden Straftatbestände und Ordnungswidrigkeiten, sind für den Einzelhandel mit freiverkäuflichen Arzneimitteln außerhalb der Apotheken beispielhaft:

Strafbar handelt, wer entgegen

- § 5 bedenkliche Arzneimittel in den Verkehr bringt (§ 95 Abs. 1 Nr. 1; s. auch 2.1)
- § 43 Abs. 3 verschreibungspflichtige Arzneimittel im Einzelhandel außerhalb einer Apotheke in den Verkehr bringt (§ 95 Abs. 1 Nr. 4; s. auch 6)
  Strafbar handelt ebenfalls, wer entgegen
- § 8 Abs. 1 Nr. 1 Arzneimittel herstellt oder in den Verkehr bringt, die in ihrer Qualität nicht unerheblich von den anerkannten pharmazeutischen Regeln abweichen (§ 96 Nr. 2; s. auch 2.3.1)
- § 8 Abs. 2 Arzneimittel herstellt oder in den Verkehr bringt, die mit irreführender Angabe, Bezeichnungen und Aufmachungen versehen sind (§ 96 Nr. 3; s. auch 2.3.2)

- § 13 Abs. 1 Arzneimittel ohne Erlaubnis herstellt (§ 96 Nr. 4; s. auch 3.1)
- § 21 Abs. 1 Fertigarzneimittel ohne Zulassung in den Verkehr bringt (§ 96 Nr. 5; s. auch 4).

Soweit die vorstehenden Handlungen fahrlässig begangen werden, liegt eine Ordnungswidrigkeit vor.

Ordnungswidrig handelt außerdem, wer entgegen

- § 8 Abs. 2 Arzneimittel in den Verkehr bringt, deren Verfalldatum abgelaufen ist (§ 97 Abs. 2 Nr. 1; s. auch 2.3)
- § 9 Abs. 1 Arzneimittel in den Verkehr bringt, die nicht den Namen des pharmazeutischen Unternehmers tragen (§ 97 Abs. 2 Nr. 2; s. auch 2.4)
- § 10 Arzneimittel ohne die vorgeschriebene Kennzeichnung in den Verkehr bringt (§ 97 Abs. 2 Nr. 4; s. auch 2.5)
- § 11 Arzneimittel ohne die vorgeschriebene Packungsbeilage in den Verkehr bringt (§ 97 Abs. 2 Nr. 5; s. auch 2.6)
- § 43 Abs. 1 apothekenpflichtige Arzneimittel im Einzelhandel außerhalb einer Apotheke in den Verkehr bringt (§ 97 Abs. 2 Nr. 10; s. auch 6)
- § 50 Abs. 1 Einzelhandel mit Arzneimitteln betreibt (§ 97 Abs. 2 Nr. 14; s. auch 6.7)
- § 51 Abs. 1 Arzneimittel im Reisegewerbe feilbietet oder Bestellungen darauf aufsucht (§ 97 Abs. 2 Nr. 15; auch 6.9)
- § 52 Abs. 1 Arzneimittel im Wege der Selbstbedienung in den Verkehr bringt (§ 97 Abs. 2 Nr. 16; s. auch 6.10)
  oder
- einer Duldungs- oder Mitwirkungspflicht nach § 66 zuwiderhandelt (§ 97 Abs. 2 Nr. 26; s. auch S. 269)
- eine Anzeige nach § 67 nicht, nicht richtig, nicht vollständig oder nicht rechtzeitig erstattet (§ 97 Abs. 2 Nr. 7; s. auch 12).

18 Übergangsregelungen nach dem Einigungsvertrag

Gesetz zu dem Vertrag vom 31. August 1990 zwischen der Bundesrepublik Deutschland und der Deutschen Demokratischen Republik über die Herstellung der Einheit Deutschlands − Einigungsvertragsgesetz − und der Vereinbarung vom 18. September 1990 (BGBl. I S. 885)

Durch das o.a. Gesetz, das am 23. September 1990 verkündet wurde, ist das Arzneimittelgesetz mit seinen Folgeverordnungen in den fünf Bundesländern Brandenburg, Mecklenburg-Vorpommern, Sachsen, Sachsen-Anhalt und Thüringen sowie in Berlin-Ost in Kraft getreten. Im Rahmen der Rechtsangleichung sind eine Reihe arzneimittelrechtlicher Ergänzungen erfolgt. Bezogen auf den Einzelhandel mit freiverkäuflichen Arzneimitteln außerhalb der Apotheken sind folgende Bestimmungen von Interesse:

1. Einzelhandel mit freiverkäuflichen Arzneimitteln außerhalb der Apotheken (s. 6.7)

Wer bei Wirksamwerden des Beitritts Arzneimittel im Sinne des § 2 Abs. 1 oder Abs. 2 Nr. 1 des Arzneimittelgesetzes (s. 1), die zum Verkehr außerhalb der Apotheken zulassen sind, in den fünf neuen Bundesländern (s.o.) im Einzelhandel außerhalb der Apotheken in den Verkehr bringt, kann diese Tätigkeit dort bis zum 31. Dezember 1992 weiter ausüben, soweit er nach den Rechtsvorschriften der ehemaligen Deutschen Demokratischen Republik dazu berechtigt war.

2. Verordnung über den Nachweis der Sachkenntnis im Einzelhandel mit freiverkäuflichen Arzneimitteln (s. 6.7, s. Anhang Anlage 2)

Als Nachweis der erforderlichen Sachkenntnis im Einzelhandel mit freiverkäuflichen Arzneimitteln werden Erlaubnisse anerkannt, die als Pharmazieingenieur, Apothekenassistent, Pharmazeutischer Assistent oder Apothekenfacharbeiter vor dem Wirksamwerden des Beitritts nach den Vorschriften der ehemaligen Deutschen Demokratischen Republik erteilt worden sind oder nach Wirksamwerden des Beitritts in den fünf neuen Bundesländern (s.o.) erteilt werden.

3. Anzeigenpflicht (s. 12)

Die Anzeigepflicht nach § 67 des Arzneimittelgesetzes gilt nicht für Betriebe, Einrichtungen und Personen in den fünf neuen Bundesländern (s.o.), die bereits bei Wirksamwerden des Beitritts eine Tätigkeit im Sinne der Vorschrift ausüben.

4. Arzneibuch (s. 8)

Arzneimittel, die den Anforderungen des Deutschen Arzneibuches 9. Ausgabe (DAB 9) nicht genügen oder nicht nach dessen Vorschriften hergestellt und geprüft sind und die sich bei Wirksamwerden des Beitritts in den fünf neuen Bundesländern (s. o.) im Verkehr befinden, dürfen dort von pharmazeutischen Unternehmern noch bis zum 31. Dezember 1992 und danach noch von Groß- und Einzelhändlern in den Verkehr gebracht werden, sofern sie den vor dem Wirksamwerden des Beitritts geltenden arzneimittelrechtlichen Vorschriften der ehemaligen Deutschen Demokratischen Republik entsprechen.

5. Arzneimittel-Warnhinweisverordnung (s. auch S. 198)

Alkoholhaltige Arzneimittel, die zur Anwendung bei Menschen bestimmt sind, z..B. flüssige Zubereitungen zum Einnehmen, Munddesinfektionsmittel oder Rachendesinfektionsmittel, müssen mit einem Warnhinweis auf den Behältnissen und äußeren Umhüllungen gekennzeichnet sein, wenn der Ethanolgehalt in der maximalen Einzelgabe mindestens 0,05 g beträgt. Arzneimittel, die dieser Anforderung nicht entsprechen und die sich bei Wirksamwerden des Beitritts in den fünf neuen Bundesländern (s. o.) im Verkehr befinden, dürfen dort von pharmazeutischen Unternehmern noch bis zum 31. Dezember 1991 und danach von Groß- und Einzelhändlern in den Verkehr gebracht werden, sofern sie den vor Wirksamwerden des Beitritts geltenden arzneimittelrechtlichen Vorschriften der ehemaligen Deutschen Demokratischen Republik entsprechen.

6. Packungsbeilage (s. 2.6)

Fertigarzneimittel (s. 2.4), die Arzneimittel im Sinne des § 2 Abs. 1 oder Abs. 2 Nr. 1 des Arzneimittelgesetzes sind (s. 1) und sich bei Wirksamwerden des Beitritts in den fünf neuen Bundesländern (s. o.) im Verkehr befinden, dürfen ohne die in § 11 des Arzneimittelgesetzes vorgeschriebene Packungsbeilage noch bis zum 31. Dezember 1991 von den pharmazeutischen Unternehmern und danach noch von Groß- und Einzelhändlern in den Verkehr gebracht werden, sofern sie den vor Wirksamwerden des Beitritts geltenden arzneimittelrechtlichen Vorschriften der ehemaligen Deutschen Demokratischen Republik entsprechen. Die zuständige Bundesoberbehörde (Bundesgesundheitsamt in Berlin) kann durch Auflagen Warnhinweise anordnen, soweit es erforderlich ist, um bei der Anwendung des Arzneimittels eine unmittelbare oder mittelbare Gefährdung von Mensch oder Tier zu verhüten.

7. Überwachung (s. 11)

Die Überwachung des Einzelhändlers mit Arzneimitteln außerhalb der Apotheken obliegt in den fünf neuen Bundesländern (s. o.) den zuständigen Gesundheitsbehörden. Dies sind vorläufig in der Regel die Gesundheitsministerien.

8. Herstellungserlaubnis (s. 3)

Eine Erlaubnis, die gem. der Zweiten Durchführungsbestimmung zum Arznei-mittelgesetz der ehemaligen Deutschen Demokratischen Republik oder gem. der Anordnung über den Verkehr mit Gesundheitspflegemitteln erteilt worden ist und zum Zeitpunkt des Wirksamwerdens des Beitritts rechtsgültig bestand, gilt im bisherigen Umfang als Erlaubnis im Sinne des § 13 Abs. 1 Satz 1 des Arznei-mittelgesetzes fort.

War die Herstellung von Arzneimitteln nach dem Arzneimittelgesetz der ehe-maligen Deutschen Demokratischen Republik nicht von einer Erlaubnis abhän-gig, bedarf sie jedoch nach § 13 Abs. 1 des Arzneimittelgesetzes einer Erlaubnis, gilt sie demjenigen als erteilt, der die Tätigkeit der Arzneimittelherstellung beim Wirksamwerden des Beitritts seit mindestens drei Jahren befugt ausgeübt hat, jedoch nur, soweit die Herstellung auf bisher hergestellte oder nach der Zusam-mensetzung gleichartige Arzneimittel beschränkt bleibt. Der zuständigen Behör-de sind die bisher hergestellten Arzneimittel, die Betriebsstätte sowie Name, Beruf und Anschrift des Herstellungsleiters bis zum 3. April 1991 anzuzeigen. Geht die Anzeige nicht fristgerecht ein, erlischt die Erlaubnis. Die Behörde hat den Eingang der Anzeige bis zum 3. Juli 1991 zu bestätigen. Eine Anzeige ist nicht erforderlich für Gesundheitspflegemittel im Sinne der Anordnung über den Verkehr mit Gesundheitspflegemitteln.

Die vorstehenden fiktiven Erlaubnisse sind zum 3. April 1991 zu widerrufen, wenn nicht der zuständigen Behörde ein Vertriebsleiter benannt ist. Entspre-chendes gilt zum 1. Januar 1993, wenn nicht die Einstellung eines Herstellungs- und eines Kontrolleiters nachgewiesen wird, wobei der Kontrolleiter die im Arz-neimittelgesetz geforderte Sachkunde besitzen muß. Wer bei Wirksamwerden des Beitritts in einem der fünf neuen Bundesländer (s. o.) die Tätigkeit des Her-stellungsleiters befugt ausübt, darf diese Tätigkeit im bisherigen Umfang weiter ausüben.

B Gesetz über die Werbung auf dem Gebiet des Heilwesens (Heilmittelwerbegesetz)

Einleitung

Das Gesetz über die Werbung auf dem Gebiet des Heilwesens (Heilmittelwerbegesetz) regelt nicht nur die Werbung für Arzneimittel, sondern auch für andere Mittel, Verfahren, Behandlungen und Gegenstände, soweit sie mit Aussagen beworben werden, die sich auf die Erkennung, Beseitigung oder Linderung von Krankheiten, Leiden, Körperschäden oder krankhafte Beschwerden bei Mensch oder Tier beziehen.

Das Heilmittelwerbegesetz hat in gleicher Weise wie das Arzneimittelgesetz den Zweck, im Interesse einer ordnungsgemäßen Arzneimittelversorgung von Mensch und Tier für die Sicherheit im Arzneimittelverkehr zu sorgen. Es dient der Gefahrenabwehr und spricht daher eine Vielzahl von Verboten aus, stellt aber auch − soweit es sich um die Sicherstellung der Information handelt − Gebote auf. Die Grundphilosophie des Heilmittelwerbegesetzes läßt sich in Bezug auf Arzneimittel wie folgt darstellen:

Werbung im Sinne des Heilmittelgesetzes ist Wirtschaftswerbung. Sie umfaßt Werbemaßnahmen und Informationen, durch die der Absatz sowie der sinnvolle Einsatz wirtschaftlicher Güter gefördert werden soll. Pharmazeutische Unternehmer haben, wie die Inverkehrbringer anderer Waren, ein selbstverständliches Interesse daran, den Verbraucher über ihre Produkte zu informieren und auch für den Verkauf zu werben.

Auf der anderen Seite hat jeder Bürger das Recht, sich im Krankheitsfalle im Rahmen einer Selbstmedikation zu behandeln. Hier besteht das berechtigte Interesse des Verbrauchers, einen Überblick über die Arzneimittel zu erhalten, die auf dem Markt verfügbar sind. Darüber hinaus möchte der Verbraucher auch informiert werden, in welchen Krankheitsfällen die Arzneimittel eingesetzt werden können.

Die beworbene Ware aber, das Arzneimittel, ist nach allgemeiner Verkehrsauffassung eine Ware besonderer Art, bei deren Anwendung Risiken nicht ausgeschlossen werden können. Die bestehenden Risiken haben zur Folge, daß das Recht des Inverkehrbringens, für den Absatz zu werben, nicht uneingeschränkt bestehen bleiben kann. Nicht wenige Arzneimittel enthalten Wirkstoffe, deren erwünschte oder unerwünschte Wirkungen durch den Verbraucher nicht beurteilt oder abgeschätzt werden können. Diese Arzneimittel, die dennoch nicht in jedem Fall der Verschreibungspflicht unterliegen müssen, dürfen im Interesse der Gesundheit der Bevölkerung nicht uneingeschränkt beworben werden. Andernfalls könnte der Verbraucher veranlaßt werden, solche Arzneimittel ohne den Rat eines Arztes in der Selbstmedikation anzuwenden.

Darüber hinaus gibt es eine Reihe von Krankheiten, bei denen eine Behandlung im Rahmen der Selbstmedikation, auch wenn sie mit erfahrungsgemäß harmlosen Arzneimitteln erfolgt, aus ärztlicher Sicht unerwünscht ist. Sie kann sogar für den einzelnen Betroffenen gefährliche Folgen haben.

In diesen Fällen muß der pharmazeutische Unternehmer eine Beschränkung der Werbungs- und Verkaufsförderungsmaßnahmen in Kauf nehmen, da hier das öffentliche Interesse, nämlich die Gesundheit der Bevölkerung, schwerer wiegt. Konsequenter Weise ist eine Werbung bei den Verbrauchern nur mit Einschränkungen zugelassen oder sie ist verboten. So darf zum Beispiel für Arzneimittel, die der Verschreibungspflicht unterliegen, nicht in der Laienpresse geworben werden; für Arzneimittel, deren Anwendung bei bestimmten Krankheiten erfolgen soll, darf ebenfalls keine Laienwerbung betrieben werden. In beiden Fällen ist nur Werbung in Fachkreisen zulässig.

Das Heilmittelwerbegesetz kann in drei große Abschnitte gegliedert werden:
1. Allgemeine Vorschriften, die bei jeder Werbung zu beachten sind,
2. Sondervorschriften, die Fachwerbung betreffend,
3. Sondervorschriften, die die Publikumswerbung regeln.

Die Gebote und Verbote des Heilmittelwerbegesetzes lassen sich in den nachfolgend genannten drei Grundprinzipien zusammenfassen:
1. Für die Publikumswerbung und die Fachwerbung gibt es gleichermaßen keine Präventivkontrolle.
2. Es besteht das Verbot einer irreführenden Werbung; irreführend ist insbesondere die Überbetonung von Wirksamkeiten oder das Nichterwähnen von Nebenwirkungen bzw. Risiken allgemein.
3. Es muß Übereinstimmung eines Mindestinformationsblockes mit den im Arzneimittelgesetz für die Packungsbeilage vorgeschriebenen Angaben bestehen. Dies gilt insbesondere für die Heilanzeigen, Gegenanzeigen, Nebenwirkungen und Warnhinweise.

Der konkrete Auftrag, die Einhaltung der Vorschriften des Heilmittelwerbegesetzes zu kontrollieren, ist durch das Arzneimittelgesetz ergangen. Die Überwachung wird durch die Behörden der Länder durchgeführt, die gemäß Grundgesetz die Bundesgesetze als eigene Angelegenheiten ausführen.

1 Geltungsbereich (§ 1)

Die Vorschriften des Heilmittelgesetzes finden Anwendung auf
1. Arzneimittel (s. A 1)
2. andere Mittel, Verfahren, Behandlungen und Gegenstände, soweit sich die Werbeaussagen auf die Erkennung, Beseitigung oder Linderung von Krank-

heiten, Leiden, Körperschäden oder krankhafte Beschwerden bei Mensch und Tier beziehen.

Unter anderen Mitteln werden kosmetische Mittel (s. A. 1.1.2) verstanden.

Das Heilmittelwerbegesetz gilt in der Regel z.B. nicht für Zahnpasten. Diese sind zwar Kosmetika – sie sind zur Pflege der Mundhöhle bestimmt –, sie sind jedoch zusätzlich nicht zur Erkennung, Beseitigung oder Linderung von Krankheiten (Parodontose, d.h. Zahnfleischschwund; Karies, d.h. Zahnfäule) bestimmt, sondern zu deren Verhütung. Entsprechendes gilt für Mundwässer. Auch Seifen oder Haarwässer sind meist nicht vom Heilmittelwerbegesetz erfaßt.

Sind Zahnpasten jedoch zur Beseitigung von Parodontose oder Karies bestimmt oder Haarwässer gegen Haarausfall, so fallen sie unter das Heilmittelwerbegesetz.

Soweit Kosmetika hinsichtlich der Werbeaussagen nicht unter das Heilmittelwerbegesetz fallen, enthält das Lebensmittel- und Bedarfsgegenständegesetz entsprechende Bestimmungen:
– Ermächtigung zum Schutz der Gesundheit
– Verbot zum Schutz vor Täuschungen
– Kennzeichnung von kosmetischen Mitteln.

Die Werbung für Lebensmittel wird asschließlich im Lebensmittel- und Bedarfsgegenständegesetz geregelt.

Zu den Gegenständen können bei entsprechenden Werbeaussagen (s.o.) gehören:
Elektromedizinische Geräte, Gegenstände zur Kranken- und Säuglingspflege, Gegenstände der Hygiene (z.B. Präservative) sowie Gegenstände zur Körperpflege (Kämme, Schwämme, Zahnbürsten).

2 Fachwerbung (§ 2) – Laienwerbung

Das Heilmittelwerbegesetz unterscheidet zwischen einer Werbung für Fachkreise und einer Werbung außerhalb der Fachkreise, der sog. Publikums- oder Laienwerbung.

Fachkreise sind Angehörige der Heilberufe (Ärzte, Zahnärzte, Tierärzte, Apotheker, Heilpraktiker), der Heilhilfsberufe (u.a. Krankenschwestern, Masseure), Einrichtungen, die der Gesundheit dienen (Krankenhäuser, Sanatorien) und Personen, soweit sie z.B. mit Arzneimitteln oder anderen Mitteln im Sinne des Heilmittelwerbegesetzes (s.o.) erlaubterweise Handel treiben oder sie in Ausübung ihres Berufes anwenden.

Der Einzelhändler, der die Vorausetzungen des Arzneimittelgesetzes zum Einzelhandel mit freiverkäuflichen Arzneimitteln erfüllt (s. A 6.7), gehört insoweit zu den Fachkreisen. Personen, die in Ausübung ihres Berufes Arzneimittel anwenden, sind neben Ärzten u.a. auch Tierhalter, wie z.B. Landwirte oder Tierzüchter.

3 Irreführende Werbung (§ 3)

Das Heilmittelwerbegesetz verbietet eine irreführende Werbung. Die Verbotsnormen für Arzneimittel stimmen weitgehend mit denen des § 8 Arzneimittelgesetz (s. A 2.3) überein. Sie sind entsprechend dem Geltungsbereich des Heilmittelwerbegesetzes auf andere Mittel, Verfahren, Behandlungen und Gegenstände erweitert:

- es darf also nicht für eine therapeutische Wirksamkeit oder Wirkung geworben werden, die nicht vorhanden ist;
- es darf nicht fälschlich der Eindruck erweckt werden, daß ein Erfolg mit Sicherheit erwartet werden kann und bei bestimmungsgemäßem oder längerem Gebrauch keine schädlichen Wirkungen eintreten.

Zu Irreführungen im Sinne des Heilmittelwerbegesetzes gehören auch unwahre oder zur Täuschung geeignete Angaben über Arzneimittel, andere Mittel, Verfahren etc. oder über besondere Befähigungen oder Erfolge des Herstellers oder von Personen, die für diesen tätig (gewesen) sind.

4 Mindestinformationen – Informationsumfang (§ 4)

Speziell für die Arzneimittelwerbung schreibt das Heilmittelwerbegesetz eine Mindestinformation vor. Angegeben werden müssen

- der Name des pharmazeutischen Unternehmens,
- die Bezeichnung des Arzneimittels,
- die Zusammensetzung des Arzneimittels,
- die Anwendungsgebiete,
- die Gegenanzeigen,
- die Nebenwirkungen,
- die Wartezeit bei Arzneimitteln, soweit diese bei Tieren angewandt werden sollen, die der Gewinnung von Lebensmitteln dienen.

Die vorstehenden Angaben müssen mit denen übereinstimmen, die in der Gebrauchsinformation des Arzneimittels gemacht werden (s. A 2.6).

Angaben über die Zusammensetzung des Arzneimittels können in der Publikumswerbung entfallen. Soweit Angaben über Nebenwirkungen oder bei Tierarzneimitteln über die Wartezeit nicht gemacht werden können, können auch diese entfallen.

Soweit über die Mindestinformation hinausgehend weitere Werbeaussagen gemacht werden, müssen diese deutlich abgesetzt, abgegrenzt und erkennbar sein. Diese Vorschrift gilt für die sog. Printwerbung (d.h. also Werbung in Zeitschriften oder Postwurfsendungen). Nach einer Werbung im Fernsehen und Rundfunk ist darauf hinzuweisen, daß zu Risiken und Nebenwirkungen die Packungsbeilage zu lesen und der Arzt oder Apotheker zu befragen ist.

Sonderbestimmungen bestehen für die sog. Erinnerungswerbung. Diese liegt vor, wenn ausschließlich mit der Bezeichnung eines Arzneimittels oder zusätzlich mit dem Namen der Firma oder dem Warenzeichen des pharmazeutischen Unternehmers geworben wird. In diesem Zusammenhang ist die Angabe eines Verkaufspreises und der Packungsgröße unerheblich. Der Einzelhändler kann also ein freiverkäufliches Arzneimittel auch mit Angabe des Verkaufspreises und der Packungsgröße bewerben, ohne daß Angaben über die Anwendungsgebiete, Gegenanzeigen oder Nebenwirkungen gemacht werden müssen (s.o. – Mindestinformation).

5 Unzulässige Werbung (§§ 7, 9 und 11)

In der Publikumswerbung – dieses Verbot gilt also nicht für die Fachwerbung – darf nicht für Arzneimittel, andere Mittel, Verfahren und Behandlungen geworben werden (§ 11)
- mit wissenschaftlichen Gutachten,
- mit dem Hinweis, daß z.B. eine ärztliche Empfehlung vorliegt,
- mit der Wiedergabe von Krankengeschichten,
- mit der bildlichen Darstellung von Angehörigen der Heilberufe in Berufskleidung oder bei Ausübung ihres Berufes,
- mit vergleichenden Darstellungen des Körpers vor und nach einer Behandlung bzw. Anwendung,
- mit Werbeaussagen, die geeignet sind Angstgefühle hervorzurufen, z.B. durch Angaben, die auf besorgniserregende Zustände hinweisen,
- mit Werbemaßnahmen, die sich ausschließlich oder überwiegend an Jugendliche unter 18 Jahren richten,
- mit Dank-, Anerkennungs- oder Empfehlungsschreiben,
- mit Preisausschreiben oder Verlosungen, deren Ergebnis vom Zufall abhängig ist.

Eine unzulässige Werbung ist auch die nicht verlangte Abgabe von Proben oder Gutscheinen hierfür. Dieses Verbot betrifft auch den Einzelhandel mit freiverkäuflichen Arzneimitteln:

Arzneimitteproben dürfen nur auf ausdrücklichen Wunsch des Kunden abgegeben werden.

Arzneimittelproben sind Packungsgrößen, die kleiner als die üblichen Handelspackungen sind. Sie unterscheiden sich insoweit von den unverkäuflichen Mustern im Sinne des Arzneimittelgesetzes, die auf Anforderung an Ärzte abgegeben werden dürfen (s.S. 195, 255).

Sowohl in der Fach- als auch in der Laienwerbung darf nicht für eine Ferndiagnose oder Fernbehandlung geworben werden (§ 9). Ebenfalls unzulässig ist das Angebot von Werbegaben, die nicht von geringem Wert sind (§ 7). Hierdurch soll die Beeinflussung des Käufers verhindert werden. Von diesem Verbot nicht betroffen sind also Werbegeschenke von geringem Wert, wie etwa Kundenzeitschriften, Kalender, kleine Bälle, Luftballons. Zu beachten bleibt, daß Proben von Arzneimitteln als Werbegeschenke nur auf Verlangen des Kunden abgegeben werden dürfen (s.o.).

Für verschreibungspflichtige Arzneimittel (s. A 6.6) darf nur bei Ärzten, Zahnärzten, Tierärzten, Apothekern sowie anderen Personen geworben werden, die hiermit erlaubterweise Handel treiben, z.B. Großhändler (§ 10). Der vorgenannte Personenkreis ist kleiner als der Fachkreis im Sinne des Gesetzes (s. 2. – Fachkreise).

Publikumswerbung sowie Werbung im Einzelhandel außerhalb der Apotheke scheidet grundsätzlich aus.

Entsprechendes gilt auch für Arzneimittel, die dazu bestimmt sind, beim Menschen die Schlaflosigkeit zu beseitigen. Das Verbot betrifft jegliche Publikumswerbung. Nach höchstrichterlicher Rechtsprechung sind Arzneimittel, die dazu bestimmt sind, beim Menschen die Schlaflosigkeit zu beseitigen, Schlafmittel im pharmakologischen Sinn. Stoffe, die nur eine gewisse beruhigende Wirkung auszuüben vermögen, wie Hopfen und Baldrian, sollen durch diese Bestimmung nicht erfaßt werden. Sie sind im allgemeinen richtigerweise als „Einschlafhilfe" oder „zur Beruhigung" bestimmt. Wird jedoch auf die Beseitigung der Schlaflosigkeit hingewiesen, greift das Verbot der Publikumswerbung.

6 Krankheitskatalog (§ 12)

In der Anlage zum Heilmittelwerbegesetz sind Krankheiten und Leiden beim Menschen und beim Tier aufgeführt, für die z.B. eine Arzneimittelwerbung außerhalb der Fachkreise nicht betrieben werden darf. Das Werbeverbot bezieht sich nicht nur auf die Erkennung, Beseitigung oder Linderung der aufgeführten Krankheiten oder Leiden, sondern auch auf deren Verhütung. Soweit die Anlage Krankheiten und Leiden beim Menschen betrifft, ist sie weitgehend übereinstimmend mit den Anlagen zu den Rechtsverordnungen nach §§ 45 und 46 des Arzneimittelgesetzes (s. S. 244, 252).

Das Verbot gilt auch für die Werbung für andere Mittel, Verfahren und Behandlungen oder Gegenstände, es sei denn, es handelt sich um eine Werbung für Verfahren oder Behandlungen in Heilbädern, Kurorten und Kuranstalten.

7 Residenzpflicht (§ 13)

Eine Werbung im Sinne des Heilmittelgesetzes ist nur zulässig, wenn hierfür im Geltungsbereich des Gesetzes eine Person oder ein Unternehmen verantwortlich zeichnet. Diese Bestimmung steht in Übereinstimmung mit § 9 des Arzneimittelgesetzes. Hiernach muß ein pharmazeutischer Unternehmer seinen Sitz ebenfalls im Geltungsbereich dieses Gesetzes haben (s. A 2.4).

Unzulässig ist also die häufig zu beobachtende Werbung in deutschen Zeitschriften, die von Firmen mit Sitz außerhalb der Bundesrepublik Deutschland veranlaßt wird.

8 Überwachung

Die Überwachung der Vorschriften des Heilmittelwerbegesetzes ist in § 64 Arzneimittelgesetz geregelt (s. A 11). Danach haben die zuständigen Behörden sich u.a. auch davon zu überzeugen, daß die Vorschriften über die Werbung auf dem Gebiet des Heilwesens beachtet werden.

Die Behörden können Werbematerialien auch zur Begutachtung entnehmen. Soweit die Werbematerialien nicht den Vorschriften des Heilmittelwerbegesetzes entsprechen, können sie von den zuständigen Behörden sichergestellt werden.

9 Zuwiderhandlungen (§ 15)

Strafbar macht sich, wer dem Verbot der irreführenden Werbung zuwiderhandelt. Ein Verstoß kann mit einer Freiheitsstrafe bis zu einem Jahr oder mit Geldstrafe bestraft werden. Liegt insoweit fahrlässiges Handeln vor, kann dies mit einer Geldbuße bis zu 25 000, – DM geahndet werden.

Alle sonstigen Zuwiderhandlungen gegen die Bestimmungen des Heilmittelwerbegesetzes sind Ordnungswidrigkeiten; dies unabhängig davon, ob Vorsätzlichkeit oder Fahrlässigkeit vorliegt. Es können Geldbußen bis zu 50 000, – DM verhängt werden.

Anhang

Anlage 1

Gesetz zur Neuordnung des Arzneimittelrechts

Vom 24. August 1976 (BGBl. I S. 2445), zuletzt geändert durch das Vierte Gesetz
zur Änderung des Arzneimittelgesetzes vom 11. April 1990
(BGBl I. S. 717)

Der Bundestag hat mit Zustimmung des Bundesrates das folgende Gesetz beschlossen:

Artikel 1
Gesetz über den Verkehr mit Arzneimitteln
(Arzneimittelgesetz)

Erster Abschnitt
Zweck des Gesetzes und Begriffsbestimmungen

§ 1
Zweck des Gesetzes

Es ist der Zweck dieses Gesetzes, im Interesse einer ordnungsgemäßen Arzneimittelversorgung von Mensch und Tier für die Sicherheit im Verkehr mit Arzneimitteln, insbesondere für die Qualität, Wirksamkeit und Unbedenklichkeit der Arzneimittel nach Maßgabe der folgenden Vorschriften zu sorgen.

§ 2
Arzneimittelbegriff

(1) Arzneimittel sind Stoffe und Zubereitungen aus Stoffen, die dazu bestimmt sind, durch Anwendung am oder im menschlichen oder tierischen Körper

1. Krankheiten, Leiden, Körperschäden oder krankhafte Beschwerden zu heilen, zu lindern, zu verhüten oder zu erkennen,
2. die Beschaffenheit, den Zustand oder die Funktionen des Körpers oder seelische Zustände erkennen zu lassen,
3. vom menschlichen oder tierischen Körper erzeugte Wirkstoffe oder Körperflüssigkeiten zu ersetzen,
4. Krankheitserreger, Parasiten oder körperfremde Stoffe abzuwehren, zu beseitigen oder unschädlich zu machen oder
5. die Beschaffenheit, den Zustand oder die Funktionen des Körpers oder seelische Zustände zu beeinflussen.

(2) Als Arzneimittel gelten

1. Gegenstände, die ein Arzneimittel nach Absatz 1 enthalten oder auf die ein Arzneimittel nach Absatz 1 aufgebracht ist und die dazu bestimmt sind, dauernd oder vorübergehend mit dem menschlichen oder tierischen Körper in Berührung gebracht zu werden,

1a. ärztliche, zahn- oder tierärztliche Instrumente, soweit sie zur einmaligen Anwendung bestimmt sind und aus der Kennzeichnung hervorgeht, daß sie einem Verfahren zur Verminderung der Keimzahl unterzogen worden sind,

2. Gegenstände, die ohne Gegenstände nach Nummer 1 oder 1 a zu sein, dazu bestimmt sind, zu den in Absatz 1 Nr. 2 oder 5 bezeichneten Zwecken in den menschlichen oder tierischen Körper dauernd oder vorübergehend eingebracht zu werden, ausgenommen ärztliche, zahn- oder tierärztliche Instrumente,

3. Verbandstoffe und chirurgisches Nahtmaterial, soweit sie nicht Gegenstände der Nummer 1, 1 a oder 2 sind,

4. Stoffe und Zubereitungen aus Stoffen, die, auch im Zusammenwirken mit anderen Stoffen oder Zubereitungen aus Stoffen, dazu bestimmt sind, ohne am oder im menschlichen oder tierischen Körper angewendet zu werden,
   a) die Beschaffenheit, den Zustand oder die Funktionen des Körpers erkennen zu lassen oder der Erkennung von Krankheitserregern zu dienen,
   b) Krankheitserreger oder Parasiten zu bekämpfen, ausgenommen solche, die dazu bestimmt sind, der Bekämpfung von Mikroorganismen einschließlich Viren bei Bedarfsgegenständen im Sinne des § 5 Abs. 1 Nr. 1 des Lebensmittel- und Bedarfsgegenständegesetzes zu dienen.

(3) Arzneimittel sind nicht

1. Lebensmittel im Sinne des § 1 des Lebensmittel- und Bedarfsgegenständegesetzes,

2. Tabakerzeugnisse im Sinne des § 3 des Lebensmittel- und Bedarfsgegenständegesetzes,

3. kosmetische Mittel im Sinne des § 4 des Lebensmittel- und Bedarfsgegenständegesetzes,

4. Stoffe oder Zubereitungen aus Stoffen, die ausschließlich dazu bestimmt sind, äußerlich am Tier zur Reinigung oder Pflege oder zur Beeinflussung des Aussehens oder des Körpergeruchs angewendet zu werden, soweit ihnen keine Stoffe oder Zubereitungen aus Stoffen zugesetzt sind, die vom Verkehr außerhalb der Apotheke ausgeschlossen sind,

5. Gegenstände zur Körperpflege im Sinne des § 5 Abs. 1 Nr. 4 des Lebensmittel- und Bedarfsgegenständegesetzes,

6. Futtermittel, Zusatzstoffe und Vormischungen im Sinne des § 2 Abs. 1 Nr. 1 bis 3 des Futtermittelgesetzes.

(4) Solange ein Mittel nach diesem Gesetz als Arzneimittel zugelassen oder registriert oder durch Rechtsverordnung von der Zulassung oder Registrierung freigestellt ist, gilt er als Arzneimittel. Hat die zuständige Bundesoberbehörde die Zulassung oder Registrierung eines Mittels mit der Begründung abgelehnt, daß es sich um kein Arzneimittel handelt, so gilt es nicht als Arzneimittel.

§ 3
Stoffbegriff

Stoffe im Sinne dieses Gesetzes sind

1. chemische Elemente und chemische Verbindungen sowie deren natürlich vorkommende Gemische und Lösungen,

2. Pflanzen, Pflanzenteile und Pflanzenbestandteile in bearbeitetem oder unbearbeitetem Zustand,

3. Tierkörper, auch lebender Tiere, sowie Körperteile, -bestandteile und Stoffwechselprodukte von Mensch oder Tier in bearbeitetem oder unbearbeitetem Zustand,

4. Mikroorganismen einschließlich Viren sowie deren Bestandteile oder Stoffwechselprodukte.

§ 4
Sonstige Begriffsbestimmungen

(1) Fertigarzneimittel sind Arzneimittel, die im voraus hergestellt und in einer zur Abgabe an den Verbraucher bestimmten Packung in den Verkehr gebracht werden.

•

•

•

(9) Verbandstoffe sind Gegenstände, die dazu bestimmt sind, oberflächengeschädigte Körperteile zu bedecken oder deren Körperflüssigkeiten aufzusaugen.

(10) Fütterungsarzneimittel sind Arzneimittel in verfütterungsfertiger Form, die aus Arzneimittel-Vormischungen und Mischfuttermitteln hergestellt werden und die dazu bestimmt sind, zur Anwendung bei Tieren in den Verkehr gebracht zu werden.

(11) Arzneimittel-Vormischungen sind Arzneimittel, die dazu bestimmt sind, zur Herstellung von Fütterungsarzneimitteln verwendet zu werden.

(12) Wartezeit ist die Zeit, innerhalb der bei bestimmungsgemäßer Anwendung von Arzneimitteln bei Tieren mit Rückständen nach Art und Menge gesundheitlich nicht unbedenklicher Stoffe in den Lebensmitteln gerechnet werden muß, die von den behandelten Tieren gewonnen werden, einschließlich einer angemessenen Sicherheitsspanne.

•

•

(14) Herstellen ist das Gewinnen, das Anfertigen, das Zubereiten, das Be- oder Verarbeiten, das Umfüllen einschließlich Abfüllen, das Abpacken und das Kennzeichnen.

(15) Qualität ist die Beschaffenheit eines Arzneimittels, die nach Identität, Gehalt, Reinheit, sonstigen chemischen, physikalischen, biologischen Eigenschaften oder durch das Herstellungsverfahren bestimmt wird.

(16) Eine Charge ist die jeweils in einem einheitlichen Herstellungsgang erzeugte Menge eines Arzneimittels.

(17) Inverkehrbringen ist das Vorrätighalten zum Verkauf oder zu sonstiger Abgabe, das Feilhalten, das Feilbieten und die Abgabe in andere.

(18) Pharmazeutischer Unternehmer ist, wer Arzneimittel unter seinem Namen in den Verkehr bringt.

(19) Wirkstoffe sind Stoffe, die dazu bestimmt sind, bei der Herstellung von Arzneimitteln als arzneilich wirksame Bestandteile verwendet zu werden.

Zweiter Abschnitt
Anforderungen an die Arzneimittel

§ 5
Verbot bedenklicher Arzneimittel

(1) Es ist verboten, bedenkliche Arzneimittel in den Verkehr zu bringen.

(2) Bedenklich sind Arzneimittel, bei denen nach dem jeweiligen Stand der wissenschaftlichen Erkenntnisse der begründete Verdacht besteht, daß sie bei bestimmungsgemäßem Gebrauch schädliche Wirkungen haben, die über ein nach den Erkenntnissen der medizinischen Wissenschaft vertretbares Maß hinausgehen.

§ 6
Ermächtigung zum Schutz der Gesundheit

•

•

•

§ 7
Radioaktive und mit ionisierenden Strahlen behandelte Arzneimittel

(1) Es ist verboten, radioaktive Arzneimittel oder Arzneimittel, bei deren Herstellung ionisierende Strahlen verwendet worden sind, in den Verkehr zu bringen, es sei denn, daß dies durch Rechtsverordnung nach Absatz 2 zugelassen ist.

•
•
•

§ 8
Verbote zum Schutz vor Täuschung

(1) Es ist verboten, Arzneimittel herzustellen oder in den Verkehr zu bringen, die
1. durch Abweichung von den anerkannten pharmazeutischen Regeln in ihrer Qualität nicht unerheblich gemindert sind oder
2. mit irreführender Bezeichnung, Angabe oder Aufmachung versehen sind.
   Eine Irreführung liegt insbesondere dann vor, wenn
   a) Arzneimitteln eine therapeutische Wirksamkeit oder Wirkungen beigelegt werden, die sie nicht haben,
   b) fälschlich der Eindruck erweckt wird, daß ein Erfolg mit Sicherheit erwartet werden kann oder daß nach bestimmungsgemäßem oder längerem Gebrauch keine schädlichen Wirkungen eintreten,
   c) zur Täuschung über die Qualität geeignete Bezeichnungen, Angaben oder Aufmachungen verwendet werden, die für die Bewertung des Arzneimittels mitbestimmend sind.

(2) Es ist verboten, Arzneimittel in den Verkehr zu bringen, deren Verfalldatum abgelaufen ist.

§ 9
Der Verantwortliche für das Inverkehrbringen

(1) Arzneimittel, die im Geltungsbereich dieses Gesetzes in den Verkehr gebracht werden, müssen den Namen oder die Firma und die Anschrift des pharmazeutischen Unternehmens tragen.

(2) Arzneimittel dürfen im Geltungsbereich dieses Gesetzes nur durch einen pharmazeutischen Unternehmer in den Verkehr gebracht werden, der seinen Sitz im Geltungsbereich dieses Gesetzes oder in einem anderen Mitgliedstaat der Europäischen Gemeinschaften hat.

§ 10
Kennzeichnung der Fertigarzneimittel

(1) Fertigarzneimittel, die Arzneimittel im Sinne des § 2 Abs. 1 oder Abs. 2 Nr. 1 sind, dürfen im Geltungsbereich dieses Gesetzes nur in den Verkehr gebracht werden, wenn auf den Behältnissen und, soweit verwendet, auf den äußeren Umhüllungen in gut lesbarer Schrift, in deutscher Sprache und auf dauerhafte Weise angegeben sind
1. der Name oder die Firma und die Anschrift des pharmazeutischen Unternehmers,
2. die Bezeichnung des Arzneimittels,
3. die Zulassungsnummer mit der Abkürzung „Zul.-Nr.",
4. die Chargenbezeichnung, soweit das Arzneimittel in Chargen in den Verkehr gebracht wird, mit der Abkürzung „Ch.-B.", soweit es nicht in Chargen in den Verkehr gebracht werden kann, das Herstellungsdatum,
5. die Darreichungsform,
6. der Inhalt nach Gewicht, Rauminhalt oder Stückzahl,
7. die Art der Anwendung,

8. die wirksamen Bestandteile nach Art und Menge,

8a. bei gentechnologisch gewonnenen Arzneimitteln der Wirkstoff und die Bezeichnung des bei der Herstellung verwendeten gentechnisch veränderten Mikroorganismus oder die Zellinie,

9. das Verfalldatum mit dem Hinweis „verwendbar bis",

10. bei Arzneimitteln, die nur auf ärztliche, zahnärztliche oder tierärztliche Verschreibung abgegeben werden dürfen, der Hinweis „Verschreibungspflichtig", bei sonstigen Arzneimitteln, die nur in Apotheken an Verbraucher abgegeben werden dürfen, der Hinweis „Apothekenpflichtig",

11. bei Mustern der Hinweis „Unverkäufliches Muster".

(1a) Bei Arzneimitteln, die nur einen arzneilich wirksamen Bestandteil enthalten, muß der Angabe nach Absatz 1 Nr. 2 die Bezeichnung dieses Bestandteils mit dem Hinweis „Wirkstoff:" folgen; dies gilt nicht, wenn in der Angabe nach Absatz 1 Nr. 2 die Bezeichnung des arzneilich wirksamen Bestandteils nach Absatz 1 Nr. 8 enthalten ist.

(2) Es sind ferner Warnhinweise und für die Fachkreise bestimmte Lagerhinweise anzugeben, soweit dies durch Auflagen der zuständigen Bundesoberbehörde nach § 28 Abs. 2 Nr. 1 angeordnet oder durch Rechtsverordnung nach § 12 Abs. 1 Nr. 3 oder nach § 36 Abs. 1 vorgeschrieben ist.

(3) Bei Sera ist auch die Art des Lebewesens, aus dem sie gewonnen sind, bei Virusimpfstoffen das Wirtssystem, das zu Virusvermehrung gedient hat, anzugeben.

(4) Bei Arzneimitteln, die in das Register für homöopathische Arzneimittel eingetragen sind, muß bei der Bezeichnung nach Absatz 1 Nr. 2 der Hinweis „Homöopathisches Arzneimittel" angegeben sein. An die Stelle der Angaben nach Absatz 1 Nr. 3 tritt die Registernummer mit der Abkürzung „Reg.-Nr.". Bei diesen Arzneimitteln dürfen Angaben über Anwendungsgebiete nicht gemacht werden.

(5) Bei Arzneimitteln, die zur Anwendung bei Tieren bestimmt sind, ist ferner anzugeben:

1. der Hinweis „Für Tiere" oder die Tierart, bei der das Arzneimittel angewendet werden soll,

2. die Wartezeit, soweit es sich um Arzneimittel handelt, die zur Anwendung bei Tieren bestimmt sind, die der Gewinnung von Lebensmitteln dienen; ist die Einhaltung einer Wartezeit nicht erforderlich, so ist dies anzugeben,

3. der Hinweis „Nicht bei Tieren anwenden, die der Gewinnung von Lebensmitteln dienen", soweit die Arzneimittel ausschließlich zur Anwendung bei Tieren bestimmt sind, die nicht der Gewinnung von Lebensmitteln dienen,

•

•

•

4. bei Arzneimittel-Vormischungen der Hinweis „Arzneimittel-Vormischung".

(6) Für die Bezeichnung der Bestandteile gilt folgendes:

1. Zur Bezeichnung der Art sind die internationalen Kurzbezeichnungen der Weltgesundheitsorganisation oder, soweit solche nicht vorhanden sind, gebräuchliche wissenschaftliche Bezeichnungen zu verwenden. Der Bundesminister wird ermächtigt, durch Rechtsverordnung ohne Zustimmung des Bundesrates die einzelnen Bezeichnungen zu bestimmen.

2. Zur Bezeichnung der Menge sind Maßeinheiten zu verwenden; sind biologische Einheiten oder andere Angaben zur Wertigkeit wissenschaftlich gebräuchlich, so sind diese zu verwenden.

(7) Als Verfalldatum ist der 30. Juni oder der 31. Dezember eines Jahres anzugeben, es sei denn, daß die Dauer der Haltbarkeit, gerechnet vom Zeitpunkt des Inverkehrbringens durch den pharmazeutischen Unternehmer, weniger als ein Jahr beträgt. Die Anga-

be eines Verfalldatums kann bei Arzneimitteln, die zur Anwendung bei Tieren bestimmt sind, entfallen, wenn die Dauer der Haltbarkeit mehr als drei Jahre beträgt. Der Bundesminister wird ermächtigt, im Einvernehmen mit dem Bundesminister für Ernährung, Landwirtschaft und Forsten durch Rechtsverordnung, die nicht der Zustimmung des Bundesrates bedarf, Satz 2 aufzuheben, wenn dies zur Durchführung einer Änderung der Richtlinie 81/851/EWG des Rates notwendig ist.

(8) Die Darreichungsform (Absatz 1 Nr. 5) und der Inhalt nach Gewicht, Rauminhalt oder Stückzahl (Absatz 1 Nr. 6) brauchen nur auf den äußeren Umhüllungen angegeben zu werden. Bei Behältnissen von nicht mehr als drei Milliliter Rauminhalt und bei Ampullen, die nur eine einzige Gebrauchseinheit enthalten, brauchen die Angaben nach den Absätzen 1 bis 5 nur auf den äußeren Umhüllungen gemacht zu werden; jedoch müssen sich auf den Behältnissen und Ampullen mindestens die Angaben nach Absatz 1 Nr. 2, 4, 7, 9 und abweichend von Satz 1 auch Nummer 6 sowie nach Absatz 3 und Absatz 5 Nr. 1 befinden; es können geeignete Abkürzungen verwendet werden.

(9) Bei den Angaben nach den Absätzen 1 bis 5 dürfen im Verkehr mit Arzneimitteln übliche Abkürzungen verwendet werden. Die Firma nach Absatz 1 Nr. 1 darf abgekürzt werden, sofern das Unternehmen aus der Abkürzung allgemein erkennbar ist.

(10) Für Arzneimittel, die zur klinischen Prüfung oder zur Rückstandsprüfung bestimmt sind, finden Absatz 1 Nr. 1, 2 und 4 bis 7 sowie die Absätze 8 und 9, soweit sie sich hierauf beziehen, Anwendung. Arzneimittel, die zur klinischen Prüfung bestimmt sind, sind mit dem Hinweis „Zur klinischen Prüfung bestimmt", und Arzneimittel, die zur Rückstandsprüfung bestimmt sind, mit dem Hinweis „Zur Rückstandsprüfung bestimmt" zu versehen. Soweit zugelassene Arzneimittel nach Satz 2 den Hinweis „Zur klinischen Prüfung bestimmt" tragen müssen, sind sie unter Verzicht auf die zugelassene mit einer von der Zulassung abweichenden Bezeichnung zu versehen.

§ 11
Packungsbeilage

(1) Fertigarzneimittel, die Arzneimittel im Sinne des § 2 Abs. 1 oder Abs. 2 Nr. 1 sind und nicht zur klinischen Prüfung oder zur Rückstandsprüfung bestimmt sind, dürfen im Geltungsbereich dieses Gesetzes nur mit einer Packungsbeilage in den Verkehr gebracht werden, die die Überschrift „Gebrauchsinformation" trägt sowie folgende Angaben allgemeinverständlich in deutscher Sprache und in gut lesbarer Schrift enthalten muß:

1. den Namen oder die Firma und die Anschrift des pharmazeutischen Unternehmers,
2. die Bezeichnung des Arzneimittels; § 10 Abs. 1 a und Abs. 10 Satz 3 findet entsprechende Anwendung,
3. die Bestandteile nach der Art und die arzneilich wirksamen Bestandteile nach Art und Menge; § 10 Abs. 6 findet Anwendung,
4. die Anwendungsgebiete,
5. die Gegenanzeigen,
6. die Nebenwirkungen,
7. die Wechselwirkungen mit anderen Mitteln,
8. die Dosierungsanleitung mit Einzel- und Tagesangaben und den Hinweis „soweit nicht anders verordnet",
9. die Art der Anwendung und bei Arzneimitteln, die nur begrenzte Zeit angewendet werden sollen, die Dauer der Anwendung,
10. den Hinweis, daß das Arzneimittel nach Ablauf des Verfalldatums nicht mehr angewendet werden soll und, soweit erforderlich, die Angabe der Haltbarkeit nach Öffnung des Behältnisses oder nach Herstellung der gebrauchsfertigen Zubereitung durch den Anwender,

11. den Hinweis, daß Arzneimittel unzugänglich für Kinder aufbewahrt werden sollen, es sei denn, es handelt sich um Heilwässer.

(2) Es sind ferner in der Packungsbeilage Warnhinweise und für die Verbraucher bestimmte Aufbewahrungshinweise anzugeben, soweit dies durch Auflagen der zuständigen Bundesoberbehörde nach § 28 Abs. 2 Nr. 2 angeordnet oder durch Rechtsverordnung nach § 12 Abs. 1 Nr. 3 oder nach § 36 Abs. 1 vorgeschrieben ist.

(3) Bei Arzneimitteln, die in das Register für homöopathische Arzneimittel eingetragen sind, muß bei der Bezeichnung nach Absatz 1 Nr. 2 der Hinweis „Homöopathisches Arzneimittel" angegeben sein. Die Angaben nach Absatz 1 Nr. 4 dürfen nicht gemacht werden.

(4) Bei Arzneimitteln, die zur Anwendung bei Tieren bestimmt sind, müssen ferner folgende Angaben gemacht werden:
1. die Angaben nach § 10 Abs. 5,
2. bei Arzneimittel-Vormischungen Hinweise für die sachgerechte Herstellung der Fütterungsarzneimittel, die hierfür geeigneten Mischfuttermitteltypen und Herstellungsverfahren sowie Angaben über die Dauer der Haltbarkeit der Fütterungsarzneimittel.

(5) Können die nach Absatz 1 Nr. 5 bis 7 vorgeschriebenen Angaben nicht gemacht werden, so können sie entfallen. Werden auf der Packungsbeilage weitere Angaben gemacht, so müssen sie von den Angaben nach den Absätzen 1 bis 4 deutlich abgesetzt und abgegrenzt sein.

(6) Wird ein Arzneimittel ohne äußere Umhüllung in den Verkehr gebracht, so kann die Packungsbeilage entfallen, wenn die nach den Absätzen 1 bis 4 vorgeschriebenen Angaben auf dem Behältnis stehen. Absatz 5 findet entsprechende Anwendung.

§ 11 a
Fachinformation

(1) Der pharmazeutische Unternehmer ist verpflichtet, Ärzten, Zahnärzten, Tierärzten, Apothekern und, soweit es sich nicht um verschreibungspflichtige Arzneimittel handelt, anderen Personen, die die Heilkunde oder Zahnheilkunde berufsmäßig ausüben, für Fertigarzneimittel, die der Zulassungspflicht unterliegen oder von der Zulassung freigestellt sind, Arzneimittel im Sinne des § 2 Abs. 1 oder Abs. 2 Nr. 1 und zur Anwendung bei Menschen bestimmt sowie für den Verkehr außerhalb der Apotheken nicht freigegeben sind, auf Anforderung eine Gebrauchsinformation für Fachkreise (Fachinformation) zur Verfügung zu stellen.
•
•
•

§ 12
Ermächtigung für die Kennzeichnung und die Packungsbeilage

(1) Der Bundesminister wird ermächtigt, im Einvernehmen mit dem Bundesminister für Wirtschaft und dem Bundesminister für Arbeit- und Sozialordnung durch Rechtsverordnung mit Zustimmung des Bundesrates

1. die Vorschriften der §§ 10 und 11 a auf andere Arzneimittel ... auszudehnen,
2. vorzuschreiben, daß die in den §§ 10 und 11 genannten Angaben dem Verbraucher auf andere Weise übermittelt werden,
3. für bestimmte Arzneimittel oder Arzneimittelgruppen vorzuschreiben, daß Warnhinweise, Warnzeichen oder Erkennungszeichen auf
   a) den Behältnissen, den äußeren Umhüllungen, der Packungsbeilage oder
   b) der Fachinformation anzubringen sind,

soweit es geboten ist, um einen ordnungsgemäßen Umgang mit Arzneimitteln und deren sachgerechte Anwendung im Geltungsbereich diesyes Gesetzes sicherzustellen und um eine unmittelbare oder mittelbare Gefährdung der Gesundheit von Mensch oder Tier zu verhüten, die infolge mangelnder Unterrichtung eintreten könnte.

Dritter Abschnitt
Herstellung von Arzneimitteln

§ 13
Herstellungserlaubnis

(1) Wer Arzneimittel im Sinne des § 2 Abs. 1 oder Abs. 2 Nr. 1, Testsera, Testantigene oder chirurgisches Nahtmaterial gewerbs- oder berufsmäßig zum Zwecke der Abgabe an andere herstellen will, bedarf einer Erlaubnis der zuständigen Behörde. Das gleiche gilt für juristische Personen, nicht rechtsfähige Vereine und Gesellschaften des bürgerlichen Rechts, die Arzneimittel zum Zwecke der Abgabe an ihre Mitglieder herstellen. Eine Abgabe an andere im Sinne des Satzes 1 liegt vor, wenn die Person, die das Arzneimittel herstellt, eine andere ist als die, die es anwendet.

(2) Einer Erlaubnis nach Absatz 1 bedarf nicht

1. der Inhaber einer Apotheke für die Herstellung von Arzneimitteln im Rahmen des üblichen Apothekenbetriebs,
2. der Träger eines Krankenhauses, soweit er nach dem Gesetz über das Apothekerwesen Arzneimittel abgeben darf,
3. der Tierarzt für die Herstellung von Arzneimitteln, die er für die von ihm behandelten Tiere abgibt; läßt er im Einzelfall für die von ihm behandelten Tiere unter seiner Aufsicht aus Arzneimittel-Vormischungen und Mischfuttermitteln Fütterungsarzneimittel durch einen anderen herstellen, so bedarf auch diese insoweit keiner Erlaubnis,
4. der Großhändler für das Umfüllen, Abpacken oder Kennzeichnen von Arzneimitteln in unveränderter Form, soweit es sich nicht um zur Abgabe an den Verbraucher bestimmte Packungen handelt,
5. der Einzelhändler, der die Sachkenntnis nach § 50 besitzt, für das Umfüllen, Abpakken oder Kennzeichnen von Arzneimitteln zur Abgabe in unveränderter Form unmittelbar an den Verbraucher.

•
•
•

(4) Die Entscheidung über die Erteilung der Erlaubnis trifft die zuständige Behörde des Landes, in dem die Betriebsstätte liegt oder liegen soll.

§ 14
Entscheidung über die Herstellungserlaubnis

•
•
•

§ 15
Sachkenntnis

- •
- •
- •

§ 16
Begrenzung der Herstellungserlaubnis

Die Erlaubnis wird dem Hersteller für eine bestimmte Betriebsstätte und für bestimmte Arzneimittel und Arzneimittelformen erteilt, in den Fällen des § 14 Abs. 4 auch für eine bestimmte Betriebsstätte des beauftragten Betriebes.

- •
- •
- •

§ 17
Fristen für die Erteilung

- •
- •
- •

§ 18
Rücknahme, Widerruf, Ruhen

- •
- •
- •

§ 19
Verantwortungsbereiche

(1) Der Herstellungsleiter ist dafür verantwortlich, daß die Arzneimittel entsprechend den Vorschriften über den Verkehr mit Arzneimitteln hergestellt, gelagert und gekennzeichnet werden sowie mit der vorgeschriebenen Packungsbeilage versehen sind.

(2) Der Kontrolleiter ist dafür verantwortlich, daß die Arzneimittel entsprechend den Vorschriften über den Verkehr mit Arzneimitteln auf die erforderliche Qualität geprüft sind.

(3) Der Vertriebsleiter ist, soweit nicht nach den Absätzen 1 und 2 die Verantwortung beim Herstellungsleiter oder beim Kontrolleiter liegt, dafür verantwortlich, daß die Arzneimittel entsprechend den Vorschriften über den Verkehr mit Arzneimitteln in den Verkehr gebracht und die Vorschriften über die Werbung auf dem Gebiete des Heilwesens beachtet werden.

(4) In den Fällen des § 14 Abs. 4 bleibt die Verantwortung des Kontrolleiters bestehen.

§ 20
Anzeigepflichten

Der Inhaber der Erlaubnis hat jeden Wechsel in der Person des Herstellungs-, Kontroll-oder Vertriebsleiters unter Vorlage der Nachweise über die Anforderungen nach § 14 Abs. 1 Nr. 1 bis 5 sowie jede wesentliche Änderung der Räume oder Einrichtungen der in der Erlaubnis bestimmten Betriebsstätte der zuständigen Behörde vorher anzuzeigen. Bei einem unvorhergesehenen Wechsel in der Person des Herstellungs-, Kontroll-oder Vertriebsleiters hat die Anzeige unverzüglich zu erfolgen.

Vierter Abschnitt
Zulassung der Arzneimittel

§ 21
Zulassungspflicht

(1) Fertigarzneimittel, die Arzneimittel im Sinne des § 2 Abs. 1 oder Abs. 2 Nr. 1 sind, dürfen im Geltungsbereich dieses Gesetzes nur in den Verkehr gebracht werden, wenn sie durch die zuständige Bundesoberbehörde zugelassen sind. Das gilt auch für Arzneimittel, die keine Fertigarzneimittel und zur Anwendung bei Tieren bestimmt sind, sofern sie nicht an pharmazeutische Unternehmer abgegeben werden sollen, die eine Erlaubnis zur Herstellung von Arzneimitteln besitzen.

-
-
-

§ 22
Zulassungsunterlagen

-
-
-

§ 23
Besondere Unterlagen bei Arzneimitteln für Tiere

-
-
-

§ 24
Sachverständigengutachten

-
-
-

§ 24 a
Verwendung von Unterlagen eines Vorantragstellers

-
-
-

§ 24 b
Nachforderungen

-
-
-

§ 24 c
Allgemeine Verwertungsbefugnis

-
-
-

§ 25
Entscheidung über die Zulassung

●
●
●

§ 25 a
Vorprüfung

●
●
●

§ 26
Arzneimittelprüfrichtlinien

●
●
●

§ 27
Fristen für die Erteilung

●
●
●

§ 28
Auflagenbefugnis

(1) Die zuständige Bundesoberbehörde kann die Zulassung mit Auflagen verbinden. Auflagen können auch nachträglich angeordnet werden.

(2) Auflagen nach Absatz 1 können angeordnet werden, um sicherzustellen, daß

1. die Kennzeichnung der Behältnisse und äußeren Umhüllungen den Vorschriften des § 10 entspricht; dabei kann angeordnet werden, daß angegeben werden müssen
   a) Warnhinweise, soweit sie erforderlich sind, um bei der Anwendung des Arzneimittels eine unmittelbare oder mittelbare Gefährdung der Gesundheit von Mensch oder Tier zu verhüten,
   b) Lagerhinweise für die Fachkreise, soweit sie geboten sind, um die erforderliche Qualität des Arzneimittels zu erhalten,
2. die Packungsbeilage den Vorschriften des § 11 entspricht; dabei kann angeordnet werden, daß angegeben werden müssen
   a) die in der Nummer 1 Buchstabe a genannten Warnhinweise,
   b) die Aufbewahrungshinweise für den Verbraucher, soweit sie geboten sind, um die erforderliche Qualität des Arzneimittels zu erhalten,

●
●
●

3. die Angaben nach den §§ 10 und 11 und 11 a den für die Zulassung eingereichten Unterlagen entsprechen und dabei einheitliche und allgemein verständliche Begriffe verwendet werden;

●
●
●

dabei kann angeordnet werden, daß bei verschreibungspflichtigen Arzneimitteln bestimmte Anwendungsgebiete entfallen, wenn zu befürchten ist, daß durch deren Angabe der therapeutische Zweck gefährdet wird,

4. das Arzneimittel in Packungsgrößen in den Verkehr gebracht wird, die den Anwendungsgebieten und der vorgesehenen Dauer der Anwendung angemessen sind,

5. das Arzneimittel in einem Behältnis mit bestimmter Form, bestimmtem Verschluß oder sonstiger Sicherheitsvorkehrung in den Verkehr gebracht wird, soweit es geboten ist, um die Einhaltung der Dosierungsanleitung zu gewährleisten oder um die Gefahr des Mißbrauchs durch Kinder zu verhüten.

•
•
•

(3) Die zuständige Bundesoberbehörde kann durch Auflagen ferner anordnen, daß weitere analytische, pharmakologisch-toxikologische oder klinische Prüfungen durchgeführt werden und über die Ergebnisse berichtet wird, wenn hinreichende Anhaltspunkte dafür vorliegen, daß das Arzneimittel einen großen therapeutischen Wert haben kann und deshalb ein öffentliches Interesse an seinem unverzüglichen Inverkehrbringen besteht, jedoch für die umfassende Beurteilung des Arzneimittels weitere wichtige Angaben erforderlich sind.

•
•
•

(3a) Die zuständige Bundesbehörde kann, wenn dies im Interesse der Arzneimittelsicherheit erforderlich ist, durch Auflagen ferner anordnen, daß nach der Zulassung Erkenntnisse bei der Anwendung des Arzneimittels systematisch gesammelt, dokumentiert und ausgewertet werden und ihr über die Ergebnisse dieser Untersuchung innerhalb einer bestimmten Frist berichtet wird.

•
•
•

§ 29
Anzeigepflicht, Neuzulassung

(1) Der Antragsteller hat der zuständigen Bundesoberbehörde unter Beifügung entsprechender Unterlagen unverzüglich Anzeige zu erstatten, wenn sich Änderungen in den Angaben und Unterlagen nach den §§ 22 bis 24 ergeben. Er hat ferner der zuständigen Bundesoberbehörde unverzüglich jeden ihm bekanntgewordenen Verdachtsfall einer Nebenwirkung oder einer Wechselwirkung mit anderen Mitteln anzuzeigen, die die Gesundheit schädigen kann, sowie häufigen oder im Einzelfall in erheblichem Umfang beobachteten Mißbrauch, wenn durch ihn die Gesundheit von Mensch und Tier unmittelbar oder mittelbar gefährdet werden kann, es sei denn, die Anzeige ist nach Satz 4 oder 5 entbehrlich. Der zuständigen Bundesoberbehörde sind alle zur Beurteilung des Verdachtsfalles oder des beobachteten Mißbrauchs vorliegenden Unterlagen sowie eine wissenschaftliche Bewertung vorzulegen. Nach Erteilung der Zulassung ist die Anzeige solcher Verdachtsfälle entbehrlich, die außerhalb des Geltungsbereiches dieses Gesetzes beobachtet wurden, sofern das Arzneimittel bereits mit den entsprechenden Angaben versehen ist. Bei Arzneimitteln, die nicht der Verschreibungspflicht nach § 49 unterliegen, sind nach Erteilung der Zulassung nur die Verdachtsfälle schwerwiegender, im Krankheitsverlauf unerwarteter und in den Angaben zu dem Arzneimittel nicht enthaltener Nebenwirkungen oder in den Angaben zu dem Arzneimittel nicht enthaltener Wechselwirkungen mit anderen Mitteln anzuzeigen.

(2) Bei einer Änderung der Bezeichnung des Arzneimittels ist der Zulassungsbescheid entsprechend zu ändern. Das Arzneimittel darf unter der alten Bezeichnung vom pharmazeutischen Unternehmer noch ein Jahr, von den Groß- und Einzelhändlern noch zwei

Jahre, beginnend mit dem auf die Bekanntmachung der Änderung im Bundesanzeiger folgenden 1. Januar oder 1. Juli, in den Verkehr gebracht werden.

(2a) Eine Änderung

1. der Angaben nach den §§ 10, 11 und 11 a über die Dosierung, die Art oder die Dauer der Anwendung, eine Einschränkung der Gegenanzeigen, Nebenwirkungen oder Wechselwirkungen mit anderen Mitteln, soweit sie Arzneimittel betrifft, die vom Verkehr außerhalb der Apotheken ausgeschlossen sind,
2. der wirksamen Bestandteile, ausgenommen der arzneilich wirksamen Bestandteile,
3. in eine mit der zugelassenen vergleichbaren Darreichungsform,
4. gentechnologische Herstellungsverfahren und
5. der Packungsgröße

darf erst vollzogen werden, wenn die zuständige Bundesoberbehörde zugestimmt hat. Die Zustimmung gilt als erteilt, wenn der Änderung nicht innerhalb einer Frist von drei Monaten widersprochen worden ist.

(3) Eine neue Zulassung ist in folgenden Fällen zu beantragen:

1. bei einer Änderung der Zusammensetzung der arzneilich wirksamen Bestandteile nach Art oder Menge,
2. bei einer Änderung der Darreichungsform, soweit es sich nicht um eine Änderung nach Absatz 2 a Nr. 3 handelt,
3. bei einer Erweiterung der Anwendungsgebiete,
3a. bei der Einführung gentechnologischer Herstellungsverfahren,
4. bei einer Änderung des Herstellungsverfahrens, soweit es sich um Sera, Impfstoffe und Testallergene handelt, und
5. bei einer Verkürzung der Wartezeit.

§ 30
Rücknahme, Widerruf, Ruhen

-
-
-

§ 31
Erlöschen

(1) Die Zulassung erlischt

1. wenn von ihr zwei Jahre lang kein Gebrauch gemacht worden ist; die Frist ist zu verlängern, wenn ein berechtigtes Interesse glaubhaft gemacht wird,
2. durch schriftlichen Verzicht,
3. nach Ablauf von fünf Jahren seit ihrer Erteilung, es sei denn, daß drei bis sechs Monate von Ablauf der Frist ein Antrag auf Verlängerung gestellt wird,
4. wenn die Verlängerung der Zulassung versagt wird.

-
-
-

(4) Erlischt die Zulassung nach Absatz 1 Nr. 2 oder 3, so darf das Arzneimittel noch zwei Jahre, beginnend mit dem auf die Bekanntmachung des Erlöschens nach § 34 folgenden 1. Januar oder 1. Juli, in den Verkehr gebracht werden.

§ 32
Staatliche Chargenprüfung

-
-
-

304 Teil III · Rechtliche Grundlage

§ 33
Kosten

-
-
-

§ 34
Bekanntmachung

-
-

§ 35
Ermächtigungen zur Zulassung und Freistellung

-
-
-

§ 36
Ermächtigung für Standardzulassungen

(1) Der Bundesminister wird ermächtigt, nach Anhörung von Sachverständigen durch Rechtsverordnung mit Zustimmung des Bundesrates bestimmte Arzneimittel oder Arzneimittelgruppen oder Arzneimittel in bestimmten Abgabeformen von der Pflicht zur Zulassung freizustellen, soweit eine unmittelbare oder mittelbare Gefährdung der Gesundheit von Mensch oder Tier nicht zu befürchten ist, weil die Anforderungen an die erforderliche Qualität, Wirksamkeit und Unbedenklichkeit erwiesen sind. Die Freistellung kann zum Schutz der Gesundheit von Mensch oder Tier von einer bestimmten Herstellung, Zusammensetzung, Kennzeichnung, Packungsbeilage, Fachinformation oder Darreichungsform abhängig gemacht sowie auf bestimmte Anwendungsarten, Anwendungsgebiete oder Anwendungsbereiche beschränkt werden. Die Angabe weiterer Gegenanzeigen, Nebenwirkungen und Wechselwirkungen durch den pharmazeutischen Unternehmer ist zulässig.

(2) Bei der Auswahl der Arzneimittel, die von der Pflicht zur Zulassung freigestellt werden, muß den berechtigten Interessen der Arzneimittelverbraucher, der Heilberufe und der pharmazeutischen Industrie Rechnung getragen werden. In der Wahl der Bezeichnung des Arzneimittels ist der pharmazeutische Unternehmer frei.

(3) Die Rechtsverordnung nach Absatz 1 ergeht im Einvernehmen mit dem Bundesminister für Wirtschaft, dem Bundesminister für Arbeit und Sozialordnung und, soweit es sich um radioaktive Arzneimittel und um Arzneimittel handelt, bei deren Herstellung ionisierende Strahlen verwendet werden, im Einvernehmen mit dem Bundesminister für Umwelt, Naturschutz und Reaktorsicherheit und, soweit es sich um Arzneimittel handelt, die zur Anwendung bei Tieren bestimmt sind, im Einvernehmen mit dem Bundesminister für Ernährung, Landwirtschaft und Forsten.

(4) Vor Erlaß der Rechtsverordnung nach Absatz 1 bedarf es nicht der Anhörung von Sachverständigen und der Zustimmung des Bundesrates, soweit dies erforderlich ist, um Angaben zu Gegenanzeigen, Nebenwirkungen und Wechselwirkungen unverzüglich zu ändern und die Geltungsdauer der Rechtsverordnung auf längstens ein Jahr befristet ist. Die Frist kann bis zu einem weiteren Jahr einmal verlängert werden, wenn das Verfahren nach Absatz 1 innerhalb der Jahresfrist nicht abgeschlossen werden kann.

§ 37
Zulassungen von Arzneimitteln aus anderen Staaten

- •
- •
- •

Fünfter Abschnitt
Registrierung homöopathischer Arzneimittel

§ 38
Registrierungspflicht und Registrierungsunterlagen

- •
- •
- •

§ 39
Entscheidung über die Registrierung

- •
- •
- •

Sechster Abschnitt
Pharmakologisch-therapeutische und preisliche Transparenz

- •
- •
- •

Siebenter Abschnitt
Schutz des Menschen bei der klinischen Prüfung

§ 40
Allgemeine Voraussetzungen

- •
- •
- •

§ 41
Besondere Voraussetzungen

- •
- •
- •

§ 42
Ausnahmen

- •
- •
- •

Achter Abschnitt
Abgabe von Arzneimitteln

§ 43
Apothekenpflicht, Inverkehrbringen durch Tierärzte

(1) Arzneimittel im Sinne des § 2 Abs. 1 oder Abs. 2 Nr. 1, die nicht durch die Vorschriften des § 44 oder der nach § 45 Abs. 1 erlassenen Rechtsverordnung für den Ver-

kehr außerhalb der Apotheken freigegeben sind, dürfen im Einzelhandel nur in Apotheken in den Verkehr gebracht werden.

•

•

•

(3) Auf Verschreibung dürfen Arzneimittel im Sinne des § 2 Abs. 1 oder Abs. 2 Nr. 1 nur in Apotheken abgegeben werden. § 56 Abs. 1 bleibt unberührt.

(4) Arzneimittel im Sinne des § 2 Abs. 1 oder Abs. 2 Nr. 1 dürfen ferner durch Tierärzte an Halter der von ihnen behandelten Tiere abgegeben und zu diesem Zweck vorrätig gehalten werden. Dies gilt auch für die Abgabe von Arzneimitteln zur Durchführung tierärztlich gebotener und tierärztlich kontrollierter krankheitsvorbeugender Maßnahmen bei Tieren, wobei der Umfang der Abgabe den auf Grund tierärztlicher Indikation festgestellten Bedarf nicht überschreiten darf.

•

•

•

§ 44
Ausnahme von der Apothekenpflicht

(1) Arzneimittel, die von dem pharmazeutischen Unternehmer ausschließlich zu anderen Zwecken als zur Beseitigung oder Linderung von Krankheiten, Leiden, Körperschäden oder krankhaften Beschwerden zu dienen bestimmt sind, sind für den Verkehr außerhalb der Apotheken freigegeben.

(2) Ferner sind für den Verkehr außerhalb der Apotheken freigegeben:
1. a) natürliche Heilwässer sowie deren Salze, auch als Tabletten oder Pastillen,
   b) künstliche Heilwässer sowie deren Salze, auch als Tabletten oder Pastillen, jedoch nur, wenn sie in ihrer Zusammensetzung natürlichen Heilwässern entsprechen,
2. Heilerde, Bademoore und andere Peloide, Zubereitungen zur Herstellung von Bädern, Seifen zum äußeren Gebrauch,
3. mit ihren verkehrsüblichen deutschen Namen bezeichnete
   a) Pflanzen und Pflanzenteile, auch zerkleinert,
   b) Mischungen aus ganzen oder geschnittenen Pflanzen oder Pflanzenteilen als Fertigarzneimittel,
   c) Destillate aus Pflanzen und Pflanzenteilen,
   d) Preßsäfte aus frischen Pflanzen und Pflanzenteilen, sofern sie ohne Lösungsmittel mit Ausnahme von Wasser hergestellt sind,
4. Pflaster und Brandbinden,
5. ausschließlich oder überwiegend zum äußeren Gebrauch bestimmte Desinfektionsmittel sowie Mund- und Rachendesinfektionsmittel.

(3) Die Absätze 1 und 2 gelten nicht für Arzneimittel, die
1. nur auf ärztliche, zahnärztliche oder tierärztliche Verschreibung abgegeben werden dürfen oder
2. durch Rechtsverordnung nach § 46 vom Verkehr außerhalb der Apotheken ausgeschlossen sind.

§ 45
Ermächtigung zu weiteren Ausnahmen von der Apothekenpflicht

(1) Der Bundesminister wird ermächtigt, im Einvernehmen mit dem Bundesminister für Wirtschaft nach Anhörung von Sachverständigen durch Rechtsverordnung mit Zustimmung des Bundesrates Stoffe, Zubereitungen aus Stoffen oder Gegenstände, die dazu bestimmt sind, teilweise oder ausschließlich zur Beseitigung oder Linderung von

Krankheiten, Leiden, Körperschäden oder krankhaften Beschwerden zu dienen, für den Verkehr außerhalb der Apotheken freizugeben,

1. soweit sie nicht nur auf ärztliche, zahnärztliche oder tierärztliche Verschreibung abgegeben werden dürfen,
2. soweit sie nicht wegen ihrer Zusammensetzung oder Wirkung die Prüfung, Aufbewahrung und Abgabe durch eine Apotheke erfordern,
3. soweit nicht durch ihre Freigabe eine unmittelbare oder mittelbare Gefährdung der Gesundheit von Mensch oder Tier, insbesondere durch unsachgemäße Behandlung, zu befürchten ist oder
4. soweit nicht durch ihre Freigabe die ordnungsgemäße Arzneimittelversorgung gefährdet wird.

(2) Die Freigabe kann auf Fertigarzneimittel, auf bestimmte Dosierungen, Anwendungsgebiete oder Darreichungsformen beschränkt werden.

(3) Die Rechtsverordnung ergeht im Einvernehmen mit dem Bundesminister für Umwelt, Naturschutz und Reaktorsicherheit, soweit es sich um radioaktive Arzneimittel und um Arzneimittel handelt, bei deren Herstellung ionisierende Strahlen verwendet werden, und im Einvernehmen mit dem Bundesminister für Ernährung, Landwirtschaft und Forsten, soweit es sich um Arzneimittel handelt, die zur Anwendung bei Tieren bestimmt sind.

§ 46
Ermächtigung zur Ausweitung der Apothekenpflicht

(1) Der Bundesminister wird ermächtigt, im Einvernehmen mit dem Bundesminister für Wirtschaft nach Anhörung von Sachverständigen durch Rechtsverordnung mit Zustimmung des Bundesrates Arzneimittel im Sinne des § 44 vom Verkehr außerhalb der Apotheken auszuschließen, soweit auch bei bestimmungsgemäßem oder bei gewohnheitsgemäßem Gebrauch eine unmittelbare oder mittelbare Gefährdung der Gesundheit von Mensch oder Tier zu befürchten ist.

(2) Die Rechtsverordnung nach Absatz 1 kann auf bestimmte Dosierungen, Anwendungsgebiete oder Darreichungsformen beschränkt werden.

(3) Die Rechtsverordnung ergeht im Einvernehmen mit dem Bundesminister für Umwelt, Naturschutz und Reaktorsicherheit, soweit es sich um radioaktive Arzneimittel und um Arzneimittel handelt, bei deren Herstellung ionisierende Strahlen verwendet werden, und im Einvernehmen mit dem Bundesminister für Ernährung, Landwirtschaft und Forsten, soweit es sich um Arzneimittel handelt, die zur Anwendung bei Tieren bestimmt sind.

§ 47
Vertriebsweg

•
•
•

§ 48
Verschreibungspflicht

(1) Arzneimittel, die durch Rechtsverordnung nach Absatz 2 Nr. 1 bestimmte Stoffe, Zubereitungen aus Stoffen oder Gegenstände sind oder denen solche Stoffe oder Zubereitungen aus Stoffen zugesetzt sind, dürfen nur nach Vorlage einer ärztlichen, zahnärztlichen oder tierärztlichen Verschreibung an Verbraucher abgegeben werden. Das gilt nicht für die Abgabe zur Ausstattung von Kauffahrteischiffen durch Apotheken nach Maßgabe der hierfür geltenden gesetzlichen Vorschriften.

(2) Der Bundesminister wird ermächtigt, im Einvernehmen mit dem Bundesminister für Wirtschaft nach Anhörung von Sachverständigen durch Rechtsverordnung mit Zustimmung des Bundesrates

1. Stoffe, Zubereitungen aus Stoffen oder Gegenstände zu bestimmen,

    a) die die Gesundheit von Mensch oder Tier auch bei bestimmungsgemäßem Gebrauch unmittelbar oder mittelbar befährden können, wenn sie ohne ärztliche, zahnärztliche oder tierärztliche Überwachung angewendet werden oder

    b) die häufig in erheblichem Umfange nicht bestimmungsgemäß gebraucht werden, wenn dadurch die Gesundheit von Mensch oder Tier unmittelbar oder mittelbar gefährdet werden kann.

•
•
•

§ 49
Automatische Verschreibungspflicht

•
•
•

§ 50
Einzelhandel mit freiverkäuflichen Arzneimitteln

(1) Einzelhandel außerhalb von Apotheken mit Arzneimitteln im Sinne des § 2 Abs. 1 oder Abs. 2 Nr. 1, die zum Verkehr außerhalb der Apotheken freigegeben sind, darf nur betrieben werden, wenn der Unternehmer, eine zur Vertretung des Unternehmens gesetzlich berufene oder eine von dem Unternehmer mit der Leitung des Unternehmens oder mit dem Verkauf beauftragte Person die erforderliche Sachkenntnis besitzt. Bei Unternehmen mit mehreren Betriebsstellen muß für jede Betriebsstelle eine Person vorhanden sein, die die erforderliche Sachkenntnis besitzt.

(2) Die erforderliche Sachkenntnis besitzt, wer Kenntnisse und Fertigkeiten über das ordnungsgemäße Abfüllen, Abpacken, Kennzeichnen, Lagern und Inverkehrbringen von Arzneimitteln, die zum Verkehr außerhalb der Apotheken freigegeben sind, sowie Kenntnisse über die für diese Arzneimittel geltenden Vorschriften nachweist. Der Bundesminister wird ermächtigt, im Einvernehmen mit dem Bundesminister für Wirtschaft und dem Bundesminister für Bildung und Wissenschaft und, soweit es sich um Arzneimittel handelt, die zur Anwendung bei Tieren bestimmt sind, im Einvernehmen mit dem Bundesminister für Ernährung, Landwirtschaft und Forsten durch Rechtsverordnung mit Zustimmung des Bundesrates Vorschriften darüber zu erlassen, wie der Nachweis der erforderlichen Sachkenntnis zu erbringen ist, um einen ordnungsgemäßen Verkehr mit Arzneimitteln zu gewährleisten. Er kann dabei Prüfungszeugnisse über eine abgeleistete berufliche Aus- oder Fortbildung als Nachweis anerkennen. Er kann ferner bestimmen, daß die Sachkenntnis durch eine Prüfung vor der zuständigen Behörde oder einer von ihr bestimmten Stelle nachgewiesen wird und das Nähere über die Prüfungsanforderungen und das Prüfungsverfahren regeln.

(3) Einer Sachkenntnis nach Absatz 1 bedarf nicht, wer Fertigarzneimittel im Einzelhandel in den Verkehr bringt, die

1. im Reisegewerbe abgegeben werden dürfen,
2. zur Verhütung der Schwangerschaft oder von Geschlechtskrankheiten beim Menschen bestimmt sind,
3. als flüssige Verbandstoffe nur zu ihrer Entkeimung mit nicht verschreibungspflichtigen Stoffen oder Zubereitungen versehen sind,
4. ausschließlich zum äußeren Gebrauch bestimmte Desinfektionsmittel,

5. Sauerstoff oder
6. Haftmittel für Zahnersatz sind.

§ 51
Abgabe im Reisegewerbe

(1) Das Feilbieten von Arzneimitteln und das Aufsuchen von Bestellungen auf Arzneimittel im Reisegewerbe sind verboten; ausgenommen von dem Verbot sind für den Verkehr außerhalb der Apotheken freigegebene Fertigarzneimittel, die
1. mit ihren verkehrsüblichen deutschen Namen bezeichnete, in ihren Wirkungen allgemein bekannte Pflanzen oder Pflanzenteile oder Preßsäfte aus frischen Pflanzen
   oder Pflanzenteilen sind, sofern diese mit keinem anderen Lösungsmittel als Wasser
   hergestellt wurden, oder
2. Heilwässer und deren Salze in ihrem natürlichen Mischungsverhältnis oder ihre
   Nachbildungen sind.
(2) Das Verbot des Absatzes 1 erster Halbsatz findet keine Anwendung, soweit der
Gewerbetreibende andere Personen im Rahmen ihres Geschäftsbetriebes aufsucht, es sei
denn, daß es sich um Arzneimittel handelt, die für die Anwendung bei Tieren in land-
und forstwirtschaftlichen Betrieben, in gewerblichen Tierhaltungen sowie in Betrieben
des Gemüse-, Obst-, Garten- und Weinbaus, der Imkerei und der Fischerei feilgeboten
oder daß bei diesen Betrieben Bestellungen auf Arzneimittel, deren Abgabe den Apotheken vorbehalten ist, aufgesucht werden. Dies gilt auch für Handlungsreisende und andere Personen, die im Auftrag und im Namen eines Gewerbetreibenden tätig werden.

§ 52
Verbot der Selbstbedienung

(1) Arzneimittel im Sinne des § 2 Abs. 1 oder Abs. 2 Nr. 1 dürfen
1. nicht durch Automaten und
2. nicht durch andere Formen der Selbstbedienung
in den Verkehr gebracht werden.
(2) Absatz 1 gilt nicht für Fertigarzneimittel, die
1. im Reisegewerbe abgegeben werden dürfen,
2. zur Verhütung der Schwangerschaft oder von Geschlechtskrankheiten beim Menschen bestimmt und zum Verkehr außerhalb der Apotheken freigegeben sind,
3. als flüssige Verbandstoffe nur zu ihrer Entkeimung mit nicht verschreibungspflichtigen Stoffen oder Zubereitungen versehen sind,
4. ausschließlich zum äußeren Gebrauch bestimmte Desinfektionsmittel,
5. Sauerstoff oder
6. Haftmittel für Zahnersatz sind.
(3) Absatz 1 Nr. 2 gilt ferner nicht für Arzneimittel, die für den Verkehr außerhalb der
Apotheken freigegeben sind, wenn eine Person, die die Sachkenntnis nach § 50 besitzt,
zur Verfügung steht.

§ 53
Anhörung von Sachverständigen

-
-
-

Neunter Abschnitt
Sicherung und Kontrolle der Qualität

§ 54
Betriebsordnungen

•
•
•

§ 55
Arzneibuch

(1) Das Arzneibuch ist eine Sammlung anerkannter pharmazeutischer Regeln über die Qualität, Prüfung, Lagerung, Abgabe und Bezeichnung von Arzneimitteln. Das Arzneibuch enthält auch Anforderungen an die Beschaffenheit von Behältnissen und Umhüllungen.

•
•
•

(3) Arzneimittel dürfen nur hergestellt und zur Abgabe an den Verbraucher im Geltungsbereich dieses Gesetzes in den Verkehr gebracht werden, wenn die in ihnen enthaltenen Stoffe und ihre Darreichungsformen den für sie geltenden Regeln des Arzneibuches entsprechen. Arzneimittel dürfen ferner zur Abgabe an den Verbraucher im Geltungsbereich dieses Gesetzes nur in den Verkehr gebracht werden, wenn ihre Behältnisse und Umhüllungen, soweit sie mit den Arzneimitteln in Berührung kommen, den für sie geltenden Regeln des Arzneibuches entsprechen.

•
•
•

Zehnter Abschnitt
Sondervorschriften für Arzneimittel, die zur Anwendung bei Tieren bestimmt sind

§ 56
Fütterungsarzneimittel

•
•
•

§ 56 a
Verschreibung, Abgabe und Anwendung von Arzneimitteln durch Tierärzte

•
•
•

§ 57
Erwerb durch Tierhalter

(1) Der Tierhalter darf Arzneimittel, die zum Verkehr außerhalb der Apotheken nicht freigegeben sind, zur Anwendung bei Tieren nur in Apotheken, bei dem den Tierbestand behandelnden Tierarzt oder in den Fällen des § 56 Abs. 1 bei Herstellern erwerben. Andere Personen, die in § 47 Abs. 1 nicht genannt sind, dürfen solche Arzneimittel nur in Apotheken erwerben.

•
•
•

§ 58
Anwendung bei Tieren, die der Gewinnung von Lebensmitteln dienen

•
•
•

§ 59
Klinische Prüfung und Rückstandsprüfung bei Tieren,
die der Lebensmittelgewinnung dienen

•
•
•

§ 59 a
Verkehr mit Stoffen und Zubereitungen aus Stoffen

•
•
•

§ 59 b
Rückstandsnachweisverfahren

•
•
•

§ 60
Heimtiere

(1) Auf Arzneimittel, die ausschließlich zur Anwendung bei Zierfischen, Zier- oder Singvögeln, Brieftauben, Terrarientieren oder Kleinnagern bestimmt und für den Verkehr außerhalb der Apotheken zugelassen sind, finden die Vorsvchriften der §§ 21 bis 39 und 50 keine Anwendung.

(2) Die Vorschriften über die Herstellung von Arzneimitteln finden mit der Maßgabe Anwendung, daß der Herstellungsleiter gleichzeitig Kontroll- und Vertriebsleiter sein kann und der Nachweis einer zweijährigen praktischen Tätigkeit nach § 15 Abs. 1 entfällt.

•
•
•

§ 61
Befugnisse tierärztlicher Bildungsstätten

•
•
•

Elfter Abschnitt
Beobachtung, Sammlung und Auswertung von Arzneimittelrisiken
§ 62
Organisation

Die zuständige Bundesoberbehörde hat zur Verhütung einer unmittelbaren oder mittelbaren Gefährdung der Gesundheit von Mensch oder Tier die bei der Anwendung von Arzneimitteln auftretenden Risiken, insbesondere Nebenwirkungen, Wechselwirkungen mit anderen Mitteln, Gegenanzeigen und Verfälschungen, zentral zu erfassen, auszuwerten und die nach diesem Gesetz zu ergreifenden Maßnahmen zu koordinieren. Sie wirkt dabei mit den Dienststellen der Weltgesundheitsorganisation, den Arzneimittelbehörden anderer Länder, den Gesundheits- und Veterinärbehörden der Bundesländer, den Arzneimittelkommissionen der Kammern der Heilberufe sowie mit anderen Stellen zusammen, die bei der Durchführung ihrer Aufgaben, Arzneimittelrisiken erfassen.

§ 63
Stufenplan

Der Bundesminister erstellt durch allgemeine Verwaltungsvorschrift mit Zustimmung des Bundesrates zur Durchführung der Aufgaben nach § 62 einen Stufenplan. In diesem werden die Zusammenarbeit der beteiligten Behörden und Stellen auf den verschiedenen Gefahrenstufen sowie die Einschaltung der pharmazeutischen Unternehmer näher geregelt und die jeweils nach den Vorschriften dieses Gesetzes zu ergreifenden Maßnahmen bestimmt. In dem Stufenplan können ferner Informationsmittel und -wege bestimmt werden.

§ 63 a
Stufenplanbeauftragter

(1) Wer als pharmazeutischer Unternehmer Fertigarzneimittel, die Arzneimittel im Sinne des § 2 Abs. 1 oder Abs. 1 Nr. 1 sind, in den Verkehr bringt, hat eine Person mit der erforderlichen Sachkenntnis und der zur Ausübung ihrer Tätigkeit erforderlichen Zuverlässigkeit (Stufenplanbeauftragter) zu beauftragen, bekanntgewordene Meldungen über Arzneimittelrisiken zu sammeln, zu bewerten und die notwendigen Maßnahmen zu koordinieren. Satz 1 gilt nicht für Personen, soweit sie nach § 13 Abs. 2 Satz 1 Nr. 1, 2, 3 oder 5 keiner Herstellungserlaubnis bedürfen. Der Stufenplanbeauftragte ist für die Erfüllung von Anzeigepflichten verantwortlich, soweit sie Arzneimittelrisiken betreffen. Das Nähere regelt die Betriebsverordnung für pharmazeutische Unternehmer.

Zwölfter Abschnitt
Überwachung

§ 64
Durchführung der Überwachung

(1) Betriebe und Einrichtungen, in denen Arzneimittel hergestellt, geprüft, gelagert, verpackt oder in den Verkehr gebracht werden oder in denen sonst mit ihnen Handel getrieben wird, unterliegen insoweit der Überwachung durch die zuständige Behörde; das gleiche gilt für Betriebe und Einrichtungen, die Arzneimittel entwickeln, klinisch prüfen, einer Rückstandsprüfung unterziehen oder zur Anwendung bei Tieren bestimmte Arzneimittel erwerben oder anwenden. Die Herstellung, Prüfung, Lagerung, Verpakkung oder das Inverkehrbringen von Wirkstoffen sowie die Entwicklung von Arzneimitteln und Wirkstoffen unterliegen der Überwachung, soweit sie durch eine Rechtsverordnung nach § 54 geregelt sind. Satz 1 gilt auch für Personen, die diese Tätigkeiten berufsmäßig ausüben oder Arzneimittel nicht ausschließlich für den Eigenbedarf mit sich führen sowie für Personen oder Personenvereinigungen, die Arzneimittel für andere sammeln.
(2) Die mit der Überwachung beauftragten Personen müssen diese Tätigkeit hauptberuflich ausüben. Die zuständige Behörde kann Sachverständige beiziehen. Soweit es sich um Sera, Impfstoffe, Testallergene, Testsera und Testantigene handelt, soll die zuständige Behörde Angehörige der zuständigen Bundesoberbehörde als Sachverständige

beteiligen. Bei Apotheken, die keine Krankenhausapotheken sind oder die einer Erlaubnis nach § 13 nicht bedürfen, kann die zuständige Behörde Sachverständige mit der Überwachung beauftragen.

(3) Die zuständige Behörde hat sich davon zu überzeugen, daß die Vorschriften über den Verkehr mit Arzneimitteln, über die Werbung auf dem Gebiete des Heilwesens und über das Apothekenwesen beachtet werden. Sie hat in der Regel alle zwei Jahre Besichtigungen vorzunehmen und Arzneimitteproben amtlich untersuchen zu lassen.

(4) Die mit der Überwachung beauftragten Personen sind befugt
1. Grundstücke, Geschäftsräume, Betriebsräume, Beförderungsmittel und zur Verhütung dringender Gefahr für die öffentliche Sicherheit und Ordnung auch Wohnräume zu den üblichen Geschäftszeiten zu betreten und zu besichtigen, in denen eine Tätigkeit nach Absatz 1 ausgeübt wird; das Grundrecht des Artikels 13 des Grundgesetzes auf Unverletzlichkeit der Wohnung wird insoweit eingeschränkt,
2. Unterlagen über Entwicklung, Herstellung, Prüfung, Erwerb, Lagerung, Verpakkung, Inverkehrbringen und sonstigen Verbleib der Arzneimittel sowie über das im Verkehr befindliche Werbematerial und über die nach § 94 erforderliche Deckungsvorsorge einzusehen und hieraus Abschriften oder Ablichtungen anzufertigen,
3. von natürlichen und juristischen Personen und nicht rechtsfähigen Personenvereinigungen alle erforderlichen Auskünfte, insbesondere über die in Nummer 2 genannten Betriebsvorgänge zu verlangen,
4. vorläufige Anordnungen, auch über die Schließung des Betriebes oder der Einrichtung zu treffen, soweit es zur Verhütung dringender Gefahren für die öffentliche Sicherheit und Ordnung geboten ist.

(5) Der zur Auskunft Verpflichtete kann die Auskunft auf solche Fragen verweigern, deren Beantwortung ihn selbst oder einen seiner in § 383 Abs. 1 Nr. 1 bis 3 der Zivilprozeßordnung bezeichneten Angehörigen der Gefahr strafrechtlicher Verfolgung oder eines Verfahrens nach dem Gesetz über Ordnungswidrigkeiten aussetzen würde.

§ 65
Probenahme

(1) Soweit es zur Durchführung der Vorschriften über den Verkehr mit Arzneimitteln, über die Werbung auf dem Gebiete des Heilwesens und über das Apothekenwesen erforderlich ist, sind die mit der Überwachung beauftragten Personen befugt, gegen Empfangsbescheinigung Proben nach ihrer Auswahl zum Zwecke der Untersuchung zu fordern oder zu entnehmen. Diese Befugnis erstreckt sich auch auf die Entnahme von Proben bei lebenden Tieren, einschließlich der dabei erforderlichen Eingriffe bei diesen Tieren. Soweit der pharmazeutische Unternehmer nicht ausdrücklich darauf verzichtet, ist ein Teil der Probe oder, sofern die Probe nicht oder ohne Gefährdung des Untersuchungszwecks nicht in Teile von gleicher Qualität teilbar ist, ein zweites Stück der gleichen Art, wie das als Probe entnommene, zurückzulassen.

(2) Zurückzulassende Proben sind amtlich zu verschließen oder zu versiegeln. Sie sind mit dem Datum der Probenahme und dem Datum des Tages zu versehen, nach dessen Ablauf der Verschluß oder die Versiegelung als aufgehoben gelten.

(3) Für Proben, die nicht bei dem pharmazeutischen Unternehmer entnommen werden, ist eine angemessene Entschädigung zu leisten, soweit nicht ausdrücklich darauf verzichtet wird.

(4) Als privater Sachverständiger zur Untersuchung von Proben, die nach Absatz 1 Satz 2 zurückgelassen sind, kann nur bestellt werden, wer
1. die Sachkenntnis nach § 15 besitzt. Anstelle der praktischen Tätigkeit nach § 15 Abs. 1 und 4 kann eine praktische Tätigkeit in der Untersuchung und Begutachtung von

Arzneimitteln in Arzneimitteluntersuchungsstellen oder in anderen gleichartigen Arzneimittelinstituten treten,

2. die zur Ausübung der Tätigkeit als Sachverständiger zur Untersuchung von amtlichen Proben erforderliche Zuverlässigkeit besitzt und

3. über geeignete Räume und Einrichtungen für die beabsichtigte Untersuchung und Begutachtung von Arzneimitteln verfügt.

§ 66
Duldungs- und Mitwirkungspflicht

Wer der Überwachung nach § 64 Abs. 1 unterliegt, ist verpflichtet, die Maßnahmen nach den §§ 64 und 65 zu dulden und die in der Überwachung tätigen Personen bei der Erfüllung ihrer Aufgaben zu unterstützen, insbesondere ihnen auf Verlangen die Räume und Beförderungsmittel zu bezeichnen, Räume, Behälter und Behältnisse zu öffnen, Auskünfte zu erteilen und die Entnahme der Proben zu ermöglichen. Die gleiche Verpflichtung besteht für den Herstellungsleiter, Kontrolleiter, Stufenplanbeauftragten und Leiter der klinischen Prüfung sowie deren Vertreter.

§ 67
Allgemeine Anzeigepflicht

(1) Betriebe und Einrichtungen, die Arzneimittel entwickeln, herstellen, klinisch prüfen oder einer Rückstandsprüfung unterziehen, prüfen, lagern, verpacken, in den Verkehr bringen oder sonst mit ihnen Handel treiben, haben dies vor der Aufnahme der Tätigkeit der zuständigen Behörde anzuzeigen. Die Entwicklung von Arzneimitteln ist anzuzeigen, soweit sie durch eine Rechtsverordnung nach § 54 geregelt ist. Das gleiche gilt für Personen, die diese Tätigkeiten selbständig und berufsmäßig ausüben, sowie für Personen oder Personenvereinigungen, die Arzneimittel für andere sammeln. In der Anzeige sind die Art der Tätigkeit und die Betriebsstätte anzugeben; werden Arzneimittel gesammelt, so ist das Nähere über die Art der Sammlung und über die Lagerstätte anzugeben. Ist nach Satz 1 eine klinische Prüfung anzuzeigen, so ist auch deren Leiter namentlich zu benennen.

(2) Ist die Herstellung von Arzneimitteln beabsichtigt, für die es einer Erlaubnis nach § 13 nicht bedarf, so sind die Arzneimittel mit ihrer Bezeichnung und Zusammensetzung anzugeben.

(3) Nachträgliche Änderungen sind ebenfalls anzuzeigen.

(4) Die Absätze 1 bis 3 gelten mit Ausnahme der Anzeigepflicht für die klinische Prüfung nicht für diejenigen, die eine Erlaubnis nach §§ 13 oder 72 haben, und für Apotheken nach dem Gesetz über das Apothekenwesen. Absatz 2 gilt nicht für tierärztliche Hausapotheken.

(5) Wer als pharmazeutischer Unternehmer ein Arzneimittel, das nach § 36 Abs. 1 von der Zulassung freigestellt und für den Verkehr außerhalb der Apotheken nicht freigegeben ist, in den Verkehr bringt, hat dies unverzüglich der zuständigen Bundesbehörde anzuzeigen. In der Anzeige sind die verwendete Bezeichnung und die verwendeten nicht wirksamen Bestandteile anzugeben, soweit sie nicht in der Verordnung nach § 36 Abs. 1 festgelegt sind.

(6) Der pharmazeutische Unternehmer hat Untersuchungen, die dazu bestimmt sind, Erkenntnisse bei der Anwendung zugelassener Arzneimittel zu sammeln, den kassenärztlichen Bundesvereinigungen sowie der zuständigen Bundesoberbehörde unverzüglich anzuzeigen.

§ 68
Amtshilfe

•
•
•

§ 69
Maßnahmen der zuständigen Behörden

(1) Die zuständigen Behörden treffen die zur Beseitigung festgesteller Verstöße und die zur Verhütung künftiger Verstöße notwendigen Anordnungen. Sie können insbesondere das Inverkehrbringen von Arzneimitteln untersagen, deren Rückruf anordnen und diese sicherstellen, wenn

1. die erforderliche Zulassung oder Registrierung für das Arzneimittel nicht vorliegt oder deren Ruhen angeordnet ist,
2. das Arzneimittel nicht die nach den anerkannten pharmazeutischen Regeln angemessene Qualität aufweist,
3. dem Arzneimittel die therapeutische Wirksamkeit fehlt,
4. der begründete Verdacht besteht, daß das Arzneimittel bei bestimmungsgemäßem Gebrauch schädliche Wirkungen hat, die über ein nach den Erkenntnissen der medizinischen Wissenschaft vertretbares Maß hinausgehen,
5. die vorgeschriebenen Qualitätskontrollen nicht durchgeführt sind oder
6. die erforderliche Erlaubnis für das Herstellen des Arzneimittels oder das Verbringen in den Geltungsbereich des Gesetzes nicht vorliegt oder ein Grund zur Rücknahme oder zum Widerruf der Erlaubnis nach § 18 Abs. 1 gegeben ist.

(2) Die zuständigen Behörden können das Sammeln von Arzneimitteln untersagen, wenn eine sachgerechte Lagerung der Arzneimittel nicht gewährleistet ist oder wenn der begründete Verdacht besteht, daß die gesammelten Arzneimittel mißbräuchlich verwendet werden. Gesammelte Arzneimittel können sichergestellt werden, wenn durch unzureichende Lagerung oder durch ihre Abgabe die Gesundheit von Mensch und Tier gefährdet wird.

(3) Die zuständigen Behörden können Werbematerial sicherstellen, das den Vorschriften über den Verkehr mit Arzneimitteln und über die Werbung auf dem Gebiete des Heilwesens nicht entspricht.

Dreizehnter Abschnitt
Sondervorschriften für Bundeswehr, Bundesgrenzschutz, Bereitschaftspolizei, Zivilschutz

§ 70
Anwendung und Vollzug des Gesetzes

•
•
•

§ 71
Ermächtigung für Ausnahmen

•
•
•

Vierzehnter Abschnitt
Einfuhr und Ausfuhr

§ 72
Einfuhrerlaubnis

•
•
•

§ 72 a
Zertifikate

•
•
•

§ 73
Verbringungsverbot

(1) Arzneimittel, die der Pflicht zur Zulassung oder zur Registrierung unterliegen, dürfen in den Geltungsbereich dieses Gesetzes, ausgenommen in andere Zollfreigebiete als die Insel Helgoland, nur verbracht werden, wenn sie zum Verkehr im Geltungsbereich dieses Gesetzes zugelassen oder registriert oder von der Zulassung oder der Registrierung freigestellt sind und

1. der Empfänger in dem Fall des Verbringens aus einem Mitgliedstaat der Europäischen Gemeinschaften pharmazeutischer Unternehmer, Großhändler oder Tierarzt ist oder eine Apotheke betreibt oder

2. der Empfänger in dem Fall des Verbringes aus einem Land, das nicht Mitgliedstaat der Europäischen Gemeinschaften ist, eine Erlaubnis nach § 72 besitzt.

(2) Absatz 1 gilt nicht für Arzneimittel, die

1. im Einzelfall in geringen Mengen für die Arzneimittelversorgung bestimmter Tiere bei Tierschauen, Turnieren oder ähnlichen Veranstaltungen bestimmt sind,

•
•
•

6. bei der Einreise in den Geltungsbereich dieses Gesetzes in einer dem üblichen persönlichen Bedarf entsprechenden Menge eingebracht werden,

6a. nicht verschreibungspflichtig sind, im Herkunftsland in Verkehr gebracht werden dürfen und in einer dem üblichen persönlichen Bedarf entsprechenden Menge aus einem Mitgliedstaat der Europäischen Gemeinschaft bezogen werden.

•
•
•

(3) Abweichend von Absatz 1 dürfen Fertigarzneimittel, die nicht zum Verkehr im Geltungsbereich dieses Gesetzes zugelassen oder registriert oder von der Zulassung oder der Registrierung freigestellt sind, in den Geltungsbereich dieses Gesetzes verbracht werden, wenn sie im Herkunftsland in den Verkehr gebracht werden dürfen und von Apotheken bestellt sind. Apotheken dürfen solche Arzneimittel nur in geringen Mengen auf ärztliche, zahnärztliche oder tierärztliche Verschreibung und auf besondere Bestellung einzelner Personen beziehen und nur im Rahmen des üblichen Apothekenbetriebs abgeben; das Nähere regelt die Apothekenbetriebsordnung. Satz 1 gilt nicht für Arzneimittel, die zur Anwendung bei Tieren bestimmt sind, die der Gewinnung von Lebensmitteln dienen.

•
•
•

§ 74
Mitwirkung von Zolldienststellen

-
-
-

Fünfzehnter Abschnitt
Pharmaberater

§ 75
Sachkenntnis

-
-
-

Pflichten

-
-
-

Sechszehnter Abschnitt
Bestimmung der zuständigen Bundesoberbehörden und sonstige Bestimmungen

§ 77
Zuständige Bundesoberbehörde

(1) Zuständige Bundesoberbehörde ist das Bundesgesundheitsamt, es sei denn, daß das Paul-Ehrlich-Institut zuständig ist.

§ 78
Preise

-
-
-

§ 79
Ausnahmeermächtigungen für Krisenzeiten

-
-
-

§ 80
Ausnahmen vom Anwendungsbereich

-
-
-

§ 81
Verhältnis zu anderen Gesetzen

-
-
-

§ 82
Allgemeine Verwaltungsvorschriften

-
-
-

§ 83
Angleichung an Gemeinschaftsrecht

-
-
-

Siebzehnter Abschnitt
Haftung für Arzneimittelschäden

§ 84
Gefährdungshaftung

Wird infolge der Anwendung eines zum Gebrauch bei Menschen bestimmten Arzneimittels, das im Geltungsbereich dieses Gesetzes an den Verbraucher abgegeben wurde und der Pflicht zur Zulassung unterliegt oder durch Rechtsverordnung von der Zulassung befreit worden ist, ein Mensch getötet oder der Körper oder die Gesundheit eines Menschen nicht unerheblich verletzt, so ist der pharmazeutische Unternehmer, der das Arzneimittel im Geltungsbereich dieses Gesetzes in den Verkehr gebracht hat, verpflichtet, dem Verletzten den daraus entstandenen Schaden zu ersetzen. Die Ersatzpflicht besteht nur, wenn

1. das Arzneimittel bei bestimmungsgemäßem Gebrauch schädliche Wirkungen hat, die über ein nach den Erkenntnissen der medizinischen Wissenschaft vertretbares Maß hinausgehen und ihre Ursache im Bereich der Entwicklung oder der Herstellung haben oder
2. der Schaden infolge einer nicht den Erkenntnissen der medizinischen Wissenschaft entsprechenden Kennzeichnung, Fachinformation oder Gebrauchsinformation eingetreten ist.

§ 85
Mitverschulden

-
-
-

§ 86
Umfang der Ersatzpflicht bei Tötung

-
-
-

§ 87
Umfang der Ersatzpflicht bei Körperverletzung

-
-
-

§88
Höchstbeträge

Der Ersatzpflichtige haftet
1. im Falle der Tötung oder Verletzung eines Menschen nur bis zu einem Kapitalbetrag von fünfhunderttausend Deutsche Mark oder bis zu einem Rentenbetrag von jährlich dreißigtausend Deutsche Mark,
2. im Falle der Tötung oder Verletzung mehrerer Menschen durch das gleiche Arzneimittel unbeschadet der in Nummer 1 bestimmten Grenzen bis zu einem Kapitalbetrag von zweihundert Millionen Deutsche Mark oder bis zu einem Rentenbetrag von jährlich zwölf Millionen Deutsche Mark.

Übersteigen im Falle des Satzes 1 Nr. 2 die den mehreren Geschädigten zu leistenden Entschädigungen die dort vorgesehenen Höchstbeträge, so verringern sich die einzelnen Entschädigungen in dem Verhältnis, in welchem ihr Gesamtbetrag zu dem Höchstbetrag steht.

§89
Schadensersatz durch Geldrenten

•
•
•

§90
Verjährung

•
•
•

§91
Weitergehende Haftung

•
•
•

§92
Unabdingbarkeit

•
•
•

§93
Mehrere Ersatzpflichtige

•
•
•

§94
Deckungsvorsorge

(1) Der pharmazeutische Unternehmer hat dafür Vorsorge zu tragen, daß er seinen gesetzlichen Verpflichtungen zum Ersatz von Schäden nachkommen kann, die durch die Anwendung eines von ihm in den Verkehr gebrachten, zum Gebrauch bei Menschen bestimmten Arzneimittels entstehen, das der Pflicht zur Zulassung unterliegt oder durch Rechtsverordnung von der Zulassung befreit worden ist (Deckungsvorsorge). Die Deckungsvorsorge muß in Höhe der in § 88 Satz 1 genannten Beträge erbracht werden. Sie kann nur

1. durch eine Haftpflichtversicherung bei einem im Geltungsbereich dieses Gesetzes zum Geschäftsbetrieb befugten Versicherungsunternehmens oder
2. durch eine Freistellungs- oder Gewährleistungsverpflichtung eines inländischen Kreditinstituts

erbracht werden.

•
•
•

(5) Die Bundesrepublik Deutschland und die Länder sind zur Deckungsvorsorge gemäß Absatz 1 nicht verpflichtet.

§ 94 a
Örtliche Zuständigkeit

•
•
•

Achtzehnter Abschnitt
Straf- und Bußgeldvorschriften

§ 95
Strafvorschriften

•
•
•

§ 96
Strafvorschriften

•
•
•

§ 97
Bußgeldvorschriften

•
•
•

§ 98
Einziehung

•
•
•

Artikel 2
Arzneimittelgesetz 1961

Arzneimittelgesetz 1961 im Sinne dieses Gesetzes ist das Gesetz über den Verkehr mit Arzneimitteln vom 16. Mai 1961 (Bundesgesetzbl. I S. 533), zuletzt geändert durch das Futtermittelgesetz vom 2. Juli 1975 (Bundesgesetzbl. I S. 1745).

Artikel 3
Überleitungsvorschriften zum Arzneimittelgesetz

Erster Abschnitt
Herstellungserlaubnis

§ 1

(2) Eine Erlaubnis, die nach § 53 Abs. 1 oder § 56 des Arzneimittelgesetzes 1961 als erteilt gilt und im Zeitpunkt des Inkrafttretens dieses Gesetzes rechtsgültig bestand, gilt im bisherigen Umfange als Erlaubnis nach § 13 Abs. 1 Satz 1 des Arzneimittelgesetzes fort.

.
.
.

Dritter Abschnitt
Sonstige Überleitungsvorschriften

§ 11

(1) Fertigarzneimittel, die Arzneimittel im Sinne des § 2 Abs. 1 oder Abs. 2 Nr. 1 des Arzneimittelgesetzes sind und sich bei Inkrafttreten dieses Gesetzes im Verkehr befinden, müssen ein Jahr nach der ersten Verlängerung der Zulassung oder nach der Registrierung oder ihrer Freistellung von der Zulassung oder Registrierung vom pharmazeutischen Unternehmer entsprechend den Vorschriften des § 10 des Arzneimittelgesetzes in den Verkehr gebracht werden. Bis zu diesem Zeitpunkt sind diese Arzneimittel nach den Vorschriften der §§ 9, 10 und 10 a des Arzneimittelgesetzes 1961 zu kennzeichnen; § 47 Abs. 1 Nr. 2 und Abs. 2 des Arzneimittelgesetzes 1961 gilt fort, soweit er Verstöße gegen §§ 9, 10 und 10 a des Arzneimittelgesetzes 1961 erfaßt.

(2) Fertigarzneimittel, die Arzneimittel im Sinne des § 2 Abs. 1 oder Abs. 2 Nr. 1 des Arzneimittelgesetzes sind und sich bei Inkrafttreten dieses Gesetzes im Verkehr befinden, müssen ein Jahr nach der ersten Verlängerung der Zulassung oder nach der Registrierung nach dem Arzneimittelgesetz vom pharmazeutischen Unternehmer mit der nach § 11 des Arzneimittelgesetzes vorgeschriebenen Packungsbeilage in den Verkehr gebracht werden.

(3) Fertigarzneimittel, die Arzneimittel im Sinne des § 7 Abs. 1 und nach § 44 Abs. 1 oder Abs. 2 Nr. 1 bis 3 oder § 45 des Arzneimittelgesetzes für den Verkehr außerhalb der Apotheken freigegeben sind und unter die Buchstaben a bis e fallen, dürfen unbeschadet der Regelungen der Absätze 1 und 2 ab 1. Januar 1992 von pharmazeutischen Unternehmer nur in den Verkehr gebracht werden, wenn sie auf dem Behältnis und, soweit verwendet, der äußeren Umhüllung und einer Packungsbeilage einen oder mehrere der folgenden Hinweise tragen: „Traditionell angewendet:
a) zur Stärkung oder Kräftigung,
b) zur Besserung des Befindens,
c) zur Unterstützung der Organfunktion,
d) zur Vorbeugung,
e) als mild wirkendes Arzneimittel."
Satz 1 findet keine Anwendung, soweit sich die Anwendungsgebiete im Rahmen einer Zulassung nach § 25 Abs. 1 oder eines nach § 25 Abs. 7 Satz 1 des Arzneimittelgesetzes bekanntgemachten Ergebnisses halten.

.
.
.

§ 14

Wer bei Inkrafttreten dieses Gesetzes Arzneimittel im Sinne des § 2 Abs. 1 oder Abs. 2 Nr. 1 des Arzneimittelgesetzes, die zum Verkehr außerhalb der Apotheken freigegeben sind, im Einzelhandel außerhalb der Apotheken in den Verkehr bringt, kann diese Tätigkeit weiter ausüben, soweit er nach dem Gesetz über die Berufsausübung im Einzelhandel vom 5. August 1957 (Bundesgesetzbl. I S. 1121), geändert durch Artikel 150 Abs. 2 Nr. 15 des Einführungsgesetzes zum Gesetz über Ordnungswidrigkeiten vom 24. Mai 1968 (Bundesgesetzbl. I S. 503), dazu berechtigt war.

-
-
-

Artikel 4
Änderung des Gesetzes über die Werbung auf dem Gebiete des Heilwesens
(siehe Anlage 4)

-
-
-

Artikel 5
Übergangsvorschriften zum Gesetz über die Werbung auf dem Gebiete des Heilwesens
(siehe Anlage 4)

-
-
-

Artikel 6
Änderung des Lebensmittel- und Bedarfsgegenständegesetzes

-
-
-

Artikel 7
Änderung des Umsatzsteuergesetzes

-
-
-

Artikel 8
Berlin-Klausel

-
-
-

Artikel 9
Außerkrafttreten

-
-
-

Artikel 10
Inkrafttreten

-
-
-

Anlage 2

Verordnung über den Nachweis der Sachkenntnis im Einzelhandel mit freiverkäuflichen Arzneimitteln

Auf Grund des § 50 Abs. 2 Satz 2 bis 4 des Arzneimittelgesetzes vom 24. August 1976 (BGBl. I S. 2445, 2448) wird im Einvernehmen mit dem Bundesminister für Wirtschaft, dem Bundesminister für Bildung und Wissenschaft und dem Bundesminister für Ernährung, Landwirtschaft und Forsten mit Zustimmung des Bundesrates verordnet:

§ 1
Nachweis der Sachkenntnis

Der Nachweis der Sachkenntnis für den Einzelhandel außerhalb von Apotheken mit Arzneimitteln im Sinne des § 2 Abs. 1 oder Abs. 2 Nr. 1 des Arzneimittelgesetzes, die zum Verkehr außerhalb der Apotheken freigegeben sind (freiverkäufliche Arzneimittel), kann durch eine Prüfung nach §§ 2 bis 9, durch Prüfungszeugnisse über eine andere abgeleistete berufliche Ausbildung nach § 10 oder in sonstiger Weise nach § 11 erbracht werden.

§ 2
Errichtung und Tätigkeit des Prüfungsausschusses

(1) Für die Abnahme der Prüfung errichtet die zuständige Behörde einen Prüfungsausschuß oder mehrere Prüfungsausschüsse. Mehrere Behörden können einen gemeinsamen Prüfungsausschuß errichten.

(2) Der Prüfungsausschuß besteht nach Bestimmung durch die zuständige Behörde aus mindestens drei, höchstens fünf Mitgliedern. Die Mitglieder müssen für die Prüfung sachkundig und für die Mitwirkung im Prüfungswesen geeignet sein. Dem Prüfungsausschuß müssen als Mitglieder ein von der zuständigen Behörde Beauftragter sowie mindestens je ein selbständiger Kaufmann und kaufmännischer Angestellter des Einzelhandels angehören. Ein Mitglied muß Apotheker sein. Jedes Mitglied hat einen Stellvertreter.

(3) Vorsitzender des Prüfungsausschusses ist das von der zuständigen Behörde beauftragte Prüfungsausschußmitglied oder dessen Stellvertreter.

(4) Die Mitglieder und stellvertretenden Mitglieder werden von der zuständigen Behörde für drei Jahre berufen. Die Tätigkeit im Prüfungsausschuß ist ehrenamtlich.

(5) Auf die ehrenamtliche Tätigkeit der Mitglieder und deren Stellvertreter im Prüfungsausschuß sind die §§ 83 bis 86, auf die Tätigkeit des Prüfungsausschusses die §§ 89 bis 91 und 93 des Verwaltungsverfahrensgesetzes anzuwenden.

§ 3
Prüfungstermine und Anmeldung zur Prüfung

(1) Die zuständige Behörde bestimmt die Termine für die Durchführung der Prüfung. Diese werden nach Bedarf, mindestens einmal im Jahr, angesetzt. Die zuständige Behörde gibt diese Termine und die Anmeldefristen in geeigneter Form rechtzeitig bekannt.

(2) Wird die Prüfung mit einheitlichen überregionalen Prüfungsaufgaben durchgeführt, sind einheitliche Prüfungstage von den zuständigen Behörden anzusetzen, soweit die Durchführbarkeit sichergestellt werden kann.

(3) Der Prüfungsbewerber hat sich bei derjenigen zuständigen Behörde anzumelden, in deren Bezirk sein Beschäftigungsort oder seine Aus- oder Fortbildungsstätte liegt oder der Bewerber seinen gewöhnlichen Aufenthalt hat oder zuletzt hatte.

§ 4
Prüfungsanforderungen

(1) Durch die Prüfung ist festzustellen, ob der Prüfungsteilnehmer ausreichende Kenntnisse und Fertigkeiten über das ordnungsgemäße Abfüllen, Abpacken, Kennzeichnen, Lagern und Inverkehrbringen von freiverkäuflichen Arzneimitteln sowie Kenntnisse über die für diese Arzneimittel geltenden Vorschriften besitzt.

(2) Im einzelnen ist festzustellen, ob der Prüfungsteilnehmer

1. das Sortiment freiverkäuflicher Arzneimittel übersieht,
2. die in freiverkäuflichen Arzneimitteln üblicherweise verwendeten Pflanzen und Chemikalien sowie die Darreichungsform kennt,
3. offensichtlich verwechselte, verfälschte oder verdorbene freiverkäufliche Arzneimittel erkennen kann,
4. freiverkäufliche Arzneimittel ordnungsgemäß, insbesondere unter Berücksichtigung der Lagertemperatur und des Verfalldatums, lagern kann,
5. über die für das ordnungsgemäße Abfüllen, Abpacken und die Abgabe freiverkäuflicher Arzneimittel erforderlichen Kenntnisse verfügt,
6. die mit dem unsachgemäßen Umgang mit freiverkäuflichen Arzneimitteln verbundenen Gefahren kennt,
7. die für freiverkäufliche Arzneimittel geltenden Vorschriften des Arzneimittelrechts der Werbung auf dem Gebiet des Heilwesens kennt.

§ 5
Durchführung der Prüfung

(1) Die Prüfung wird mündlich oder schriftlich abgelegt. Die Prüfungsteilnehmer haben sich auf Verlangen des Vorsitzenden über ihre Person auszuweisen. Sie sind vor Beginn der Prüfung über den Prüfungsablauf, die zur Verfügung stehende Zeit, die erlaubten Arbeits- und Hilfsmittel, die Folgen von Täuschungshandlungen und Ordnungsverstößen zu belehren.

(2) Teilnehmer, die sich einer Täuschungshandlung oder einer erheblichen Störung des Prüfungsablaufs schuldig machen, kann der Aufsichtsführende von der Prüfung vorläufig ausschließen.

(3) Über den endgültigen Ausschluß und die Folgen entscheidet der Prüfungsausschuß nach Anhören des Prüfungsteilnehmers. In schwerwiegenden Fällen, insbesondere bei vorbereiteten Täuschungshandlungen, kann die Prüfung für nicht bestanden erklärt werden. In diesen Fällen kann die Prüfung nachträglich für nicht bestanden erklärt werden, wenn die Täuschung innerhalb eines Jahres nach Abschluß der Prüfung festgestellt wird.

(4) Die zuständige Behörde kann einen Beobachter zur Prüfung entsenden. Der Vorsitzende soll Personen, die sich auf die Prüfung vorbereiten, als Gäste bei einer mündlichen Prüfung zulassen. Bei der Beratung über die Prüfungsergebnisse dürfen nur die Mitglieder des Prüfungsausschusses anwesend sein.

§ 6
Rücktritt, Nichtteilnahme

(1) Der Prüfungsbewerber kann nach der Anmeldung vor Beginn der Prüfung durch schriftliche Erklärung zurücktreten. In diesem Fall gilt die Prüfung als nicht abgelegt.

(2) Tritt der Prüfungsbewerber nach Beginn der Prüfung zurück oder nimmt er an der Prüfung nicht teil, ohne daß ein wichtiger Grund vorliegt, so gilt die Prüfung als nicht bestanden. Über das Vorliegen eines wichtigen Grundes entscheidet der Prüfungsausschuß.

§ 7
Prüfungsergebnis und Prüfungszeugnis

(1) Die Prüfung ist bestanden, wenn mindestens ausreichende Leistungen erbracht sind.

(2) Nach Beendigung der Prüfung hat der Vorsitzende des Prüfungsausschusses dem Prüfungsteilnehmer unverzüglich eine Bescheinigung auszuhändigen, ob er die Prüfung ‚bestanden‘ oder ‚nicht bestanden‘ hat. Im Falle einer mündlichen Prüfung soll der Prüfungsausschuß das Ergebnis dem Teilnehmer bereits am Prüfungstag mitteilen.

(3) Über die bestandene Prüfung erhält der Prüfungsteilnehmer von der zuständigen Behörde ein Zeugnis nach dem Muster der Anlage.

(4) Bei nicht bestandener Prüfung erhält der Prüfungsteilnehmer von der zuständigen Behörde einen schriftlichen Bescheid. Auf die Vorschriften über die Wiederholungsprüfung in § 8 ist hinzuweisen.

§ 8
Wiederholung der Prüfung

Eine nicht bestandene Prüfung kann wiederholt werden. Die Prüfung kann frühestens zum nächsten Prüfungstermin wiederholt werden.

§ 9
Zuständige Stelle

Wird von der zuständigen Behörde eine Stelle bestimmt, vor der die Prüfung abzulegen ist, so gelten für diese die §§ 2 bis 8 entsprechend. Die zuständige Behörde kann einen Beobachter zur Prüfung entsenden.

§ 10
Anerkennung anderer Nachweise

Folgende Prüfungszeugnisse über eine abgeleistete berufliche Ausbildung werden als Nachweis der erforderlichen Sachkenntnis im Einzelhandel mit freiverkäuflichen Arzneimitteln anerkannt:

1. Das Zeugnis über eine nach abgeschlossenem Hochschulstudium der Pharmazie abgelegte Prüfung,
2. das Zeugnis über eine nach abgeschlossenem Hochschulstudium der Chemie, der Biologie, der Human- oder der Veterinärmedizin abgelegte Prüfung in Verbindung mit den Nachweisen nach § 15 Abs. 2 des Arzneimittelgesetzes,
3. das Zeugnis über die nach abgeschlossenem Hochschulstudium der Veterinärmedizin abgelegte Tierärztliche Prüfung, soweit es sich um Arzneimittel handelt, die zur Anwendung bei Tieren bestimmt sind,
4. das Zeugnis über die bestandene pharmazeutische Vorprüfung im Sinne des § 1 des Gesetzes über die Rechtsstellung vorgeprüfter Apothekenanwärter vom 4. Dezember 1973 (BGBl. I S. 1813),
5. das Zeugnis über die bestandene Prüfung für den Beruf des pharmazeutisch-technischen Assistenen nach § 10 Abs. 3 der Ausbildungs- und Prüfungsordnung für pharmazeutisch-technische Assistenten vom 12. August 1969 (BGBl. I S. 1200) oder der

Nachweis der Gleichwertigkeit des Ausbildungsstandes nach § 2 Abs. 2 des Gesetzes über den Beruf des pharmazeutisch-technischen Assistenen vom 18. März 1968 (BGBl. I S. 228),

6. das Zeugnis zum staatlich anerkannten Ausbildungsberuf als Drogist,
7. das Zeugnis über die Abschlußprüfung nach § 8 der Verordnung über die Berufsausbildung zum Apothekenhelfer vom 28. November 1972 (BGBl. I S. 2217).

§ 11
Sonstiger Nachweis der Sachkenntnis

Den Nachweis der Sachkenntnis im Einzelhandel mit freiverkäuflichen Arzneimitteln hat auch erbracht, wer nachweist, daß er bis zum 1. Januar 1978 die Voraussetzungen

1. der Sachkunde für den Einzelhandel mit Arzneimitteln nach den Vorschriften des Gesetzes über die Berufsausübung im Einzelhandel und der Verordnung über den Nachweis der Sachkunde für den Einzelhandel, jeweils in ihrer bis zum 1. Januar 1978 geltenden Fassung, oder
2. der Sachkenntnis als Herstellungsleiter nach § 14 Abs. 1 Nr. 2 des Arzneimittelgesetzes 1961

erfüllt hat.

§ 12
Berlin-Klausel

Diese Verordnung gilt nach § 14 des Dritten Überleitungsgesetzes in Verbindung mit Artikel 8 des Gesetzes zur Neuordnung des Arzneimittelrechts vom 24. August 1976 (BGBl. I S. 2445) auch im Land Berlin.

§ 13
Inkrafttreten

§§ 10 und 11 treten mit Wirkung vom 1. Januar 1978 in Kraft.

Im übrigen tritt diese Verordnung am Tage nach der Verkündung in Kraft.

Anlage
zu § 7 Abs. 3

Prüfungszeugnis über die Sachkenntnis im Einzelhandel mit freiverkäuflichen Arzneimitteln nach § 50 des Arzneimittelgesetzes

_____

(Familienname und Vornamen)

geboren am _____ in _____

hat die Prüfung der Sachkenntnis im Einzelhandel mit freiverkäuflichen Arzneimitteln

am _____ bestanden.

_____ , den _____

_____   _____

(Unterschrift)   (Unterschrift)

(Siegel)

Begründung

Nach § 50 des Arzneimittelgesetzes vom 24. August 1976 (BGBl. I S. 2445, 2448) darf
der Einzelhandel außerhalb von Apotheken mit Arzneimitteln im Sinne des § 2 Abs. 1
oder Abs. 2 Nr. 1, die zum Verkehr außerhalb der Apotheken freigegeben sind (freiverkäufliche Arzneimittel), nur betrieben werden, wenn der Unternehmer, eine zur Vertretung des Unternehmens gesetzlich berufene oder eine von dem Unternehmer mit der
Leistung des Unternehmens oder mit dem Verkauf beauftragte Person die erforderliche
Sachkenntnis besitzt. Bei Unternehmen mit mehreren Betriebsstellen muß für jede
Betriebsstelle eine Person vorhanden sein, die die erforderliche Sachkenntnis besitzt
(Absatz 1).

Die erforderliche Sachkenntnis besitzt, wer Kenntnisse und Fertigkeiten über das ordnungsgemäße Abfüllen, Abpacken, Kennzeichnen, Lagern und Inverkehrbringen von
Arzneimitteln, die zum Verkehr außerhalb der Apotheken freigegeben sind, sowie
Kenntnisse über die für diese Arzneimittel geltenden Vorschriften nachweist. Der Bundesminister für Gesundheit ist ermächtigt, im Einvernehmen mit dem Bundesminister
für Wirtschaft und dem Bundesminister für Bildung und Wissenschaft und, soweit es
sich um Arzneimittel handelt, die zur Anwendung bei Tieren bestimmt sind, im Einvernehmen mit dem Bundesminister für Ernährung, Landwirtschaft und Forsten durch
Rechtsverordnung mit Zustimmung des Bundesrates Voschriften darüber zu erlassen,
wie der Nachweis der erforderlichen Sachkenntnis zu erbringen ist, um einen ordnungsgemäßen Verkehr mit Arzneimitteln zu gewährleisten. Er kann dabei Prüfungszeugnisse
über eine abgeleistete berufliche Aus- oder Fortbildung als Nachweis anerkennen. Er
kann ferner bestimmen, daß die Sachkenntnis durch eine Prüfung vor der zuständigen
Behörde oder einer von ihr bestimmten Stelle nachgewiesen wird und das Nähere über
die Prüfungsanforderungen und das Prüfungsverfahren regeln (Absatz 2).

Diese neue Regelung der Sachkenntnis im Einzelhandel mit freiverkäuflichen Arzneimitteln beruht auf der Grundlage des Arzneimittelgesetzes und löst die bisherigen Vorschriften über Arzneimittel im Gesetz über die Berufsausübung im Einzelhandel (Einzelhandelsgesetz) vom 5. August 1957 (BGBl S. 1121) und der Verordnung über den Nachweis der Sachkunde für den Einzelhandel (Einzelhandelsverordnung) vom 4. März 1960 (BGBl. I S. 172) ab, die nach Artikel 9 Nr. 3 und 4 des Gesetzes zur Neuordnung des Arzneimittelrechts vom 24. August 1976 (BGBl. I S. 2445) am 1. Januar 1978 außer Kraft getreten sind, soweit sie sich nicht auf ärztliche Hilfsmittel beziehen.

Nach Artikel 3 § 14 der Überleitungsvorschriften kann eine Person, die am 1. Januar 1978 freiverkäufliche Arzneimittel im Einzelhandel außerhalb der Apotheke in den Verkehr bringt, diese Tätigkeit weiter ausüben, soweit sie nach dem Einzelhandelsgesetz dazu berechtigt war.

Einzelhändler, die eine Sachkenntnis nach § 50 des Arzneimittelgesetzes besitzen, bedürfen keiner Erlaubnis nach § 13 Abs. 1 des Arzneimittelgesetzes für das Umfüllen, Abpacken oder Kennzeichnen von Arzneimitteln zur Abgabe in unveränderter Form unmittelbar an den Verbraucher (§ 13 Abs. 2 Nr. 5).

Zu § 1

Im Einklang mit der Ermächtigung nach § 50 Abs. 2 des Arzneimittelgesetzes ist im Verordnungsentwurf vorgesehen, daß die Sachkenntnis auf Grund einer Prüfung neu erworben oder auf Grund von Nachweisen über eine andere berufliche Ausbildung oder in sonstiger Weise anerkannt werden kann.

Zu §§ 2 bis 9

Die Prüfungsordnung regelt entsprechend der Verordnungsermächtigung das Nähere über die Prüfungsanforderungen und das Prüfungsverfahren.

Für die Abnahme der Prüfung errichtet die zuständige Behörde einen oder mehrere Prüfungsausschüsse (§ 2). Soweit eine zuständige Stelle mit der Abnahme der Prüfung beauftragt wird, tritt diese an die Stelle der zuständigen Behörde (§ 9).

Für die ehrenamtliche Tätigkeit der Mitglieder und deren Stellvertreter im Prüfungsausschuß und die Tätigkeit des Prüfungsausschusses sind die einschlägigen Bestimmungen des Verwaltungsverfahrensgesetzes vom 25. Mai 1976 (BGBl. I S. 1253) anzuwenden. Diese regeln die Ausübung ehrenamtlicher Tätigkeit (§ 86) sowie die Ordnung in den Sitzungen des Prüfungsausschusses (§ 89), dessen Beschlußfähigkeit (§ 90) und Beschlußfassung (§ 91) und schließlich die Verpflichtung zur Anfertigung einer Niederschrift über die Sitzungen des Prüfungsausschusses (§ 93). Die Bestimmungen des Verwaltungsverfahrensgesetzes über die Befangenheit (§ 21 i.V.m. § 20 Abs. 4) gelten für die Mitglieder des Prüfungsausschusses und deren Stellvertreter unmittelbar.

Die Vorschriften über die Anmeldung zur Prüfung (§ 3) besagen, daß sich der Prüfling auch bei der Behörde oder einer von ihr bestimmten Stelle zur Ablegung der Prüfung melden kann, in deren Zuständigkeitsbereich der Beschäftigungsort oder der Aus- und Fortbildungsort des Prüfungsbewerbers liegt.

Die Prüfungsanforderungen (§ 4) enthalten eine Präzisierung derjenigen Kenntnisse und Fertigkeiten, die nach dem Arzneimittelgesetz als Sachkenntnis über das ordnungsgemäße Abfüllen, Abpacken, Kennzeichnen, Lagern und Inverkehrbringen von freiverkäuflichen Arzneimitteln außerhalb der Apotheken erforderlich sind. Außerdem sind in der Prüfung Kenntnisse über die für freiverkäufliche Arzneimittel geltenden Vorschriften nachzuweisen. Bei der Festlegung der Prüfungsanforderungen steht der Gesichtspunkt der Arzneimittelsicherheit im Vordergrund. Mit diesen Prüfungsanforderungen wird eine spezifische Sachkenntnis für den Verkehr mit freiverkäuflichen Arzneimitteln außerhalb von Apotheken fixiert. Eine weitere Detaillierung der Prüfungsanforderungen soll zunächst nicht vorgenommen werden. Sie scheint auch im Interesse einer einheitlichen Durchführung der Prüfungsordnung vorerst nicht erforderlich zu sein. Sollte sich jedoch im Laufe der Zeit eine solche Forderung ergeben, so könnten dann bereits die inzwischen gesammelten Erfahrungen in die Diskussion einbezogen und berücksichtigt werden.

Die Prüfungsanforderungen gehen von einer einheitlichen Mindestsachkenntnis für den Verkehr mit freiverkäuflichen Arzneimitteln aus. Deshalb sind spezifische Kenntnisse und Fertigkeiten, etwa bezogen auf bestimmte Branchen oder Arzneimittelsortimente, nicht aufgenommen worden. Eine derartige Spezifizierung wäre von der Verordnungsermächtigung nicht gedeckt. Die Prüfungsanforderungen (§ 4) und das Prüfungsverfahren (§ 5) sind unter dem Gesichtspunkt der Verhältnismäßigkeit für den Prüfling zumutbar. Dies gilt umso mehr, als das Sortiment freiverkäuflicher Arzneimittel, für deren Abgabe eine Sachkenntnis verlangt wird, sehr begrenzt ist. Außerdem ist für die Ablegung der Prüfung keine Aus- oder Fortbildung vorgeschrieben (§ 4) und die Prüfung unbegrenzt wiederholbar (§ 8).

Die Fachkunde ist bisher mündlich geprüft worden. Dieses Verfahren hat sich bewährt. Um jedoch andere Prüfungsmodalitäten für die Zukunft nicht auszuschließen, die eine rationale Prüfung mit der notwendigen Objektivität ermöglichen (z.B. multiple-choice-Verfahren), kann die Prüfung auch schriftlich durchgeführt werden. Eine Ungleichbehandlung der Prüflinge in der Prüfung ist dadurch nicht zu befürchten, da die Prüfungsanforderungen hinreichend präzise festgelegt sind. Soweit überregional Prüfungsausgaben gestellt werden, soll die Durchführbarkeit durch § 3 Abs. 2 sichergestellt werden.

Die Prüfung der Sachkenntnis wird vor der durch Landesrecht bestimmten zuständigen Behörde abgelegt. Die zuständige Behörde kann auch eine Stelle mit der Durchführung der Prüfung beauftragen (§ 9). Die Industrie- und Handelskammern, die bisher bereits die Fachkundeprüfungen abgenommen haben, können somit mit der Abnahme der Prüfungen von der zuständigen Behörde beauftragt werden.

Zu §§ 10 und 11

In § 10 wird geregelt, welche Prüfungszeugnisse über eine abgeleistete berufliche Ausbildung als Nachweis der Sachkenntnis anerkannt werden. Bei den in § 10 anerkannten Prüfungszeugnissen kann die erforderliche Sachkenntnis über den Einzelhandel mit freiverkäuflichen Arzneimitteln als nachgewiesen gelten. Unter Humanmedizin im Sinne des § 10 Nr. 2 ist auch die Zahnmedizin zu verstehen.

In § 11 wird festgelegt, wie der Nachweis der erforderlichen Sachkenntnis außerdem erbracht werden kann. In § 11 Nr. 1 sind die Fallgruppen der Sachkenntnis nach dem Einzelhandelsgesetz und der Einzelhandelsverordnung aufgenommen, bei denen die Sachkenntnis aus Gründen des Schutzes des Besitzstandes unterstellt werden muß.

Da die Prüfungsanforderungen nach § 4 besonders den Gesichtspunkt der Arzneimittelsicherheit berücksichtigen, müssen nach dem Inkrafttreten des Arzneimittelgesetzes in Zukunft alle diese Mindestsachkenntnisse nachweisen. Soweit Prüfungsanforderungen in anderen Ausbildungs- oder Fortbildungsordnungen (§ 25 oder § 46 des Berufsbildungsgesetzes) festgelegt werden und mindestens denen des § 4 entsprechen, können derartige Prüfungszeugnisse in Erweiterung des § 10 als Nachweis der erforderlichen Sachkenntnis zusätzlich anerkannt werden.

Zu § 12

§ 12 enthält die übliche Berlin-Klausel.

Zu § 13

Die §§ 10 und 11 sollen zum Schutz des Besitzstandes rückwirkend bereits am 1. Januar 1978 in Kraft treten; im übrigen soll die Verordnung am Tage nach der Verkündung in Kraft treten.

Zu den Kosten

Bund, Ländern und Gemeinden entstehen durch diese Verodnung keine Kosten. Die Länder beabsichtigen, die Durchführung der Prüfungen auf die Industrie- und Handelskammern zu delegieren, die ihrerseits kostendeckende Prüfungsgebühren erheben werden.

Anlage 3

Verordnung über apothekenpflichtige und freiverkäufliche Arzneimittel

Bekanntmachung der Neufassung der Verordnung über apothekenpflichtige
und freiverkäufliche Arzneimittel
Vom 24. November 1988 i.d.F. der Berichtigung vom 17. Februar 1989
(BGBl. I, S. 254)

Auf Grund des Artikels 3 der Dritten Verordnung zur Änderung der Verordnung über die Zulassung von Arzneimitteln für den Verkehr außerhalb der Apotheken und zur Änderung der Verordnung über den Ausschluß von Arzneimitteln vom Verkehr außerhalb der Apotheken vom 26. Oktober 1988 (BGBl. I S. 2103) wird nachstehend der Wortlaut der Verordnung über apothekenpflichtige und freiverkäufliche Arzneimittel in der seit 12. November 1988 an geltenden Fassung bekanntgemacht. Die Neufassung berücksichtigt:

1. die am 1. Oktober 1969 in Kraft getretenen Verordnungen vom 19. September 1969 (BGBl. I S. 1651, 1662),
2. die am 22. Dezember 1977 in Kraft getretenen Verordnungen vom 13. Dezember 1977 (BGBl. I S. 2585, 2587),
3. die am 25. Dezember 1977 in Kraft getretene Verordnung vom 19. Dezember 1977 (BGBl. I S. 2760),
4. die am 12. November 1988 in Kraft getretene eingangs genannte Verordnung.

Die Rechtsvorschriften wurden erlassen auf Grund

zu 1. bis 3. der §§ 30 und 32 des Arzneimittelgesetzes vom 16. Mai 1961 (BGBl. I S. 533), die durch das Gesetz vom 29. Juli 1964 (BGBl. I S. 560) geändert worden sind,

zu 4.   der §§ 45 und 46 des Arzneimittelgesetzes vom 24. August 1976 (BGBl. I S. 2445, 2448), von denen § 45 durch Artikel 1 Nr. 26 des Gesetzes vom 16. August 1986 (BGBl. I S. 1296) geändert worden ist.

Bonn, den 24. November 1988

Der Bundesminister für Jugend, Familie, Frauen und Gesundheit
Rita Süssmuth

Verordnung über apothekenpflichtige und freiverkäufliche Arzneimittel

Erster Abschnitt
Freigabe aus der Apothekenpflicht

§ 1

(1) Folgende Arzneimittel im Sinne des § 2 Abs. 1 oder Abs. 2 Nr. 1 des Arzneimittelgesetzes, die dazu bestimmt sind, zur Beseitigung oder Linderung von Krankheiten, Leiden, Körperschäden oder krankhaften Beschwerden zu dienen, werden für den Verkehr außerhalb der Apotheken freigegeben:

1. Stoffe und Zubereitungen aus Stoffen sowie Arzneimittel im Sinne des § 2 Abs. 2 Nr. 1 des Arzneimittelgesetzes, die in der Anlage 1 a zu dieser Verordnung bezeichnet sind, nach näherer Bestimmung dieser Anlage; die Stoffe und Zubereitungen aus Stoffen dürfen miteinander oder mit anderen Stoffen oder Zubereitungen aus Stoffen nur gemischt werden, soweit dies in der Anlage ausdrücklich gestattet ist.
2. Destillate, ausgenommen Trockendestillate, aus Mischungen von Pflanzen, Pflanzenteilen, ätherischen Ölen, Campher, Menthol, Balsamen oder Harzen als Fertigarzneimittel, es sei denn, daß sie aus verschreibungspflichtigen oder den in der Anlage 1 b zu dieser Verordnung bezeichneten Pflanzen, deren Teilen oder Bestandteilen gewonnen sind und
3. Pflanzen und Pflanzenteile in Form von Dragees oder Tabletten als Fertigarzneimittel unter Zusatz arzneilich nicht wirksamer Stoffe oder Zubereitungen aus Stoffen, wenn sie aus höchstens vier der in der Anlage 1 c zu dieser Verordnung bezeichneten Pflanzen und Pflanzenteilen hergestellt sind und der Durchmesser des Dragéekerns oder der Tablette mindestens 3 Millimeter beträgt.

(2) Ferner werden für den Verkehr außerhalb der Apotheken lösliche Teeaufgußpulver als wäßrige Gesamtauszüge in Form von Fertigarzneimitteln freigegeben, die aus

1. einer der in der Anlage 1 d zu dieser Verordnung bezeichneten Pflanzen oder deren Teilen hergestellt sind oder
2. Mischungen von höchstens sieben der in den Anlagen 1 d und 1 e zu dieser Verordnung bezeichneten Pflanzen oder deren Teilen hergestellt sind und ausschließlich zur Anwendung als „Hustentee", „Brusttee", „Husten- und Brusttee", „Magentee", „Darmtee", „Magen- und Darmtee", „Beruhigungstee" oder „Harntreibender Tee" in den Verkehr gebracht werden.

Der Zusatz von arzneilich nicht wirksamen Stoffen oder Zubereitungen aus Stoffen ist zulässig. Die bei der Herstellung verlorengegangenen ätherischen Öle der Ausgangsdrogen dürfen nach Art und Menge ersetzt werden.

§ 2

(1) Arzneimittel im Sinne des § 2 Abs. 1 oder Abs. 2 Nr. 1 des Arzneimittelgesetzes sind als Fertigarzneimittel für den Verkehr außerhalb der Apotheken auch freigegeben, wenn sie ausschließlich dazu bestimmt sind:

1. bei Husten oder Heiserkeit angewendet zu werden, sofern sie an arzneilich wirksamen Bestandteilen keine anderen als die in der Anlage 2 a zu dieser Verordnung genannten Stoffe oder Zubereitungen enthalten und sofern sie in Darreichungsformen zum Lutschen in den Verkehr gebracht werden,
2. als Abführmittel angewendet zu werden, sofern sie an arzneilich wirksamen Bestandteilen keine anderen als die in der Anlage 2 b zu dieser Verordnung genannten Stoffe oder Zubereitungen enthalten,
3. bei Hühneraugen oder Hornhaut angewendet zu werden, sofern sie an arzneilich wirksamen Bestandteilen keine anderen als die in der Anlage 2 c zu dieser Verordnung genannten Stoffe oder Zubereitungen enthalten.

(2) Den in Absatz 1 genannten Arzneimitteln dürfen auch arzneilich nicht wirksame Stoffe oder Zubereitungen aus Stoffen zugesetzt sein.

§ 3

Die §§ 1 und 2 gelten nicht für Arzneimittel, die zur Injektion oder Infusion, zur rektalen, vaginalen oder intrauterinen Anwendung, zur intramammären Anwendung bei Tieren, als Wundstäbchen, als Implantate sowie als Aerosole bis zu einer mittleren Teilchengröße von nicht mehr als 5 μm zu unmittelbaren Anwendung am oder im Körper in den Verkehr gebracht werden.

§ 4

Arzneimittel im Sinne des § 2 Abs. 1 oder Abs. 2 Nr. 1 des Arzneimittelgesetzes, die nicht nur auf ärztliche, zahnärztliche oder tierärztliche Verschreibung abgegeben werden dürfen, sind für den Verkehr außerhalb der Apotheken freigegeben, wenn sie ausschließlich zur Beseitigung oder Linderung von Krankheiten der Zierfische, Zier- oder Singvögel, Brieftauben, Terrarientiere oder Kleinnager bestimmt sind.

§ 5

Die Freigabe der in den §§ 1, 2 und 4 genannten Arzneimittel für den Verkehr außerhalb der Apotheken wird nicht dadurch ausgeschlossen, daß sie dazu bestimmt sind, teilweise auch zu anderen Zwecken als zur Beseitigung oder Linderung von Krankheiten, Leiden, Körperschäden oder krankhaften Beschwerden zu dienen.

§ 6

Die Freigabe der in den §§ 1, 2 und 5 genannten Arzneimittel für den Verkehr außerhalb der Apotheken ist ausgeschlossen, wenn sie teilweise oder ausschließlich zur Beseitigung oder Linderung oder wenn sie teilweise zur Verhütung der in der Anlage 3 genannten Krankheiten oder Leiden bestimmt sind.

Zweiter Abschnitt
Einbeziehung in die Apothekenpflicht

§ 7

(1) Die in § 44 Abs. 2 des Arzneimittelgesetzes genannten Arzneimittel sind vom Verkehr außerhalb der Apotheken ausgeschlossen, wenn
1. sie die in der Anlage 4 zu dieser Verordnung genannten Stoffe oder Zubereitungen aus Stoffen sind,
2. sie die in der Anlage 1 b zu dieser Verordnung genannten Pflanzen, deren Teile, Zubereitungen daraus oder Preßsäfte sind,
3. ihnen die in den Nummern 1 oder 2 genannten Stoffe oder Zubereitungen aus Stoffen zugesetzt sind,
4. sie teilweise oder ausschließlich zur Beseitigung, Linderung oder Verhütung der in der Anlage 3 genannten Krankheiten oder Leiden bestimmt sind.

(2) Von den in § 44 Abs. 2 des Arzneimittelgesetzes genannten Arzneimitteln, die teilweise oder ausschließlich zur Beseitigung, Linderung oder Verhütung der in der Anlage 3 genannten Krankheiten oder Leiden bestimmt sind (Absatz 1 Nr. 4), sind jedoch für den Verkehr außerhalb der Apotheken freigegeben:
1. Heilwässer gegen die in der Anlage 3 unter Abschnitt A Nr. 3 und 5 Buchstaben d und e aufgeführten Krankheiten und Leiden,
2. Heilerden, Bademoore, andere Peloide und Zubereitungen zur Herstellung von Bädern, soweit sie nicht in Kleinpackungen im Einzelhandel in den Verkehr gebracht werden,
3. die in § 44 Abs. 2 Nr. 5 des Arzneimittelgesetzes bezeichneten Arzneimittel.

§ 8

(1) Die in § 44 Abs. 1 des Arzneimittelgesetzes genannter Arzneimittel sind vom Verkehr außerhalb der Apotheken ausgeschlossen, wenn
1. sie die in der Anlage 4 zu dieser Verordnung genannten Stoffe oder Zubereitungen aus Stoffen sind,
2. sie die in der Anlage 1 b zu dieser Verordnung genannten Pflanzen, deren Teile, Zubereitungen daraus oder Preßsäfte sind,

3. ihnen die in den Nummern 1 oder 2 genannten Stoffe oder Zubereitungen aus Stoffen zugesetzt sind,
4. sie teilweise oder ausschließlich zur Verhütung der in der Anlage 3 genannten Krankheiten oder Leiden bestimmt sind.

(2) Absatz 1 Nr. 4 gilt nicht für Arzneimittel, die zur Verhütung von Krankheiten der Zierfische, Zier- oder Singvögel, Brieftauben, Terrarientiere oder Kleinnager bestimmt sind.

§ 9

Die in § 44 des Arzneimittelgesetzes genannten Arzneimittel sind ferner vom Verkehr außerhalb der Apotheken ausgeschlossen, wenn sie chemische Verbindungen sind, denen nach den Erkenntnissen der medizinischen Wissenschaft eine
– antibiotische,
– blutgerinnungsverzögernde,
– histaminwidrige,
– hormonartige,
– parasympathikomimetische (cholinergische) oder parasympathikolytische,
– sympathikomimetische (adrenergische) oder sympathikolytische
Wirkung auf den menschlichen oder tierischen Körper zukommt. Das gleiche gilt, wenn ihnen solche chemischen Verbindungen zugesetzt sind.

§ 10

Die in § 44 des Arzneimittelgesetzes genannten Arzneimittel sind ferner vom Verkehr außerhalb der Apotheken ausgeschlossen, wenn sie zur Injektion oder Infusion, zur rektalen oder intrauterinen Anwendung, zur intramammären oder vaginalen Anwendung bei Tieren, als Implantate oder als Aerosole bis zu einer mittleren Teilchengröße von nicht mehr als 5 μm in den Verkehr gebracht werden.

Dritter Abschnitt
Übergangs- und Schlußvorschriften

§ 11

Arzneimittel, die durch diese Verordnung[*] apothekenpflichtig werden, bleiben noch bis zum zweiten Jahrestag des Inkrafttretens für den Verkehr außerhalb der Apotheken freigegeben.

§ 12

Diese Verordnung gilt nach § 14 des Dritten Überleitungsgesetzes in Verbindung mit § 99 des Arzneimittelgesetzes auch im Land Berlin.

---

[*] Artikel 5 Abs. 2 in Verbindung mit Artikel 3 der Dritten Verordnung zur Änderung der Verordnung über die Zulassung von Arzneimitteln für den Verkehr außerhalb der Apotheken und zur Änderung der Verordnung über den Ausschluß von Arzneimitteln vom Verkehr außerhalb der Apotheken vom 26. Oktober 1988 (BGBl. I S. 2103).

Anlage 1 a
(zu § 1 Abs. 1 Nr. 1; s. S. 220 ff)

Äthanol

Äthanol-Äther-Gemisch im Verhältnis 3:1 (Hoffmannstropfen)

Äthanol-Wasser-Gemische

Aloeextrakt

a) zum äußeren Gebrauch als Zusatz in Fertigarzneimitteln

b) zum inneren Gebrauch in einer Tagesdosis bis zu 20 mg als Bittermittel in
   wäßrig alkoholischen Pflanzenauszügen als Fertigarzneimittel

Aluminiumacetat-tartrat-Lösung

Aluminiumacetat-tartrat,
   als Tabletten auch mit Zusatz arzneilich nicht wirksamer Stoffe oder Zubereitungen als Fertigarzneimittel

Auminiumhydroxid,
   auch in Mischungen mit arzneilich nicht wirksamen Stoffen oder Zubereitungen als Fertigarzneimittel

Aluminiumkaliumsulfat (Alaun),
   als blutstillende Stifte oder Steine auch mit Zusatz arzneilich nicht wirksamer
   Stoffe oder Zubereitungen

Aluminium-magnesium-silicat-Komplexe,
   als Tabletten auch mit Zusatz arzneilich nicht wirksamer Stoffe oder Zubereitungen als Fertigarzneimittel

Aluminiumsilicate,
   als Tabletten auch mit Zusatz arzneilich nicht wirksamer Stoffe oder Zubereitungen als Fertigarzneimittel

Ameisensäure-Äthanol-Wasser-Gemisch (Ameisenspiritus) mit einem Gehalt an
   Gesamtameisensäure bis zu 1,25 % mit mindestens 70 %igem Äthanol

Ammoniaklösung bis 10 %ig

Ammoniak-Lavendel-Riechessenz

Ammoniumchlorid

Angelikaöl, ätherisches

Anisöl, ätherisches

Aniswasser

Arnikatinktur zum äußeren Gebrauch

Ascorbinsäure (Vitamin C),
   auch als Tabletten, auch mit Zusatz arzneilich nicht wirksamer Stoffe oder
   Zubereitungen, als Fertigarzneimittel

Baldrianextrakt,
   auch in Mischungen mit Hopfenextrakt und mit arzneilich nicht wirksamen
   Stoffen oder Zubereitungen, als Fertigarzneimittel

Baldriantinktur,
   auch ätherische, mit Äthanol-Äther-Gemischen im Verhältnis 1:5

Baldrianwein als Fertigarzneimittel

Benediktiner Essenz als Fertigarzneimittel

Benzoetinktur, mit Äthanol 90 % im Verhältnis 1:5

Bergamottöl, ätherisches

Birkenteer

Borsäure und ihre Salze zur Pufferung und/oder Isotonisierung in Benetzungslösungen oder Desinfektionslösungen für Kontaktlinsen

Brausemagnesia

Calciumcarbonat,
als Tabletten auch mit Zusatz arzneilich nicht wirksamer Stoffe oder Zubereitungen als Fertigarzneimittel

Calciumcitrat, Calciumlactat, Calciumphosphate, auch gemischt als Tabletten und Mischungen auch mit Zusatz von Ascorbinsäure und arzneilich nicht wirksamen Stoffen oder Zubereitungen als Fertigarzneimittel

Campherliniment, flüchtiges

Campheröl zum äußeren Gebrauch

Camphersalbe,
auch mit Zusatz von ätherischen Ölen, Menthol und Menglytat (Äthylglykolsäure-menthylester)

Campherspiritus

Chinawein,
auch mit Eisen, als Fertigarzneimittel

Citronenöl, ätherisches

Colloidale Silberchloridlösung, eiweißfrei, bis zu 0,5 %
auch mit Zusatz arzneilich nicht wirksamer Stoffe oder Zubereitungen, als Nasendesinfektionsmittel, als Fertigarzneimittel

Eibischsirup als Fertigarzneimittel

Eichelkaffee-Extrakt

Eichelkakao,
auch mit Malz

Enziantinktur, aus Enzianwurzel mit Äthanol 70 % im Verhältnis 1:5

2-(Ethylmercurithio)benzoesäure, Natriumsalz (Thiomersal) bis zu 30 mg mit Zusatz arzneilich nicht wirksamer Stoffe oder Zubereitungen als Tabletten zur Bekämpfung der Nosemaseuche der Bienen als Fertigarzneimittel

Eucalyptusöl, ätherisches

Eucalyptuswasser im Verhältnis 1:1000

Fangokompressen und Schlickpackungen

Feigensirup,
auch mit Manna, als Fertigarzneimittel

Fenchelhonig unter Verwendung von mindestens 50 % Honig, auch mit konzentrierten Lösungen von süßschmeckenden Mono-, Disacchariden und Glukosesirup, als Fertigarzneimittel

Fenchelöl, ätherisches

Fichtennadelöle, ätherische

Fichtennadelspiritus mit mindestens 70 %igem Äthanol

Franzbranntwein,
auch mit Kochsalz, Menthol, Campher, Fichtennadel- und Kiefernnadelöl bis zu 0,5 %, Geruchsstoffen oder Farbstoffen, mit mindestens 45 %igem Äthanol

Fumagillin-1,1'-bicyclohexyl-4-ylamin-Salz (Bicyclohexylammoniumfumagillin) mit Zusatz arzneilich nicht wirksamer Stoffe oder Zubereitungen zur Bekämpfung der Nosemaseuche der Bienen als Fertigarzneimittel

Germerwurzelstock (Nieswurzel) in Zubereitungen mit einem Gehalt bis zu 3 % als Schneeberger Schnupftabak

Glycerol 85 % (Glycerin),
auch mit Zusatz von Wasser

Haftmittel für Zahnersatz

Hartparaffin,
auch mit Zusatz von Heilerde, Bademooren oder anderen Peloiden im Sinne des § 44 Abs. 2 Nr. 2 des Arzneimittelgesetzes oder von arzneilich nicht wirksamen Stoffen oder Zubereitungen, zum äußeren Gebrauch

Hefe,
als Tabletten auch mit Zusatz arzneilich nicht wirksamer Stoffe oder Zubereitungen als Fertigarzneimittel

Heidelbeersirup als Fertigarzneimittel

Heilerde zur inneren Anwendung, auch in Kapseln

Heublumenkompressen

Holundersirup als Fertigarzneimittel

Holzteer zum äußeren Gebrauch

Johanniskraut oder Johanniskrautblüten,
Auszüge mit Öl als Fertigarzneimittel

Kaliumcarbonat

Kaliumcitrat

Kaliumdihydrogenphosphat

Kalium-(RR)-hydrogentartrat (Weinstein)

Kalium-natrium-(RR)-tartrat

Kaliumsulfat

Kalkwasser

Kalmusöl, ätherisches

Kamillenauszüge, flüssige,
auch mit Zusatz arzneilich nicht wirksamer Stoffe oder Zubereitungen, als Fertigarzneimittel

Kamillenextrakt,
auch mit Salbengrundlage, als Fertigarzneimittel

Kamillenöl

Kamillenwasser

Karmelitergeist als Fertigarzneimittel

Kiefernnadelöle, ätherische

Knoblauch in Kapseln,
als Perlen auch mit Zusatz arzneilich nicht wirksamer Stoffe oder Zubereitungen

Knoblauchöl, auch in Kapseln,
als Perlen auch mit Zusatz arzneilich nicht wirksamer Stoffe oder Zubereitungen

Kohle, medizinische
als Tabletten oder Granulat auch mit Zusatz arzneilich nicht wirksamer Stoffe oder
Zubereitungen als Fertigarzneimittel

Kondurangowein als Fertigarzneimittel

Korianderöl, ätherisches

Krauseminzöl, ätherisches

Kühlsalbe als Fertigarzneimittel

Kümmelöl, ätherisches,
auch in Mischungen mit anderen ätherischen Ölen – ausgenommen Terpentinöl –,
mit Glycerol, Leinöl, flüssigem Paraffin, feinverteiltem Schwefel oder Äthanol, für
Tiere, als Fertigarzneimittel

Lactose (Milchzucker)

Lanolin

Lärchenterpentin zum äußeren Gebrauch

Lavendelöl, ätherisches

Lavendelspiritus

Lavendelwasser

Lebertran in Kapseln als Fertigarzneimittel

Lebertranemulsion,
auch aromatisiert, als Fertigarzneimittel

Lecithin,
auch mit Zusatz arzneilich nicht wirksamer Stoffe oder Zubereitungen als Fertigarzneimittel

Leinkuchen

Leinöl

Leinöl, geschwefeltes, zum äußeren Gebrauch

Liniment, flüchtiges

Löffelkrautspiritus

Lorbeeröl

Magnesiumcarbonat, basisches, leichtes und schweres,
als Tabletten auch mit Zusatz arzneilich nicht wirksamer Stoffe oder Zubereitungen
als Fertigarzneimittel

Magnesiumhydrogenphosphat

Magnesiumoxid, leichtes (Magnesia, gebrannte)

Magnesiumperoxid, bis 15 %ig,
 als Tabletten auch mit Zusatz arzneilich nicht wirksamer Stoffe oder Zubereitungen
 als Fertigarzneimittel

Magnesiumsulfat 7 H$_2$O (Bittersalz)

Magnesiumtrisilicat,
 als Tabletten auch mit Zusatz arzneilich nicht wirksamer Stoffe oder Zubereitungen
 als Fertigarzneimittel

Mandelöl

Mannasirup als Fertigarzneimittel

Melissengeist als Fertigarzneimittel

Melissenspiritus

Mentholstifte

Methenamin-Silbernitrat (Hexamethylentetraminsilbernitrat)
 als Streupulver 2 %ig mit Zusatz arzneilich nicht wirksamer Stoffe oder Zubereitungen in Wochenbettpackungen als Fertigarzneimittel

Mischungen aus Dichloridifluormethan und Trichlorfluormethan in Desinfektions-
 sprays zur Anwendung an der menschlichen Haut als Treib- und Lösungsmittel und
 in Mitteln zur äußeren Kälteanwendung bei Muskelschmerzen und Stauchungen,
 auch mit Zusatz von Latschenkiefernöl, Campher, Menthol und Arnikaauszügen
 oder Propan und Butan, als Fertigarzneimittel

Mischungen von Äthanol-Äther, Campherspiritus, Seifenspiritus und wäßriger Ammoniaklösung oder von einzelnen dieser Flüssigkeiten für Tiere

Molkekonzentrat mit Zusatz arzneilich nicht wirksamer Stoffe oder Zubereitungen

Muskatblütenöl (Macisöl), ätherisches

Muskatnußöl, ätherisches

Myrrhentinktur

Natriumhydrogencarbonat,
 als Tabletten, Granulat oder in Kapseln auch mit Zusatz arzneilich nicht wirksamer
 Stoffe oder Zubereitungen als Fertigarzneimittel

Natriummonohydrogenphosphat

Natriumsulfat-Dekahydrat (Glaubersalz)

Nelkenöl, ätherisches

Nelkentinktur mit Äthanol 70 % im Verhältnis 1:5

Opodeldok, flüssiger

Pappelsalbe

Pepsinwein als Fertigarzneimittel

Pfefferminzöl, ätherisches

Pfefferminzsirup als Fertigarzneimittel

Pfefferminzspiritus, aus Pfefferminzöl mit Äthanol 90 % im Verhältnis 1:10

Pfefferminzwasser

(3-sn-Phosphatidyl)cholin (Lecithin),
    auch mit Zusatz arzneilich nicht wirksamer Stoffe oder Zubereitungen als Fertigarzneimittel

Pomeranzenblütenöl, ätherisches

Pomeranzenschalenöl, ätherisches

Pomeranzensirup als Fertigarzneimittel

Pyrethrum-Extrakt zur Anwendung bei Tieren mit Zusatz arzneilich nicht wirksamer
    Stoffe oder Zubereitung als Fertigarzneimittel

Ratanhiatinktur

Riechsalz

Rizinusöl,
    auch raffiniertes, auch in Kapseln

Rosenhonig

Rosmarinöl, ätherisches

Rosmarinspiritus

Salbeiöl, ätherisches

Salbeiwasser

Salicyl-Streupulver

Salicyltalg

Sauerstoff für medizinische Zwecke

Schwefel

Schwefel, feinverteilter (Schwefelblüte), zum äußeren Gebrauch

Seifenspiritus

Senfgewebe

Senfpapaier

Silbernitratlösung, wäßrige 1 %ig, in Ampullen in Wochenbettpackungen

Siliciumdioxid (Kieselsäure),
    als Streupulver auch mit Zusatz arzneilich nicht wirksamer Stoffe oder Zubereitungen als Fertigarzneimittel

Spitzwegerichauszug als Fertigarzneimittel

Spitzwegerichsirup als Fertigarzneimittel

Talkum

Tamponadestreifen, imprägniert mit weißem Vaselin

Tannin-Eiweiß-Tabletten als Fertigarzneimittel

Thymianöl, ätherisches

Ton, weißer

Vaselin, weißes oder gelbes

Vaselinöl, weißes oder gelbes, zum äußeren Gebrauch, als Fertigarzneimittel

Wacholderextrakt

Wacholdermus als Fertigarzneimittel

Wacholdersirup als Fertigarzneimittel

Wacholderspiritus

Watte, imprägniert mit Capsicumextrakt

Watte, imprägniert mit Eisen(III)-chlorid

Weinsäure

Weizenkeimöl in Kapseln als Fertigarzneimittel,
     als Perlen auch mit Zusatz arzneilich nicht wirksamer Stoffe oder Zubereitungen als
     Fertigarzneimittel

Zimtöl, ätherisches

Zimtsirup als Fertizgarzneimittel

Zinkoxid mit Zusatz arzneilich nicht wirksamer Stoffe oder Zubereitungen als Puder,
     auch mit Zusatz von Lebertran, als Fertigarzneimittel

Zinksalbe,
     auch mit Zusatz von Lebertran, als Fertigarzneimittel

Zitronellöl, ätherisches

Anlage 1 b
(zu § 1 Abs. 1 Nr. 2, § 7 Abs. 1 Nr. 2 und § 8 Abs. 1 Nr. 2; s.S. 236, 245, 251)

Adonisröschen	Adonis vernalis
Aloe-Arten	
Alraune	Mandragora officinarum
Besenginster	Cytisus scoparius
Blasentang	Fucus vesiculosus
*Cascararinde (Sagradarinde)	Rhamnus purshiana
Digitalis-Arten	
Eisenhut	Aconitum napellus
Ephedra	Ephedra distachya
Farnkraut-Arten	
*Faulbaumrinde	Rhamnus frangula
Fleckenschierling	Conium maculatum
Fußblatt-Arten	Podophyllum peltatum
	Podophyllum hexandrum
Gartenrautenblätter	Ruta graveolens
Gelsemium (Gelber Jasmin)	Gelsemium sempervirens
Giftlattich	Lactuca virosa
Giftsumach	Toxicodendron quercifolium
Goldregen	Laburnum anagyroides
Herbstzeitlose	Colchicum autumnale
Hydrastis (Canadische Gelbwurz)	Hydrastis canadensis

Hyoscyamus-Arten	
Ignatiusbohne	Strychnos ignatii
Ipecacuanha (Brechwurz)	Cephaelis ipecacuanha
	Cephaelis acuminata
Jakobskraut	Senecio jacobaea
Jalape	Ipomoea purga
Kaskarillabaum (Granatill)	Croton cascarilla
	Croton eluteria
Koloquinte	Citrullus colocynthis
Krotonölbaum (Granatill)	Croton tiglium
Küchenschelle	Pulsatilla pratensis
	Pulsatilla vulgaris
Lebensbaum	Thuja occidentalis
Lobelien-Arten	
Maiglöckchen	Convallaria majalis
Meerzwiebel, weiße und rote	Urginea maritima
Mutterkorn	Secale cornutum
Nieswurz, grüne	Helleborus viridis
Nieswurz, schwarze (Christrose)	Helleborus niger
Oleander	Nerium oleander
Physostigma-Arten	
Pilocarpus-Arten	
Rainfarn	Chrysanthemun vulgare
Rauwolfia	Rauwolfia serpentina
	Rauwolfia tetraphylla
	Rauwolfia vomitoria
*Rhabarber	Rheum palmatum
	Rheum officinale
Sadebaum	Juniperus sabina
Scammonia	Convolvulus scammonia
Schlafmohn	Papaver somniferum
Schöllkraut	Chelidonium majus
*Senna	Cassia angustifolia
	Cassia senna
Stechapfel-Arten (Datura)	
Stephansrittersporn	Delphinium staphisagria
Stropanthus-Arten	
Strychnos-Arten	
Tollkirsche	Atropa bella-donna
Tollkraut-Arten (Scopolia)	
Wasserschierling	Cicuta virosa
Yohimbebaum	Pausinystalia yohimba

Anlage 1 c
(zu § 1 Abs. 1 Nr. 3; s. S. 237 f)

Alantwurzelstock	Helenii rhizoma
Anis	Anisi fructus
Arnikablüten und -wurzel	Arnicae flos et radix
Bärentraubenblätter	Uvae ursi folium
Baldrianwurzel	Valerianae radix
Bibernellwurzel	Pimpinellae radix
Birkenblätter	Betulae folium
Bitterkleeblätter	Trifolii fibrini folium
Bohnenhülsen	Phaseoli pericarpium
Brennesselkraut	Urticae herba
Bruchkraut	Herniariae herba
Condurangorinde	Condurango cortex
Eibischwurzel	Althaeae radix
Enzianwurzel	Gentianae radix
Färberginsterkraut	Genistae tinctoriae herba
Fenchel	Foeniculi fructus
Gänsefingerkraut	Anserinae herba
Goldrutenkraut	Solidaginis herba
Hagebutten	Cynosbati fructus cum semine
Hamamelisblätter	Hamamelidis folium
Hauhechelwurzel	Ononidis radix
Hirtentäschelkraut	Bursae pastoris herba
Holunderblüten	Sambuci flos
Hopfendrüsen und -zapfen	Lupuli glandula et strobulus
Huflattichblätter	Farfarae folium
Ingwerwurzelstock	Zingiberis rhizoma
Isländisches Moos	Lichen islandicus
Johanniskraut	Hyperici herba
Kalmuswurzelstock	Calami rhizoma
Kamillenblüten	Matricariae flos
Knoblauchzwiebel	Allii sativi bulbus
Korianderfrüchte	Coriandri fructus
Kreuzdornbeeren	Rhamni cathartici fructus
Kümmel	Carvi fructus
Liebstöckelwurzel	Levistici radix
Löwenzahn-Ganzpflanze	Taraxaci radix cum herba
Lungenkraut	Pulmonariae herba
Majorankraut	Majoranae herba

Mariendistelkraut	Cardui mariae herba
Meisterwurzwurzelstock	Imperatoriae rhizoma
Melissenblätter	Melissae folium
Mistelkraut	Visci herba
Orthosiphonblätter	Orthosiphonis folium
Passionsblumenkraut	Passiflorae herba
Petersilienfrüchte	Petroselina fructus
Petersilienkraut	Petroselina herba
Petersilienwurzel	Petroselina radix
Pfefferminzblätter	Menthae piperitae folium
Pomeranzenblätter	Aurantii folium
Pomeranzenblüten	Aurantii flos
Pomeranzenschalen	Aurantii pericarpium
Queckenwurzelstock	Graminis rhizoma
Rettich	Raphani radix
Salbeiblätter	Salviae folium
Schachtelhalmkraut	Equiseti herba
Schafgarbenkraut	Millefolii herba
Schlehdornblüten	Pruni spinosae flos
Seifenwurzel, rote	Saponariae radix rubra
Sonnenhutwurzel	Echinaceae angustifoliae radix
Sonnentaukraut	Droserae herba
Spitzwegerichkraut	Plantaginis lanceolatae herba
Steinkleekraut	Meliloti herba
Süßholzwurzel	Liquiritiae radix
Tausendgüldenkraut	Centaurii herba
Thymian	Thymi herba
Vogelknöterichkraut	Polygoni avicularis herba
Wacholderbeeren	Juniperi fructus
Wacholderholz	Juniperi lignum
Walnußblätter	Juglandis folium
Wegwartenwurzel (Zichorienwurzel)	Cichorii radix
Weidenrinde	Salicis cortex
Weißdornblätter	Crataegi folium
Wermutkraut	Absinthii herba
Ysopkraut	Hyssopi herba
Zitwerwurzelstock	Zedoariae rhizoma

Anlage 1 d
(zu § 1 Abs. 2 Nr. 1 und 2; s. S. 239)

Birkenblätter	Betulae folium
Baldrianwurzel	Valerianae radix
Eibischwurzel	Althaeae radix
Fenchel	Foeniculi fructus
Hagebutten	Cynosbati fructus cum semine
Holunderblüten	Sambuci flos
Hopfenzapfen	Lupuli strobulus
Huflattichblätter und -blüten	Farfarae folium et flos
Isländisches Moos	Lichen islandicus
Kamillenblüten	Matricariae flos
Lindenblüten	Tiliae flos
Mateblätter	Mate folium
Melissenblätter	Melissae folium
Orthosiphonblätter	Orthosiphonis folium
Pfefferminzblätter	Menthae piperitae folium
Salbeiblätter	Salviae folium
Schachtelhalmkraut	Equiseti herba
Schafgarbenkraut	Millefolii herba
Spitzwegerichkraut	Plantaginis lanceolatae herba
Tausendgüldenkraut	Centaurii herba
Weißdornblätter	Crataegi folium

Anlage 1 e
(zu § 1 Abs. 2 Nr. 2; s. S. 240)

Angelikawurzel	Angelicae radix
Anis	Anisi fructus
Bibernellwurzel	Pimpinellae radix
Brennesselkraut	Urticae herba
Bruchkraut	Herniariae herba
Brunnenkressenkraut	Nasturtii herba
Condurangorinde	Condurango cortex
Curcumawurzelstock (Gelbwurzelstock)	Curcumae longae rhizoma
Enzianwurzel	Gentianae radix
Eucalyptusblätter	Eucalypti folium
Gänsefingerkraut	Anserinae herba
Goldrutenkraut	Solidaginis herba
Hamamelisrinde	Hamamelidis cortex

Hauhechelwurzel	Ononidis radix
Heidekraut	Callunae herba
Herzgespannkraut	Leonuri cardiacae herba
Kalmuswurzelstock	Calami rhizoma
Korianderfrüchte	Coriandri fructus
Kümmel	Carvi fructus
Liebstöckelwurzel	Levistici radix
Löwenzahn-Ganzpflanze	Taraxaci radix cum herba
Malvenblätter	Malvae folium
Mariendistelkraut	Cardui mariae herba
Paprika (Spanisch Pfefferfrüchte)	Capsici fructus
Primelwurzel	Primulae radix
Queckenwurzelstock	Graminis rhizoma
Quendelkraut	Serpylii herba
Sonnenhutwurzel	Echinaceae angustifoliae radix
Süßholzwurzel	Liquiritiae radix
Thymian	Thymi herba
Tormentillwurzelstock	Tormentillae rhizoma
Wacholderbeeren	Juniperi fructus
Weidenrinde	Salicis cortex
Wermutkraut	Absinthii herba

Anlage 2 a
(zu § 2 Abs. 1 Nr. 1; s. S. 241)

Ätherische Öle, soweit sie in der Anlage 1 a genannt sind

Ammoniumchlorid

Anethol

Ascorbinsäure bis zu einer Einzeldosis von 20 mg und deren Calcium-, Kalium- und Natriumsalze

Benzylalkohol

Campher

Cetylpyridiniumchlorid

Cineol (Eucalyptol)

Citronensäure

α-Dodecyl-ω-hydroxypoly(oxyethylen) (Oxypolyäthoxydodecan) bis zu einer Einzeldosis von 5 mg

Extrakte von Pflanzen und Pflanzenteilen,
auch deren Mischungen, soweit sie nicht aus den in der Anlage 1 b bezeichneten Pflanzen oder deren Teilen gewonnen sind

Fenchelhonig

Menglytat (Äthylglykolsäurementhylester)

Menthol

Paraformaldehyd

Rosenhonig

Salze natürlicher Mineral-, Heil- und Meerwässer und die ihnen entsprechenden künstlichen Salze

Süßholzsaft

Thymol

Tolubalsam

Weinsäure

Anlage 2 b
(zu § 2 Abs. 1 Nr. 2; s. S. 242)

Agar

Feigen und deren Zubereitungen

Fenchel

Kümmel

Lactose

Leinsamen und deren Zubereitungen

Manna

Paraffin, dick- und dünnflüssiges, bis zu einem Gehalt von 10 % in nichtflüssigen Zubereitungen

Pflaumen und deren Zubereitungen

Rizinusöl, auch raffiniertes

Tamarindenfrüchte und deren Zubereitungen

Tragant

Weizenkleie

Anlage 2 c
(zu § 2 Abs. 1 Nr. 3; s. S. 243)

2-Aminoethanol

Benzalkoniumchlorid

Benzocain

Benzylbenzoat

2,4-Dihydroxybenzoesäure

2,6-Dihydroxybenzoesäure

3,5-Dihydroxybenzoesäure

α-Dodecyl-ω-hydroxypoly(oxyethylen)

Essigsäure

Lärchenterpentin

Menthol

Milchsäure bis 10 %ig

Salicylsäure bis 40 %ig

Anlage 3
(zu §§ 6, 7 Abs. 1 Nr. 4, Abs. 2 Nr. 1 und § 8 Abs. 1 Nr. 4; s. S. 244, 252)

A. Krankheiten und Leiden beim Menschen

1. In dem Bundes-Seuchengesetz aufgeführte Krankheiten

2. Geschwulstkrankheiten

3. Krankheiten des Stoffwechsels und der inneren Sekretion, ausgenommen Vitamin-und Mineralstoffmangel und alimentäre Fettsucht

4. Krankheiten des Blutes und der blutbildenden Organe, ausgenommen Eisenmangelanämie

5. organische Krankheiten

   a) des Nervensystems

   b) der Augen und Ohren, ausgenommen Blennorrhoe-Prophylaxe

   c) des Herzens und der Gefäße, ausgenommen allgemeine Arteriosklerose und Frostbeulen

   d) der Leber und des Pankreas

   e) der Harn- und Geschlechtsorgane

6. Geschwüre des Magens und des Darms

7. Epilepsie

8. Geisteskrankheiten, Psychosen, Neurosen

9. Trunksucht

10. Komplikationen der Schwangerschaft, der Entbindung und des Wochenbetts

11. Krankheiten des Lungenparenchyms

12. Wurmkrankheiten

13. Krankhafte Veränderungen des Blutdrucks

14. Ernährungskrankheiten des Säuglings

15. Ekzeme, Schuppenflechten, infektiöse Hautkrankheiten

B. Krankheiten und Leiden beim Tier

1. Übertragbare Krankheiten der Tiere, ausgenommen nach viehseuchenrechtlichen Vorschriften nicht anzeigepflichtige ektoparasitäre und dermatomykotische Krankheiten

2. Euterkrankheiten bei Kühen, Ziegen und Schafen, ausgenommen die Verhütung der Übertragung von Euterkrankheiten durch Arzneimittel, die zum äußeren Gebrauch bestimmt sind und deren Wirkung nicht auf der Resorption der wirksamen Bestandteile beruht

3. Kolik bei Pferden und Rindern

4. Stoffwechselkrankheiten und Krankheiten der inneren Sekretionsorgane, ausgenommen Vitamin- und Mineralstoffmangel

5. Krankheiten des Blutes und der blutbildenden Organe

6. Geschwulstkrankheiten

7. Fruchbarkeitsstörungen bei Pferden, Rindern, Schweinen, Schafen und Ziegen

Anlage 4
(zu § 7 Abs. 1 Nr. 1 und § 8 Abs. 1 Nr. 1; s. S. 248)

α-(Aminomethyl)benzylalkohol (Phenylaminoäthan), dessen Abkömmlinge und Salze

p-Aminophenol, dessen Abkömmlinge und deren Salze

2-Amino-1-phenylpropanol (Phenylaminopropanol), dessen Abkömmlinge und Salze

Anthrachinon, dessen Abkömmlinge und deren Salze

Antimonverbindungen

* Bisacodyl

Bleiverbindungen

Borsäure und ihre Salze, ausgenommen zur Pufferung und/oder Isotonisierung in Benetzungslösungen oder Desinfektionslösungen für Kontaktlinsen

Bromverbindungen, ausgenommen Invertseifen, ferner in Arzneimitteln, die dazu bestimmt sind, die Beschaffenheit, den Zustand oder die Funktionen des Körpers oder seelische Zustände erkennen zu lassen sowie in ausschließlich zum äußeren Gebrauch bestimmten Desinfektionsmitteln, Mund- und Rachendesinfektionsmitteln

Carbamidsäure-Abkömmlinge

Carbamidsäure-Ester und -Amide mit insektizider, akarizider oder fungizider Wirkung, ausgenommen in Fertigarzneimitteln zur äußeren Anwendung bei Hunden und Katzen

Chinin und dessen Salze, ausgenommen Chinin-Triquecksilber(II)-dioxid-sulfat in Zubereitungen bis zu 2,75 % zur Verhütung von Geschlechtskrankheiten, als Fertigarzneimittel

Chinolinabkömmlinge, ausgenommen in Zubereitungen zum äußeren Gebrauch, zur Mund- und Rachendesinfektion sowie in Zubereitungen bis zu 3 % zur Empfängnisverhütung als Fertigarzneimittel; die Ausnahme gilt nicht für halogenierte Hydroxychinoline

Chlorierte Kohlenwasserstoffe

6-Chlorthymol, ausgenommen zum äußeren Gebrauch

*Dantron

2-Dimethylaminoethyl-benzilat (Benzilsäure-2-dimethyl-amino-äthylester)

*Fluoride, lösliche, ausgenommen in Zubereitungen, sofern auf Behältnissen und äußeren Umhüllungen eine Tagesdosis angegeben ist, die einem Fluorgehalt bis zu 2 mg entspricht

Goldverbindungen

*Heilbuttleberöl, ausgenommen zur Anwendung bei Menschen in Zubereitungen mit einer Tagesdosis von nicht mehr als 6000 I. E. Vitamin A und 400 I. E. Vitamin D

sowie ausgenommen zur Anwendung bei Tieren in Zubereitungen mit einer Tagesdosis von nicht mehr als 4000 I. E. Vitamin A und 250 I. E. Vitamin D

Heilwässer, die 0,04 mg/l Arsen entsprechend 0,075 mg/l Hydrogenarsenat oder mehr enthalten

Heilwässer, natürliche, die mehr als 10^{-7} mg Radium 226 oder 370 Millibecquerel Radon 222 je Liter enthalten

Herzwirksame Glykoside

Jod, ausgenommen in Zubereitungen mit einem Gehalt von nicht mehr als 5 % Jod und in Arzneimitteln nach § 44 Abs. 2 Nr. 1 a und b des Arzneimittelgesetzes

Jodverbindungen, ausgenommen in Arzneimitteln, die dazu bestimmt sind, die Beschaffenheit, den Zustand oder die Funktionen des Körpers oder seelische Zustände erkennen zu lassen, ferner in ausschließlich zum äußeren Gebrauch bestimmten Desinfektionsmitteln und in Arzneimitteln nach § 44 Abs. 2 Nr. 1 a und b des Arzneimittelgesetzes, ferner in Zubereitungen zur Herstellung von Bädern und von Seifen, auch unter Verwendung von Jod, zum äußeren Gebrauch, als Fertigarzneimittel

*Natriumpicosulfat

Oxazin und seine Hydrierungsprodukte, ihre Salze, ihre Abkömmlinge sowie deren Salze

Paraffin, dick- und dünnflüssiges, ausgenommen zum äußeren Gebrauch oder bis zu einem Gehalt von 10 % in nichtflüssigen Zubereitungen

Pentetrazol

Phenethylamin, dessen Abkömmlinge und Salze

*Phenolphthalein

Phosphorsäure-, Polyphosphorsäure-, substituierte Phosphorsäure- (z.B. Thiophosphorsäure-) Ester und -Amide, einschließlich der Ester mit Nitrophenol und Methylhydroxycumarin mit insektizider, akarizider oder fungizider Wirkung, ausgenommen in Fertigarzneimitteln zur äußeren Anwendung bei Hunden oder Katzen

*Procain und seine Salze zur oralen Anwendung

Pyrazol und seine Hydrierungsprodukte, ihre Salze, ihre Abkömmlinge sowie deren Salze

Resorcin

Salicylsäure, ihre Abkömmlinge und deren Salze, ausgenommen Zubereitungen zum äußeren Gebrauch, ferner Salicylsäureester in ausschließlich oder überwiegend zum äußeren Gebrauch bestimmten Desinfektionsmitteln, Mund- und Rachendesinfektionsmitteln

Senföle

Vitamin A, ausgenommen Zubereitungen mit einer Tagesdosis von nicht mehr als 6000 I. E., auch unter Zusatz von Vitamin D mit einer Tagesdosis von nicht mehr als 400 I. E., als Fertigarzneimittel für Menschen, sowie ausgenommen Zubereitungen mit einer Tagesdosis von nicht mehr als 4000 I. E., auch unter Zusatz von Vitamin D mit einer Tagesdosis von nicht mehr als 250 I. E., als Arzneimittel für Tiere

Vitamin D, ausgenommen Zubereitungen mit einer Tagesdosis von nicht mehr als 400 I. E. als Fertigarzneimittel für Menschen, sowie ausgenommen Zubereitungen mit einer Tagesdosis von nicht mehr als 250 I. E. als Arzneimittel für Tiere

Anlage 4

Bekanntmachung der Neufassung des Gesetzes über die Werbung auf dem Gebiete des Heilwesens vom 18. Oktober 1978 (BGBl. I S. 1677)

i.d.F. vom 11. April 1990 (BGBl. I S. 717)

Auf Grund des Artikels 5 § 2 des Gesetzes zur Neuordnung des Arzneimittelrechts vom 24. August 1976 (BGBl. I S. 2445) wird nachstehend der Wortlaut des Gesetzes über die Werbung auf dem Gebiete des Heilwesens vom 11. Juli 1965 (BGBl. I S. 604) in der seit dem 1. Januar 1978 geltenden Fassung bekanntgemacht. Die Neufassung berücksichtigt:
1. das am 1. Oktober 1968 in Kraft getretene Gesetz vom 24. Mai 1968 (BGBl. I S. 503),
2. das am 1. Januar 1975 in Kraft getretene Gesetz vom 2. März 1974 (BGBl. I S. 469),
3. das am 1. Januar 1975 in Kraft getretene Gesetz vom 15. August 1974 (BGBl. I S. 1945),
4. das am 1. Juli 1976 in Kraft getretene Gesetz vom 2. Juli 1975 (BGBl. I S. 1745).

Gesetz über die Werbung auf dem Gebiet des Heilwesens

Artikel 1

§ 1

(1) Dieses Gesetz findet Anwendung auf die Werbung für
1. Arzneimittel im Sinne des § 2 des Arzneimittelgesetzes,
2. andere Mittel, Verfahren, Behandlungen und Gegenstände, soweit sich die Werbeaussage auf die Erkennung, Beseitigung oder Linderung von Krankheiten, Leiden, Körperschäden oder krankhaften Beschwerden bei Menschen oder Tier bezieht.
(2) Andere Mittel im Sinne des Absatzes 1 Nr. 2 sind kosmetische Mittel im Sinne des § 4 des Lebensmittel- und Bedarfsgegenständegesetzes. Gegenstände im Sinne des Absatzes 1 Nr. 2 sind auch Gegenstände zur Körperpflege im Sinne des § 5 Abs. 1 Nr. 4 des Lebensmittel-und Bedarfsgegenständegesetzes.
(3) Eine Werbung im Sinne dieses Gesetzes ist auch das Ankündigen oder Anbieten von Werbeaussagen, auf die dieses Gesetz Anwendung findet.
(4) Dieses Gesetz findet keine Anwendung auf die Werbung für Gegenstände zur Verhütung von Unfallschäden.

§ 2

Fachkreise im Sinne dieses Gesetzes sind Angehörige der Heilberufe oder des Heilgewerbes, Einrichtungen, die der Gesundheit von Mensch oder Tier dienen, oder sonstige Personen, soweit sie mit Arzneimitteln, Verfahren, Behandlungen, Gegenständen oder anderen Mitteln erlaubterweise Handel treiben oder sie in Ausübung ihres Berufes anwenden.

§3

Unzulässig ist eine irreführende Werbung. Eine Irreführung liegt insbesondere dann vor,

1. wenn Arzneimitteln, Verfahren, Behandlungen, Gegenständen und anderen Mitteln eine therapeutische Wirksamkeit oder Wirkungen beigelegt werden, die sie nicht haben,
2. wenn fälschlich der Eindruck erweckt wird, daß
   a) ein Erfolg mit Sicherheit erwartet werden kann,
   b) bei bestimmungsgemäßem oder längerem Gebrauch keine schädlichen Wirkungen eintreten,
   c) die Werbung nicht zu Zwecken des Wettbewerbs veranstaltet wird,
3. wenn unwahre oder zur Täuschung geeignete Angaben
   a) über die Zusammensetzung oder Beschaffenheit von Arzneimitteln, Gegenständen oder anderen Mitteln oder über die Art und Weise der Verfahren oder Behandlungen oder
   b) über die Person, Vorbildung, Befähigung oder Erfolge des Herstellers, Erfinders oder der für sie tätigen oder tätig gewesenen Personen

gemacht werden.

§4

(1) Jede Werbung für Arzneimittel im Sinne des § 2 Abs. 1 oder Abs. 2 Nr. 1 des Arzneimittelgesetzes muß folgende Angaben enthalten:

1. den Namen oder die Firma und den Sitz des pharmazeutischen Unternehmers,
2. die Bezeichnung des Arzneimittels,
3. die Zusammensetzung des Arzneimittels nach Art und Menge der wirksamen Bestandteile,
4. die Anwendungsgebiete,
5. die Gegensanzeigen,
6. die Nebenwirkungen,
7. Warnhinweise, soweit sie für die Kennzeichnung der Behältnisse und äußeren Umhüllungen vorgeschrieben sind,
8. die Wartezeit bei Arzneimitteln, die zur Anwendung bei Tieren bestimmt sind, die der Gewinnung von Lebensmitteln dienen.

(2) Die Angaben nach Absatz 1 müssen mit denjenigen übereinstimmen, die nach § 11 oder § 12 des Arzneimittelgesetzes für die Packungsbeilage vorgeschrieben sind.

(3) Bei einer Werbung außerhalb der Fachkreise können die Angaben nach Absatz 1 Nr. 3 entfallen. Können die nach Absatz 1 Nr. 5, 6 und 8 vorgeschriebenen Angaben nicht gemacht werden, so können sie entfallen.

(4) Die nach Absatz 1 vorgeschriebenen Angaben müssen von den übrigen Werbeaussagen deutlich abgesetzt, abgegrenzt und erkennbar sein.

(5) Nach einer Werbung in audiovisuellen Medien ist folgender Text einzublenden, der im Fernsehen vor neutralem Hintergrund gut lesbar wiederzugeben und gleichzeitig zu sprechen ist: „Zu Risiken und Nebenwirkungen lesen Sie die Packungsbeilage und fragen Sie Ihren Arzt oder Apotheker". Die Angaben nach Absatz 1 können entfallen.

(6) Absatz 1 gilt nicht für eine Erinnerungswerbung. Eine Erinnerungswerbung liegt vor, wenn ausschließlich mit der Bezeichnung eines Arzneimittels oder zusätzlich mit dem Namen, der Firma oder dem Warenzeichen des pharmazeutischen Unternehmers geworben wird.

§5

Für homöopathische Arzneimittel, die nach dem Arzneimittelgesetz registriert oder von der Registrierung freigestellt sind, darf mit der Angabe von Anwendungsgebieten nicht geworben werden.

§ 6

Unzulässig ist eine Werbung, wenn

1. Gutachten oder Zeugnisse veröffentlicht oder erwähnt werden, die nicht von wissenschaftlich oder fachlich hierzu berufenen Personen erstattet worden sind und nicht die Angabe des Namens, Berufes und Wohnortes des Gutachters oder Ausstellers des Zeugnisses sowie den Zeitpunkt der Ausstellung des Gutachtens oder Zeugnisses enthalten,
2. auf wissenschaftliche, fachliche oder sonstige Veröffentlichung Bezug genommen wird, ohne daß aus der Werbung hervorgeht, ob die Veröffentlichung das Arzneimittel, das Verfahren, die Behandlung, den Gegenstand oder ein anderes Mittel selbst betrifft, für die geworben wird, und ohne daß der Name des Verfassers, der Zeitpunkt der Veröffentlichung und die Fundstelle genannt werden.

§ 7

Es ist unzulässig, Werbeangaben (Waren oder Leistungen) anzubieten, anzukündigen oder zu gewähren, es sei denn, daß es sich um Gegenstände von geringem Wert, die durch eine dauerhafte und deutlich sichtbare Bezeichnung des Werbenden oder des Arzneimittels oder beider gekennzeichnet sind, um geringwertige Kleinigkeiten oder um Werbegaben handelt, die als Zugaben zulässig wären. § 47 Abs. 3 des Arzneimittelgesetzes bleibt unberührt.

§ 8

(1) Unzulässig ist eine Werbung, die darauf hinwirkt, Arzneimittel, deren Abgabe den Apotheken vorbehalten ist, im Wege des Versandes zu beziehen. Dieses Verbot gilt nicht für eine Werbung, die sich auf die Abgabe von Arzneimitteln in den Fällen des § 47 des Arzneimittelgesetzes bezieht.

(2) Unzulässig ist ferner die Werbung, bestimmte Arzneimittel im Wege der Einzeleinfuhr nach § 73 Abs. 2 Nr. 6 a oder § 73 Abs. 3 des Arzneimittelgesetzes zu beziehen.

§ 9

Unzulässig ist eine Werbung für die Erkennung oder Behandlung von Krankheiten, Leiden, Körperschäden oder krankhaften Beschwerden, die nicht auf eigener Wahrnehmung an dem zu behandelnden Menschen oder Tier beruht (Fernbehandlung).

§ 10

(1) Für verschreibungspflichtige Arzneimittel darf nur bei Ärzten, Zahnärzten, Tierärzten, Apothekern und Personen, die mit diesen Arzneimitteln erlaubterweise Handel treiben, geworben werden.

(2) Für Arzneimittel, die dazu bestimmt sind, beim Menschen die Schlaflosigkeit oder psychische Störungen zu beseitigen oder die Stimmungslage zu beeinflussen, darf außerhalb der Fachkreise nicht geworben werden.

§ 11

Außerhalb der Fachkreise darf für Arzneimittel, Verfahren, Behandlungen, Gegenstände oder andere Mittel nicht geworben werden

1. mit Gutachten, Zeugnissen, wissenschaftlichen oder fachlichen Veröffentlichungen sowie mit Hinweisen darauf,
2. mit Angaben, daß das Arzneimittel, das Verfahren, die Behandlung, der Gegenstand oder das andere Mittel ärztlich, zahnärztlich, tierärztlich oder anderweitig fachlich empfohlen oder geprüft ist oder angewendet wird,
3. mit der Wiedergabe von Krankengeschichten sowie mit Hinweisen darauf,
4. mit der bildlichen Darstellung von Personen in der Berufskleidung oder bei der Aus-

übung der Tätigkeit von Angehörigen der Heilberufe, des Heilgewerbers oder des Arzneimittelhandels,
5. mit der bildlichen Darstellung
   a) von Veränderungen des menschlichen Körpers oder seiner Teile durch Krankheiten, Leiden oder Körperschäden,
   b) der Wirkung eines Arzneimittels, eines Verfahrens, einer Behandlung, eines Gegenstandes oder eines anderen Mittels durch vergleichende Darstellung des Körperzustandes oder des Aussehens vor und nach der Anwendung,
   c) des Wirkungsvorganges eines Arzneimittels, eines Verfahrens, einer Behandlung, eines Gegenstandes oder eines anderen Mittels am menschlichen Körper oder an seinen Teilen,
6. mit fremd- oder fachsprachlichen Bezeichnungen, soweit sie nicht in den allgemeinen deutschen Sprachgebrauch eingegangen sind,
7. mit einer Werbeaussage, die geeignet ist, Angstgefühle hervorzurufen oder auszunutzen,
8. durch Werbevorträge, mit denen ein Feilbieten oder eine Entgegennahme von Anschriften verbunden ist,
9. mit Veröffentlichungen, deren Werbezweck mißverständlich oder nicht deutlich erkennbar ist,
10. mit Schriften, die dazu anleiten, bestimmte Krankheiten, Leiden, Körperschäden oder krankhafte Beschwerden beim Menschen selbst zu erkennen und mit den in der Werbung bezeichneten Arzneimitteln, Gegenständen, Verfahren, Behandlungen oder anderen Mitteln zu behandeln,
11. mit Äußerungen Dritter, insbesondere mit Dank-, Anerkennungs- oder Empfehlungsschreiben, oder mit Hinweisen auf solche Äußerungen,
12. mit Werbemaßnahmen, die sich ausschließlich oder überwiegend an Kinder oder an Jugendliche unter 18 Jahren richten,
13. mit Preisausschreiben, Verlosungen oder anderen Verfahren, deren Ergebnis vom Zufall abhängig ist,
14. durch die nicht verlangte Abgabe von Mustern oder Proben oder durch Gutscheine dafür.

§ 12

(1) Die Werbung für Arzneimittel außerhalb der Fachkreise darf sich nicht auf die Erkennung, Verhütung, Beseitigung oder Linderung der in der Anlage zu diesem Gesetz aufgeführten Krankheiten oder Leiden beim Menschen oder Tier beziehen.

(2) Die Werbung für andere Mittel, Verfahren, Behandlungen oder Gegenstände außerhalb der Fachkreise darf sich nicht auf die Erkennung, Beseitigung oder Linderung dieser Krankheiten oder Leiden beziehen. Dies gilt nicht für die Werbung für Verfahren oder Behandlungen in Heilbädern, Kurorten und Kuranstalten.

§ 13

Die Werbung eines Unternehmens mit Sitz außerhalb des Geltungsbereichs dieses Gesetzes ist unzulässig, wenn nicht ein Unternehmen mit Sitz oder eine natürliche Person mit gewöhnlichem Aufenthalt im Geltungsbereich dieses Gesetzes, die nach diesem Gesetz unbeschränkt strafrechtlich verfolgt werden kann, ausdrücklich damit betraut ist, die sich aus diesem Gesetz ergebenden Pflichten zu übernehmen.

§ 14

Wer dem Verbot der irreführenden Werbung (§ 3) zuwiderhandelt, wird mit Freiheitsstrafe bis zu einem Jahr oder mit Geldstrafe bestraft.

§ 15

(1) Ordnungswidrig handelt, wer vorsätzlich oder fahrlässig

1. eine Werbung betreibt, die die nach § 4 vorgeschriebenen Angaben nicht enthält oder entgegen § 5 mit der Angabe von Anwendungsgebieten wirbt,
2. in einer nach § 6 unzulässigen Weise mit Gutachten, Zeugnissen oder Bezugnahmen auf Veröffentlichungen wirbt,
3. entgegen § 7 eine mit Werbegaben verbundene Werbung betreibt,
4. entgegen § 8 eine Werbung betreibt, die auf einen Bezug von Arzneimitteln im Wege des Versandes oder im Wege der Einzeleinfuhr hinwirkt,
5. entgegen § 9 für eine Fernbehandlung wirbt,
6. entgegen § 10 für die dort bezeichnenden Arzneimittel wirbt,
7. auf die durch § 11 verbotenen Weise außerhalb der Fachkreise wirbt,
8. entgegen § 12 eine Werbung betreibt, die sich auf die in der Anlage zu § 12 aufgeführten Krankheiten oder Leiden bezieht,
9. eine nach § 13 unzulässige Werbung betreibt.

(2) Ordnungswidrig handelt ferner, wer fahrlässig dem Verbot der irreführenden Werbung (§ 3) zuwiderhandelt.

(3) Die Ordnungswidrigkeit nach Absatz 1 kann mit einer Geldbuße bis zu fünfzigtausend Deutsche Mark, die Ordnungswidrigkeit nach Absatz 2 mit einer Geldbuße bis zu fünfundzwanzigtausend Deutsche Mark geahndet werden.

§ 16

Werbematerial, auf das sich eine Straftat nach § 14 oder eine Ordnungswidrigkeit nach § 15 bezieht, kann eingezogen werden.

§ 17

Unberührt bleiben:

1. das Gesetz gegen den unlauteren Wettbewerb in der im Bundesgesetzblatt Teil III, Gliederungsnummer 43-1, veröffentlichten bereinigten Fassung, zuletzt geändert durch Artikel 14 des Gesetzes vom 10. März 1975 (BGBl. I S. 685),
2. § 21 des Gesetzes zur Bekämpfung der Geschlechtskrankheiten in der im Bundesgesetzblatt Teil III, Gliederungsnummer 2126-4, veröffentlichten bereinigten Fassung, zuletzt geändert durch Artikel 66 des Gesetzes vom 2. März 1974 (BGBl. I S. 469),
3. die Zugabeverordnung in der im Bundesgesetzblatt Teil III, Gliederungsnummer 43-3-1, veröffentlichten bereinigten Fassung, zuletzt, geändert durch Artikel 141 des Gesetzes vom 2. März 1974 (BGBl. I S. 469).

Anlage zu § 12

Krankheiten und Leiden, auf die sich die Werbung gemäß § 12 nicht beziehen darf:

A. Krankheiten und Leiden beim Menschen

1. Nach dem Bundes-Seuchengesetz in der im Bundesgesetzblatt Teil III, Gliederungsnummer 2126-1, veröffentlichten bereinigten Fassung, zuletzt geändert durch Artikel 4 des Gesetzes vom 10. August 1978 (BGBl. I S. 1217), meldepflichtige Krankheiten,
2. Geschwulstkrankheiten,
3. Krankheiten des Stoffwechsels und der inneren Sekretion, ausgenommen Vitamin- und Mineralstoffmangel und alimentäre Fettsucht,
4. Krankheiten des Blutes und der blutbildenden Organe, ausgenommen Eisenmangelanämie,
5. organische Krankheiten
   a) des Nervensystems,
   b) der Augen und Ohren,

c) des Herzens und der Gefäße, ausgenommen allgemeine Arteriosklerose, Varikose und Frostbeulen,

d) der Leber und des Pankreas,

e) der Harn- und Geschlechtsorgane,

6. Geschwüre des Magens und des Darms,

7. Epilepsie,

8. Geisteskrankheiten,

9. Trunksucht,

10. krankhafte Komplikationen der Schwangerschaft, der Entbindung und des Wochenbetts.

B. Krankheiten und Leiden beim Tier

1. Nach dem Viehseuchengesetz in der Fassung der Bekanntmachung vom 23. Februar 1977 (BGBl. I S. 313, 437) meldepflichtige Krankheiten,

2. ansteckender Scheidenkatarrh der Rinder,

3. Fruchbarkeitsstörungen der Pferde und Rinder,

4. infektiöse Aufzuchtkrankheiten der Tiere,

5. bakterielle Eutererkrankungen bei Kühen, Ziegen und Schafen,

6. Kolik bei Pferden und Rindern.

Anlage 5

Empfehlung über Lagerungshinweise
für Fertigarzneimittel

Bekanntmachung vom 1. März 1989 (BAnz. S. 1216)

Der Bundesminister für Jugend, Familie, Frauen und Gesundheit empfiehlt den am Arzneimittelverkehr Beteiligten, folgende Hinweise für die Lagerung von Fertigarzneimitteln zu beachten, sofern nicht andere Vorschriften entgegenstehen. Die Empfehlung bezweckt, unnötige und nicht sachgerechte Lagerungshinweise für Fertigarzneimittel zu vermeiden und die erforderlichen Hinweise zu vereinheitlichen.

Unter Lagerung im Sinne dieser Empfehlung wird eine länger dauernde Aufbewahrung durch die Fachkreise verstanden. Während kurzfristiger Unterbrechung (z. b. beim Transport) kann von der Beachtung der nachfolgenden Hinweise abgesehen werden, es sei denn, daß ausdrücklich auf deren Einhaltung hingewiesen wird (z.B. Kühlkette).

1. Fertigarzneimittel sind im Normalfall bei Raumtemperatur lagerungsfähig. Sie bedürfen dann keines besonderen Lagerungshinweises. Dabei wird davon ausgegangen, daß eine Lagerungstemperatur von + 2 °C nicht unterschritten wird, es sei denn, daß ein anderslautender Hinweis angebracht ist.

2. Soweit im Interesse der Erhaltung einer einwandfreien Beschaffenheit der Fertigarzneimittel die Überschreitung einer bestimmten Temperatur vermieden werden soll, sollen folgende Hinweise verwendet werden:
    1. „Nicht über 25 °C lagern!"
    2. „Nicht über 20 °C lagern!"
    3. „Nicht über 8 °C lagern!"

3. Zäpfchen sollen nur in besonders begründeten Fällen einen Lagerungshinweis erhalten, weil in Fachkreisen bekannt ist, daß sie nicht − auch nicht kurzfristig − über 30 °C gelagert werden dürfen.

4. Lagerungshinweise sind an gut sichtbarer Stelle auf dem Behältnis und, soweit verwendet, auf der äußeren Umhüllung in gut lesbarer Schrift anzugeben.

Die vorstehende Bekanntmachung ersetzt die Bekanntmachung vom 14. März 1972 (BAnz. Nr. 59 vom 24. März 1972).

Stichwortverzeichnis

A

Abführdrogen 31
Abführmittel 23, 27 f.,
    62, 132 ff., 242
– bei Tieren 65
– für Säuglinge 66
–, Präparatebeispiele 138
–, salinische 64 ff., 69
Abfüllen 20, 89, 91, 201
Abfüllen im voraus 89,
    93
Abgabe im Reisegewer-
    be 260
– von Arzneimitteln 94,
    191 ff.
Abkochung 27
ableitende Harnwege, bak-
    terielle Entzündung 50
Abpacken 20, 89, 91,
    201 ff.
Absinth 46
Absinthii herba 46
Absinthin 47
Abszesse 31, 61
Abwehrsysteme, körper-
    eigene 39
Abwehr von Insekten 59
– von Mücken 62
Acerolakirsche 75
Acetylcholin 50
Acidum lacticum 66
– salicylicum 70
– tartaricum 75
Ackerminze 45, 58
Ackerschachtelhalm 48
Adermin 74
Aerosole 81 f.
Agar-Agar 32, 135
Agrumenöl 60
Alaun 63

Aldehyde 170
Alginate 176
Alkalisierung des Harns
    50
Alkaloide 30
Alkohole 63, 170
Alkoholgehalt 78, 96
Alkoholismus 74
Allantoin 53
Allergien 30, 53
Allgemeine Anzeige-
    pflicht 271
Aloe 28, 33, 55
Altersherz 40
Althaeae radix 36
Altspezialität 199
Alumen 63
Aluminiumhydroxid 125
Aluminiumkaliumsulfat
    63
Aluminiumsilikat 125
Amara-Aromatica 60
Amarogentin 42
Amarum-Aromatikum
    47
Ameisensäure 50
p-Aminobenzoesäureäthy-
    lester 63
2-Aminoethanol 63
Ammi-visnaga-Früchte
    126
Ammoniak 64
Ammoniaklösung 64
Ammonium chloratum
    64
Ammoniumchlorid 64,
    242
Anabsinthin 47
Anaesthesin 63
Anämie, hyperchrome
    74

–, perniziöse 75
Ananaspflanze 65
Anästhesie 45
Anethol 44
Aneurin 73
Angelikaöl, ätherisches
    57
Angelikawurzel 90
Angstgefühle 101
Anis 54 f., 90
Anisfrüchte 26, 38, 44,
    54
Anisi aetheroleum 57
– fructus 38, 44
Anisöl, ätherisches 57
Antazida 124 f.
–, Präparatebeispiele 125
Anthracenderivate 32 f.
Anthrachinone 28, 136
Anthraglykoside 28
Anthranoiddrogen 95
Anthranoide 28
Anthranole 33
Anthrone 33
antiabsorptiv und hydra-
    gog wirkende Mittel 134
antibakterielle Mittel 26
Antioxidans 69, 73
Antitussiva 35
Antriebslosigkeit 42
Anthroposophie 208
Anwendungsart 197, 244
Anwendungsgebiete 93
Anzeigepflicht 262, 271
apotheкenpflichte Darrei-
    chungsformen 81
Apothekenpflicht 95,
    214, 244 f., 247 ff.
Appetit 112
appetitanregende Mittel
    26, 43

appetitfördernde Mittel
112 f.
appetitfördernde Mittel,
Präparatebeispiele 113
Appetitlosigkeit 35, 47
Applikation 107
Arbutin 50
Arillus 59
Arnicae flos 52
Arnika, Blütenstandsbo-
den 52
–, Hüllkelchblätter 52
–, mexikanische 52, 84
–, Röhrenblüten 52
–, Zungenblüten 52
Arnikablüten 29, 52, 56,
84, 90
–, Zubereitungen 30
Arnikatinktur 23, 53, 81
Arnikaumschläge 53
Arnikazubereitungen
53
aromatisches Bittermittel
54
Art der Anwendung 93
Arteriosklerose 41, 56,
61, 150
Artischocke 117
Artischockenblätter 26,
55
Artischockenpreßsaft 55
Artischockenwurzeln 26,
55
Arzneibuch 25, 81, 192,
211, 264
Arzneibuchqualität 31
Arzneidrogen 24
Arznei-Fenchel 43
Arzneikürbisse s. Kür-
bissamen
Arzneimittel 22
–, Abgabe 183, 191 ff,
214 ff.
–, Anforderungen 183,
191 ff.
–, Anwendung an Tieren
183, 187, 190, 196, 255,
265, 272
–, Auftragsherstellung
193, 202, 276
–, Bearbeitung 187
–, bedenkliche 191

–, Begriff 186 ff.
–, Bezeichnung 194
–, Einfuhr 183, 194, 272
–, fiktive 22
–, freiverkäufliche 21,
214 ff., 331 ff.
–, Gesetz über den Ver-
kehr 183, 291 ff.
–, Haftung 183, 202, 276
–, Herstellung 183,
201 ff.
–, homöopathische 183,
196 f., 210
–, Import 183, 194, 272
–, Inverkehrbringen 191,
193, 214 ff., 257 ff.
–, Lagerung 192, 196,
357
–, Mißbrauch 256
– mit vorbeugenden Aus-
sagen 81
–, Muster 195, 255
–, Preise 275
–, Proben (Muster) 195,
255, 287
–, Prüfung 203 f., 212,
264
–, Qualität 184 ff., 264
–, radioaktive 191
–, Registrierung 183,
196, 210
–, Risiken 183 f.
–, Risikoerfassung, -aus-
wertung 267
–, Rückruf 204, 269
–, Schäden 183 f., 202,
208, 276
–, Sicherheit 184, 194,
204, 267
–, Überwachung 268 ff.
–, verfallene 84
–, verfälschte 84
–, verdorbene 192
–, Werbung 283 ff., 351 ff
–, Zulassung 183 f., 206 f.
–, Zweckbestimmung
186 ff.
Arzneimittelbegriff 22,
98, 186 ff.
Arzneimittelgesetz 98,
183 f., 291 ff.
–, Überleitungsvorschrif-

ten 198, 204, 211, 261,
274, 277
Arzneimittel-Herstellung
89
Arzneimittelkommissio-
nen 267
Arzneimittelmißbrauch
95, 256
Arzneimittelproben 195,
255, 269
Arzneimittelprüfstellen
269
Arzneimittelrecht 98
Arzneipflanzen 24
–, durchblutungsfördern-
de 39
–, kultivierbare 24
–, zur Wundbehandlung
35, 52, 56
Arzneispezialität 199
Arzneiwein 77, 80
Arzt 256, 274
Ascorbinsäure 75
Ascorbinsäuremangel 75
Asiatischer Ginseng 41
Aspirin® 70
Äthanol 63
Äthanolamin 63
Äthanol-Wasser-Gemi-
sche 63
Ätheräthanolgemisch 63
Ätherische Baldriantink-
tur 222
Ätherische Öle 25, 57 ff.,
76
Ätherischöldrogen 25,
54, 78
Äthylalkohol 63
Äthylglykolsäurementhyl-
ester 63, 242
Ätzmittel 63
Aucubin 37
Aufbewahrungshinweise
94
Aufbewahrungsvorschrif-
ten 95
Auflistung nicht freiver-
käuflicher Pflanzen
245, 251 f.
Auflistung nicht freiver-
käuflicher Stoffe
248 ff.

Auftragsherstellung 193, 276
Ausflocken 85
Ausnahme von der Apothekenpflicht 23, 214 ff.
Auspressen 80
auswurffördernde Mittel 26

B

Badekonzentrate 77
Bademoore 216, 253
Badeöle 77
Bäder 27, 216, 249, 253
–, medizinische 59, 77
Badesalz 77
Badezubereitungen, medizinische 77
bakterielle Entzündungen der ableitenden Harnwege 50
Bakterien 169
Bakteriensporen 169
Baldrian, echter 33
Baldrian-Arten, nicht-offizinelle 33
Baldriantinktur 23, 34, 81, 90
Baldrianwein 23, 34
Baldrianwurzel 26, 33, 56, 90, 129
–, mexikanische 34
Ballaststoffe 31
Balsame 78
Banane 67
Bärendreck 36
Bärentraube 50
Bärentraubenblätter 50, 55, 90, 96, 120
Basilikumkraut 90
Baumflechte 55
β-Carotin 72
Bearbeitung 187
Beerenzapfen 49
Begriffsbestimmungen 163, 165 ff.
Behältnisse 194 f.
Behörde, zuständige 201, 206, 267, 268
Beifuß 46

Beinwell 53
Beinwellblätter 53, 56
–, Aufguß 53
Beinwellsalben 54
Beinwellwurzel 27, 53, 56
–, Pulver 81
Benzalkoniumchlorid 64, 243
Benzocain 63, 243
Benzylalkohol 64, 242
Benzylbenzoat 64, 243
Bergamottöl, ätherisches 57
Bergwohlverleih s. Arnika
Beruhigungs-Instanttees 79
Beruhigungsmittel 33 f., 56, 96, 101, 129 ff.
Beruhigungsmittel, Präparatebeispiele 130 f.
Beruhigungstee 90, 240
Beschwerden des Gefäßsystems 56
Beschwerden im Magen- und Darmtrakt 54 f.
Besichtigung 268
Bestandteile, wirksame 195, 197
Betriebsordnung 263
Betulae folium 48
Bezeichnung 194
–, allgemeine 199, 216 f.
–, besondere 199
Bierhopfen 34
Bindegewebsfestigung 69
Bindemittel 81
Biokatalysatoren 71
Biotin 145
Birkenblätter 29, 48, 55, 90
Birkensaft 48
Birnenblätter 51
Bisabolol 43
Bisabololoxid 43
Bisacodyl 136
Bittermittel 47, 112
–, aromatisches 47, 54, 60
Bitter-Rezeptoren 26
Bittersalz 64, 91, 135

Bitterstoffdrogen 54
Bitterstoffe 26, 42, 47
Bitterstoffzubereitungen 26
Bitterwert 26, 42
Bitterwirkung 26
Bitterwurzel 42
Blähungen 35, 43, 47, 54
blähungstreibende Mittel 26, 35, 43, 47, 54
Blasenmittel 48
Blasen- und Nierenmittel 119 ff.
Blasen- und Nierenmittel, Präparatebeispiele 121
Blasen- und Nierentees 90
Blätter 186, 216
Blattgemüse 75
Blockbodenbeutel 90
Blutarmut 122
Blutbildung 68, 75
Blutdrucksenkung 40
Blüten 186, 216
–, minderwertige 37
Blütenfarbstoffe (Anthocyane) 37
Blutergüsse 53
Blutfarbstoff 67
Blutgerinnung 67
Bluthochdruck 40 f.
Blutkapillaren 27
Blutkonserven 255
Blutkrankheiten 74
Blutreinigung 49
Blutreinigungsmittel 48
Blutreinigungstees 133
Blutspiegel 108
Blutwurz 27 f., 54
Bodensatz 85
Bohnenschalen 55
Bohneschalentee 96
Boldoblätter 118
Bolus alba 71
Bonbons 77
Borneol 40
Bornylacetat 40
Brandbinden 166, 168, 218
Brauerei-Hopfen 34
Brechreiz 43
Breit-Wegerich 37

Brennesselkraut 49, 55, 90, 96
–, Schwermetallrückstände 50
Brieftauben 203, 206, 243, 254, 259, 266
Brombeerblätter 28, 90
Bromelain 65, 113
Bronchien- und Hustenmittel 55, 114 ff.
Bronchien- und Hustenmittel, Präparatebeispiele 116
Bronchitis 35, 38
Bruchkraut 50
Brusttee 90, 240
Buchweizenkraut 29, 41, 56
Bundesamt für Sera und Impfstoffe 191, 206
Bundesgesundheitsamt 184, 191, 206, 267
Bundesoberbehörde 183, 191, 206, 267
Bußgeldvorschriften 278
Büstenformmittel 189
Buttersäure 50

C

Calcium 67
Calcium carbonicum 65
Calcium, kohlensaures 65
Calciumcarbonat 65, 125
Calciumpräparate 97
Calendula 52
Calendulae flos 52
Calendula-Salben 52
Camphen 40
Campherspiritus 90
Carboxymethylcellulose 176
Carmellose 176
Carotin 72, 145
Carotinoid-Farbstoffe 52
Carvacrol 35
Carvi fructus 38, 44
Caryophylli aetheroleum 59
Catechingerbstoffe 40
Cellophanbeutel 88

Cenaurii herba 46
Cetylpyridiniumchlorid 65, 154, 242
Chamazulen 43
Charge 98, 195
Chargenbezeichnung 94
Chemikalien in freiverkäuflichen Arzneimitteln 63
Chemische Elemente 186
Chemische Verbindungen 186
Cholagoga 42
Cholecalciferol 72
Choleretikum 47
Cholesterinspiegel 150
Chrom 69
Cineol 40, 44
Citral 46
Citronellal 46
Coenzym A 74
Comfrey 53
Crataegi folium cum flore 39
Crataegi fructus 39
Cremes 78, 80 f.
Cross-Contamination 91
Cucurbitin 51
Curcuma 55
Cyanocobalamin 75

D

DAB 9 25
Darmbeschwerden 46
Darmbewegung 27
Darmflora 66
Darmperistaltik 27
–, Anregung 31
Darmpflegemittel 100
Darmtee 240
Darmträgheit 28
Darmträgheit, chronische 31, 33, 55
Darreichungsform 20, 94, 195
–, Verbot 244, 254
Darreichungsformen in freiverkäuflichen Arzneimitteln 76 ff.
Dauergebrauch 30
Deckeln 85

Dekokt 76
delta 7-Sterine 51
Depressionen 35
depressive Zustände 56
Desinfektionsmittel 22 f., 169 ff., 187 f., 218, 254, 259 f.
Desinfektionsmittel, Präparatebeispiele 171
Desinfizierende Drogen 50
Desinfizierung 169
Destillate 23, 46, 78, 110, 217, 236
– aus Frischpflanzen 76
Destillation 78
Destillationsblase 78
Detergentien 170
Deutscher Einigungsvertrag 280
Deutsches Arzneibuch 264
Deutsches Arzneibuch 9. Ausgabe 25
Dexpanthenol 74
Diabetes-Teststäbchen 188
Diabetiker 65, 96
Diagnostika 22
Diagnostikum 187, 192
diaphoretische Mittel 49
Diätetikum 189
diätetische Lebensmittel 22, 189
Diätöl 31
Diazinon 173
Dichlorvos 173
Digitalispräparate 96 f.
Dihydroxybenzoesäure 65, 164
Dispergierwirkung 29
Diuretika 48
diuretisch wirksame Drogen 48 ff.
Dokumentation 204
Donarbesen 41
Dorsch 72
Dosierungsanleitung 93
Drageedecke 85
Drageekern 78, 85
Dragees 23, 76, 78, 85, 109
– als Heilmittel 216

Drogen 24, 83
–, minderwertige 31
–, pflanzliche 24
–, tonisierende 42
–, wichtige freiverkäufliche 237ff.
Drogenextrakte, zähflüssige 77
Drogengewinnung 24
Drogenherkunft 24
Drogenkunde 24
Drogenlagerung 88
Drogenprüfung 25
Drogenschädlinge 84
Drogenschrank 261
Drogentrockenextrakte 76
Drogenverfälschungen 25, 31, 84
Drogenwirkstoffe 25
Drogenzertifikat 83
Drogenzerkleinerung 89
Drudenfuß 41
Drüsenhaare 47
Drüsenschuppen 34
Durchblutungsstörungen 35
Durchfallerkrankungen 179
Durchfälle 43, 54, 71
Durchführungsbestimmung 20
Durchspülungstherapie 48

E

Ebereschenfrüchte 39
Echinacea 55
Echinacea-Arten 39
Echinaceae radix angustifoliae 39
Echinaceae radix purpureae 39
Echinacosid 39
Edel-Salbei 44
Effekt, diuretischer 29
Eibisch, Mindestquellzahl 36
–, Rostpilz 36
Eibischblätter 27, 36, 90

Eibischblüten 27, 36
Eibischsirup 81
Eibischwurzel 27, 36, 55, 90
–, geschönte 36
Eichenrinde 28, 90
Eigelb 68, 74f.
Einfuhr 183, 194, 272
Einigungsvertrag 280
Einreibemittel 156f.
Einreibemittel, Präparatebeispiele 157
Einreibung, schmerzstillende 40
Einschlafstörungen 56
Einzelhandel 20
Einzelhandel mit freiverkäuflichen Arzneimitteln 257ff.
–, mit Sachkenntnis 257
–, mit Selbstbedienung 260
–, ohne Sachkenntnis 259
–, Übergangsvorschriften 261
Eisen 67, 122
Eisenmangelanämie 67, 122f.
Eisensalze 148
Eiweiß-Gerbstoffverbindungen 27
Eiweißstoffwechsel 74
Eiweißverdauung 65, 69
Elektrolytverlust 28
Elemente 186
Eleuterococci radix 29, 42, 56
Eleuterokokkuswurzel 29, 42, 56
Eleuterokokkus 148
Elimination 109
Elixiere 109
Empfängnisverhütende Mittel 161ff., 259, 261
Empfängnisverhütende Mittel, Präparatebeispiele 163
Emulgator 78, 197
Emulgatorwirkung 29
Emulsionen 77f., 110
Energiestoffwechsel 67
Engelwurz 57

Englische Minze 45
Entfettungsmittel 189
Entkalkung der Knochen 72
Entzündungen 93
– des Mund- und Rachenraumes 44, 60
entzündungshemmende Mittel 26, 53
Enzian, gelber 42
–, Mindestbitterwert 42
Enziantinktur 43, 81, 224
Enzianwurzel 26, 42, 54, 90
Enzympräparate 112
Equiseti herba 48
Erdbeerblätter 28
Erdöldestillation 71
Erdrauchkraut 90
Ergocalciferol 72
Ergosterin 72
Erinnerungswerbung 101, 286
Erkältungskrankheiten 35, 38, 55, 178
Erkältungstees 90
Erleichterung des Abhustens 55
Ermächtigung für Standardzulassungen 209
Ermächtigung zur Ausweitung der Apothekenpflicht 23, 247ff.
Ermächtigung zu weiteren Ausnahmen von der Apothekenpflicht 23, 214ff.
Ernährungserfordernisse 22
Erschöpfungszustände 40
–, nervöse 34, 42
Erythrozyten 67
Esels-Fenchel 43
Essigsaure Tonerde 162
Essigsäure 50, 164
Ethanol 63
Ethylalkohol 63
Etiketten 83
Eucalypti aetheroleum 57
Eucalyptus 55

Eucalyptusblätter 55, 90
Eucalyptusbonbons 57
Eucalyptusöl 90
–, ätherisches 57
Euphorie 197
Europäische Lärche 61
Expektorantien 29, 35
Extrakte 78
Extraktion 57, 80
extrazelluläre Flüssigkeit 67

F

Fachkreise 285
Fachwerbung 285
Fagopyri herba 41
Farbblindheit 72
Färberdistelblüten 84
Färberginsterkraut 90
Farfarae folium 38
Faserlein 31
Faulbaumarten, nicht offizinelle 33
Faulbaumrinde 28, 32, 55
–, amerikanische 33
–, Lagerzeit 33
Feigen 67, 135
Feilbieten 191, 260
Feilhalten 191
Feinschnitt 76, 79
Fenchel 54 f., 90
Fenchelfrüchte 26, 38, 43, 54
Fenchelhonig 23, 44, 58
Fenchelöl, ätherisches 44, 57
Fenchon 44
Fertigarzneimittel 22, 193 ff., 202 ff., 217, 220 ff.
–, Kennzeichnung 194 ff.
–, Zulassung 206 ff.
Fettfleck 80
Fettsäuren 51
Feuchtigkeit, relative 87
Fichtennadelöle 58
Fichtennadelspiritus 58
Fieber 55
Fieberwurzel 42
Filialbetriebe 257, 262

Filterbeutel 79
Fingernägel 69
Fische s. Zierfische
Fischleberöle 72
Flächendesinfektionsmittel 188
Flachsgewinnung 31
Flavonoide 28 f., 36, 38, 40, 43, 48
flavus 29
Fliedertee 38
Flöhe 172
Flohsamen 27, 32, 55, 90, 135
–, indischer 91
Flores Althaeae 36
Flores Aurantii 35
Flores Calendulae 52
Flores Primulae 37
Flores Primulae sine calycibus 37
Flores Sambuci 38
Fluor 68
flüssiges Paraffin 69
Foeniculi aetheroleum 57
Foeniculi fructus 38, 43
Folia Althaeae 36
Folsäure 74
–, Tagesbedarf 74
Frangulae cortex 32
Frangulin A und B 33
Franzbranntwein 90, 156
Franzbranntwein mit ätherischem Öl 90
Frauenfenchel 43
Frauenmantelkraut 90
Freiverkäufliche Arzneimittel 214 ff.
Freiverkäuflichkeit 214 ff.
–, Einschränkung 214, 244 f., 247 f.
–, Pflanzen und Pflanzenteile 216 f., 237 ff.
–, Stoffe und Zubereitungen aus Stoffen 186, 220 ff., 242 ff.
Freßzellen 69
Frischpflanzen-Preßsäfte 76, 79, 218
Früchte 186
Fruchtzucker 65
Fructose 65

Fructose-Sirup 65
Frühjahrs-Blutreinigungskur 48
Frühjahrskur 49
Füllmittel 81, 134
Fungizide 24
Furunkel 31, 53, 61
Fußbäder 27
Fußpuder 80
Futtermittel 22, 188, 190
Fütterungsarzneimittel 265

G

Galle 117
Gallebeschwerden 55
Galleleiden 45
Gallemittel 26, 42, 44, 55, 90
Gallenblase 47
Gallentees I und II 90
Gänsefingerkraut 28, 54, 90
Ganzdroge 76, 79
Garmille 43
Gartenbohnenhülsen, samenfreie 90
Gärungserscheinungen 85
Gärungsmilchsäure 66
Gebrauchsanweisung 95
Gebrauchsinformation 184, 197, 286
Gefährdungshaftung 98
Gefahren 95
Gefäßsystem, Beschwerden 56
Gegenanzeigen 94
Gegenstände 188
Gehirnarterien, Durchblutungsstörungen 56
Gelatinekapseln 80
Gelbwurz, javanische 117
Gelbwurz 55
Gele 77, 85, 161
Gemisch 187
Genericum 199
Gentianae radix 42
Gentiopikrosid 42
Genußmittelflaschen 94

Gerbstoffe   27
gereinigter Ton   71
Gesamtextrakte, pflanz-
   liche   29
Geschäftsneueröffnun-
   gen   257ff.
Geschmacksknospen   26
Geschmackskorrigens   60
Geschmacksnerven   26
„geschönte" Wurzel   36
Gesetz über den Verkehr
   mit Arzneimitteln
   183ff., 291ff.
Gesetz über die Werbung
   auf dem Gebiete des
   Heilwesens   283ff.,
   351ff.
Gewürz   35
Ginkgo biloba   56
Ginkgoblätter   41
Ginkgo folium   41
Ginseng   81, 148
–, Arten   42
–, asiatischer   41
– radix   41
–, russischer   42
–, Wurzel   29, 41, 56
Ginsenoside   42
Glandulae Lupuli   34
Glaubersalz   65, 91, 135
Gleitmittel   134
Glukofrangulin A und B
   33
Glycerin   65
Glycerol   65
Glycyrrhizin   36
Glykosid, cyanogenes   31
Glykoside, herzwirksa-
   me   30
Goldrutenkraut   29, 41,
   50, 55, 90
Grenzverkehr   273
Grobdesinfektion   188
Grobschnitt   76, 79
Grundregeln der Weltge-
   sundheitsorganisation
   192, 263, 272
Guar-Mehl   32
Gurgeln   44, 60
Gutachten   101

H

Haar   69
Haarausfall   69
Haarwässer   62
Haftpflichtversicherung
   98
Haftung   183, 202, 276
Hagebuttenfrüchte   75
Hagedorn   39
Halsbeschwerden   219
Halsschmerzen   55
Haltbarkeit   94, 96, 192,
   195
Hamamelisblätter   90
Hamamelisrinde   90
Hämoglobin   67
Hängebirken   48
Harn   119
Harndesinfiziens   50
Harngrieß   50
harntreibende Instant-
   tees   79
harntreibende Mittel   26,
   48, 79, 240
harntreibender Tee   240
Hartgelatinekapseln   77,
   80
Hartheu   34
Hartparaffin   69
Harze   78
Hauhechelwurzel   50, 90
Haustees   28
Hautmittel in der Tierme-
   dizin   61
Hautschutzsalbe   71
Hautverhornung   72
Hefe   23, 73ff.
Heidekraut   51
Heidelbeeren   54, 90
Heilbutt   72
Heilerde   69, 186, 216,
   253
Heilkräuter   24
– zur Selbstmedikation
   54
Heilmittel   22, 187, 189,
   215f., 219ff., 244
–, Abführmittel   242
–, Beruhigungstee   240
–, Brusttee   240
–, Darmtee   240

–, Destillat
– für Heimtiere   203,
   243, 259, 266
– gegen Husten und Hei-
   serkeit   57, 62, 240,
   241
–, Gruppen   23
–, harntreibender Tee
   240
–, Hühneraugen und
   Hornhaut   243
–, Magentee   240
–, Stoffe und Zubereitun-
   gen aus Stoffen   220ff.
–, Tabletten und Dragees
   237
–, Teeaufgußpulver, lösli-
   che   239
Heilmittelwerbegesetz
   205, 283ff., 351ff.
Heilpraktiker   255
Heilschlamm   186
Heilung   187
Heilwässer   23, 158ff.,
   186, 215, 253, 260
–, Heilanzeigen   160
Heimtiere   203, 243, 259,
   266
Heiserkeit   55, 62, 241
Helenalins   53
Herba Epilobii   51
Herba Leonuri cardiacae
   35, 40
Herba Passiflorae   35
Herba Plantaginis lanceo-
   latae   37
Herba Visci albi   41
Herbizide   24
Herniariae herba   50
Herstellen   89, 201
Herstellung   183, 192,
   201ff., 217
–, im Auftrag   193, 202,
   276
–, im voraus   202, 209,
   211
–, Übergangsvorschriften
   204
Herstellungserlaubnis   89,
   201
Herstellungsleiter   184,
   203, 205, 272

Herzgespannkraut 35, 40
Herzinsuffizienz 126
Herz-Kreislaufstörungen 53
Herzleistungsschwäche 40
Herzmittel 39, 96
Herz- und Kreislaufbeschwerden 56
Herz- und Kreislaufmittel 126ff.
Herz- und Kreislaufmittel, Präparatebeispiele 127f.
Heteropolysaccharide 27
Hexenbesen 41
Hilfsstoffe 81, 194
Himbeerblätter 28
Himmelschlüssel 37
Hippocastani semen 41
Hirschhorngeist 64
Hirtentäschelkraut 90
Histamin 50
Hoffmannstropfen 63
Holunderblüten 29, 38, 55, 90
–, Trugdolde 38
Holundersaft 55
Holz 186
–, trockene Destillation 61
Holzteer 61
Homöopathie 208
Homöopathische Arzneimittel 183, 196, 210
Homöopathisches Arzneibuch 211, 264
Hopfen 34, 130
Hopfenaroma 34
Hopfenbäder 34
Hopfenbittersäure 34
Hopfendrüsenschuppen 34
Hopfenkissen 34
Hopfentee 34
Hopfenzapfen 34, 56, 90
Hornhaut 63f.
Hornhautmittel 23, 243
Huflattichblätter 27, 38, 55, 84, 90
Huflattichblüten 27, 38
Hühneraugen 63f.

Hühneraugenmittel 243
Hühneraugenpflaster 218, 243
Hühneraugentinktur 243
Humulen 34
Hundehalsband 188, 218, 248
Hundskamille 43
Husten 35, 114f.
Hustenbonbons 45, 219, 241
Husten-Instanttees 79
Husten mit starker Verschleimung 36, 38
Hustenmittel 23, 44
– zum Lutschen 241
Hustenpastillen 57
Hustensäfte 60
Hustensirup 81
Hustentee 91, 240
Husten- und Bronchialtees 91
Hygiene 91
Hyperici herba 34
Hypericin 34
Hyperlipidämie 61
Hyperosid 48
Hypertonie 40

I

Identitätsprüfung 83
Identität 25
Immenblatt 45
Immunstimulation 42
Impfstoffe 208, 255
Implantate 81
Import 183, 194, 272
Impotenz 152
Indikation 197
Indischer Flohsamen 91
Indischer Nierentee 50, 55
Infektionskrankheiten 75
Infusionen 81f.
Infusionslösung 244, 254f.
Infus 76
Inhalation 44, 57f.
Inhaltsstoffe mit arzneilicher Wirkung 25
Injektionen 81f.

Injektionslösung 244, 254
Insektenstiche 53, 64
Insektizide 24, 32
Instanttee 77f., 239
Insulin 68
Interaktionen 96
Intrauterinpessar 188
intrazelluläre Flüssigkeit 67
Inulin 47
Inverkehrbringen 20, 191ff.
–, Verantwortung 193
Invertzucker 49
Iridoidglykosid 37
irreführende Werbung 100, 285
Irreführung 192, 285
Isländisch Moos 27, 55, 91
italienische Küche 35

J

Jaboticafrüchte 75
Jamaikasüßholz 36
Japanisches Minzöl, ätherisches 58
Jasmon 45
Javanische Gelbwurz 117
Jodtinktur 249
Jod 68, 171
Johanniskraut 26, 34, 56, 59
–, Stengelanteil 34
Johanniskrautöl 35
Johanniskrauttee 35
Juniperi fructus 49

K

Käfer 84
Kalium 67
Kaliumalaun 63
Kaliumcitrat 66
Kalium citricum 66
Kaliummangel 36, 66
Kaliumnatriumtartrat 66
Kaliumsalze 50
Kalmus 26, 58
Kalmusöl, ätherisches 58

Kalmuswurzel 54
Kaltansatz 26, 33, 50, 76
Kaltmazeration 32, 76
Kaltwasserauszüge 27
Kamille, Römische 91
–, strahlenlose 43
Kamillenblüten 26 f., 29, 43, 54, 91
–, Blütenstandsboden 43
–, Röhrenblüten 43
–, Zungenblüten 43
Kamillendämpfe 43
Kamillenextrakte 43
Kamillenöl 61
Kampfer 157
Kampferliniment 92
Kampfersalbe 58
Kampferspiritus 92
Kanüle 82
Kaolin, weißer 71
Kapillarelastizität 29
Kapillarfragilität 29
Kapillarwände 29
Kardiaka 39
Karies 68
Karlsbader-Quelle 65
Karminativa 45
Käse 68, 73
Katarrhe der Atmungsorgane 37
Katzenhalsband 188, 218, 248
Katzenkraut 33
Kegelblume 39
Kennzeichnen 20, 89
Kennzeichnung 92, 194 ff.
–, Vorschrift 92
–, Übergangsvorschriften 198
Kiefernnadelöle, ätherische 61
Kieselsäure 48, 50
Kieselsäuregehalt 49
Kinderpuder 80
Kinetosen 74
Klärschlamm 50
Klarsichtpackungen 88
Kleinblütiges Weidenröschen 51, 55
Kleinnager 203, 206, 243, 254, 259, 266

Klettenwurzeln 83
Klimakterium 35
Klinische Prüfung 183 f., 207, 210, 212
Klistier 65
Knoblauch 56, 150
Knoblauchöl 80
Knochenbrüche 72
Knochenersatzteile 188
Knochenerweichung 72
Koagulationsmembran 27
Kobalt 68
Kochsalz 67
Kohlenhydrate 27
Kohlenhydratstoffwechsel 73
Kohlensaures Calcium 65
Kollagenfasern 27
Kölnisch Wasser 57
Kompressen 53
Kondome 161
Königs-Salbei 44
Konservierungsmittel 95
Kontaktdermatitiden 30, 53
Kontraindikation 197
Kontrolleiter 184, 203, 205, 272
Kontrollsysteme 88
Kopfschmerzen 45, 58
Kopfschmerzmittel 70
Korea Ginseng 41
Korianderfrüchte 54, 58, 91
Korianderöl, ätherisches 58
Körperschaden 187
Körperstoffwechsel, Anregung 50
Körperteile 187
Kosmetikum 189, 216, 285
Kosmetikum 22
Kräftigung 42, 56
Kräftigungsmittel 41
Krammetsbeeren 49
Krämpfe 43
Krampfhusten 35
krampflösende Mittel 26, 29
Kranawitten 49

Krankengeschichten 101
Krankheiten 187, 219 f.
Krankheitsliste 97, 101, 244, 252, 288
Krauseminzöl, ätherisches 58
Kraut 186
Kräuterduftkissen 59
Kräuterläden 30
Kräuterliköre 58
Kräutertee 25, 76
–, Feinschnitte 87
Kreislaufmittel 39
Kreuzdornbeeren 33
Kreuzdornfrüchte 28
Kropf 68
Kühler 78
Kühlsalbe 80
Kühlung 45
Kümmel 54, 91
Kümmelfrüchte 26, 38, 44, 54
Kupfer 68
Kürbiskerne, hartschalige 51
–, Spitzkerne 51
Kürbissamen 51, 91, 120
Kürbissamen, weichschaliger 55

L

Labiatengerbstoffe 46
Lack 78
Lactoflavin 73
Lactose 23, 66, 91
Lagern 20
Lagerstabilität 85
Lagertemperatur 20, 87
Lagerungshinweise 86 f., 94, 196, 357
Lagerung von Arzneimitteln 85, 87
Laienwerbung 285
Lakritze 36, 62
Laktobiose 66
Lanolin 80
Lärche, europäische 61
Lärchenterpentin 61, 164
Lavandulae aetheroleum 59

Lavendelblüten   26, 55, 91
Lavendelöl, ätherisches 59
Lävulose   65
Laxantien   28, 132ff.
–, echte   32
Laxantien, Präparatebeispiele   138
Laxantienabusus   95
Lebensmittel   22, 188, 219, 285
–, diätetische   189
Leber   74f.
Leberbeschwerden   55
Lebermittel   42, 44, 55
Leberschutzwirkung   29
Lebertran   72, 145
Leber- und Gallemittel   117f.
Leber- und Gallemittel, Präparatebeispiele   118
Lecithin   68, 81, 130, 148, 229
Lecithin-Vitaminkombinationen   56
Leinkuchen   61, 230
Leinkuchenmehl   61
Leinöl   61, 88, 230
Leinölgewinnung   31
Leinsamen   27, 31, 55, 91, 134
–, geschroteter   31
–, Mindestquellzahl   31
Leinsamenschleim   54, 125
Leistungssportler   73
Levistici radix   50
Liebstöckelwurzel   50, 91
Lignum Muira puama   42
Limonis aetheroleum   60
Linde, Blütenstände   38
Lindenblätter   28
Lindenblüten   27, 29, 38, 55, 84, 91
Linderung   187
Linolensäure   31
Linolsäure   31
Linustatin   31
Liquida   85
Liquiritae radix   36
Literaturfundstelle   101

Lorbeeröl   61
Lösliche Teeaufgußpulver 23
Lösungsvermittler   29
Lösung   187
Löwenzahn   91
Löwenzahnkraut   26, 55
Löwenzahnwurzeln   26
– mit Kraut   47
Lungen-Magen-Nerv   26
Lutschtabletten   77

M

Macisöl, ätherisches   59
Maden   84
Mädesüß   38
Magenbeschwerden   45f.
Magen, nervöser   54
Magenbitterliköre   57
Magen-Darm-Instanttees 79
Magen-Darmstörungen 43
Magen-Darm-Trakt, Störungen   54f.
Magengeschwüre   36
Magenkraut   46
Magenmittel   42, 44
Magensäure, überschüssige   54
Magentees   91, 240
Magenübersäuerung 65f., 95
Magen- und Darmtees 91
Magersüchtige   43
Magnesia, gebrannte   66
Magnesia usta   66
Magnesium   67
Magnesiumhydroxid   125
Magnesiumoxid   66
Magnesiumpolysilikat   71
Magnesiumsilikat   125
Magnesiumsulfat   64, 91, 135
Maibaum   48
Malvenblätter   55, 91
Malvenblüten   55
Mangan   69
Manna   135
Manna-Feigensirup   55

Mariendistelfrüchte   29, 55, 91
Matricariae flos   43
Matricin   43
Mäusedorn   29
–, Wurzelstock   41, 56
Mazerat   81
Mazeration   81
Medizinalwein   77, 80
medizinische Bäder   59, 77
Melissae folium   35, 40, 45
Melissenblätter   26, 35, 40, 45, 56, 91, 130
Melissengeist   23, 25, 46, 95, 157
Melissenöl   46
Melissenzubereitungen 46
Menglytat   63
Mentha arvensis var. piperascens   45
Menthae piperitae aetheroleum   59
Menthae piperitae folium   45
Menthofurane   45
Menthol   45, 78, 157
Mentholester   45
Mentholgewinnung   45
Mentholstifte   45
Methylarbutin   50
2-Methyl-3-buten-2-ol   34
Migräne   45
Migränestifte   45
Mikroorganismen   186
–, Stoffwechselprodukte 186
miktionsbeeinflussende Drogen   51
Milch   73
Milchsäure   66, 164
–, rechtsdrehende L (+) 66
Milch und Milchprodukte   67
Milchzucker   23, 66
Mindestangaben beim Abfüllen   92
Mindestbitterwert   42, 46
Mindestinformation   286

Mindestquellzahl 31, 36
Mineralfett 71
Mineralsalztabletten 66
Mineralstoffe 67
Minzenrost 45
Minzöl, japanisches 58
Mischen 202
Mischfuttermittel 265
Mischung 217f.
Mistel 96, 150
–, Halbschmarotzer 41
– in der Homöopathie
  41
Mistelkraut 29, 41, 56
Mite-Phytopharmaka 30
Mittel gegen Arterioskle-
  rose 150f.
Mittel gegen Arterioskle-
  rose, Präparatebeispie-
  le 150f.
Mittel gegen Eisenmangel-
  anämie 122
Mittel gegen Eisenmangel-
  anämie, Präparatebei-
  spiele 123
Mittel gegen Heiserkeit
  23
Mittel gegen Hornhaut
  23, 243
Mittel gegen Hühneraugen
  und Hornhaut 23,
  164f., 243
Mittel gegen Hühneraugen
  und Hornhaut, Präpara-
  tebeispiele 165
Mittel zur Wundversor-
  gung 166ff.
Molke 73
Molybdän 69
Moorbirken 48
Motten 84
Mullkompressen 167
Munddesinfektionsmittel
  218f.
Munddesinfektionstablet-
  ten 70
Mundpflege 189, 219
Mundschleimhautentzün-
  dungen 73
Mund- und Rachendesin-
  fektionsmittel 23,
  154f.

Mund- und Rachendesin-
  fektionsmittel, Präpara-
  tebeispiele 155
Mundwasser 45, 189,
  219, 285
Mundwinkeleinrisse 73
Muskatnuß 59
–, Vergiftungserscheinun-
  gen 59
Muskatöl, ätherisches 59
Muskatsamen 59
Muskelfunktionen 67
Muskelkontraktion 67
Muskelzerrungen 53
Muster, unverkäufliche
  195, 255, 274
Mutterblätter 32
Muttersennesblätter 32
Myrcen 34
Myrrhentinktur 81, 91

N

Nachtblindheit 72
Nachtschweiß 44
Nagelbettentzündungen
  54
Nahtmaterial 188
Natrium 67
Natriumbikarbonat 50
Natriumchlorid 67
Natriumhydrogencarbo-
  nat 95, 125
Natriummonohydrogen-
  phosphat 69
Natriumposphat, sekundä-
  res 69
Natrium phosphoricum
  69
Natriumsulfat 91, 135,
  232
Natriumsulfat-Deka-
  hydrat 65
Natron 125
Nebenwirkungen 30, 94,
  101, 197, 267
Negativlisten 23
Nelkenöl 59, 232
Nervenentzündungen
  73f.
Nervenschmerzen 45, 74
Nervus vagus 26

Netzwirkung 29
Niacinamid 73
Nickel 69
Nicotinsäureamid 73,
  148
Nieren 119
Nierenerkrankungen 49
Nierengrieß 50
Nierenkranke 96
Nierenmittel 48
nierenreizende Mittel 49
Nierentee, indischer 50,
  55
Nieren- und Blasenmittel
  55
Niesreiz 29
Nonoxinol 9 162
Nukleinsäuresynthese 75

O

Ödembildung 36
Ödeme 48
ödemhemmende Mittel 49
Öle, ätherische 25, 57ff.,
  76
–, ätherische fette 80
Oleum Cinnamomi 60
Oleum Juniperi 49
Oleum Lauri 61
Oleum Lini 61
Öl-in-Wasser-Emulsio-
  nen 78, 80
Ölkürbis 51
–, steirische 51
Öllein 31
Orangenschalen 60
Ordnungswidrigkeit 88,
  102
organoleptisch 83
Orthosiphonblätter 55,
  91
Orthosiphonis folium 50
osmotischer Druck 67
Ovula 110, 161

P

Packungsbeilage 94, 184,
  197, 286
p-Aminobenzoesäureäthyl-
  ester 63

Panax Ginseng C. A. Meyer 41
Panax japonicus 42
Panax quinquefolius 42
Panthothensäure 74
Pantothensäure, Tagesbedarf 74
Papain 69, 113
Papaya-Früchte 69
Paraffin 69
Paraformaldehyd 70
Paramunitätsinducer 39
Passionsblumenkraut 29, 35, 56, 91, 130
Pasten 77, 80f.
Pasteurisation 95
Pastillen 77
Paul-Ehrlich-Institut 206
Pektine 27, 37
Pellagra 74
Peloide 69, 216, 253
Pepsin 112
Pepsinwein 80
Peptidtoxine 41
Perkolat 81
Perkolation 81
Permeabilität 29
Pestwurz 84
Petersilienfrüchte 50, 55
Petersilienkraut 50
Petersiliewurzel 50, 55
Petroselini radix, herba, fructus 50
Pfefferminzblätter 26, 45, 54, 91
Pfefferminze, Filteraufgußbeutel 45
–, Stengelanteile 45
Pfefferminzöl, ätherisches 45, 59, 91
Pfefferminzspiritus 45
Pfefferminztee 45
Pflanzenbestandteile 24, 186
Pflanzenbestandteile in freiverkäuflichen Arzneimitteln 57ff.
Pflanzenextrakt 79
Pflanzeninhaltsstoffe 24
–, wasserlösliche 29
Pflanzenpreßsaft 25, 85
Pflanzenschleim 27

Pflanzenteile, getrocknete 24
Pflanzen und Pflanzenteile 24, 186, 216f.
–, als Dragees 237
–, als Tabletten 237
–, apothekenpflichtige 245f., 251f.
–, freiverkäufliche 216f., 237ff., 260
–, Mischungen 216f.
Pflanzen, wildgesammelte 24
Pflaster 166ff., 218
Pflastersprays 168
Pflegemittel für Tiere 188
Pflichtangaben 101
Pharmaberater 183, 274
Pharmazeutische Regeln 192, 264
Pharmazeutischer Unternehmer 83, 98, 193f., 201f., 276
Phasentrennung 85
Phenole 170
Phenolglykoside 50
Phosphorverbindungen 148
Phosphor 68
Phytopharmaka 24, 30
Phytosterine 51
Pikrosalvin 44
Pille 162
Pilze 169
Pinen 49
Pinselungen 27
Pinus silvestris 61
Piperonylbutoxid 174
Pix liquida 61
Placenta Seminis Lini 61
Plakate 100
Plätzchen 77
Polyethylenglykole 80
Polymerbildner 176
Polysaccharide, immunstimulierende 39
Pomeranzenblüten 35
Pomeranzenblütenöl, ätherisches 59

Pomeranzenschalen 54, 91
Pomeranzenschalenöl, ätherisches 60
Positivliste 23
Positivliste 1 a 63
Potenzholz 42
Potenzmittel 42
Preisangabe 101
Preise 275
Preiselbeerblätter 50f.
Pressen 187
Preßsäfte 110, 218, 260
– aus frischen Pflanzen 23
Primelblüten 29, 37
Primelwurzel 29, 37, 55, 84
Primulae radix 37
Primulasäure A 37
Proband 212
Probeentnahme 269
–, Entschädigung 269
Procyanidine, oligomere 40
Prophylaktika 22, 214
Propoxur 173
Prostata-Adenom 51, 55
Protozoen 169
Provitamin A 72
Prüfung 203f., 207, 212, 268
Psyllii semen 32
Pteroylglutaminsäure 74
Publikumswerbung 100, 285
Puccinia menthae 45
Puder 80
Pulverisieren 187, 202
Pulverpräparate 85
Pusteblume 47
Pyrethrine 174
Pyridoxin 74
Pyrrolizidin-Alkaloide 53f.

Q

Quadratschnitt 79
Qualität 184, 192, 264
–, Abweichung 192
Qualitätsprüfung 25, 30
Queckenwurzelstock 91

Quelleffekt 27
Quellmittel 31f., 134
Quellsalzpastillen 77
Quellungszahl 38
Quetschungen 53

R

Rachendesinfektionsmit-
tel 218, 254
Rachitis 72
Radix Liquiritiae 36
Radix Ononidis 50
Rasierstein 63
Ratanhiatinktur 91
Rauminhalt 94
Raumtemperatur 87
Recht der Werbung auf
dem Gebiete des Heil-
wesens 98
Reduktions-Oxydations-
Prozesse 75
Registrierung 183, 196,
210
Reinigungsmittel für Tie-
re 188
Reisegewerbe 253, 260
–, Abgabe 260
Reisekrankheit 74
Reizblase 55
Reizhusten 27, 37, 55,
115
Reizkörpertherapie, un-
spezifische 39
reizmildernde Mittel 27
Reizung des Nierengewe-
bes 29
Reizzustände 37
Rekonvaleszenz 42
Residenzpflicht 194
Resorption 107f.
Retinol 72
Rhabarberwurzel 28, 33,
55
rheumatische Beschwer-
den 53
Rheuma 139
Riboflavin 73
Ricini oleum 62
Ricinusöl 135
Riesengoldrutenkraut 91
Rinde 186

Ringelblumen 52, 56
Ringelblumenblüten 84,
91
Rizinusöl 62
Rizinusöl, raffiniertes 91
Rizinussamen 62
Roborantien 56, 147ff.
Roborantien, Präparate-
beispiele 149
Römischer Quendel 35
Röntgenkontrastmittel
187
Rosmarin 26, 40, 56
Rosmarin-Bad 40
Rosmarinblätter 91
Rosmarini aetheroleum
40
Rosmarini aetheroleum
60
Rosmarini folium 40
Rosmarinöl, ätherisches
40, 60
Rosmarinsäure 35, 40
Rosmarinspiritus 40, 60
Rosmarin-Wein 40
Roßkastaniensamen 29,
41, 56
Rostpilz 36
Rotalgen 32
Rotdorn 39, 84
rote Blutkörperchen 67f.
Rotöl 34
Rückstände 24
Rudbeckia-Arten 39
Ruhrkrautblüten 91
Rusci aculeati rhizoma
41
Ruscus 56
Russischer Ginseng 42
Rußtaupilz 38
Rutin 56

S

Sabalfrüchte 51
Saccharin 70
Saccharum Lactis 66
Sachkenntnis, Einzelhan-
del 20
Sachkunde, Arzneimittel-
herstellung 201f.f.,
204f.

Sachkunde, Einzelhandel
mit freiverkäuflichen
Arzneimitteln 185,
257ff., 261, 323
–, Übergangsvorschriften
238
Safran 84
Sal ammoniacum 64
Salbei, dalmatinischer
44, 60, 83f.
–, dreilappiger 84
–, griechischer 44, 83
Salbeiblätter 26, 44,
54f., 91
Salbeiöl, ätherisches 60
Salben 77, 80, 85
Salbengrundlage 71
Salicylsäure 70, 164, 243
Salicylsäureabkömmlinge
70, 250
Salicylsäureester 70, 250
salinisches Abführmittel
64ff., 69
Salmiak 64
Salmiakgeist 64, 92
Salmiakpastillen 64, 77
Salviae folium 44
Salviae trilobae folium
44
Salvia officinalis 44
Salvia triloba 44
Salze 250
Samen 186, 216
Samtpappel 36
Sanddornfrüchte 75
Saponindrogen 29
Saponine 29, 36f.
Saponingemisch 29
Saponinzubereitung 29
Sauerdorn 117
Säuerlinge 158
Schachtelhalmkraut 29,
48, 84, 91
Schafgarbenblüten 26
Schafgarbenkraut 26,
54f., 91
Schilddrüsenhormon 68
Schilddrüsenüberfunk-
tion 68
Schimmelbefall 84f.
Schlaf 129
Schlaflosigkeit 101

Schlafmittel 101
–, Verbot der Publikums-
    werbung 288
Schlafstörungen 34
Schlämmkreide 65
Schlehdorn 39
Schleim 37 f., 53
–, leimartiger 27
Schleimabkochung 31
Schleimhautverhornung
    72
Schleimstoffdrogen 27
Schleimstoffe 27, 43
Schlüsselblume 37
Schlüsselblumenblüten
    91
Schmerzen 178
Schneiden 187
Schönheitsdragees 189
Schroten 89
Schwalbenwurz 37, 84
Schwangerschaft 74 f.
Schwarze Johannisbeer-
    blätter 91
Schwarzer Holunder s.
    Holunder
Schwarzer Tee 54
Schwedenbitter 26
Schwefel, gereinigter 70
Schwefelsaures Magne-
    sium 64
Schwefelsaures Natrium
    65
Schwefelseife 70
Schweineschmalz 80
Schweineleber 73
Schweißdrüse 27
schweißhemmende Mit-
    tel 44
schweißtreibende Mittel
    38
Schwellungen 53
Schwermetalle 24, 50
Schwitztee 55
Sedativa 33
Sedierung 197
Seifen 216, 249
seifenähnlich 29
Seifenspiritus 92
Seignettesalz 66
Seitenfaltbeutel 90
sekretionsfördernd 26

sekundäres Natriumphos-
    phat 69
Selbstbedienung 260
–, Verbot 261
Selen 68 f.
Semen Cucurbitae 51
Sennae folium 32
Sennae fructus 32
Sennesarten 32
Sennesbälge 32
Sennesblätter 28, 32, 55
–, Anthracenderivate 32
–, Insektizide 32
Sennesfrüchte 32, 55
Sennesschoten 28, 32
Sennoside 32
Serotonin 50
Sesquiterpenlactone 53
Sexualtonika 152 f.
Sexualtonika, Präparate-
    beispiele 153
Silberlinde 38, 84
Silicium 68 f.
Singvögel 203, 206, 243,
    254, 259, 266
Sionon® 70 f.
Sirupe 77, 81, 110
Skorbut 75
Sodbrennen 124
Solidaginis herba 41, 50
Sommerlinde 38
Sonnenbrand 27
Sonnenhutwurzel 39, 55,
    91
Sonnenlicht 72, 88
Sorbit 71
Sortiment 20
Sortiment freiverkäuflicher
    Arzneimittel 23, 214 ff.
Spearmint-Kaugummi 58
Spirtitus 63
Spitz-Wegeblatt 37
Spitzwegerichkraut 37,
    55, 91
–, Stengelanteile 37
Spitzwegerichsirup 37,
    81
Sprengmittel 81
Sprühtrocknungsverfah-
    ren 78
Spurenelemente 68
Stabilisator 197

Standardmonographie 90
Standardzulassung 89 f.,
    209 f.
Stangenschwefel 70
Stärke 27, 37
Stärkung des Nervensy-
    stems 56
Stärkungsmittel 81
Steigerung der unspezi-
    fischen Abwehr-Funk-
    tion 55
Steinkleekraut 56
Steinlinde 38
Sterilisation 169
Sterine 51
Stiefmütterchenkraut 91
Stillzeit 74 f.
Stinkwurz 33
Stoffbegriff 22, 98, 186
Stoffe 22, 186, 220, 248
–, apothekenpflichtige
    247 ff.
–, freiverkäufliche
    220 ff., 241 ff.
Stoffgemische 25
Stoffwechselprodukte
    186
Stoffwechsel- und Ent-
    schlackungsmittel
    139 f.
Stoffwechsel- und Ent-
    schlackungsmittel, Prä-
    paratebeispiele 139 f.
Stomachika 42, 59
Strafvorschriften 278 f.,
    289
Streß 56
Strobuli Lupuli 34
Stückzahl 94
Stufenplan 184, 267
Stuhlentleerung 132
Succus Liquiritiae 62
Südfrüchte 84
Südwein 80
Sumpfporst 40
Sumpfschachtelhalm 48,
    84
Süßholzsaft 62, 154
Süßholzstrauch 36
Süßholzwurzel 29, 36,
    55, 62, 91
Süßholzzubereitungen 36

Süßstoff 70
Süßungsmittel 71
Symphyti radix 53

T

Tabakerzeugnis 189
Tabletten 23, 76, 81, 85,
  109, 187, 237
–, Sprengmittel 217
– zum Lutschen 241
Tablettierhilfsstoff 187,
  197, 237
Taigawurzel 42
Talcum 71, 80
Talk 71, 80
Tamarindenmus 55, 134
Taraxaci radix 47
Taubnesselkraut, weißes
  91
Täuschung 192, 286
Tausendgüldenkraut 26,
  46, 54, 91
–, Mindestbitterwert 46
Teeabkochung 76
Teeaufguß 76
Teeaufgußpulver 78
Teeaufgußpulver, lösliche
  23, 77, 239 f.
Teekaltansatz 32, 47
Teemischungen 23, 217
Teichschachtelhalm 48
Terebinthina laricina 61
Terpene 49
Terpinen-4-ol 49
Terrarientiere 203, 206,
  243, 254, 259, 266
Thiamin 73
Thujon 44, 47
Thymian 26, 35, 91
–, gerebelter 35
–, Stengelanteil 35
Thymiankraut 55
Thymianöl 35, 55, 60
Thymiansirup 60
Thymi herba 35
Thymol 35
Tierarzneimittel 172 ff.,
  183, 196, 206, 255, 265,
  272
–, apothekenpflichtige
  255, 265

–, Kennzeichnung 196
Tierarzneimittel, Präpara-
  tebeispiele 174
Tierarzt 255, 265, 249,
  273
Tiere 186, 188, 196, 206,
  243, 254, 259, 265, 272
–, Bestandteile 186
–, lebende 186
–, Pflegemittel 188
–, Reinigungsmittel 188
–, Stoffwechselprodukte
  186
–, Vitaminkonzentrate 190
Tierheilpraktiker 255,
  266
Tierkörper 186
Tiliae flos 38
Tinktur 77, 81
Tocopherolacetat 73
Tocopherole 51, 73
Tollkirsche 83, 247, 252
Ton 71
–, gereinigter 71
–, weißer 80
Tonika 41, 56, 81, 85,
  147 ff.
Tonika, Präparatebei-
  spiele 149
Tormentillwurzel 54
Tormentillwurzelstock 91
Toxikologische Prüfung
  207, 212
Tragacantha 32
Tragant 32, 176
Tranquillantien 33
Triterpensaponine 42
Trockendestillate 78
Trockenextrakte 78
trocknendes Öl 61
Trocknen 187
Tropfen 109
Trypteta arnicivora 53
Tüpfelhartheu 34

U

Überwachung 183, 268 f.,
  288
–, Probenahme 269
–, zuständige Behörde
  268 f.

–, Arzneimittelprüfstelle
  269
Ulcustherapie 36
Umfüllen 89, 91, 201 f.,
  204 f.
Umhüllung, äußere
  194
Umschläge 52 f.
Umweltgifte 73
Umwidmung 202
Unbedenklichkeit 184 f.
Ungeziefer 84
Ungeziefer-Halsbänder
  172
Unguentum leniens 80
Unruhezustände 34
unzulässige Werbung
  101, 287
Urogenitaltrakt, Beschwer-
  den 55
Urologika 48
Urticae herba 49
Uvae ursi folium 50

V

Vaginalzäpfchen 161
Valepotriate 33 f.
Valerensäure 34
Valerianae radix 33
Vanadium 69
Vaselin, gelbes 71
Vaselin, weißes 71
Vaseline 71, 80
Vegetabilien 24
Venenfunktionsstörun-
  gen 56
Venen- und Arterienmit-
  tel 56
Verbandmull 166, 188
Verbandpäckchen 167
Verbandstoff 166
–, flüssiger 259, 261
Verbot der Publikumswer-
  bung für Schlafmittel
  288
Verbot der Selbstbedie-
  nung 260
Verbotene Arzneimittel-
  wirkungen 244, 254
Verbotene Chemikalien,
  Auflistung 248 f.

Verbotene Darreichungs-
formen 244, 254
Verbotene Pflanzen, Auf-
listung 245f., 251f.
Verbote zum Schutz vor
Täuschung 86
Verbotsliste für Werbung
außerhalb der Fachkrei-
se 287
Verbraucherinformation
194ff., 286
Verbraucherschutz 191ff.
Verdauungsanregende Mit-
tel 112f.
Verdauungsanregende Mit-
tel, Präparatebeispiele
113
Verdauungsbeschwerden
58
Verdorbene Arzneimittel
84, 192
Verdünnen 202
Verfalldatum 20, 86, 88,
192, 195, 197
verfallene Arzneimittel
88
verfälschte Arzneimittel
84
Verfärbung 85
Verfügbarkeit, biologi-
sche 29
Verklumpen 85
Verletzungen, unblutige
52
Veröffentlichungen, wis-
senschaftliche 101
Verordnung 20
Verschreibungspflicht
214f., 245, 247, 256, 287
Verstauchungen 53
Verstopfungen 32f., 55
Vertriebsleiter 184, 203,
205, 272
Vertriebsweg 254
verwechselte Arzneimit-
tel 83
Verwechslungen 83
Viren 169
Viscotoxine 41
Vitamin A 72, 144
–, Höchsttagesdosierung
72

–, Tagesbedarf 72
Vitamin B_1 73, 144
–, Tagesbedarf 73
Vitamin B_2 73, 144
–, Tagesbedarf 73
Vitamin B_6 74, 144
–, Tagesbedarf 74
Vitamin B_{12} 68, 75, 144
–, Tagesbedarf 75
Vitamin C 55, 75, 145
Vitamin D 72, 145
–, Tagesbedarf 72
Vitamin D_2 72
Vitamin D_3 72
Vitamin E 73, 145
–, Tagesbedarf 73
Vitamin-E-Verbindungen
51
Vitamin H 145
Vitamin-P-Faktoren 29
Vitamine 71, 141, 148
–, fettlösliche 71
–, Präparatebeispiele 146
–, wasserlösliche 72
Vitaminkonzentrate für
Tiere 190
Vitaminmangelerscheinun-
gen 146
Vitaminpräparat 141ff.
Vitaminpräparate, flüssi-
ge 88
Vogelbeeren 39, 71
Vögel s. Ziervögel
Vollkornbrot 73
Volumenzunahme 27
Vorbeugungsmittel 22f.,
187, 214
Vormischung 265

W

Waage, geeichte 91
Wacholderbeeren 26, 49,
55, 91, 120
Wacholderextrakt 23, 49
Wacholdermus 49
Wacholderöl, ätherisches
49
Wacholdersirup 49
Wacholderspiritus 92
Wachse 80
Waldkiefer 61

Wallwurz 53
Walzentrocknung 78
Warnhinweise 28, 94,
101, 196, 198
Wartezeit 196, 207
Wasseransammlungen im
Gewebe 36
Wasserdampfdestillation
40, 57, 80
wasserhaltige Salben 81
Wasser-in-Öl-Emulsio-
nen 78, 80
Wasserstoffperoxidlö-
sung 91f.
wassertreibende Mittel 29
Wechselwirkungen mit Al-
kohol 96
Wechselwirkungen 94ff.
Weichgelatinekapseln 77,
80, 85
Weidenrinde 179
Weidenröschen, kleinblüti-
ges 51, 55
Weidenröschen, schmal-
blättriges 55
Weingeist 63
Weinsaures Kalium-Na-
trium 66
Weinsäure 75
Weißdorn 96, 126, 150
–, Scheinfrüchte 39
Weißdornblätter 29, 39,
56
– mit Blüten 91
Weißdornblüten 29, 39,
56
Weißdornfrüchte 39, 56,
84
Weiße Malve 36
weißer Kaolin 71
weißer Ton 80
Weizenkeime 73, 75
Weizenkleie 32
Werbeaussagen 101
Werbematerial 268ff.,
283ff.
Werbeverbot 285ff.
Werbung 283
– außerhalb der Fachkrei-
se 100f., 285
– innerhalb der Fachkrei-
se 101, 285

–, irreführende 100, 285
–, Mindestinformation 286
–, unzulässige 101, 287
Wermutkraut 26, 46, 54f., 91
Wermutzubereitung 47
Wiesen-Primel 37
Winterlinde 38
Wirksamkeit, therapeutische 184, 207f.
Wirkstoffe 25
Wirkstoffgruppen 25
Wirkung, abführende 23, 27f., 62, 132ff., 242
–, antiabsorptive und hydragoge 134
–, antibakterielle 26
–, appetitanregende 26, 43, 112f.
–, auswurffördernde 26
–, blähungstreibende 26, 35, 43ff., 47, 54
–, desomfouoeremde 50
–, diaphoretische 49
–, diuretische 48ff.
–, durchblutungsfördernde 39
–, entzündungshemmende 26, 53
–, expektorierende 29, 35
–, galletreibende 26, 42, 44, 55, 90
–, harntreibende 26, 48, 79, 240
–, karminative 45
–, krampflösende 26, 29
–, miktionsbeeinflussende 51
–, nierenreizende 49
–, ödemhemmende 29
–, reizmildernde 27

–, schweißtreibende 38
–, venentonisierende 29
–, verdauungsanregende 112f.
–, wassertreibende 29
Wirkungsspektrum 26
Wirtschaftskontrolldienst 87
Wollblumen 55
Wundbehandlung 35, 52
Wunden 52
Wundheilung 68
Wundschnellverband 167, 188, 218
Wurzelstock 186, 216
Wurzel 186, 216

Y

Yohimberinde 152

Z

Zahnarzt 255
Zahnersatzhaftmittel 176f.
Zahnersatzhaftmittel, Präparatebeispiele 177
Zahnpasten 59, 189
Zahnpulver 59
Zahnschmelz 68
Zahnschmerzen 59
Zäpfchen 65, 81, 110
Zapfen 186
Zaunhopfen 34
Zecken 172
Zeitungsanzeigen 100
Zerkleinern von Drogen 89, 187, 202
Zertifikat 25
Zeugnisse 101
Zierfische 203, 206, 243, 254, 259, 266

Ziervögel 203, 206, 243, 254, 259, 266
Zimtöl, ätherisches 60
Zimtrinde 91
Zimtsirup 60
Zink 68
Zinkoxid 76, 80f.
Zinksalbe 23, 68
Zinnkraut 48
Zitronenmelisse 45
Zitronenöl, ätherisches 60
Zitronensaures Kalium 66
Zitrone 60
Zubereitung 186ff.
–, apothekenpflichtige 243, 248ff.
–, freiverkäufliche 220ff., 241f.
Zucker 27
Zuckeraustauschstoff 96
Zuckerersatz 70
Zuckergehalt 96
Zuckerlösungen 81
Zucker, vergärbarer 42
Zugpflaster 218
Zulassungsnummer 94
Zulassung 183, 206ff.
–, Antragsteller 206
–, Ausnahmen 206
–, 206
–, Erlöschen 208f.
–, fiktive 211
–, Freistellung 209
–, Sachverständigenkommissionen 208
–, Übergangsvorschriften 211
–, Unterlagen 207
Zungengrund 26
Zusammensetzung 101
Zweckbestimmung 186ff.
Zwergmispel 39
Zwergpalmenfrüchte 51